EUROPA LEHRMITTEL

EUROPA FACHBUCHREIHE
für Berufe im Gesundheitswesen

AF832938

Prüfungsvorbereitung aktuell

Zahnmedizinische Fachangestellte

5. Auflage

VERLAG EUROPA-LEHRMITTEL • Nourney, Vollmer GmbH & Co. KG
Düsselberger Straße 23 • 42781 Haan-Gruiten

Europa-Nr.: 68859

Autoren:
Dipl.-Hdl. Uwe Hoffmann, Oberstudienrat, Rheinbach
Priv. Doz. Dr. med. Claus Reinhardt, Studiendirektor, Köln
Dipl.-Kfm. Jörg Schmidt, Oberstudienrat, Solingen

Teamleitung und Lektorat:
Dipl.-Kfm. Jörg Schmidt

Verlagslektorat:
Tanja Löhr-Michels

Illustrationen:
Henriette Rintelen, 42555 Velbert
Wolfgang Herzig, 45134 Essen

5. Auflage 2023
Druck 5 4 3 2 1

Alle Drucke derselben Auflage sind parallel einsetzbar, da sie bis auf die Korrektur von Druckfehlern identisch sind.

ISBN 978-3-7585-6294-5

Satz: Typework Layoutsatz & Grafik GmbH, 86153 Augsburg
Umschlag: tiff.any GmbH, 10999 Berlin
Umschlagfoto: © Sebastian Duda – stock.adobe.com
Druck: UAB BALTO print, 08217 Vilnius (LT)

Vorwort

Das Buch **Prüfungsvorbereitung aktuell – Zahnmedizinische Fachangestellte/Zahnmedizinischer Fachangestellter** dient den Auszubildenden zur Vorbereitung auf die Abschlussprüfung. Darüber hinaus kann es zur kontinuierlichen Nachbereitung, zur selbstständigen Überprüfung sowie zur praxisorientierten Anwendung der in Schule und Praxis erworbenen Kenntnisse dienen.

Die Inhalte und die Struktur des Buches sind auf die gültige Ausbildungsordnung, die gültige Prüfungsordnung und den gültigen Rahmenlehrplan für Zahnmedizinische Fachangestellte abgestimmt.

Das Buch ist in drei Teile gegliedert:

- Teil 1 bereitet mit **Multiple-Choice-Fragen** und **offenen Fragen** auf die schriftliche Prüfung vor. Dieser Teil ist gemäß der Prüfungsordnung in die vier Wissensbereiche Behandlungsassistenz, Praxisorganisation und -verwaltung, Abrechnungswesen sowie Wirtschafts- und Sozialkunde unterteilt.
- Teil 2 des Buches bereitet mit **20 Praxisfällen** auf die praktische Prüfung vor. Die Fallsituationen decken die wesentlichen zahnmedizinischen Fachgebiete ab. Zu jedem Fall werden beispielhafte Fragestellungen zu den Wissensbereichen Behandlungsassistenz, Abrechnungswesen sowie Praxisorganisation und -verwaltung angeboten. Stets ist die Abrechnung der einschlägigen Ziffern gefordert.
- Teil 3 enthält die **Lösungen zu den Fragen** aus Teil 1 sowie die **Lösungen zu den Praxisfällen** aus Teil 2. In Teil 1 und 2 ist unten auf jeder Seite (S. 9–419) angegeben, auf welcher Seite sich die zugehörigen Lösungen finden.

Die Multiple-Choice-Fragen und die offenen Fragen aus Teil 1 dienen dazu, das im Unterricht erworbene Wissen nachzuarbeiten, zu vertiefen und zu festigen. Durch das selbstgesteuerte Lernen anhand von Fallsituationen entwickeln die Auszubildenden ihre Handlungskompetenzen. Sie werden befähigt, auf der Grundlage der Aufgabenstellungen aus der beruflichen Praxis eigenständig zu planen, die erforderlichen Arbeitsschritte durchzuführen, die erzielten Ergebnisse zu kontrollieren sowie den gesamten Prozess der Lösungsfindung zu bewerten. Auf diese Weise kann das Buch nicht nur zur Prüfungsvorbereitung genutzt werden, sondern die Schülerinnen und Schüler ab dem Beginn des ersten Lehrjahres gewinnbringend im Unterricht und zur Vorbereitung auf die Zwischenprüfung begleiten.

Für die vorliegende **5. Auflage** wurde die Änderung der PAR-Richtline (zum 1. Juli 2021) im Abrechnungsteil berücksichtigt und Fehler korrigiert.

Wir wünschen allen unseren Lesern eine erfolgreiche Prüfung. Hinweise, die zur Weiterentwicklung des Buches dienen, nehmen wir gerne per E-Mail (unter lektorat@europa-lehrmittel.de) entgegen.

Winter 2023/2024 — Autoren und Verlag

Hinweis: Die Verwendung nur eines grammatischen Geschlechts wurde übergangsweise gewählt, bis eine verbindliche gendergerechte Darstellung eingeführt ist.

Inhaltsverzeichnis

Teil 1: Schriftliche Prüfung

Vorbemerkungen zur schriftlichen Prüfung ... 7

1.1 Behandlungsassistenz ... 9

1.1.1 Gesundheitssystem ... 9
1.1.2 Zahnarztpraxis als Arbeitsplatz ... 12
1.1.3 Arbeitsschutz ... 15
1.1.4 Zähne und Zahnbezeichnungen ... 18
1.1.5 Anatomie der Mundhöhle und des Rachens ... 24
1.1.6 Praxishygiene organisieren ... 27
1.1.7 Medizinische Mikrobiologie ... 30
1.1.8 Praktische Infektionsvorbeugung ... 34
1.1.9 Zahnaufbau und Gebissentwicklung ... 38
1.1.10 Kariologie und Kariestherapie ... 43
1.1.11 Haltungs- und Bewegungsapparat ... 51
1.1.12 Nervensystem ... 59
1.1.13 Anästhesie ... 64
1.1.14 Endodontie ... 68
1.1.15 Blut ... 72
1.1.16 Herz-Kreislauf und Atmung ... 75
1.1.17 Notfall ... 82
1.1.18 Chirurgische Eingriffe ... 86
1.1.19 Pharmakologie ... 91
1.1.20 Erkrankungen des Zahnhalteapparates ... 96
1.1.21 Erkrankungen der Mundhöhle ... 102
1.1.22 Zahn- und Kieferanomalien ... 105
1.1.23 Kieferorthopädie ... 109
1.1.24 Radiologie und Strahlenschutz ... 110
1.1.25 Grundlagen der Ernährung und Verdauung ... 117
1.1.26 Grundlagen der Mundhygiene und Prophylaxe ... 124
1.1.27 Prothetik ... 129

1.2 Abrechnungswesen 138

1.2.1 Im Beruf und Gesundheitswesen orientieren 138
1.2.2 Patienten empfangen und begleiten 143
1.2.3 Kariestherapie 161
1.2.4 Röntgendiagnostik 180
1.2.5 Endodontische Behandlungen 188
1.2.6 Chirurgische Behandlungen 196
1.2.7 Patienten bei parodontologischen Behandlungen begleiten 222
1.2.8 Prophylaxe 229
1.2.9 Prothetische Behandlungen 235
1.2.10 Übersicht über GOZ / GOÄ-Leistungen 268

1.3 Praxisorganisation und -verwaltung 275

1.3.1 Aufbauorganisation, Betriebsabläufe und Arbeitsabläufe 275
1.3.2 Gesetzliche und vertragliche Bestimmungen der zahnmedizinischen Versorgung 279
1.3.3 Arbeiten im Team 285
1.3.4 Kommunikation und Information (Marketing) 288
1.3.5 Datenverwaltung in der Zahnarztpraxis 292
1.3.6 Maßnahmen der Qualitätssicherung 297
1.3.7 Verwaltungsarbeiten / Zahlungsverkehr 300
1.3.8 Zeitmanagement 312
1.3.9 Datenschutz und Datensicherheit 315
1.3.10 Materialbeschaffung und -verwaltung 320

1.4 Wirtschafts- und Sozialkunde 330

1.4.1 Rechtliche Grundlagen 330
1.4.2 Schulische und betriebliche Ausbildung 341
1.4.3 Die Arbeitswelt der Zahnmedizinischen Fachangestellten 360
1.4.4 Sozialversicherung 370

Teil 2: Praktische Prüfung/Praxisfälle

1. Endodontie (Kind) ... 380
2. Modellgussprothese: Klammer ... 382
3. Modellgussprothese: Doppelkronen ... 384
4. Wurzelkanalbehandlung ... 386
5. Gangrän ... 388
6. MAV ... 390
7. Alveolitis ... 392
8. Endodontie (Erwachsener) ... 394
9. Niereninsuffizienz ... 396
10. Prophylaxe ... 398
11. Cp Amalgam ... 400
12. Chirurgie ... 402
13. Herausnehmbarer Apparat ... 404
14. Schlotterkamm ... 406
15. Prothetik: Vollprothese ... 408
16. Zystenoperation ... 410
17. Parodontologie 1 ... 412
18. Parodontologie 2 ... 414
19. Kronenversorgung ... 416
20. Brücke ... 418

Teil 3: Lösungen

3.1 Lösungen zur schriftlichen Prüfung ... 420

3.1.1 Lösungen zur Behandlungsassistenz ... 420

3.1.2 Lösungen zum Abrechnungswesen ... 435

3.1.3 Lösungen zur Praxisorganisation und -verwaltung ... 445

3.1.4 Lösungen zur Wirtschafts- und Sozialkunde ... 449

3.2 Lösungen zur praktischen Prüfung/zu den Praxisfällen ... 454

Teil 1: Schriftliche Prüfung

Vorbemerkungen zur schriftlichen Prüfung

Die schriftliche Prüfung erfolgt getrennt nach den Bereichen Behandlungsassistenz, Praxisorganisation und -verwaltung, Abrechnungswesen und Wirtschafts- und Sozialkunde. Die Prüfungsaufgaben sind nicht den Lernfeldern zugeordnet, sondern sie werden stets lernfeldübergreifend gestellt. Mit den Aufgaben im Teil 1 dieses Buches kann diese Prüfung simuliert werden.

Die Fragen sind sowohl in offener als auch in programmierter Form gestellt. Diese Mischung macht die Fragen abwechslungsreich, erhöht die Wissensaufnahme und trägt der tatsächlich durchgeführten Prüfung in unterschiedlichen Kammerbezirken und Regionen Deutschlands Rechnung.

Simulieren Sie die Prüfungssituation, indem Sie bei den programmierten Fragen die Lösungsziffern in die vorgesehenen Lösungskästchen und bei den offenen Fragen die Lösung in die Zeilen unter der Frage schreiben. Das erleichtert die anschließende Überprüfung der Antworten mithilfe des Teils 3 „Lösungen".

Sie finden folgende Arten von programmierten Fragen, wobei bei jeder Frage die Anzahl der zutreffenden Antworten in Klammern angegeben ist.

Typ I: Einfachauswahl (eine Lösung)
Es werden Ihnen 6 verschiedene Lösungen angeboten und nur eine ist zutreffend. Die Nummer der zutreffenden Lösung tragen Sie in das nebenstehende Lösungskästchen ein.

Beispiel: Welche Aussage ist richtig? **(1)**
1. Implantologie ist Teil der präventiven Zahnheilkunde.
2. Endodontie wird zur konservativen Zahnheilkunde gerechnet.
3. Prothektik dient der Behandlung und Vermeidung von Fehlstellungen.
4. Parodontologie dient der Vermeidung von Schäden am Zahnhalteapparat.
5. Primärprophylaxe dient der Erhaltung von Karies geschädigter Zähne.
6. Sekundärprophylaxe dient der Vermeidung der Entstehung von Krankheiten.

Lösungsziffer ______ [4]

Typ II: Zweifachauswahl (zwei Lösungen)
Es werden Ihnen 6 verschiedene Lösungen angeboten, davon sind zwei zutreffend. Die beiden Nummern der zutreffenden Lösungen tragen Sie in die beiden nebenstehenden Lösungskästchen ein.

Beispiel: Welche Aussagen zum Lichtbild der elektronischen Gesundheitskarte (eGK) sind falsch? **(2)**
1. Das Lichtbild verringert die Gefahr einer missbräuchlichen Verwendung der eGK.
2. Das Lichtbild befindet sich auf der Rückseite der eGK.
3. Versicherte Personen (z. B. Pflegebedürftige), die bei der Bereitstellung eines Bildes nicht mitwirken können, benötigen kein Lichtbild auf der eGK.
4. Jugendliche mit einem Alter von 14. Jahren benötigen kein Lichtbild.
5. Versicherte Personen, die aus Gründen des Datenschutzes kein Foto zur Verfügung stellen wollen, benötigen kein Lichtbild.
6. Das Lichtbild hilft, Verwechslungen zu vermeiden.

Lösungsziffern ______ [2] [5]

Typ III: Richtig oder falsch
Es werden Ihnen 6 verschiedene Lösungen angeboten. Bei jeder Lösung müssen Sie entscheiden, ob diese richtig ist oder falsch. Ist sie richtig, dann tragen Sie eine 1 in das nebenstehende Lösungskästchen ein, wenn sie falsch ist, dann tragen Sie eine 6 ein.

Beispiel: [1] richtig oder [6] falsch? **(6)**

Die Bema-Nr. Ä1 kann abgerechnet werden ...

A) immer als erste Leistung im Quartal ______ [6]

B) für das Ausstellen einer Überweisung ______ [6]

C) nur zweimal pro Kalenderhalbjahr ______ [6]

D) neben der Bema-Nr. 01 ______ [6]

E) mehrmals pro Tag in getrennten Sitzungen als alleinige Leistung ______ [1]

F) immer als Ersatzleistung für eine andere Position ______ [6]

Typ IV: Zuordnung
Aus einer Liste müssen Begriffe oder Aussagen einer anderen Liste zugeordnet werden. Hierzu werden die jeweiligen Nummern, die den Begriffen voranstehen, in die zutreffenden Lösungskästchen eingetragen.

Beispiel: Ordnen Sie die Fachbegriffe den Beschreibungen zu.

[1] = Zystostomie
[2] = Germektomie
[3] = Schröder'sche Lüftung
[4] = Zystektomie
[5] = Inzision
[6] = WSR

A) Entfernen eines Zahnkeims ______ [2]

B) Vollständige Entfernung einer Zyste ______ [4]

C) Resektion des Apex ______ [6]

D) Eröffnen einer Zyste und Belassen des Balgs ______ [1]

E) Eröffnen einer veränderten Struktur ______ [5]

F) Trepanation des Knochens ______ [3]

Information zum Lösungsteil:
Bei offenen Fragen der schriftlichen und praktischen Prüfung im Fach Behandlungsassistenz sind die Teile der Antworten *kursiv* gedruckt, die über das normale Anspruchsniveau hinausgehen, die häufig aber für gute und bessere Leistungen gefordert werden.

Viel Erfolg bei der Bearbeitung der Fragen!

1.1 Behandlungsassistenz

1.1.1 Gesundheitssystem

1. Welche Aussagen zum Aufgabenbereich des öffentlichen Gesundheitsdienstes sind falsch? (2)

Der öffentliche Gesundheitsdienst ...
1. hat das Aufsichtswesen hinsichtlich der medizinischen Berufe.
2. hat die Aufgabe Gesundheitsstörungen zu therapieren.
3. hat die Aufgabe amtsärztliche Zeugnisse zu erstellen.
4. ist für die Verhütung und Bekämpfung übertragbarer Krankheiten zuständig.
5. ist für die Abgabe von Arzneimitteln zuständig.
6. hat die Aufgabe übertragbaren Krankheiten zu dokumentieren.

Lösungsziffern ______ ☐ ☐

2. Welche Aufgaben hat die Zahnärztekammer? Welche Aussagen sind richtig? (2)

1. Führung des Zahnärzteregisters
2. Abrechnung mit den Krankenkassen
3. Zulassung der Zahnärzte zur vertragszahnärztlichen Tätigkeit
4. Regelung der zahnärztlichen Weiterbildung
5. Erstellung einer Berufsordnung
6. Dokumentation von übertragbaren Krankheiten

Lösungsziffern ______ ☐ ☐

3. Welche Aussagen zum Aufgabenbereich der Kassenzahnärztlichen Vereinigung sind richtig? (2)

1. Sicherung der zahnärztlichen Versorgung der sozialversicherten Bevölkerung
2. Unterhalt eines zahnärztlichen Versorgungswerkes
3. Schiedsstelle für Streitfälle zwischen Zahnärzten und Patienten
4. Überprüfung der Abrechnungsunterlagen auf rechnerische Fehler
5. Qualitätssicherung bei Röntgeneinrichtungen
6. Überwachung der Ausbildung von sozialversicherten Auszubildenden

Lösungsziffern ______ ☐ ☐

4. Welche Aussagen zur Approbation sind richtig? (2)

Die Approbation ...
1. ist eine Schwerpunktbezeichnung.
2. ist die Erlaubnis zur eigenverantwortlichen Ausübung des (zahn-) medizinischen Berufs.
3. wird vom zuständigen Regierungspräsidenten erteilt.
4. ist die Zulassung zur Anfertigung einer (zahn-) medizinischen Doktorarbeit.
5. das Fachwort zur Zulassung zum Medizin- oder Zahnmedizinstudium.
6. wird mit Bestehen der Vorprüfung erteilt.

Lösungsziffern ______ ☐ ☐

→ *Lösungen zu diesen Aufgaben siehe S. 420*

5. Welche Aussagen zur zahnärztlichen Promotion sind richtig? (2)

1. Nur promovierte Zahnärzte dürfen eigenverantwortlich arbeiten.
2. Die Promotion wird durch die zuständige Zahnärztekammer erteilt.
3. Die Promotion muss beim zuständigen Regierungspräsidenten beantragt werden.
4. Die Promotion ist ein wissenschaftlicher Titel.
5. Die Promotion ermächtigt zum Führen des Titels dr. med. dent.
6. Die Promotion führt gleichzeitig zur Approbation.

Lösungsziffern ____________ ☐ ☐

6. Bei welchen Bezeichnungen handelt es sich um keine zahnärztlichen Gebietsbezeichnungen? (2)

1. Kieferorthopädie
2. Kieferchirurgie
3. Oralchirurgie
4. Öffentliches Gesundheitswesen
5. Prophylaxe

Lösungsziffern ____________ ☐ ☐

7. Welche Aussage ist richtig? (1)

1. Implantologie ist Teil der präventiven Zahnheilkunde.
2. Endodontie wird zur konservativen Zahnheilkunde gerechnet.
3. Prothektik dient der Behandlung und Vermeidung von Fehlstellungen.
4. Parodontologie dient der Behandlung von Schäden am Zahnhalteapparat.
5. Primärprophylaxe dient der Erhaltung von Karies geschädigter Zähne.
6. Sekundärprophylaxe dient der Behandlung der Entstehung von Krankheiten.

Lösungsziffer ____________ ☐

8. Auf einem Praxisschild steht Dr. med. dent. Müller, Parodontologe. Geben Sie die Fachworte für die Bezeichnungen „Dr. med. dent." und „Parodontologie" an.

____

____

____

____

____

____

→ *Lösungen zu diesen Aufgaben siehe S. 420*

9. Darf der Parodontologe nur am Parodontium arbeiten oder darf dieser auch andere zahnärztliche Tätigkeiten durchführen z. B. prothetisch arbeiten? Bitte begründen Sie Ihre Antwort.

10. Ein approbierter Zahnarzt ist Mitglied der Zahnärztekammer aber nicht der Kassenzahnärztlichen Vereinigung. Erklären Sie, ob dieser Zahnarzt Patienten behandeln darf.

11. Fassen Sie die Aufgaben der Zahnärztekammer und der Kassenzahnärztlichen Vereinigung zusammen.

→ *Lösungen zu diesen Aufgaben siehe S. 420*

12. Erklären Sie den Unterschied zwischen der zahnärztlichen Fort- und Weiterbildung?

13. Welche beiden Arten der Anamnese kennt man in der Zahnmedizin?

14. Nennen Sie 4 Gebietsbezeichnungen in der Zahnmedizin.

1.1.2 Zahnarztpraxis als Arbeitsplatz

1. Welche Aussagen zur Schweigepflicht sind richtig? (2)

Die Schweigepflicht ...

1. gilt nicht gegenüber Familienangehörigen.
2. gilt nicht gegenüber anderen Zahnärzten.
3. gilt nicht bei Auskünften gegenüber den gesetzlichen Krankenkassen.
4. gilt nicht für Zahnmedizinische Verwaltungsfachangestellte.
5. gilt nicht gegenüber einem anderen an der Behandlung Beteiligten.
6. gilt nicht gegenüber von Ehepartnern.

Lösungsziffern ______________ ☐ ☐

→ *Lösungen zu diesen Aufgaben siehe S. 420*

2. Welche in der Praxis tätige Person ist von der Schweigepflicht befreit? (1)

1. eine Zahnmedizinische Fachangestellte in Ausbildung
2. ein Zahntechniker im praxiseigenen Labor
3. eine Zahnmedizinische Verwaltungshelferin bei Auskünften am Telefon
4. eine fortgebildete Zahnmedizinische Fachangestellte z. B. Zahnmedizinische Prophylaxeassistentin
5. der Zahnarzt bei Auskünften gegenüber der gesetzlichen Krankenversicherung
6. eine Zahnmedizinische Fachangestellte gegenüber Familienangehörigen

Lösungsziffer ______ ☐

3. Welches Gerät findet sich sowohl im Zahnarzt- als auch im Assistenzelement? (1)

1. ein Ultraschall zur Zahnreinigung
2. zwei Mikromotoren
3. ein Ultraschall zur Zahnreinigung
4. eine Mehrfunktionsspritze für Wasser und Luft
5. ein Speichelsaugerschlauch
6. eine Turbine

Lösungsziffer ______ ☐

4. Ordnen Sie zu. (5)

1 = Zahnarztelement
2 = Assistenzelement

A) Turbine ______ ☐
B) Speichelzieher ______ ☐
C) Absaugschlauch ______ ☐
D) Ultraschall zur Zahnreinigung ______ ☐
E) Elektrochirurgiegerät ______ ☐

5. Ordnen Sie zu. (5)

1 = ZMV
2 = MTA
3 = Pharmazeutisch-technische Assistentin
4 = ZMP
5 = Logopäde

A) Hilfeleistung bei Vorbeugung von Karies und Erkrankungen des Zahnhalteapparates ______ ☐
B) Karteiführung und Abrechnung ______ ☐
C) Diagnostik und Therapie von Stimm-Sprach- und Hörstörungen ______ ☐
D) Hilfeleistung bei der Herstellung, Prüfung und Abgabe von Arzneimitteln ______ ☐
E) Hilfeleistung bei Zell- und Gewebeuntersuchungen ______ ☐

→ *Lösungen zu diesen Aufgaben siehe S. 420*

6. Der Arbeitgeber eines Patienten ruft in der Praxis an und fragt, ob dieser zur Zeit in der Praxis ist. Dürfen Sie Auskunft geben? Bitte begründen Sie Ihre Antwort.

7. Geben Sie zwei Fälle an, in denen von der Schweigepflicht betroffene Sachverhalte weitergeben werden dürfen.

8. Ein Patient hört mit, wie zwei Zahnmedizinische Fachangestellte, die an seiner Behandlung beteiligt waren, über seine schlechte Mundhygiene lästern. Er spricht daraufhin die Zahnärztin an und droht die Praxis wegen Bruch der Schweigepflicht zu verklagen. Klären Sie, ob in diesem Fall die Schweigepflicht gebrochen wurde.

→ *Lösungen zu diesen Aufgaben siehe S. 420/421*

1.1.3 Arbeitsschutz

1. Welche Aussagen zur Unfallverhütung sind richtig? (2)

Zu den Maßnahmen der Unfallverhütung gehören ...
1. die Entsorgung der in der Praxis anfallenden spitzen Gegenstände.
2. die Basiskonzepte in der Zahnmedizin.
3. die maximale Wochenarbeitszeit einer Zahnmedizinischen Fachangestellten.
4. die Lagerung des Patienten auf dem Zahnarztstuhl.
5. die Ausstattung des Helferinnenelements am Behandlungsstuhl.
6. Voraussetzungen zur Bedienung von Geräten in der Praxis.

Lösungsziffern ______________ ☐ ☐

2. Welche Aussage ist zur BGR/TRBA 250 ist falsch? (1)

1. Alle Beschäftigen müssen gegen Poliomyelitis geimpft werden.
2. Die vorgeschriebenen Impfungen sind für die Beschäftigten kostenlos.
3. Entsprechende Maßnahmen zur Händedesinfektion sind zu treffen.
4. Es muss für die Praxis ein Hygieneplan erstellt werden.
5. In der Praxis müssen gesonderte Toiletten für Bedienstete eingerichtet sein.
6. Schutzkleidung muss unentgeldlich gestellt werden.

Lösungsziffer ______________ ☐

3. Welche Aussage zur Jugendarbeitsschutzuntersuchung ist richtig? (1)

1. Nur 13- bis14-jährige sind zur Jugendarbeitsschutzuntersuchung zugelassen.
2. Die Jugendarbeitsschutzuntersuchung dient der tertiären Krebsvorsorge.
3. Die Jugendarbeitsschutzuntersuchung wird nur bei Behinderten durchgeführt.
4. Auch gesunde Jugendliche müssen an der ersten Nachuntersuchung teilnehmen.
5. Die Erstuntersuchung kann maximal 15 Monate vor Einstellung zurückliegen.
6. Weibliche Auszubildende erhalten eine zusätzliche Jugendarbeitsschutzuntersuchung.

Lösungsziffer ______________ ☐

4. Welche Aussagen zum Mutterschutzgesetz sind richtig? (2)

1. Schwangere und Stillende dürfen nie Mehrarbeit leisten.
2. Gegenstände ab 2 kg dürfen von Schwangern nicht regelmäßig gehoben werden.
3. Schwangere dürfen keine Tätigkeiten mit Infektionsgefahr durchführen.
4. Sechs Wochen vor der Entbindung dürfen Schwangere grundsätzlich nicht beschäftigt werden.
5. Während der Schwangerschaft und 2 Jahre danach besteht Kündigungsschutz.
6. Mütter dürfen nicht im Akkord arbeiten.

Lösungsziffern ______________ ☐ ☐

→ *Lösungen zu diesen Aufgaben siehe S. 421*

5. Welche Aussagen zur Absaugtechnik und Haltetechnik sind richtig? (2)

1. Es wird direkt an der Austrittsöffnung der Spraykühlung abgesaugt.
2. Die Mundhöhle soll stets so trocken wie möglich gesaugt werden.
3. Um den Patienten nicht zu beinträchtigen, soll beim Absaugen nicht abgestützt werden.
4. Zur Vermeidung des Würgereflexes soll der weiche Gaumen möglichst nicht berührt werden.
5. Um ein Abrutschen zu verhindern, soll die abhaltende Hand möglichst abgestützt werden.
6. Zur Vermeidung von Aspiration wird bis in den Hypopharynx abgesaugt.

Lösungsziffern ______________ ☐ ☐

6. Ordnen Sie die Schutzstufen richtig zu. (5)

[1] = Schutzstufe 1
[2] = Schutzstufe 2

A) Regelmäßig Kontakt mit Körperflüssigkeiten. ______________ ☐
B) Oberflächen müssen reinigungsbeständig sein. ______________ ☐
C) Zugang nur für berechtigte Personen. ______________ ☐
D) Kein Umgang mit infektiösen Material. ______________ ☐
E) Bereitstellung von festen flüssigkeitsdichten, allergenarmen Handschuhen. ______________ ☐

7. Ordnen Sie die Produktklassen des Medizinproduktgesetzes (MPG) den Produkten zu. (4)

[1] = Klasse I
[2] = Klasse II a
[3] = Klasse II b
[4] = Klasse III

A) Zahnersatz ______________ ☐
B) Resorbierbares Nahtmaterial ______________ ☐
C) Sonde ______________ ☐
D) Elektrochirurgiegerät ______________ ☐

8. Welche Aussagen zu den Risikogruppen von biologischen Arbeitsstoffen gemäß der Biostoffverordnung (BioStoffV) sind richtig? (2)

1. Risikogruppe 4: Stoffe, für die es keine wirksame Behandlung gibt.
2. Risikogruppe 1: Stoffe, die nur leichte Erkrankungen verursachen können.
3. Risikogruppe 2: es besteht Gefahr für die Beschäftigten nicht aber die Bevölkerung.
4. Risikogruppe 3: Stoffe, für die es keine wirksame Vorbeugung gibt.
5. Risikogruppe 2: Stoffe, für die eine ernste Gefahr für die die Beschäftigten besteht.
6. Risikogruppe 3: Es besteht eine ernsthafte Gefahr für die Bevölkerung.

Lösungsziffern ______________ ☐ ☐

→ *Lösungen zu diesen Aufgaben siehe S. 421*

9. Welches der unten stehenden Symbole beschreibt gemäß der technischen Regeln für Arbeitsstätten (ASR) DIN EN ISO 701 das Warnzeichen Warnung vor radioaktiven Stoffen oder ionisierender Strahlung (1)?

1. 

2. 

3. 

4. 

5. 

6. 

Lösungsziffer ______________________ ☐

10. Welches der unten stehenden Symbole beschreibt gemäß der technischen Regeln für Arbeitsstätten (ASR) DIN EN ISO 701 ein Rettungszeichen (1)?

1. 

2. 

3. 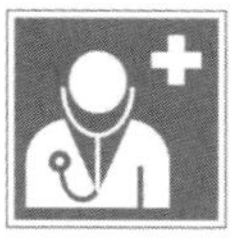

4. 

5. 

6. 

Lösungsziffer ______________________ ☐

11. Für welche Geräte ist ein Medizinproduktebuch vorgeschrieben?

____

12. Was versteht man im Rahmen der Biostoffverordnung (BioStoffV) unter gezielten Tätigkeiten?

____

13. Aus welchen Teilen besteht das Medizinproduktebuch?

____

____

____

____

____

____

→ *Lösungen zu diesen Aufgaben siehe S. 421*

14. Wie lange ist das Medizinproduktebuch aufzubewahren?

____

15. Eine auszubildende Zahnmedizinische Fachangestellte hat bis jetzt überwiegend am Empfang gearbeitet. Nachdem eine Schwangerschaft bei ihr festgestellt wurde, meldet sie diese dem Arbeitgeber und fragt, ob sie nicht jetzt in der Frühschwangerschaft noch am Stuhl assistieren könnte. Begründen Sie, ob dies möglich ist.

____

____

____

____

____

____

____

1.1.4 Zähne und Zahnbezeichnungen

1. Welches der genannten Merkmale trifft nur auf die Unterkieferzähne zu? (1)

1. Wurzelmerkmal
2. Trifurkation
3. Winkelmerkmal
4. Kronenflucht
5. Krümmungsmerkmal
6. Keine Antwort ist richtig.

Lösungsziffer ____ ☐

2. Welche Aussage zum Zahnsystem ist richtig? (1)

1. Das Milchgebiss hat pro Quadrant 2 Incisivi, 1 Caninius, 2 Prämolare und 2 Molare.
2. Der Zahn 11 hat mesial eine abgerundete Kronenecke.
3. Alle Prämolaren im Oberkiefer haben 2 Wurzeln.
4. Der Zahn 48 hat 5 Höcker.
5. Molare im OK haben 2 bukkale und 1 palatinale Wurzeln.
6. Molare des UK haben jeweils Trifurkationen.

Lösungsziffer ____ ☐

→ *Lösungen zu diesen Aufgaben siehe S. 421*

3. Wann erscheint der Zahn 55 in der Regel in der Mundhöhle? (1)

1. mit 6 Monaten
2. mit 12 Monaten
3. mit 18 Monaten
4. mit 30 Monaten
5. mit 5 Jahren
6. mit 10 Jahren

Lösungsziffer ______________________________ ☐

4. Welche Aussage ist richtig? (1)

Der Zahn 46 ...

1. hat 3 bukkale und 2 linguale Höcker.
2. hat Fissuren, die ein schräg liegendes „H" bilden.
3. ist der erste bleibende Molar im Unterkiefer links.
4. bricht im Alter von 12 Jahren durch.
5. hat eine Trifurkation.
6. zeigt das Winkelmerkmal, das die mesiale Kante spitzer ist.

Lösungsziffer ______________________________ ☐

5. Welche Aussagen sind richtig? (2)

Der Zahn 15 ...

1. hat einen bukkalen und einen palatinalen Höcker.
2. weist eine Kronenflucht auf.
3. hat eine Trifurkation.
4. zeigt das Winkelmerkmal.
5. bricht im Alter von 5 Jahren durch.
6. hat meist 1 bis 2 Wurzelkanäle.

Lösungsziffern ______________________________ ☐ ☐

6. Welche Zähne haben zwei Wurzeln? (2)

1. 34
2. 45
3. 75
4. 54
5. 65
6. 24

Lösungsziffern ______________________________ ☐ ☐

7. Welche Aussage ist richtig? (1)

Der Zahn 12 ...

1. hat eine nach mesial abweichende Wurzel.
2. ist breiter als der Zahn 11.
3. hat mesial eine abgerundete Kronenecke.
4. bricht im Alter von 6 Monaten durch.
5. ist auf der vestibulären Fläche mesial stärker gekrümmt als distal.
6. zeigt eine Kronenflucht.

Lösungsziffer ______________________________ ☐

→ *Lösungen zu diesen Aufgaben siehe S. 421*

8. Welche Aussagen sind richtig? (2)

1. Der Zahn 11 ist meist größer als 12.
2. Der Zahn 75 ist ein Molar des Milchgebisses im rechten Unterkiefer.
3. In jedem Quadranten stehen drei Schneidezähne und ein Eckzahn.
4. Bei vielen Zähnen weicht die Wurzel nach mesial ab.
5. Untere erste Molaren besitzen in der Regel fünf Höcker.
6. Der Zahn 12 zeigt eine H-förmige Fissur.

Lösungsziffern ______________________ ☐ ☐

9. Welche Aussagen sind richtig? (2)

1. Beim Winkelmerkmal ist die mesiale Kante spitzer als die distale.
2. Die oberen seitlichen Schneidezähne haben in der Regel ein Foramen caecum.
3. Die unteren Molaren des bleibenden Gebisses haben eine H-Fissur.
4. Im Unterkiefer haben die Prämolaren 3 Höcker.
5. Der zweite Prämolar im Oberkiefer hat häufig 2 Wurzeln.
6. Das bleibende Gebiss hat in der Regel sechs Schneidezähne je Kiefer.

Lösungsziffern ______________________ ☐ ☐

10. Welche Aussage ist richtig? (2)

Der Zahn 26 hat ...

1. hat eine distale und eine mesiale Wurzel.
2. hat eine nach distal abweichende Wurzel.
3. hat eine Kreuzfissur.
4. hat häufig fünf Höcker.
5. hat zwei bukkale und eine palatinale Wurzel.
6. hat eine Bifurkation.

Lösungsziffern ______________________ ☐ ☐

11. Welche Aussage ist richtig? (1)

Der Zahn 46 ...

1. weist an der distalen Seite eine stärkere Krümmung auf.
2. hat auf der lingualen Fläche ein Tuberkulum.
3. hat 2 bukkale und 2 linguale Höcker.
4. hat eine mesiale und eine distale Wurzel.
5. bricht im Alter von 12 Jahren durch.
6. ist der erste bleibende Molar im Unterkiefer links.

Lösungsziffer ______________________ ☐

→ *Lösungen zu diesen Aufgaben siehe S. 421*

12. Welche Aussage ist richtig? (1)

Der Zahn 65 ...

1. hat eine kreuzförmige Fissur.
2. weist eine Kronenflucht auf.
3. hat eine Trifurkation.
4. zeigt das Winkelmerkmal.
5. hat einen bukkalen und einen palatinalen Höcker.
6. befindet sich im Oberkiefer rechts.
7. Nur die Aussagen 3, 4 und 5 sind richtig.

Lösungsziffer ______ ☐

13. Wie werden die Zähne 5+, 5−, −5, +5 (Zahnschema nach Haderup) im FDI-System gekennzeichnet? (1)

1. 45 25 15 35
2. 15 45 35 25
3. 15 35 45 25
4. 35 15 25 45
5. 15 35 25 45
6. 25 45 35 15

Lösungsziffer ______ ☐

14. Welche Aussagen zur Anzahl der Kanäle im Regelgebiss sind richtig? (2)

1. 14 hat immer einen Wurzelkanal.
2. 45 hat meist einen Wurzelkanal.
3. 17 kann 4 Wurzelkanäle haben.
4. 15 hat häufig 4 Wurzelkanäle.
5. 41 hat 2 bis 3 Wurzelkanäle.
6. 44 hat 1 bis 2 Wurzelkanäle.

Lösungsziffern ______ ☐ ☐

15. Welche Aussagen zum Milchgebiss sind richtig? (2)

Im Milchgebiss ...

1. befinden sich nie Prämolaren.
2. befinden pro Quadranten 5 Zähne.
3. brechen die ersten Zähne meist mit 1 Jahr durch.
4. befinden sich 2 Milchschneide- und 2 Milcheckzähne.
5. werden die Quadranten mit 1 bis 4 bezeichnet.
6. brechen die ersten bleibenden Zähne meist mit 4 Jahren durch.

Lösungsziffern ______ ☐ ☐

16. Welche Aussage ist richtig? (1)

Das Fremdwort „am Zahnhals" heißt ...

1. apikal.
2. bukkal.
3. zentral.
4. zervikal.
5. lingual.
6. palatinal.

Lösungsziffer ______ ☐

→ *Lösungen zu diesen Aufgaben siehe S. 421*

17. Welche Bezeichnungen sind richtig übersetzt? (2)

1. okklusal: zur Schneidekante
2. vestibulär: zur Mundhöhle
3. mesial: von der Mitte des Zahnbogens weg
4. apical: an der Wurzelspitze
5. palatinal: zum Gaumen
6. approximal: zwischen den Zähnen

Lösungsziffern ______ ☐ ☐

18. Wie heißt das Fremdwort für „seitlich“? (1)

1. apikal
2. lateral
3. zentral
4. zervikal
5. mesial
6. transversal

Lösungsziffer ______ ☐

19. Welche Bezeichnungen sind richtig übersetzt? (2)

1. lateral: zur Lippe
2. radikulär: an der Wurzel
3. distal: auf der Rückseite
4. horizontal: in der Mitte
5. subgingival: unter dem Zahnfleisch
6. sagital: von oben nach unten verlaufend

Lösungsziffern ______ ☐ ☐

20. Welche Aussagen zur Okklusion sind richtig? (2)

1. Bis auf die Zähne 11, 21, 18, 28 haben alle Zähne 2 Anatagonisten.
2. Im Oberkiefer sind die palatinalen Höcker die tragenden Höcker.
3. Im Oberkiefer liegen die bukkalen Höcker weiter vestibulär.
4. Die palatinalen Höcker im Oberkiefer haben nur Kontakt zu den lingualen im Unterkiefer.
5. Eine besonders feste Okklusion beim Zusammenbeißen nennt man Artikulation.
6. Der Hauptantagonist des Zahns 14 ist der Zahn 45.

Lösungsziffern ______ ☐ ☐

21. Welcher Zahn ist in der Abbildung dargestellt? Begründen Sie anhand von 3 Merkmalen.

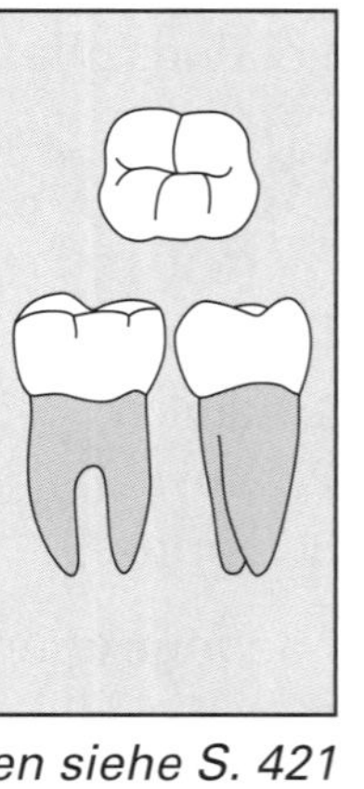

______

______

______

→ *Lösungen zu diesen Aufgaben siehe S. 421*

22. Was versteht man unter der Kronenflucht, und wo kommt sie vor?

23. Nennen Sie zwei unterschiedliche Merkmale des Gebissaufbaus beim Kind und Erwachsenen.

24. Was versteht man unter einem Zahnschema, wie ist ein Zahnschema aufgebaut?

25. Nennen Sie 3 in der Zahnmedizin übliche Zahnschemata

→ *Lösungen zu diesen Aufgaben siehe S. 421*

1.1.5 Anatomie der Mundhöhle und des Rachens

1. Welche Aussagen zur Mundhöhle sind richtig? (2)

1. Die Mundhöhle ist mit einer Mukosa aus mehrschichtigen Plattenepithel ausgekleidet.
2. Aufgaben der Mundschleimhaut sind u. a. Sinnesfunktion und Speichelbildung.
3. Das Wangenbändchen wird auch Frenulum linguae genannt.
4. Das Vestibulum wird im Unterkiefer durch die Zahnreihe und die Zunge begrenzt.
5. Im Bereich der Umschlagfalte (Fornix) geht die Lippen- in die Kieferschleimhaut über.
6. Die Mundhöhle stellt den ersten Abschnitt des Hormonsystems der Verdauung dar.

Lösungsziffern ______ ☐ ☐

2. Welche Aussagen sind richtig? (2)

1. Die Wallpapillen der Zunge dienen dem Tastempfinden.
2. Die Umschlagfalte ist der Bereich zwischen den Zahnreihen und den Lippen bzw. den Wangen.
3. Zwischen den beiden Gaumenbögen befinden sich jeweils die Gaumenmandeln.
4. Die Unterzungenspeicheldrüse entleert ihr Sekret auf der Plica sublingualis.
5. Die Raphe palati bildet den Übergang vom Harten zum weichen Gaumen.
6. Der harte Gaumen stellt die Abgrenzung des Nasenraums zum Mundraum dar.

Lösungsziffern ______ ☐ ☐

3. Welche Aussagen sind richtig? (2)

1. Die Mukosa ist an besonders beanspruchten Stellen verhornt.
2. Die Gingiva propria wird auch als attached Gingiva bezeichnet.
3. Die marginale Gingiva geht an der Mukogingivalgrenze in die Mundschleimhaut über.
4. Der Gaumen wird zum größten Teil durch das Gaumenbein gebildet.
5. Die Raphe palati unterteilt den harten Gaumen in einen vorderen und hinteren Teil.
6. Der harte Gaumen geht an der Umschlagfalte in den weichen Gaumen über.

Lösungsziffern ______ ☐ ☐

4. Welche Aussagen sind richtig? (2)

1. Die Uvula liegt am Hinterrand des pallatum durum.
2. Die Tonsilla palatina liegt zwischen den Gaumenbögen.
3. Man unterscheidet ein vorderes und ein hinteres Gaumensegel.
4. Man unterscheidet die Frenunlum labii, bukkale und palatini.
5. Die Ah-Linie stellt die Grenze zwischen harten und weichen Gaumen dar.
6. Der Mundboden wird vom Musculus digastricus gebildet.

Lösungsziffern ______ ☐ ☐

→ *Lösungen zu diesen Aufgaben siehe S. 422*

5. Welche Aussagen zur Zunge sind richtig? (2)

1. Die saure Geschmackswahrnehmung erfolgt am Zungengrund.
2. Die Wallpapillen liegen an der Zungenspitze seitlich.
3. Die fadenförmigen Papillen finden sich am Übergang zum Zungengrund.
4. Die Zungenpapillen dienen ausschließlich der Geschmackswahrnehmung.
5. Am Zungengrund findet man die Zungenmandel (Zungentonsille).
6. Die Zunge besteht aus inneren und äußeren Zungenmuskeln.

Lösungsziffern ______________ ☐ ☐

6. Welche Aussagen sind richtig? (2)

1. Das Zahnfleisch ist mit mehrschichtigem Plattenepithel ausgekleidet.
2. Im mittleren Rachenraum mündet die Ohrtrompete.
3. Die marginale Gingiva wird auch als attached Gingiva bezeichnet.
4. Die Mukosa der Mundhöhle ist überall mit dem Alveolarknochen fest verwachsen.
5. Die Wangen werden von einem ringförmigen Schließmuskel gebildet.
6. In der Mundhöhle beginnt die chemische Aufspaltung der Nahrung.

Lösungsziffern ______________ ☐ ☐

7. Welche Fachbegriffe sind richtig übersetzt? (2)

1. Fornix: Umschlagfalte
2. Raphe palati: Weicher Gaumen
3. Uvula: Gaumensegel
4. Glandula submandibularis: Unterkieferspeicheldrüse
5. Tuba auditiva: Nasenrachen
6. Frenulum labii: Wangenbändchen

Lösungsziffern ______________ ☐ ☐

8. Welche Aussagen sind richtig? (2)

Die Ohrspeicheldrüse ...

1. wird auch als Glandula pancreaticus bezeichnet.
2. mündet mit ihrem Ausführungsgang im Bereich der 2. oberen Molaren.
3. bildet beim Erwachsenen ca. 150 Milliliter Speichel.
4. liegt vor dem Ohr und unter dem Musculus masseter.
5. liegt hinter dem Ohr.
6. gehört zu den paarig angelegten Speicheldrüsen.

Lösungsziffern ______________ ☐ ☐

9. Welche Aussagen sind richtig? (2)

1. Der Mensch hat 4 große paarig angelegte Speicheldrüsen.
2. Die Unterkieferspeicheldrüse mündet auf die Caruncula sublingualis.
3. Die Unterzungenspeicheldrüse mündet auf die Caruncula sublingualis.
4. Die Unterzungenspeicheldrüse liegt unterhalb des Mundbodenmuskels.
5. Die Unterzungenspeicheldrüse wird auch Glandula submandularis genannt.
6. Der Speichel enthalt das Hormon alpha Amylase.

Lösungsziffern ______________ ☐ ☐

→ *Lösungen zu diesen Aufgaben siehe S. 422*

10. Welche Aussagen zum Speichel sind richtig? (2)

1. Der Speichel besteht zu 90 % aus Wasser.
2. Der Speichel löst Geschmacksstoffe aus der Nahrung.
3. Die Speichelmenge eines Erwachsenen beträgt 0,5 bis 1,5 Liter pro Woche.
4. Der Speichel hat eine geringe antibakterielle Wirkung.
5. Der Speichel enthält das Verdauungsenzym Pepsin.
6. Der Speichel besteht zu 20 % aus Mineralstoffen und Proteinen.

Lösungsziffern ______ ☐ ☐

11. Welche Aussagen zum Rachen sind richtig? (2)

1. Der Fachausdruck für den Rachen ist Larynx.
2. Im Nasenrachen kreuzen sich die Atemwege mit dem Speiseweg.
3. Die Ohrtrompete liegt im Epipharynx.
4. Die Rachenmandel liegt im Nasopharynx.
5. Das Gaumensegel verschließt beim Schlucken den Oropharynx.
6. Im Mesopharynx trennen sich der Atem- und der Speiseweg.

Lösungsziffern ______ ☐ ☐

12. Im Fachkundeunterricht untersuchen die Schüler die Geschmackswahrnehmung der Zunge. Die Auszubildende Sarah kann nur an der Zungenspitze süß schmecken. „Das kommt von dem vielen Fastfood, das Du isst, Deine Geschmacksnerven sind kaputt …" sagt ihre Freundin. Klären Sie den Sachverhalt unter Berücksichtigung der Anatomie der Zunge.

______

______

______

______

______

13. Nach längerem Kauen von Weißbrot kann man auf einmal einen süßlichen Geschmack im Mund feststellen. Wie erklären Sie diesen Sachverhalt?

______

______

______

______

→ *Lösungen zu diesen Aufgaben siehe S. 422*

14. Die Ah-Linie ist eine wichtige anatomische Struktur für die Gestaltung von Vollprothesen. Erklären Sie wo die Ah-Linie liegt und warum diese für die Gestaltung von Vollprothesen wichtig ist.

1.1.6 Praxishygiene organisieren

1. Was bedeutet der Begriff „Gesundheit" gemäß der WHO Definition? (1)

1. das regelhafte Ablaufen der normalen Lebensvorgänge
2. nur das Fehlen von Krankheit
3. der Zustand des völligen körperlichen, geistigen, seelischen und sozialen Wohlbefindens
4. die Reaktion des Körpers auf einen krankmachenden Reiz
5. die Verhütung von Krankheiten
6. das Gegenteil von Krankheit

Lösungsziffer ______ ☐

2. Welche Aussage beschreibt das Fachwort Prophylaxe richtig? (1)

1. gleichbedeutend mit Prognose
2. vorbeugende Maßnahmen zur Verhütung von Krankheiten
3. Erkennung und Benennung der Krankheitsursache
4. Behandlung einer Krankheit
5. Krankheitserkennung
6. Krankheitszeichen

Lösungsziffer ______ ☐

3. Welche Aussagen sind richtig? (2)

1. Tertiäre Prävention dient der Rehabilitation.
2. Sozialhygiene gilt den Einflüssen der Gesellschaft auf die Gesundheit.
3. Sekundäre Prävention dient der Verhütung von Krankheiten.
4. Primäre Prävention dient der möglichst frühzeitigen Behandlung einer Krankheit.
5. Psychohygiene regelt den Umgang mit psychisch kranken Patienten.
6. Prophylaxemaßnahmen sind Teil der kurativen Medizin

Lösungsziffern ______ ☐ ☐

→ *Lösungen zu diesen Aufgaben siehe S. 422*

4. Welche Aussagen zu den Vorsorgeuntersuchungen sind richtig? (2)

1. Die Kinderfrüherkennungsuntersuchung besteht aus 10 Untersuchungen (U1 bis U10).
2. Die Jugendgesundheitsuntersuchung darf ab dem vollendeten 16. Lebensjahr erfolgen.
3. Die Krebsfrüherkennungsuntersuchung beginnt bei Frauen ab dem 25. Lebensjahr.
4. Primäre Prävention dient der möglichst frühzeitigen Behandlung einer Krankheit.
5. Ab dem 36. Lebensjahr haben gesetzlich Versicherte Anspruch auf Gesundheitsuntersuchungen.
6. Die Krebsfrüherkennungsuntersuchung beginnt bei Männern ab dem 45. Lebensjahr.

Lösungsziffern ______ ☐ ☐

5. Welche Aussagen zu Symptomen einer Krebserkrankung sind richtig? (2)

Verdächtig für eine Krebserkrankung sind typischerweise ...

1. unerklärliche Gewichtszunahme.
2. Haarausfall vor allen bei Frauen.
3. nicht heilende Wunden und Geschwüre.
4. lang andauernde Lymphknotenschwellungen.
5. starker Durst und vermehrter Harndrang.
6. starker Husten von kurzer Dauer.

Lösungsziffern ______ ☐ ☐

6. Welche Aussagen zum Fachwort „Hygiene" sind richtig? (2)

Der Begriff „Hygiene"...

1. bedeutet auf Heilung ausgerichtete Medizin.
2. ist ein Fachbereich der Medizin, der sich vor allem mit der Krankheitsvorbeugung beschäftigt.
3. beschreibt nur Maßnahmen zur Erzielung von Sauberkeit.
4. ist Lehre von der Erhaltung und Förderung der Gesundheit.
5. regelt die ausschließliche Minimierung von Umwelteinflüssen.
6. bezieht sich nur auf das Ausschalten von Risikofaktoren.

Lösungsziffern ______ ☐ ☐

7. Welche Aussagen zur passiven Immunisierung sind richtig? (2)

Die passive Immunisierung ...

1. ist erst mit der dritten Impfung wirksam.
2. regt die Bildung von Antikörpern an.
3. verleiht eine lebenslange Immunität.
4. beruht auf Einspritzung von abgeschwächten oder abgetöteten Erregern.
5. beruht auf Einspritzung von Antikörpern.
6. bewirkt nur einen kurzfristigen Schutz gegen eine
Infektionskrankheit.

Lösungsziffern ______ ☐ ☐

→ *Lösungen zu diesen Aufgaben siehe S. 422*

8. Welche Aussagen zur Immunisierung sind richtig? (2)

1. Eine passive Impfung kann auch mit unschädlich gemachten Toxinen (Toxoiden) erfolgen.
2. Eine gleichzeitige aktive und passive Impfung bezeichnet man als Simultanimpfung.
3. Eine Schutzimpfung bewirkt eine künstliche Herstellung von Immunität.
4. Für eine Grundimmunisierung werden mehrfach Antikörper eingespritzt.
5. Eine Immunität kann ausschließlich durch die aktive Impfung erreicht werden.
6. Bei der aktiven Immunisierung bildet der Körper selbst Antigene.

Lösungsziffern ______________________ ☐ ☐

9. Die Auszubildende Petra möchte vor dem Sommerurlaub in zwei Wochen sich gegen Tetanus impfen lassen. Die letzte Impfung war vor 12 Jahren. Welche sinnvollen Möglichkeiten zur Impfung stehen ihr zur Verfügung?

10. Die Ersthelferin der Praxis, Susanne, möchte die von der gesetzlichen Krankenversicherung bezahlte Gesundheitsuntersuchung wahrnehmen. Susanne hat keine Vorerkrankungen. In welchem Alter wird die erste Gesundheitsuntersuchung angeboten und welche Maßnahmen beinhaltet diese?

→ *Lösungen zu diesen Aufgaben siehe S. 422*

11. Der Auszubildende Peter wäscht sich immer mit Seife die Hände. Ist die Seife denn pH-neutral fragt seine Kollegin Yvonne? Was bedeutet pH-neutral und warum sind solche Seifenstücke sinnvoll?

1.1.7 Medizinische Mikrobiologie

1. Welche Aussagen sind richtig? (2)

1. Pilze sind in etwa 10-mal größer als Viren.
2. Bakterien können auf Nährböden gezüchtet werden.
3. Toxoplasmose wird durch die Anopheles Mücke übertragen.
4. Sprosspilze vermehren sich über Myzele.
5. Viren haben einen eine Zellwand und einen Zellkern.
6. Malaria wird durch Protozoen übertragen.

Lösungsziffern

2. Welche Krankheiten können durch Viren übertragen werden? (2)

1. Mundsoor
2. Malaria
3. Wundstarrkrampf (Tetanus)
4. Mandelentzündung (Tonsillitis)
5. Hepatitis
6. Herpes

Lösungsziffern

3. Zu welcher Gruppe gehört der Erreger des Wundstarrkrampfes? (1)

1. Kokken
2. Spirochäten
3. Pilze
4. Bakterien
5. Protozoen
6. Viren

Lösungsziffer

→ *Lösungen zu diesen Aufgaben siehe S. 422/423*

4. Welche Aussagen zu den Mikroorganismen sind richtig? (2)

1. Viren lassen sich nur auf speziellen Nährboden(Selektivnährböden) vermehren.
2. Unter besonders günstigen Umweltbedingungen bilden Bakterien Sporen.
3. Im Zellkern der Bakterien finden sich die Erbinformationen.
4. Bakterien besitzen eine Zellwand.
5. Die traubenförmig angeordnete Kokken werden Staphylokokken genannt.
6. Bakterien können sich nur in einem Wirtsorganismus vermehren.

Lösungsziffern ______________________ ☐ ☐

5. Entscheiden Sie bei den folgenden Krankheiten, wodurch sie verursacht werden. (5)

1 = Pilze
2 = Viren
3 = Protozoen

A) Hepatitis ______________________ ☐
B) Soor ______________________ ☐
C) Malaria ______________________ ☐
D) Herpes ______________________ ☐
E) Toxoplasmose ______________________ ☐

6. Welche Aussagen zu Viren sind richtig? (2)

1. Viren haben einen eigenen Stoffwechsel.
2. Viren sind die Erreger der Candidose.
3. Viren können Krankheiten wie Hepatitis und Aids hervorrufen.
4. Viren benötigen zur Vermehrung lebende Zellen.
5. Viren sind wesentlich größer als Bakterien.
6. Viren gehören zu der Gruppe der Protozoen.

Lösungsziffern ______________________ ☐ ☐

7. Welche Mikroorganismen verursachen Herpes simplex? (1)

1. Staphylokokken
2. Pilze
3. Viren
4. Protozoen
5. Streptokokken
6. Spirochäten

Lösungsziffer ______________________ ☐

8. Welche Form haben Spirochäten? (1)

1. traubenförmig
2. stäbchenförmig
3. schrauben- oder spiralförmig
4. kugelförmig
5. stäbchenförmig mit Geißeln
6. kettenförmig

Lösungsziffer ______________________ ☐

→ *Lösungen zu diesen Aufgaben siehe S. 423*

9. Welche Aussagen zu Mikroorganismen sind richtig? (2)

1. Viren können Geißeln besitzen.
2. Bakterien besitzen ein Kapsid.
3. Bakterien können DNS oder RNS als Erbmaterial haben.
4. Viren werden auch als Zellparasiten bezeichnet.
5. Bakterien vermehren sich durch Zellteilung.
6. Viren werden je nach ihrer Anfärbbarkeit unterteilt.

Lösungsziffern ______ ☐ ☐

10. Welche Aussagen zu Mikroorganismen sind richtig? (2)

1. Viren können im Dickdarm Vitamin K bilden.
2. Man unterscheidet pathogene und apathogene Mikroorganismen.
3. Virale widerstandsfähige Dauerformen nennt man Sporen.
4. Protozoen werden in aerobe und anaerobe Formen unterteilt.
5. Viren sind nur im elektronenmikroskopischen Bild sichtbar.
6. Malaria und Toxoplasmose werden als Mykosen zusammengefasst.

Lösungsziffern ______ ☐ ☐

11. Welche Aussagen zu Infektionskrankheiten sind richtig? (2)

1. Virulenz bezeichnet die Stärke der krankmachenden Eigenschaften.
2. Im Prodromalstadium finden sich gewöhnlich die typischen Krankheitssymptome.
3. Die Rekonvaleszenz bezeichnet die Zeit vor Ausbruch der Krankheit.
4. Pathogenität zeigt an wie schnell sich Mikroorganismen vermehren können.
5. In der Inkubationszeit finden sich noch keine spezifischen Krankheitssymptome.
6. Das Prodromalstadium folgt auf die Rekonvaleszenz.

Lösungsziffern ______ ☐ ☐

12. Welche Aussagen zur Hepatitis sind richtig? (2)

1. Nur gegen Hepatitis A, B und E kann geimpft werden.
2. Hepatitis B wird über Blut und Schmierinfektion übertragen.
3. Hepatitis C ist stets durch einen Ikterus gekennzeichnet.
4. Eine Hepatitis wird ausschließlich durch Viren der Gruppe A, B, C, D, E verursacht.
5. Eine chronische Hepatitis kann in ein Leberkarzinom übergehen.
6. Eine chronische Hepatitis kann zu einer Leberzirrhose führen.

Lösungsziffern ______ ☐ ☐

13. Welche Aussagen zur Hepatitis sind richtig? (2)

1. Hepatitis A und E werden über Nahrungsmittel übertragen.
2. Hepatitis C wird häufig über versuchte Meeresfrüchte übertragen.
3. Eine chronische Hepatitis A führt meist zur Leberzirrhose.
4. Die Inkubationszeit beträgt bei einer Virushepatitis maximal 2 Monate.
5. Eine chronische Hepatitis kann ins Prodromalstadium übergehen.
6. Eine Leberzirrhose kann durch verschiedene Medikamente verursacht werden.

Lösungsziffern ______ ☐ ☐

→ *Lösungen zu diesen Aufgaben siehe S. 423*

14. Welche Aussagen zur Aids sind richtig? (2)

1. HIV führt zum Immundefekt der Makrophagen und Granulozyten.
2. HIV-Positive können symptomlos sein.
3. HIV wird wie Hepatitis B und C übertragen.
4. HIV wird nur über Sperma und Blut übertragen.
5. Eine sichere HIV-Diagnose kann durch Röntgenaufnahmen geschehen.
6. HIV ist leichter übertragbar als Hepatitis B.

Lösungsziffern ______________________ ☐ ☐

15. Nach einem Abstrich findet der Mikrobiologe Kugelbakterien in haufenförmiger Anordnung. Um welche Bakterien könnte es sich handeln?

____

____

16. Erklären Sie den Unterschied zwischen HIV-positiv und Aids.

____

____

____

____

____

____

17. Auf einer Desinfektionsmittelflasche finden sie folgenden Hinweis: fungizid und viruzid. Was bedeuten diese beiden Ausdrücke?

____

____

18. Der Chef, Herr Dr. Müller, sagt: „Ich bin im Prodromalstadium einer Grippe." Vera fragt Ihre Kollegin Tina: „Was will er denn damit sagen?" Erklären Sie Herrn Dr. Müllers Aussage.

____

____

____

____

→ *Lösungen zu diesen Aufgaben siehe S. 423*

1.1.8 Praktische Infektionsvorbeugung

1. Ordnen Sie zu. (5)

1 = Infektionsquelle

2 = Infektionsweg

A) Aerosol ______ ☐

B) Blut und Eiter ______ ☐

C) Schmierinfektion ______ ☐

D) Instrumente ______ ☐

E) Nahrungsmittelinfektion ______ ☐

2. Welche Aussagen sind richtig? (2)

1. Dekontamination bezeichnet Vermeidung von Verunreinigung.
2. Die perkutane Infektion geschieht durch die Inhalation von Aerosolen.
3. Antisepsis bezeichnet vollkommene Keimfreiheit.
4. Bei Infektionsgefährdung in der Praxis müssen immer Handschuhe getragen werden
5. Nichtkontamination ist Dekontamination vorzuziehen.
6. Desinfektion bezeichnet das Unschädlichmachen aller Mikroorganismen.

Lösungsziffern ______ ☐ ☐

3. Welche Aussagen zur Händedesinfektion sind richtig? (2)

1. Bei der hygienischen Händedesinfektion werden die Hände zuerst gewaschen.
2. Bei der hygienischen Händedesinfektion beträgt die Einwirkzeit 30 bis 60 Sekunden.
3. Bei der hygienischen Händedesinfektion werden nur die pathogenen Keime abgetötet.
4. Bei der chirurgischen Händedesinfektion werden nur die apathogenen Keime abgetötet.
5. Die chirurgische Händedesinfektion beginnt mit der Desinfektion.
6. Die hygienische Händedesinfektion benötigt mehr Desinfektionsmittel als die chirurgische.

Lösungsziffern ______ ☐ ☐

4. Welche Aussagen sind richtig? (2)

1. Thermodesinfektoren desinfizieren und sterilisieren Instrumente.
2. Thermodesinfektoren arbeiten bei 200 °C während 30 Minuten.
3. Thermodesinfektoren zählen zu den chemischen Desinfektionsmitteln.
4. Thermodesinfektoren vermindern die Verletzungsgefahr beim Desinfizieren.
5. Thermodesinfektoren sind Reinigungs- und Desinfektionsautomaten.
6. Thermodesinfektoren können statt Sterilisatoren verwandt werden.

Lösungsziffern ______ ☐ ☐

→ *Lösungen zu diesen Aufgaben siehe S. 423*

5. Welche Aussagen sind richtig? (2)

1. Benutzte Instrumente müssen vor der Reinigung desinfiziert werden.
2. Verlängerung der vorgeschriebenen Desinfektionszeit verbessert die Wirkung.
3. Eine Erhöhung über die vorgeschriebene Dosis verbessert die Wirkung weiter.
4. Eine Erhöhung der vorgeschriebenen Wassertemperatur verbessert die Wirkung.
5. Desinfektionslösungen müssen jede Woche neu angesetzt werden.
6. Rotierende Instrumente erfordern eine gesonderte Aufbereitung.

Lösungsziffern ______ ☐ ☐

6. Welche Aussagen sind richtig? (2)

1. Chirurgische Instrumente werden nur sterilisiert und nicht desinfiziert.
2. Der Behandlungsbereich ist einmal nach Arbeitsende zu säubern.
3. Abformungen müssen vor Versand zum Zahntechniker desinfiziert werden.
4. Sprühdesinfektion ist der Wischdesinfektion vorzuziehen.
5. Thermodesinfektoren sind Reinigungs- und Desinfektionsautomaten.
6. Die Desinfektion von Abdrücken kann im Thermodesinfektor erfolgen .

Lösungsziffern ______ ☐ ☐

7. Welche Aussagen sind richtig? (2)

1. Sterilisatoren arbeiten mit gespanntem Dampf.
2. Im Autoklav verwendet man destilliertes oder demineralisiertes Wasser.
3. Im Autoklaven erfolgt die Ausgleichszeit auf die Abtötungszeit.
4. Während der Ausgleichszeit erreicht das Sterilgut Betriebstemperatur.
5. Der Heißluftsterilisator benötigt zusätzliche Phasen im Vergleich zum Autoklaven.
6. Der Heißluftsterilisator benötigt kürzere Sterilisationszeiten als der Autoklav

Lösungsziffern ______ ☐ ☐

8. Welche Aussagen sind richtig? (2)

1. Heißluftsterilisatoren arbeiten mit 2000 °C.
2. Gummi ohne Aufschrift „200 °C" darf nicht sterilisiert werden.
3. Instrumente aus rostfreiem Stahl dürfen nicht autoklaviert werden.
4. Die Entlüftungszeit ist bei Heißluftsterilisatoren höher als bei Autoklaven.
5. Eine Art der Kaltersterilisation ist die Gassterilisation.
6. Bei B-Sterilisatoren wird zusätzlich ein Vakuum erzeugt.

Lösungsziffern ______ ☐ ☐

9. Welche Aussagen sind richtig? (2)

1. Praxismüll wird in semikritischen und kritischen eingeteilt.
2. Kanülen zählen zu den Produkten der Gruppe kritisch B.
3. Röntgenfilme gelten als Sondermüll.
4. Mit Blut kontaminierte Abfälle wie Tupfer benötigen einen Entsorgungsnachweis.
5. Umkartons von Röngtenfilmen sind getrennt im Sondermüll zu entsorgen.
6. Handinstrumente für die konservierende Therapie zählen zu den Produkten der Gruppe kritisch B.

Lösungsziffern ______ ☐ ☐

→ *Lösungen zu diesen Aufgaben siehe S. 423*

10. Welche Aussagen zur Abfallentsorgung sind richtig? (2)

1. Röntgenfilme müssen im Sondermüll entsorgt werden.
2. Fotochemikalien können in sicher umschlossenen Behältern im Hausmüll entsorgt werden.
3. Konzentrierte ungebrauchte Fotochemikalien können im Abguss entsorgt werden.
4. Abfälle mit meldepflichtigen Erregern gehören in den Sondermüll.
5. Abgebundener Zement muss im Sondermüll entsorgt werden.
6. Kanülen können in sicher verschlossenen Behältern im Hausmüll entsorgt werden.

Lösungsziffern ______ ☐ ☐

11. Welche Aussagen zum Hygieneplan sind falsch? (2)

1. Der Hygieneplan regelt die Reinigungsmaßen in der Praxis.
2. Der Hygieneplan regelt die Maßnahmen zur Entsorgung in der Praxis.
3. Der Hygieneplan regelt die notwendige Beleuchtungsstärke in der Praxis.
4. Wird der Hygieneplan geändert, müssen die Beschäftigten eingewiesen werden.
5. Der Hygieneplan muss in der Praxis zur Einsichtnahme aushängen.
6. Der Hygieneplan regelt die Gesundheitsvorsorgeuntersuchungen der Beschäftigten.

Lösungsziffern ______ ☐ ☐

12. Die Auszubildende Ina soll die Instrumente nach einem chirurgischen Eingriff bei einem Patienten mit bekannter Hepatitis C aufbereiten. Zur Sicherheit nimmt sie zum Ansetzen der Desinfektionslösung etwas mehr des Desinfektionsmittelkonzentrats, „damit sich sicher niemand anschließend infizieren kann", denkt sie. Geben Sie drei Gründe an, warum dieses Verhalten nicht sinnvoll ist.

______

______

______

______

______

______

13. Heute am Freitag ist es aufgrund eines Notfalls in der Praxis spät geworden der Auszubildende Peter denkt sich, „na dann lege ich die Instrumente noch in die Desinfektionsmittelwanne, am Montag kann ich die dann gleich in den Sterilisator geben. Argumentieren Sie, ob dieses Vorgehen sinnvoll ist.

______

______

______

→ *Lösungen zu diesen Aufgaben siehe S. 423*

14. Frederike hat in der Gemeinschaftspraxis Drs. Schwab gerade das Desinfektionsmittelbad neu angesetzt. Da bringt die Zahnmedizinische Fachangestellte Sonja blutverschmierte Instrumente von einem chirurgischen Eingriff. „Wenn ich die in die neu angesetzte Desinfektionsmittellösung einlege kann ich die anschließend direkt wieder neu ansetzten. Ich könnte die Instrumente ja erst einmal mit Wasser abspülen und sie erst dann einlegen", denkt sich Frederike. Beurteilen Sie dieses Vorgehen.

15. „Die hygienische Händedesinfektion bei Arbeitsbeginn besteht aus Händereinigung und anschließender Händedesinfektion, nach Patientenkontakt ist es gerade umgekehrt", erklärt die Zahnmedizinische Fachangestellte Susanna der Auszubildenden Tina. „Wieso wird die hygienische Händedesinfektion nach Patientenkontakt denn anders durchgeführt", fragt sich Tina. Erklären Sie den Sachverhalt.

→ *Lösungen zu diesen Aufgaben siehe S. 423*

16. Die Praxis Dr. Müller hat einen Thermodesinfektor angeschafft. „Brauchen wir dann überhaupt noch den Autoklaven?" fragt die Auszubildende Svenja. Bitte erklären Sie.

1.1.9 Zahnaufbau und Gebissentwicklung

1. Welche Zuordnungen sind richtig? (2)

1.	Dentin	enthält Sharpey'sche Fasern.
2.	Zementum	ist ein Teil des Zahnhalteapparats.
3.	Dentin	ist von Fortsätzen durchzogen.
4.	Zementum	enthält 20 % anorganische Substanz.
5.	Enamelum	enthält Schmelztetraeder.
6.	Dentin	enthält Ameloblasten.

Lösungsziffern

2. Welche Aussagen sind richtig? (2)

1. Odontoblasten liegen in der Pulpenhöhle
2. Der Schmelz bildet die Hauptmasse der Zahnhartsubstanz eines Zahns.
3. Wurzelzement ist die härteste Zahnhartsubstanz.
4. 96 % des Zements besteht aus organischer Substanz.
5. Die Pulpa wird von den Odontoblastenfortsätzen durchzogen.
6. Ameloblasten können Enamelum bilden.

Lösungsziffern

→ *Lösungen zu diesen Aufgaben siehe S. 423/424*

3. Welche Aussagen sind richtig? (2)

1. Odontoblasten liegen an der Schmelz-Dentingrenze.
2. Dentin kann lebenslang regeneriert werden.
3. Zahnschmelz und Dentin bestehen u. a. aus Hydroxylapatit.
4. Tomes-Fasern sind für die Aufhängung des Zahnes in der Alveole verantwortlich.
5. Die Wurzelhaut liegt dem Alveolarknochen und dem Zahnbein direkt benachbart.
6. Sharpey-Fasern durchziehen das Dentin.

Lösungsziffern ______________________ ☐ ☐

4. Welche Aussagen zum Zahnschmelz sind richtig? (2)

Zahnschmelz ...
1. wird von Odontoblasten gebildet.
2. entspricht in seiner Härte dem Knochen.
3. ist von feinen Kanälchen durchzogen.
4. wird durch Fluoride widerstandsfähiger gegen Säuren.
5. besteht zu 96 % aus anorganischer Substanz.
6. kann lebenslang erneuert werden.

Lösungsziffern ______________________ ☐ ☐

5. Welche Aussagen zum Wurzelzement sind richtig? (2)

Wurzelzement ...
1. überzieht die Zahnwurzel in gleich bleibender Dicke.
2. ist eine Substanz zwischen Desmodont und Alveolarknochen.
3. dient der Wurzelpulpa als Schutz vor Temperaturreizen.
4. wird von Odontoblasten gebildet.
5. besteht aus einer knochenähnlichen Substanz.
6. besitzt keine Blutgefäße und Nerven.

Lösungsziffern ______________________ ☐ ☐

6. Welche Substanz wird durch Odontoblasten gebildet? (1)

1. Schmelz
2. Wurzelhaut
3. Zement
4. Knochen
5. Pulpa
6. Dentin

Lösungsziffer ______________________ ☐

7. Welche Aussagen sind richtig? (2)

1. Dentin besteht wie Zahnschmelz aus 96 % Hydroxylapatit.
2. Dentin kann regeneriert werden.
3. Odontoblasten liegen in der Pulpa.
4. Tomes-Fasern sorgen für eine federnde Aufhängung des Zahnes in der Alveole.
5. Die Wurzelhaut liegt dem Alveolarknochen und dem Zahnbein direkt benachbart.
6. Sharpey-Fasern liegen im Dentin.

Lösungsziffern ______________________ ☐ ☐

→ *Lösungen zu diesen Aufgaben siehe S. 424*

8. Welche Aussagen zum Zahnschmelz sind richtig? (2)

1. Zahnschmelz kann zeitlebens erneuert werden.
2. Zahnschmelz entspricht in seiner Härte dem Knochen.
3. Zahnschmelz ist von feinen Kanälchen durchzogen.
4. Zahnschmelz wird durch Fluoride widerstandsfähiger gegen Säuren.
5. Zahnschmelz besteht überwiegend aus anorganischer Substanz.
6. Zahnschmelz entspricht in seiner Härte dem Dentin.

Lösungsziffern ______ ☐ ☐

9. Welche Aussagen zu den Odontoblasten sind richtig? (2)

1. Odontoblasten sind Schmelz bildende Zellen.
2. Odontoblasten sind Dentin bildende Zellen.
3. Odontoblasten sind Zement bildende Zellen.
4. Odontoblasten sind Knochen bildende Zellen.
5. Odontoblasten können Fortsätze (Tomes-Fasern) bilden.
6. Odontoblasten sind nach der Geburt nicht mehr teilungsfähig.

Lösungsziffern ______ ☐ ☐

10. Welche Aussagen zur Zahnpulpa sind richtig? (2)

1. Am Foramen apikale treten ausschließlich Nerven aus der Wurzelpulpa.
2. Odontoblasten können nur in einer vitalen Pulpa neues Dentin bilden.
3. Die Pulpa steht im direkten Kontakt zum Wurzelzement.
4. Die Pulpa wird durch Diffusion von Gefäßen des Alveolarknochens ernährt.
5. Bei Kindern reicht die Pulpa bis zum Enamelum.
6. Die Pulpa besteht aus Kronen- und Wurzelpulpa.

Lösungsziffern ______ ☐ ☐

11. Welche Zuordnungen sind richtig? (2)

1.	Dentin	enthält Sharpey'sche Fasern.
2.	Zementum	ist ein Teil des Zahnhalteapparats.
3.	Dentin	von Fortsätzen durchzogen.
4.	Zementum	enthält 20 % anorganische Substanz.
5.	Enamelum	enthält Schmelztetraeder.
6.	Dentin	enthält Ameloblasten.

Lösungsziffern ______ ☐ ☐

12. Welche Aussagen zur Wurzelzement sind richtig? (2)

1. Wurzelzement kann nach Abschluss der Zahnentwicklung gebildet werden.
2. Wurzelzement ist die Substanz zwischen Desmodont und Alveolarknochen.
3. Wurzelzement überzieht die Zahnwurzel in gleich bleibender Dicke.
4. Wurzelzement besitzt keine Blutgefäße und Nerven.
5. Wurzelzement schützt die Wurzelpulpa vor Temperaturreizen.
6. Wurzelzement wird wie Dentin von den Odontoblasten gebildet.

Lösungsziffern ______ ☐ ☐

→ Lösungen zu diesen Aufgaben siehe S. 424

13. Welche Aussagen zur Zahnentwicklung sind richtig? (2)

1. Die Zahnkappen gehen in Zahnknospen über.
2. Im Anschluss an das Glockenstadium wird die Zahnleiste gebildet.
3. Im Kappenstadium kann man deutlich die Zahnhartsubstanzen von der Pulpa unterscheiden.
4. Das Kappenstadium findet ab dem 7. Schwangerschaftsmonat statt.
5. Zahnleisten werden ab der 6. Schwangerschaftswoche gebildet.
6. Im Glockenstadium findet man bereits Ameloblasten.

Lösungsziffern ____________________ ☐ ☐

14. Welche Aussagen zur Gebissentwicklung sind richtig? (2)

1. Milchzähne haben eine Platzhalterfunktion für die bleibenden Zähne.
2. Ersatzzähne sind zusätzliche Zähne, die hinter den Milchzähnen durchbrechen.
3. Das Wechselgebiss bezeichnet ein Gebiss aus Milchzähnen und bleibenden Zähnen.
4. Das Fachwort für das Auflösen der Wurzeln der Milchzähne ist Abrasion.
5. Die bleibenden Schneidezähne sind Zuwachszähne.
6. Der ersten bleibenden Zähne sind die Prämolaren im Unterkiefer.

Lösungsziffern ____________________ ☐ ☐

15. Welche Aussagen zu den Zahndurchbruchszeiten sind richtig? (2)

1. Der mittlere Schneidezahn im Milchgebiss bricht meist mit 1 Jahr durch.
2. Die Eckzähne brechen meist mit 3 Jahren durch.
3. Der zweite Molar im bleibenden Gebiss bricht meist mit 12 Jahren durch.
4. Der zweite Molar im Milchgebiss bricht meist mit 2 bis 3 Jahren durch
5. Die ersten bleibenden Zähne brechen meist mit 4 Jahren durch.
6. Die Weisheitszähne (dritte Molaren) brechen meist ab 20 Jahren durch.

Lösungsziffern ____________________ ☐ ☐

16. Frau Z ist im 6. Monat schwanger und muss wegen einer Parodontitis apicalis acuta mit einem Antibiotikum behandelt werden. Der Zahnarzt hat ihr dieses Mal ein anderes Antibiotikum als sonst verschrieben, da das alte die Zähne des Ungeborenen schädigen würden. Frau Z versteht das gar nicht: „Wenn das Baby auf die Welt kommt, hat das doch noch gar keine Zähne …". Erklären Sie bitte.

____

____

____

____

____

____

→ *Lösungen zu diesen Aufgaben siehe S. 424*

17. Frau P. hat ihr zehn Monate altes Baby mit in die Praxis gebracht. Es hat bereits deutlich sichtbar die mittleren und seitlichen Schneidezähne und auch den 1. Molar kann man schon sehen. „So viele Zähne bei einem so kleinen Kind, ist das eigentlich normal?", fragt sie. Erklären Sie bitte.

18. Erklären Sie aufgrund der Zusammensetzung der Zahnhartsubstanzen warum Karies im Dentin schneller fortschreitet als im Schmelz.

19. Bei älteren Menschen kann man auf Röntgenbildern beobachten, dass die Pulpahöhle schmaler ist als bei jungen Menschen. Erklären Sie den Sachverhalt.

20. Erklären Sie warum Bohren im pulpanahen Dentin von vielen Patienten als schmerzhaft empfunden wird.

→ *Lösungen zu diesen Aufgaben siehe S. 424*

1.1.10 Kariologie und Kariestherapie

1. Welche Aussagen zur Kariesentstehung sind richtig? (2)

1. Zuckerkonsum führt immer zur Karies.
2. Liegt ein ursächlicher Faktor der Karies nicht vor, entsteht keine Karies.
3. Die Zeit der Substratexposition beeinflusst die Kariesentstehung.
4. Liegen Mikroorganismen und Substrat vor führt dies immer zu Karies.
5. Keine Verwendung von Zahncreme ist ein ursächlicher Faktor der Kariesentstehung.
6. Eine schlechte Zahnputztechnik ist ein ursächlicher Faktor der Kariesentstehung.

Lösungsziffern ______________________ ☐ ☐

2. Welche Aussagen sind richtig? (2)

1. Materia alba ist eine lockere, weißliche nicht strukturierte Ablagerung auf den Zähnen.
2. Saccharose zählt zu den hochmolekularen Kohlenhydraten.
3. Plaque bezeichnet einen abspülbaren nicht strukturierten Belag.
4. Die Bakterien wandeln Substrat in Basen um, die die Zähne zerstören.
5. Food debris ist das Fachwort von zu Basen umgewandelten Nahrungsresten.
6. Bakterien können besonders gut niedermolekulare Kohlenhydrate verstoffwechseln.

Lösungsziffern ______________________ ☐ ☐

3. Welche Aussagen zum Speichel sind richtig? (2)

1. Speichel besteht zu 80 % aus Wasser.
2. Im Speichel findet sich das Protein spaltende Enzym Amylase.
3. Beim Erwachsenen werden täglich etwa 5 Liter Speichel gebildet.
4. Speichel führt zur Demineralisation der Zähne.
5. Speichel hat eine Pufferfunktion.
6. Die Pufferkapazität des Speichels bestimmt man anhand des pH-Werts des Speichels.

Lösungsziffern ______________________ ☐ ☐

4. Welche Aussagen sind richtig? (2)

1. Mit der Mundddusche kann unstrukturierter zellulärer Belag entfernt werden.
2. Die durch den Bakterienstoffwechsel gebildeten Säuren remineralisieren den Zahn.
3. Bei einer einseitig kohlenhydratarmen Ernährung entsteht weniger Karies.
4. Speichel führt zu einer Demineralisation der Zähne.
5. Für die Entstehung von Karies müssen 2 ursächliche Faktoren zusammenkommen.
6. Bei der Materia alba handelt es sich um einen zellulären Belag.

Lösungsziffern ______________________ ☐ ☐

→ *Lösungen zu diesen Aufgaben siehe S. 424*

5. Welche Aussagen sind richtig? (2)

1. Mit der Munddusche kann strukturierter zellulärer Belag entfernt werden.
2. Bei der Materia alba handelt es sich um einen zellulären Belag.
3. Bei einer einseitig kohlenhydratarmen Ernährung entsteht weniger Karies.
4. Speichel führt zu einer Remineralisation der Zähne.
5. Für die Entstehung von Karies müssen 2 ursächliche Faktoren zusammenkommen.
6. Die durch den Bakterienstoffwechsel gebildeten Säuren remineralisieren den Zahn.

Lösungsziffern ______________________ ☐ ☐

6. Welche Aussagen sind richtig? (2)

1. Unter einem Kariesrezidiv versteht man die Neuerkrankung bei Fortbestehen der Ursachen.
2. Bei der Karies acuta findet sich eine Erweichungszone.
3. Iatrogene Prädilektionstellen entstehen durch Verwendung einer Zahnbürste mit Naturborsten.
4. Bei vitalen Zähnen sind die Ameloblasten noch teilungsfähig.
5. Karies chronica schreitet besonders schnell fort.
6. Zementkaries schreitet besonders schnell fort.

Lösungsziffern ______________________ ☐ ☐

7. Welche Aussage ist richtig? (1)

1. Zementum wird zu den Zahnweichsubstanzen gezählt.
2. Abrasion entsteht durch häufige Säureeinwirkung auf die Zähne.
3. Oberflächliche Dentinkaries ist durch Remineralisation wieder rückgängig machbar.
4. Ein typischer kariesverursachender Mikroorganismus ist Staphylokokkus mutans.
5. Ein Beispiel für mikrobiellen Zahnhartsubstanzverlust ist Attrition.
6. Speichel kann zur Remineralisation der Zähne beitragen.

Lösungsziffer ______________________ ☐

8. Welche Aussagen sind richtig? (2)

1. Staphylokokkus mutans und Lakto-Viren erhöhen das Kariesrisiko.
2. Die Zahnform kann die Entstehung von Karies beeinflussen.
3. Mundatmung hat eine höhere kariesschützende Funktion als Nasenatmung.
4. Bäcker und Konditoren sind stärker Karies gefährdet als viele andere Berufe.
5. Eine erhöhte Speichelmenge kann die Entstehung von Karies begünstigen.
6. Zäher, schleimiger (muköser) Speichel hat ein höhere Pufferkapazität als dünnflüssiger.

Lösungsziffern ______________________ ☐ ☐

⟶ Lösungen zu diesen Aufgaben siehe S. 424

9. Welche Aussagen sind richtig? (2)

1. Bei einer Caries profunda kann Tertiärdentin gebildet werden.
2. Die Glattflächen der Zähne werden zu den Prädilektionsstellen gezählt.
3. Bei nicht vollständiger Entfernung der Karies kann eine Sekundärkaries entstehen.
4. Zahncremes mit groben Putzkörpern führen zu Attrition der Zahnhartsubstanz.
5. Getränke mit hohem Säuregehalt führen zur Abrasion der Zähne.
6. Ein white spot ist bei Remineralisierung reversibel.

Lösungsziffern ______ ☐ ☐

10. Welche Aussagen zur Kariesdiagnostik sind richtig? (2)

1. Zur Extraoralen Untersuchung zählt die Plapation, Inspektion und der Zahnstatus.
2. Die Laser-Fluoreszenzmessung dient der Transillumination.
3. Bei der Perkussion wird der Zahn mit Kaltlicht durchleuchtet.
4. Eine Methode zur Kariesdiagnostik ist die Impetanzmessung
5. Bei der Vitalitätsprüfung wird untersucht, ob ein Zahn sensibel z. B. auf Kälte reagiert.
6. Bissflügelaufnahmen dienen vor allem der Diagnostik von Fissurenkaries.

Lösungsziffern ______ ☐ ☐

11. Welche Aussagen sind richtig? (2)

1. Bei der Laserpräparation wird die Karies mittels Oszillation abgetragen.
2. Grüne Winkelstücke erhöhen die Drehzahl etwa 3:1.
3. Kariespräparation ist das Fachwort für die Behandlung der Karies.
4. Dappengläser sind dickwandige geschlossene Glasbehälter.
5. Bei Kühlung der Reibungswärme durch Wasser können Aerosole entstehen.
6. Friktion grip (FG) kann mit Reibhaftung übersetzt werden.

Lösungsziffern ______ ☐ ☐

12. Welche Aussagen sind richtig? (2)

1. Zur Bearbeitung von Schmelz sind vor allem Instrumente aus Stahl geeignet.
2. Oszillierende Instrumente werden vor allem bei Fissurenkaries eingesetzt.
3. Zu den gebräulichen Schleifmitteln zählt Edelkorund.
4. Dappengläser sind dickwandige Glasbehälter.
5. Finierer weisen eine feinere Verzahnung auf als Fräser.
6. Der Gingivalrandabschräger wird zum Entfernen von kariösem Dentin eingesetzt.

Lösungsziffern ______ ☐ ☐

13. Was ist ein „Fräsator"? (1)

1. ein Ultraschallreinigungsbad für rotierende Polierer
2. eine spezielle Klammer für den Kofferdam
3. ein Spannrahmen für das Kofferdamgummituch
4. ein Reinigungsinstrument für Diamantschleifer und -finierer
5. ein Bohrerbad zur nasschemischen Desinfektion von rotierenden Instrumenten
6. eine Bürste zum Reinigen von Bohrern, Fräsern und Schleifern

Lösungsziffer ______ ☐

→ *Lösungen zu diesen Aufgaben siehe S. 424*

14. Ordnen Sie zu. (5)

1 = Prädilektionsstelle
2 = Plaque
3 = Konkrement
4 = Demineralisation
5 = Remineralisation

A) Entkalkung ______
B) erneute Verkalkung ______
C) bevorzugte Stelle ______
D) festhaftender strukturierter Belag ______
E) subgingivaler verkalkter Belag ______

15. Welche Aussagen zum Kofferdam sind richtig? (2)

Ein Kofferdam ...

1. kann nur im Frontzahngebiet angewendet werden.
2. dient der absoluten Trockenlegung des Behandlungsgebietes.
3. ist bei Kunststofffüllungen nicht angezeigt.
4. verhindert, dass Behandlungsinstrumente in die Lunge oder den Verdauungstrakt gelangen.
5. dient der relativen Trockenlegung des Behandlungsgebietes.
6. wird mit Haller-Papillenklammern angelegt.

Lösungsziffern ______

16. Welche Aussagen sind richtig? (2)

1. Komposite sind schlechte Wärmeleiter.
2. Kompomere bestehen aus Zinkoxid und Phosphorsäure.
3. Phosphatzement bindet bei höherer Temperatur langsamer ab als bei niedriger Temperatur.
4. Kompomere sollten auf einer kalten Glasplatte angerührt werden.
5. Autopolymerisation geschieht mittels der Polymerisationslampe.
6. Komposite härten durch Polymerisation aus.

Lösungsziffern ______

17. Welche Aussage beschreibt eine Black-III-Kavität? (1)

1. Fissurenkavität bei Seitenzähnen
2. approximale Kavität bei Seitenzähnen
3. approximale Kavität bei Frontzähnen ohne Beteiligung der Schneidekante
4. approximale Kavität bei Frontzähnen mit Beteiligung der Schneidekante
5. Zahnhalskavität
6. Kavität des Foramen caecum bei Frontzähnen

Lösungsziffer ______

→ *Lösungen zu diesen Aufgaben siehe S. 424*

18. Welche Aussage ist richtig? (1)

1. Bei Amalgam kommt es typisch zu einer Polymerisationsschrumpfung.
2. Amalgam ist ein nicht metallischer Werkstoff.
3. Amalgame sind heutzutage alle gamma-1-freie Amalgame.
4. Moderne Amalgame haben einen erhöhten Kupferanteil.
5. Patienten mit Lebererkrankungen sollten nicht mit Amalgam versorgt werden.
6. Die Unterfüllung bei dem Amalgamfüllung dient vor allem dem besseren Halt.

Lösungsziffer ______ ☐

19. Welche Aussagen über zahnärztliche Füllungswerkstoffe sind richtig? (2)

1. Legierungen sind Mischungen aus verschiedenen Kunststoffen.
2. Carboxylatzemente sind feuchtigkeitsempfindlicher als Phosphatzemente.
3. Eugenolhaltige Unterfüllungsmaterialien sind Weichmacher für Kunststofffüllungen.
4. Glasionomerzemente bestehen hauptsächlich aus Zinkoxiden.
5. EBA-Zemente enthalten Eugenol.
6. Carboxylatzemente werden mit Nelkenöl angemischt.

Lösungsziffern ______ ☐ ☐

20. Welche Aussagen zum Füllungsstoff Amalgam sind richtig? (2)

Amalgam ...

1. soll überstopft und dann zurückgeschnitten werden.
2. ist bei der Verarbeitung nicht empfindlich für Feuchtigkeit.
3. muss schnell verarbeitet werden.
4. Amalgamreste müssen unter Luftabschluss aufbewahrt werden.
5. sollte eine gamma 2 Phase enthalten.
6. kann im Abfall der Gruppe A entsorgt werden.

Lösungsziffern ______ ☐ ☐

21. Welche Aussagen zum Füllungsstoff Amalgam sind richtig? (2)

Amalgam ...

1. wird durch Trituration im Zahn verdichtet.
2. ist ein schlechter Wärmeleiter.
3. sollte heutzutage gamma 2 frei sein.
4. kann nach dem Legen und Schnitzen sofort poliert werden.
5. besteht aus Feilung (Alloy) und Quecksilber.
6. ist bei Nierenfunktionsstörungen der Füllungswerkstoff der Wahl.

Lösungsziffern ______ ☐ ☐

22. Welche der genannten Metalle ist nicht Bestandteil von Amalgam? (2)

1. Platin
2. Silber
3. Zinn
4. Kupfer
5. Quecksilber
6. Palladium

Lösungsziffern ______ ☐ ☐

→ *Lösungen zu diesen Aufgaben siehe S. 424*

23. Welche Aussagen zur Säure-Ätztechnik sind richtig? (2)

Die Säure-Ätztechnik ...

1. darf nicht auf dem Enamelum durchgeführt werden.
2. wird mit konzentrierter Salzsäure durchgeführt.
3. sollte bei angelegen Kofferdam durchgeführt werden.
4. wird zur effizienten Desinfektion von Zahnkavitäten durchgeführt.
5. wird zur besseren mechanischen Verankerung von Kunststofffüllungen durchgeführt.
6. dient der Versiegelung von freiliegenden Dentinkanälchen.

Lösungsziffern ______________________ ☐ ☐

24. Wofür kann Phosphatzement verwendet werden? (2)

1. zur indirekten Überkappung
2. als provisorisches Verschlussmaterial
3. zur direkten Überkappung
4. als Wurzelfüllungsmaterial
5. als Dauerfüllungswerkstoff im sichtbaren Bereich
6. zur Befestigung von Inlays

Lösungsziffern ______________________ ☐ ☐

25. Welche Aussagen zum Carboxylatzement sind richtig? (2)

Carboxylatzemente ...

1. entwickeln hohe Wärme bei der Abbindung.
2. werden als Dauerfüllungszemente im sichtbaren Bereich verwendet.
3. verursachen einen „Säureschock" der Pulpa.
4. besitzen eine besonders hohe Haftfähigkeit an den Zahnhartsubstanzen.
5. sind weniger feuchtigkeitsempfindlich als Phosphatzemente.
6. werden mit Phosphorsäure angemischt.

Lösungsziffern ______________________ ☐ ☐

26. Welche Aussagen über zahnärztliche Füllungswerkstoffe sind richtig? (2)

1. Bei der Ätztechnik wird zum besseren Halt von Komposit stets das Dentin angeraut.
2. Bei Non-Gamma-2-Amalgamen ist der Zinn-Anteil geringer als bei herkömmlichen Amalgamen.
3. Zinkoxidhaltige Unterfüllungsmaterialien beeinträchtigen bei Kompositfüllungen die Polymerisation.
4. Glasionomerzemente bestehen aus Aluminiumsilikatglas.
5. Alle quecksilberhaltigen Materialien nennt man Legierungen.
6. Glasiomerzemente werden mit Nelkenöl angemischt.

Lösungsziffern ______________________ ☐ ☐

→ *Lösungen zu diesen Aufgaben siehe S. 424*

27. Welche Aussagen über Einlagefüllungen sind richtig? (2)

1. Ein Inlay kann auch zum Höckeraufbau verwendet werden.
2. Für ein Goldgussinlay kann ohne Präzionsabformung gearbeitet werden.
3. Ein Goldgussinlay wird meist mit einem Kompomer eingesetzt.
4. Ein Keramikinlay wird mit Adhäsivtechnik eingesetzt.
5. Ein Keramikinsert ist ein vorkonfektioniertes Inlay.
6. CAD/CAM kann zur chairside Arbeit mit Goldguss genutzt werden.

Lösungsziffern ______________ ☐ ☐

28. Frau W. kommt mit ihrem kleinen Sohn Jan, der gerade 4 Jahre alt geworden ist, in die Praxis und fragt: „Was ist besser für die Zähne meines Sohns, ein Schokoriegel mit Karamellfüllung, in dem ja noch so viel andere gesunde Sachen drin sind, oder sein geliebter Schokokuchen?" Erklären Sie welche Alternative unter kariologischen Gesichtspunkten vorteilhafter ist.

29. Bei Herrn Müller wurde eine Karies media entfernt. Geben Sie einen Grund an warum es in diesem Fall sinnvoll ist, eine Unterfüllung zu legen, wenn eine Amalgamfüllung gelegt werden soll.

→ *Lösungen zu diesen Aufgaben siehe S. 424*

30. Bei Herrn Müller wurde eine Karies media entfernt. Diese soll mit einer Kompositfüllung behandelt werden. Geben Sie drei Gründe an, warum es in diesem Fall sinnvoll sein kann, eine Unterfüllung zu legen.

31. Nennen Sie zwei Vor- und Nachteile einer Kompositfüllung (Keramik).

32. Ein gesunder Patient wünscht im Zahn 17 eine auf die Fissur beschränkte, preiswerte Füllung „mit der er sehr lange keinen Ärger mehr bekommt". Welches Füllungsmaterial wäre besonders geeignet. Begründen Sie.

33. Vergleichen Sie das Legen einer Amalgam- und einer Kunststofffüllung; welche Unterschiede ergeben sich bei der Kavitätenpräparation?

→ *Lösungen zu diesen Aufgaben siehe S. 424/425*

1.1.11 Haltungs- und Bewegungsapparat

1. Welche Struktur im Knochen erfüllt die Anforderung hohe Zugfestigkeit bei geringem Gewicht? (1)

1. Kompakta
2. Spongiosa (Knochenbälkchen)
3. Periost (Knochenhaut)
4. Knorpel
5. Blutgefäße
6. Nervenbündel

Lösungsziffer ______ ☐

2. Welche Struktur im Knochen schützt gegen Stöße und Druck? (1)

1. Kompakta
2. Spongiosa (Knochenbälkchen)
3. Periost (Knochenhaut)
4. Knorpel
5. Blutgefäße
6. Nervenbündel

Lösungsziffer ______ ☐

3. Welche Struktur im Knochen kann Stöße absorbieren? (1)

1. Kompakta
2. Spongiosa (Knochenbälkchen)
3. Periost (Knochenhaut)
4. Knorpel
5. Blutgefäße
6. Nervenbündel

Lösungsziffer ______ ☐

4. Was zeigt die mit a bezeichnete Struktur? (1)

1. die Kompakta
2. die Spongiosa (Knochenbälkchen)
3. das Periost (Knochenhaut)
4. den Knorpel
5. die Blutgefäße
6. die Metaphyse

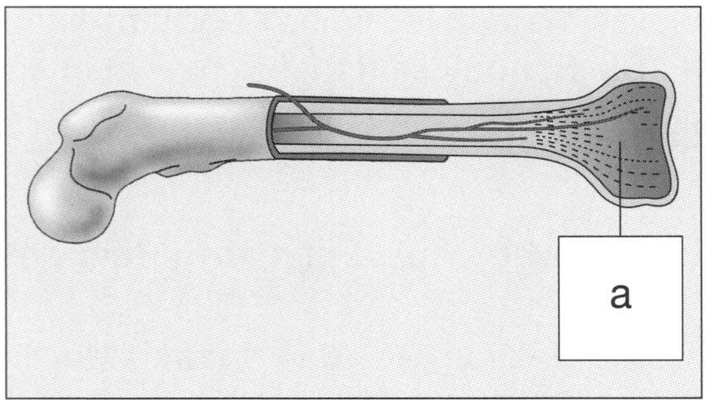

Lösungsziffer ______ ☐

5. Welche Zellen bilden Knochensubstanz? (1)

1. Adamantoblasten
2. Odontoblasten
3. Fibroblasten
4. Osteoblasten
5. Osteoklasten
6. Osteozyten

Lösungsziffer ______ ☐

6. Welcher Fachbegriff bezeichnet die „Knochenbälkchen? (1)

1. Periost
2. Periodont
3. Kortikalis
4. Spongiosa
5. Kompakta
6. Knochenmark

Lösungsziffer ______ ☐

→ *Lösungen zu diesen Aufgaben siehe S. 425*

7. Welcher Fachbegriff ist richtig übersetzt? (1)

1. Processus alveolaris: Gaumenfortsatz
2. Tuber maxillae: Unterkieferhöcker
3. Sinus sphenoidales: Keilbein
4. Synovia: Gelenkkapsel
5. Os palatinum: Jochbein
6. Kondylus: Gelenkkopf

Lösungsziffer ______ ☐

8. Welche Aussagen zum Schädel sind richtig? (2)

1. Das Foramen infraorbitale befindet sich im Stirnbein.
2. Der Zwischenkiefer schließt sich an das Gaumenbein an.
3. Die Maxilla ist paarig angelegt.
4. Das Jochbein gehört zum Gesichtsschädel.
5. Die Maxilla besteht aus einem Körper und drei Fortsätzen.
6. Der Unterkiefer besteht aus zwei Anteilen, die verwachsen sind.

Lösungsziffern ______ ☐ ☐

9. Welche Aussagen zum Knochen sind richtig? (2)

1. Die Kompakta wird von der Spongiosa ummantelt.
2. Das Periost liegt auf der Spongiosa auf.
3. Das Periost liegt auf der Kompakta auf.
4. Die Metaphyse bezeichnet den mittleren Teil des Röhrenknochens.
5. Die Metaphyse eines Knochens ist nicht von Periost ummantelt.
6. Die Spongiosa findet sich nicht in der Epiphyse eines Knochens.

Lösungsziffern ______ ☐ ☐

10. Welche Aussagen zum Schädel sind richtig? (1)

1. Die Gelenkgrube des Unterkiefers liegt im Oberkiefer.
2. Der Zwischenkiefer ist Teil der Mandibula.
3. Das Keilbein gehört zum Gesichtsschädel.
4. Die Highmore'sche Höhle liegt in der Mandibula.
5. Das Zungenbein ist unbeweglich mit dem Unterkiefer verbunden.

Lösungsziffer ______ ☐

11. Was liegt im Gaumenbein? (1)

Im Gaumenbein liegt ...

1. das Foramen incisivum.
2. das Foramen mentale.
3. das Foramen mandibulae.
4. das Foramen infraorbitalis.
5. das Foramen palatinum maius.
6. das Foramen magnum.

Lösungsziffer ______ ☐

→ *Lösungen zu diesen Aufgaben siehe S. 425*

12. Welche Aussagen sind richtig? (2)

1. Der Gelenkfortsatz des Unterkiefers wird auch Processus condylaris genannt.
2. An der Innenseite des aufsteigenden Unterkieferastes befindet sich das Foramen mentale.
3. Im Mandibularkanal verläuft der Nervus Mandibularis.
4. Muskel- und Gelenkfortsatz sind Fortsätze des aufsteigenden Oberkieferastes.
5. Das Zungenbein ist ein U-förmiger Knochen.
6. Der Zwischenkiefer (Os incisivum) ist einTeil des Unterkiefers.

Lösungsziffern ______________________________

13. Was gehört zum Hirnschädel? (2)

Zum Hirnschädel gehören ...

1. der Oberkiefer (Maxilla).
2. das Pflugscharbein (Vomer).
3. das Siebbein (Os ethmodidale).
4. das Keilbein (Os sphenoidale).
5. das Scheitelbein (Os parietale).

Lösungsziffern ______________________________

14. Welche Aussagen sind richtig? (2)

1. Fontanellen sind unverknöcherte Bereiche des Hirnschädels bei Neugeborenen.
2. Der knöcherne Gaumen besteht aus Jochbein, Gaumenbein und Oberkieferknochen.
3. Die Gelenkpfanne des Kiefergelenks liegt im Jochbein.
4. Das Gleichgewichtsorgan liegt hinter dem Hinterhauptbein.
5. Die Hypophyse liegt auf einer Mulde des Keilbeins.
6. Die Gelenkpfanne des Kiefergelenks liegt im Jochbein.

Lösungsziffern ______________________________

15. Welche Aussagen zu den Schädelknochen sind richtig? (2)

1. Das Nasenbein grenzt an das Keilbein.
2. Das Schläfenbein grenzt an das Jochbein.
3. Das Jochbein grenzt an das Scheitelbein.
4. Das Siebbein grenzt an das Hinterhauptbein.
5. Das Schläfenbein grenzt an den Oberkiefer.
6. Der Oberkiefer grenzt an das Keilbein.

Lösungsziffern ______________________________

16. Welche Schädelknochen sind paarig angelegt? (2)

1. Unterkiefer
2. Seibbein
3. Pflugscharbein
4. Hinterbauptbein
5. Oberkiefer
6. Gaumenbein

Lösungsziffern ______________________________

⟶ *Lösungen zu diesen Aufgaben siehe S. 425*

17. Welche Aussagen zum Oberkiefer sind richtig? (2)

1. Der Oberkiefer hat einen aufsteigenden Ast.
2. Am Oberkiefer befindet sich der Processus articularis.
3. Im Oberkiefer befindet sich das Foramen mentale.
4. Am Oberkiefer befindet sich der Knochenhöcker (Tuber maxillae).
5. Im Oberkiefer befindet sich die Gelenkpfanne des Kiefergelenks.
6. Der Zwischenkiefer grenzt an den Oberkiefer.

Lösungsziffern ______________________ ☐ ☐

18. Welche Aussagen zum Kiefergelenk sind richtig? (2)

1. Das Kiefergelenk hat Anteile des Unterkiefers und des Schläfenbeins.
2. Im Kiefergelenk können Dreh-, Gleit-, und Rotationsbewegungen durchgeführt werden.
3. Man unterscheidet die vordere und die hintere Gelenkkammer.
4. Der Muskelfortsatz des Unterkiefers bildet den Gelenkkopf.
5. Das Kiefergelenk vollzieht beim Kieferschluss eine Rotationsbewegung.
6. Bei der Gleitbewegung findet man eine Vorschubbewegung auf den Tuber maxillae.

Lösungsziffern ______________________ ☐ ☐

19. Welche Aussagen zum Kiefergelenk sind richtig? (2)

1. Der Gelenkfortsatz unterteilt die Gelenkkammer in eine obere und eine untere Kammer.
2. Beim Öffnen des Mundes geschieht eine Drehbewegung, beim Schließen nur eine Gleitbewegung.
3. Eine Seitwärtsbewegung ist pathologisch und lässt z. B. auf eine Kiefersperre schließen.
4. Der vordere und hintere Gelenkhöcker begrenzen die Bewegung des Gelenkfortsatzes.
5. Das Kiefergelenk ist von einer bindegewebigen Kapsel umschlossen.
6. Nur der Unterkiefer ist im Kiefergelenk beweglich.

Lösungsziffern ______________________ ☐ ☐

20. Welche Fachausdrücke sind richtig übersetzt? (2)

1. Jochbein: Os lacrimale
2. Keilbein: Os sphenoidale
3. Siebein: Os ethmoidale
4. Hinterhauptbein: Os zygomaticum
5. Scheitelbein: Os temporale
6. Schläfenbein: Os parietale

Lösungsziffern ______________________ ☐ ☐

21. Welche Fachausdrücke sind richtig übersetzt?(2)

1. Foramen mentale: Kinnkieferloch
2. Fossa articularis: Gelenkfortsatz
3. Condylus: Muskelfortsatz
4. Discus articularis: Gelenkscheibe
5. Canalis mandibularis: Oberkieferkanal
6. Tuberculum articulare: Muskelfortsatz

Lösungsziffern ______________________ ☐ ☐

→ *Lösungen zu diesen Aufgaben siehe S. 425*

22. In welchem Schädelknochen befindet sich das Schädelloch? (1)

1. Os parietale
2. Os sphenoidale
3. Os occipitale
4. Os temporale
5. Os ethmoidale
6. Os lacrimale

Lösungsziffer ______________________

23. Welche Aussagen zum Kiefergelenk sind richtig? (2)

Das Kiefergelenk ...

1. ist ein reines Drehgelenk.
2. liegt hinter dem äußeren Gehörgang.
3. wird am vorderen Rand der Gelenkgrube durch das Gelenkhöckerchen begrenzt.
4. ist ein Sattelgelenk.
5. verbindet den Unterkiefer beidseits mit dem Scheitelbein.
6. wird durch den discus articularis in die obere und untere Gelenkkammer getrennt.

Lösungsziffern ______________________

24. Welche Aussagen sind richtig? (2)

1. Die Siebbeinzellen gehören zu den Nasennebenhöhlen.
2. Die Kieferhöhle wird als Sinus sphenoidalis bezeichnet.
3. Der Sinus maxillaris wird auch Highmore'sche Höhle genannt.
4. Das Siebbein wird in der Fachsprache als Vomer bezeichnet.
5. Die Kieferhöhle hat keine Verbindung zur Nasenhöhle.
6. Die Wurzeln von 11, 12, 21 und 22 reichen häufig bis in die Kieferhöhle.

Lösungsziffern ______________________

25. Welche Aussagen zum Schädel sind richtig? (2)

1. Das Foramen infraorbitale befindet sich im Oberkiefer.
2. Der Zwischenkiefer schließt sich an das Gaumenbein an.
3. Das Foramen mandibulae liegt im Bereich der Wurzelspitzen der Prämolaren.
4. Das Jochbein gehört zum Gesichtsschädel.
5. Die Maxilla besteht aus einem Körper und drei Fortsätzen.
6. Die Maxilla ist nicht paarig angelegt.

Lösungsziffern ______________________

26. Welche Aussagen zur Muskulatur sind richtig? (2)

1. Der M. temporalis verläuft vom Schläfenbein zum Unterkiefer-Muskelfortsatz.
2. Der M. digastricus zählt zu den Muskeln, die den Mund schließen.
3. Der M. masseter enthält glatte Muskulatur.
4. Der M. mylohyoideus zählt zur mimischen Muskulatur.
5. Der M. pterygoideus medialis zählt zu den Muskeln, die den Mund schließen.
6. Der M. pterygoideus lateralis wird zur Mundbodenmuskulatur gerechnet.

Lösungsziffern ______________________

→ *Lösungen zu diesen Aufgaben siehe S. 425*

27. Welche Aussagen zur Muskulatur sind richtig? (2)

1. Der M. masseter verläuft vom Jochbogen zum Oberkiefer.
2. Der M. digastricus wird zur unwillkürlichen Muskulatur gezählt.
3. Der M. pterygoideus lateralis zieht zum Kieferwinkel.
4. Der M. geniohyoideus zählt zu den Muskeln, die den Mund öffnen.
5. Der M. geniohyoideus liegt ventral dem M. mylohyoideus.
6. Glatte Muskulatur findet sich in der Eingeweidemuskulatur.

Lösungsziffern ______________________ ☐ ☐

28. Ordnen Sie die Bezeichnungen den Ziffern in der Abbildung zu. (5)

A) Processus muscularis ______________ ☐

B) Aufsteigender Unterkieferast ______________ ☐

C) Corpus mandibulae ______________ ☐

D) Angulus mandibulae ______________ ☐

E) Processus articularis ______________ ☐

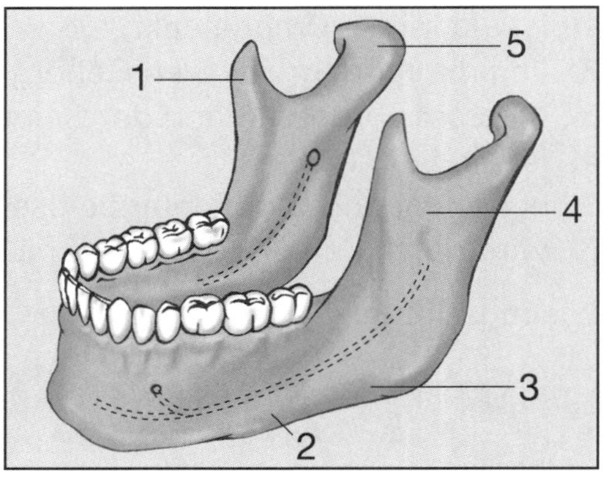

29. Worauf zeigt der Pfeil? (1)

1. Os ethmoidale
2. Os palatinum
3. Os lacrimale
4. Os sphenoidale
5. Os frontale
6. Os zygomaticum

Lösungsziffer ______________________ ☐

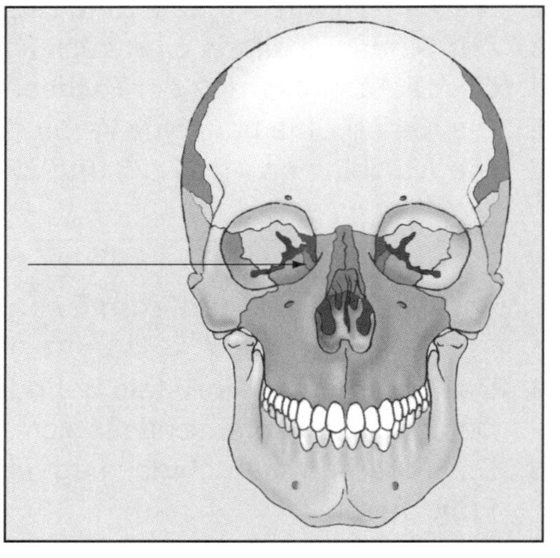

30. Welche Ziffer kennzeichnet den Gaumenfortsatz? (1)

Lösungsziffer ______________________ ☐

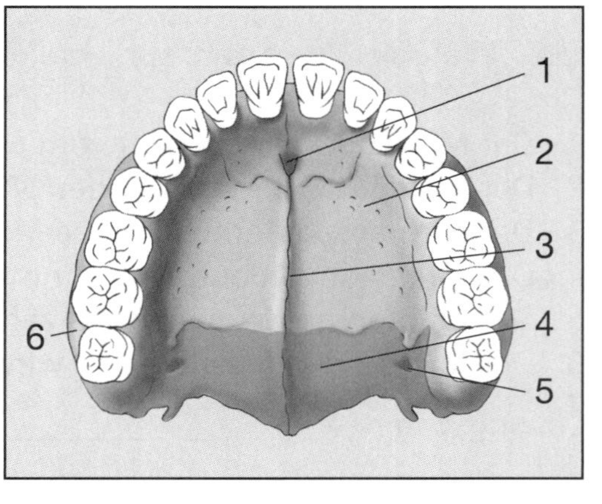

→ *Lösungen zu diesen Aufgaben siehe S. 425*

31. Ordnen Sie zu. (6)

A) Nasenbein ______________________ ☐

B) Pflugscharbein ______________________ ☐

C) Oberkiefer ______________________ ☐

D) Keilbein ______________________ ☐

E) Jochbein ______________________ ☐

F) Unterkiefer ______________________ ☐

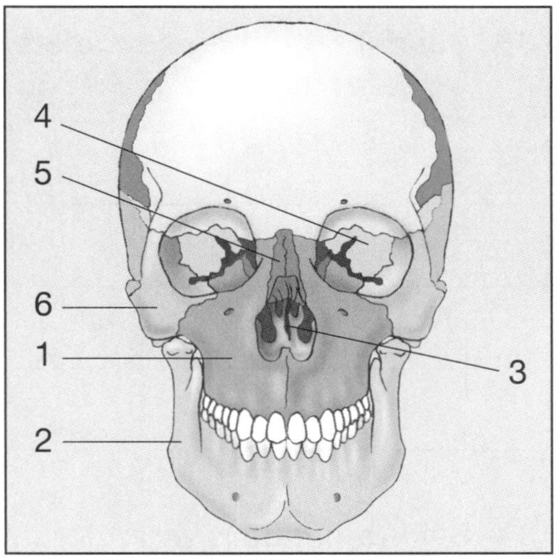

32. Wie nennt man die mit dem Pfeil bezeichnete Struktur? (1)

1. Os ethmoidale
2. Os lacrimale
3. Os hyoideum
4. Os frontale
5. Os zygomaticum
6. Vomer

Lösungsziffer ______________________ ☐

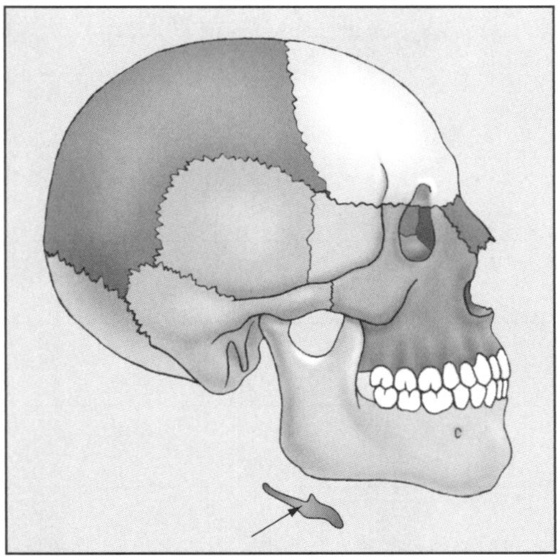

33. Bei Zahnextraktionen kann es zur Eröffnung einer Nasennebenhöhle kommen. Welche Nasennebenhöhle ist betroffen?

____

34. Bei Zahnextraktionen kann es zur Eröffnung einer Nasennebenhöhle kommen. Bei welchen Zähnen kann dies vorkommen?

____

____

35. Eine Patientin kommt wegen Schmerzen im Kiefergelenk vor allem beim Essen in die Zahnarztpraxis. Die Zahnärztin palpiert das Kiefergelenk. Welche Knochen bilden zusammen das Kiefergelenk?

____

____

____

→ *Lösungen zu diesen Aufgaben siehe S. 425*

36. Bei der Öffnung des Kiefers ist zu tasten, dass sich der Gelenkkopf nach vorne bewegt. Begründen Sie, ob dies normal oder krankhaft ist.

37. Bei krankhaften Veränderungen im Kiefergelenk sind häufig die knorpeligen Strukturen betroffen. Welche knorpeligen Strukturen befinden sich im Kiefergelenk?

38. Bei einem Patienten ist schon häufiger eine Kiefersperre aufgetreten. Was versteht man darunter?

39. Erklären Sie, was bei einer häufiger auftretenden Kiefersperre im Kiefergelenk passiert.

40. Was würde man bei Kiefersperre auf der Röntgenaufnahme feststellen?

→ Lösungen zu diesen Aufgaben siehe S. 425

41. Bei einem Unfall ist es zur Fraktur der nebenstehend abgebildeten Knochen gekommen (LeFort-III-Fraktur). Geben Sie die knöchernen Strukturen an, die dabei betroffen sind.

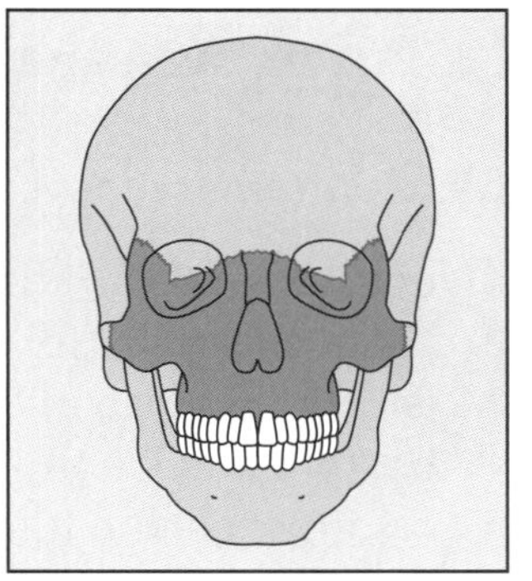

____

____

____

____

____

42. Eine Patientin „knirscht" und zeigt deutliche attritive Veränderung der Zahnhartsubstanz. „Ist es denn schlimm, dass ich manchmal Kaugummi kaue?", fragt sie. Die Zahnärztin antwortet: „Um Ihnen das sagen zu können, muss ich Ihre Kaumuskulatur untersuchen." Welche Muskeln kämen für eine übersichtsmäßige Untersuchung infrage?

____

____

____

1.1.12 Nervensystem

1. Ordnen Sie die Fachbegriffe den Beschreibungen zu. (6)

1 = N. facialis
2 = N. mentalis
3 = Sympathikus
4 = Parasympathikus
5 = Rückenmark
6 = N. infraorbitalis

A) aktiviert Herz, Kreislauf und Atmung ______ ☐
B) liegt im Wirbelkanal der Wirbelsäule ______ ☐
C) ist ein Ast des N. maxillaris ______ ☐
D) versorgt die Unterlippe und Kinn sensibel ______ ☐
E) versorgt die mimische Muskulatur motorisch ______ ☐
F) erniedrigt die Herzfrequenz ______ ☐

→ *Lösungen zu diesen Aufgaben siehe S. 425/426*

2. Welche Aussagen zum Zentralnervensystem sind richtig? (2)

Das Zentralnervensystem ...

1. besteht aus 12 Hirnnerven.
2. produziert das Hormon Insulin.
3. ist im Kleinhirn in 3 Hemisphären aufgeteilt.
4. besteht aus Gehirn und Rückenmark.
5. bekommt seine Informationen durch motorische Nervenfasern.
6. beinhaltet das verlängerte Mark

Lösungsziffern ______________ ☐ ☐

3. Welche Aussage ist richtig? (2)

1. Der N. facialis ist der sensible Nerv zur Versorgung der mimischen Muskulatur.
2. Der N. mandibularis tritt durch das foramen mentale in den UK ein.
3. Teile des N. maxillaris ziehen mit ihren Ästen zur Augenhöhle.
4. Der N. ophthalmicus tritt aus dem foramen infraorbitale aus.
5. Der zweite Trigeminusast versorgt die Zunge sensibel.
6. Die Kaumuskulatur wird durch den motorischen Teil des N. trigeminus bewegt.

Lösungsziffern ______________ ☐ ☐

4. Welche Aussagen zum Nervensystem sind richtig? (2)

1. Der Sympathikus und der Parasympathikus steuern die willkürlich arbeitende Muskulatur.
2. Die Zentren für Atmung und Kreislauf liegen im verlängerten Mark.
3. Der N.maxillaris versorgt mit seinen sensiblen Fasern die Kaumuskulatur.
4. Ein Reflex ist eine unwillkürliche Antwort des Körpers auf einen äußeren Reiz.
5. Der N.lingualis verläßt am Foramen mandibulae den Unterkiefer.
6. Sensible Nerven leiten Erregungen vom ZNS zu den ausführenden Organen.

Lösungsziffern ______________ ☐ ☐

5. Welche Aussage zum zweiten Ast des N. trigeminus ist richtig? (1)

Der 2. Ast N. trigeminus versorgt ...

1. die Gesichtsmuskulatur motorisch.
2. die Kaumuskulatur motorisch.
3. die Stirn sensibel.
4. den Oberkiefer sensibel.
5. die Kinnregion sensibel.
6. die Zunge sensibel.

Lösungsziffer ______________ ☐

→ *Lösungen zu diesen Aufgaben siehe S. 426*

6. Wie nennt man die mit dem Pfeil bezeichnete Struktur? (1)

1. N. ophtalmicus
2. N. lingualis
3. N. mentalis
4. N. infraorbitalis
5. N. alveolaris inferior
6. N. maxillaris

Lösungsziffer ______________ ☐

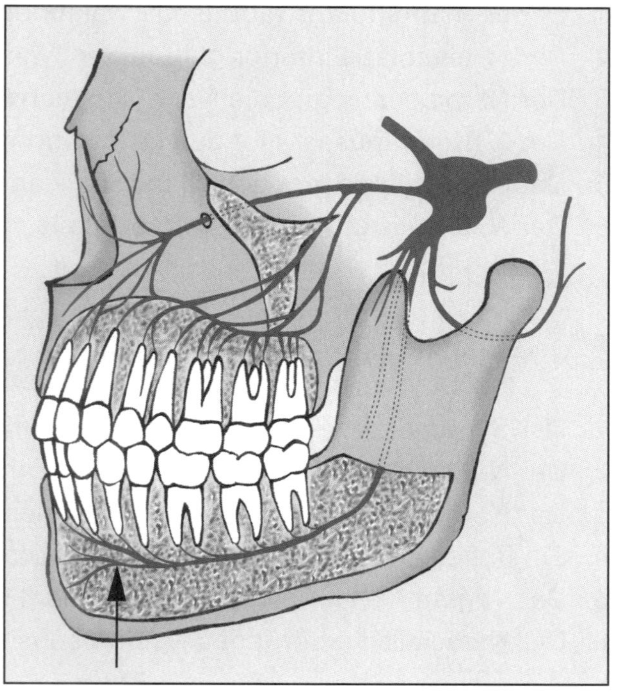

7. Welche Aussagen sind richtig? (2)

1. Der N. mandibularis ist der 2. Ast des N. trigeminus.
2. Der N. facialis ist ein motorischer Nerv.
3. Der N. vagus hat große Bedeutung für das vegetative Nervensystem.
4. Der N. trigeminus ist der siebte Hirnnerv.
5. Das zentrale Nervensystem besteht aus 12 Hirnnerven und 31 bis 32 Rückenmarksnerven.
6. Der N. maxillaris enthält sensible und motorische Fasern.

Lösungsziffern ______________ ☐ ☐

8. Welche Aussage zum dritten Ast des N. trigeminus ist richtig? (1)

Der 3. Ast N. trigeminus versorgt ...

1. die Gesichtsmuskulatur motorisch.
2. die Kaumuskulatur des Oberkiefers motorisch.
3. die Stirn sensibel.
4. den Oberkiefer sensibel.
5. die Kinnregion sensibel.
6. die Region um die Augen sensibel.

Lösungsziffer ______________ ☐

→ *Lösungen zu diesen Aufgaben siehe S. 426*

9. Welche Aussagen sind richtig? (2)

1. Der N. mandibularis gibt den N. palatinus ab.
2. Der N. alveolaris inferior geht in den N. mandibularis über.
3. Der N. maxillaris gibt die Nervi alveolares superiores ab.
4. Der 1. Trigeminusast gibt den N. infraorbitalis ab.
5. Der N. maxillaris gibt den N. incisivus ab
6. Der N. facialis gibt den N. infraorbitalis ab.

Lösungsziffern ________________ ☐ ☐

10. Welche Aussagen zum Nervensystem sind richtig? (2)

1. Der Sympatikus vermindert die Darm- und Drüsentätigkeit.
2. Der N. alveolaris inferior versorgt die Zähne im Oberkiefer.
3. Der N. maxillaris durchzieht das Foramen mentale.
4. Ein Reflex ist eine unwillkürliche Antwort des Körpers auf einen äußeren Reiz.
5. Das vegetative Nervensystem unterliegt dem Willen.
6. Der N. facialis versorgt das Gesicht sensibel.

Lösungsziffern ________________ ☐ ☐

11. Welche Aussage ist richtig? (2)

Zum peripheren Nervensystem gehören ...

1. N. Trigeminus
2. Rückenmark
3. Kleinhirn
4. Verlängertes Mark
5. Rückenmarksnerven
6. Großhirn

Lösungsziffern ________________ ☐ ☐

12. Welcher Nerv dient der sensiblen Versorgung der Unterkieferzähne? (1)

1. Nervus lingualis
2. Nervus inzisivus
3. Nervus mentalis
4. Nervus buccalis
5. Nervus alveolaris inferior
6. Nervus palatinus major

Lösungsziffer ________________ ☐

13. Welche Aussagen zum Aufbau einer Nervenzelle sind richtig? (2)

1. Das Neuron besteht aus der Nervenzelle mit ihren Fortsätzen.
2. Das Axon wird von Schwann-Zellen ummantelt.
3. Die Dentriten bestehen aus Neurozyten.
4. Die Axone nehmen die verschiedenen Erregungen in die Nervenzellen auf.
5. Die kleinen, verästelten Zellausläufer werden Neuriten.
6. Der geradlinige Hauptfortsatz wird als Dendrit bezeichnet.

Lösungsziffern ________________ ☐ ☐

→ *Lösungen zu diesen Aufgaben siehe S. 426*

14. Welche Aussagen zum vegetativen Nervensystem sind richtig? (2)

Das vegetative Nervensystem ...

1. ist der Gegenspieler des autonomen Nervensystems.
2. reguliert die Herztätigkeit.
3. wird in das zentrale und periphere Nervensystem eingeteilt.
4. besteht aus Sympathikus und Parasympathikus.
5. unterliegt dem Willen.
6. steuert die Augenbewegung.

Lösungsziffern ______________________

15. Eine Patientin gibt an, dass Sie eine Trigeminusneuralgie habe und klagt über Schmerzen im Augenbereich. Begründen Sie, ob dies durch Äste des N. trigeminus möglich ist.

16. Nach einer Infektion hat ein Patient eine Lähmung des N. facialis (Facialisparese). Mit welchen nervösen Ausfällen ist im zahnärztlichen Bereich zu rechnen?

17. Geben Sie 2 Symptome an, die von einem Mittel, das die Sympathikuswirkung verstärkt, zu erwarten sind.

18. Petra wird immer so schnell rot, wenn sie etwas gefragt wird und fragt sich, ob sie etwas dagegen tun kann. Erklären Sie mit Hinweis auf das den Gefäßdurchmesser regulierende Nervensystem.

→ *Lösungen zu diesen Aufgaben siehe S. 426*

1.1.13 Anästhesie

1. Welche Aussagen zur Anästhesie sind richtig? (2)

1. Ein Infiltrationsanästhesie wird nur im Oberkiefer durchgeführt.
2. Eine Leitungsanästhesie wird immer im Unterkiefer gelegt.
3. Eine Leitungsanästhesie schaltet einen Nervenstamm aus.
4. Eine intraligamentäre Anästhesie wird ins Parodontium gespritzt.
5. Eine Leitungsanästhesie erfolgt immer intraoral.
6. Für eine Oberflächenanästhesie kann dieselbe Kanüle verwendet werden wie für die Leitungsanästhesie.

Lösungsziffern ______________ ☐ ☐

2. Welche Aussagen sind richtig? (2)

1. Eine Anästhesie darf nur nach entsprechender Anamnese durchgeführt werden.
2. Bei Schwangeren sollten möglichst Anästhetika mit Vasokonstriktoren verwendet werden.
3. Der Zusatz von Adrenalin bewirkt eine verminderte Blutung im Operationsgebiet.
4. Bei einer Hohlnadel handelt es sich um eine allseits umschlossene Nadel.
5. Ein typischer Vasokonstriktor ist Lidocain.

Lösungsziffern ______________ ☐ ☐

3. Welche Aussage ist richtig? (1)

1. Bei der Infiltrationsanästhesie wird das Lokalanästhetikum ins Parodontium injiziert.
2. Zur Entfernung retinierter Weisheitszähne eignet sich eine Oberflächenanästhesie.
3. Der Nervus alveolaris inferior kann durch eine intraorale Leitungsanästhesie ausgeschaltet werden.
4. Gelockerte Zähne können auch mit einer alleinigen Oberflächenanästhesie schmerzfrei entfernt werden.
5. Die Infiltrationsanästhesie kann nur im Oberkiefer angewandt werden.
6. Lachgas (N2O) dient als Narkosemittel für die Injektionsnarkose.

Lösungsziffer ______________ ☐

4. Welche Aussagen sind zu einer am Foramen mentale durchgeführten Leitungsanästhesie richtig. (2)

Die Leitungsanästhesie am Foramen mentale ...

1. heißt auch intraligamentäre Injektion.
2. wird immer zunächst mit Aspiration durchgeführt.
3. dient der Anästhesie des N. mentalis.
4. wird mit Inhalationsnarkotika durchgeführt.
5. nennt man auch Oberflächenanästhesie.
6. dient der Anästhesie des ersten Molaren.

Lösungsziffern ______________ ☐ ☐

→ *Lösungen zu diesen Aufgaben siehe S. 426*

5. Welche Aussagen sind falsch? (2)

1. Bei überängstlichen (phobischen) Patienten kann eine Zahnextraktion auch mit einer Oberflächenanästhesie durchgeführt werden.
2. Bei der intraligamentären Anästhesie kann der Zahnhalteapparat geschädigt werden.
3. Die intraligamentäre Anästhesie wird häufig bei Kindern zur Zahnextraktion genutzt.
4. Bei Kindern können alle Zähne mit einer Infiltrationsanästhesie betäubt werden.
5. Aufgrund der Dicke des Parodontiums beim Erwachsenen können nicht alle Zähne intraligamentär anästhesiert werden.
6. Außer bei Notfällen dürfen Anästhesien nur nach einer ausführlichen Anamnese durchgeführt werden.

Lösungsziffern ______________________ ☐ ☐

6. Welche Aussagen sind richtig? (2)

1. Die intraligamentäre Anästhesie wird häufig bei Risikopatienten angewandt.
2. Die intraligamentäre Anästhesie ist nur bei Milchzähnen möglich.
3. Oberflächenanästhesie vermindert den Würgereiz bei der Abdrucknahme.
4. Die intraligamentäre Anästhesie eignet sich vorwiegend zur Extraktion von noch nicht durchgebrochenen Zähnen.
5. Durch die Infiltrationsanästhesie wird immer eine gesamte Kieferhälfte betäubt.
6. Die Leitungsanästhesie ist nur im Unterkiefer möglich.

Lösungsziffern ______________________ ☐ ☐

7. Welche Aussage ist richtig? (1)

Eine am Foramen mandibulae durchgeführte Leitungsanästhesie ...

1. dient der Anästhesierung des N. alveolaris inferior.
2. sollte ohne Aspiration durchgeführt werden.
3. dient der Anästhesierung eines einzelnen Zahnes.
4. wird mit Injektionsnarkotika durchgeführt.
5. nennt man auch Infiltrationsanästhesie.
6. heißt auch intraligamentäre Injektion.

Lösungsziffer ______________________ ☐

8. Vor der Injektion des Lokalanästhetikums muss vorher mit der Spritze aspiriert werden. Was versteht man unter Aspiration?

____

____

____

____

→ *Lösungen zu diesen Aufgaben siehe S. 426*

9. Weshalb wird die Aspiration durchgeführt?

10. Wie reagiert man richtig, wenn Blut aspiriert wurde?

11. An welche Stelle wird das Lokalanästhetikum bei einer intraligamentären Injektion gespritzt?

12. Wie wird das Lokalanästhetikum bei einer intraligamentären Injektion injiziert?

→ Lösungen zu diesen Aufgaben siehe S. 426

13. Geben Sie zwei Vor- und Nachteile der intraligamentäre Anästhesie an.

14. Warum dauert es einige Zeit bis der zu anästhesierende Zahn nach einer Infiltrationsanästhesie anästhesiert ist?

15. Erklären Sie den Mechanismus warum eine Infiltrationsanästhesie im Unterkiefer nur im kindlichen Kiefer möglich ist.

16. Der Zahn 45 soll bei einem Erwachsenen extrahiert werden, geben Sie 2 Möglichkeiten der Anästhesie an.

→ *Lösungen zu diesen Aufgaben siehe S. 426/427*

17. Welche Aufgabe hat der Zusatz von Vasokonstringentia bei der Lokalanästhesie?

____

____

____

____

____

1.1.14 Endodontie

1. Welche Aussagen zu Entzündungen sind richtig? (2)

1. Die„Functio laesa"entsteht durch den Botenstoff derThrombozyten.
2. Ein Abszess ist eine flächenhafte Eiteransammlung.
3. Ein typisches Entzündungszeichen ist „rigor".
4. Der „Tumor" entsteht durch Austritt von Entzündungszellen und Plasma.
5. Ein Empyem ist eine Eiteransammlung in einer natürlichen Körperhöhle.
6. Fachwort für die lokale Entzündung ist die Sepsis.

Lösungsziffern ______________________________ ☐ ☐

2. Welche Aussagen zu Pulpaentzündungen sind richtig? (2)

1. Bei einer Pulpitis serosa handelt es sich um eine wässrige Entzündung der Pulpa.
2. Bei einer Pulpitis purulenta istWärmezufuhr häufig schmerzlindernd.
3. Bei der Parodontitis apicalis acuta überschreiten die Erreger das foramen caecum
4. Eine Hyperämie der Pulpa kann unmittelbar in einen Sequester übergehen
5. Bei der Parodontitis apicalis acuta findet man typischerweise einen Aufbissschmerz.
6. Unter einer Osteomyelitis versteht man eine Entzündung der Knochenhaut

Lösungsziffern ______________________________ ☐ ☐

3. Welche Aussagen zur vital erhaltenden Maßnahmen der Pulpa sind richtig? (2)

Die Pulpa kann vital erhalten werden bei der ...

1. direkten Überkappung.
2. Vitalexstirpation.
3. Vitalamputation.
4. Mortalamputation.
5. Mortalextirpation.
6. Gangränbehandlung.

Lösungsziffern ______________________________ ☐ ☐

→ *Lösungen zu diesen Aufgaben siehe S. 427*

4. Welche Aussagen zur Gangränbehandlung sind richtig? (2)

Bei der Gangränbehandlung …

1. wird die Pulpa zunächst mit einem Medikament (z. B. Toxavit) devitalisiert.
2. ist die Anästhesierung (Betäubung) der Pulpa besonders schwierig.
3. sind immer mindestens zwei Sitzungen notwendig.
4. wird immer eine desinfizierende Einlage gemacht.
5. kann der Zahn meistens vital erhalten werden.
6. wird die Pulpa mit Kalziumhydroxid überschichtet

Lösungsziffern ______ ☐ ☐

5. Welche Aussagen sind richtig? (2)

1. Bei einer Mortalamputation wird nur die vitale Kronenpulpa entfernt.
2. Eine direkte Überkappung wird in der Regel nicht bei alten Menschen durchgeführt.
3. Reagiert ein Zahn auf Perkussion empfindlich, spricht dies für eine pulpitis purulenta.
4. Bei einer Vitalexstirpation wird nur die Wurzelpulpa belassen.
5. Die Aufbereitung des Wurzelkanals geschieht mit der Exstirpationsnadel.
6. Bei der Gangränbehandlung wird die Pulpa zunächst devitalisiert.

Lösungsziffern ______ ☐ ☐

6. Welche Aussagen sind richtig? (2)

1. Ein typisches Wurzelfüllmaterial ist Guttapercha.
2. Die Hedströmfeile dient der Entfernung des Kammerdachs.
3. Eine indirekte Überkappung kann bei Kindern bis zu einem Alter von 6 Jahren durchgeführt werden.
4. Bei der Vitalexstirpation kann die Pulpa vital erhalten werden.
5. Wird ohne Kofferdam gearbeitet, muss eine Gerätesicherung verwendet werden.
6. Die Spülung des Wurzelkanals erfolgt mit verdünnter Phosphorsäure.

Lösungsziffern ______ ☐ ☐

7. Welche Aussagen sind richtig? (2)

1. Bei der Vitalamputation wird die Kronenpulpa belassen.
2. Falls eine Vitalexstirpation nicht mehr möglich ist wird eine Amputation durchgeführt.
3. Kalziumhydroxid regt eine tertitäre Schmelzbildung an.
4. Bei der direkten Überkappung darf die Pulpa nur punktförmig eröffnet sein.
5. Bei einer Gangrän wird eine Mortalbehandlung durchgeführt.
6. Die Vitalamputation wird vor allem bei Kindern durchgeführt.

Lösungsziffern ______ ☐ ☐

→ *Lösungen zu diesen Aufgaben siehe S. 427*

8. Welche Aussagen beschreiben die Fachbegriffe richtig? (2)

1. Vitalamputation: Abtötung der Wurzelpulpa
2. Trepanation: Wurzelkanalbehandlung bei einem vitalen Zahn
3. Vitalexstirpation: vollständige Entfernung der vitalen Pulpa
4. Indirekte Überkappung: Abdeckung der eröffneten Pulpa mit einem Medikament zur Vitalerhaltung
5. Devitalisation: Eröffnung eines Zahnes
6. Gangränbehandlung: Wurzelkanalbehandlung eines pulpatoten Zahnes

Lösungsziffern ______________________ ☐ ☐

9. Welche Aussage zur medikamentösen Einlage ist richtig? (1)

Als Überkappungsmaterial verwendet man ...

1. Wasserstoffsuperoxid.
2. Kalzimcarbonat.
3. Natriumhypochlorid.
4. Natriumchlorid.
5. Kalziumhydroxid.
6. Kalziumsuperoxid.

Lösungsziffer ______________________ ☐

10. Welche Aussagen zur Wurzelkanalbehandlung sind richtig? (2)

1. Eine Röntgenmessaufnahme erfolgt nach der Exstirpation der Pulpa.
2. Die Exstirpation erfolgt nach der Aufbereitung des Wurzelkanals mit Feilen.
3. Das Sondieren des Wurzelkanals erfolgt nach Einbringen des Wurzelfüllmaterials.
4. Auf die Pulpaexstirpation erfolgt das Trocknen des Wurzelkanals mit sterilen Spitzen.
5. Die Eröffnung des Kammerdachs folgt auf die Aufbereitung des Wurzelkanals.
6. Nach Trocknen des Wurzelkanals wird das Wurzelfüllmaterial einrotiert.

Lösungsziffern ______________________ ☐ ☐

11. Geben Sie ausgehend von einer Caries profunda die Schritte bis zum Entstehen einer Pulpagangrän an.

____

____

____

____

→ *Lösungen zu diesen Aufgaben siehe S. 427*

12. Ein Patient beschreibt am Telefon, dass ihm Heißes und die Berührung des Zahnes schmerzte, die Schmerzen jetzt aber nachgelassen hätten. Er fragt sich, ob er trotzdem in die Praxis kommen soll? Erklären Sie warum eine schnelle Vorstellung in der Praxis geboten erscheint.

13. Geben Sie zwei Verfahren zur Sicherung der Instrumente bei der endodontischen Arbeit an. Welche Gefahr besteht, wenn die Instrumente nicht gesichert werden?

14. Suchen Sie aus den abgebildeten Instrumenten das richtige für die Entfernung der Pulpa heraus, nennen Sie das Fachwort und erklären Sie die Funktionsweise.

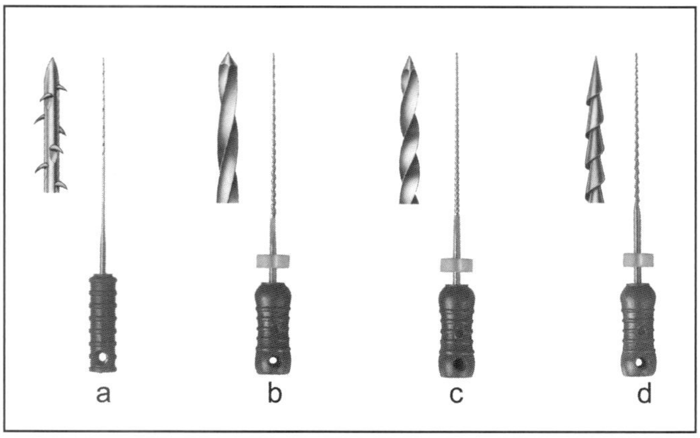

→ *Lösungen zu diesen Aufgaben siehe S. 427*

15. Geben Sie zwei Verfahren an mittels derer die Zahnlängenbestimmung für die endodontische Behandlung durchgeführt werden können und beschreiben Sie diese jeweils kurz.

____

____

____

____

____

____

____

____

____

1.1.15 Blut

1. Welche Eigenschaften und Aufgaben haben Leukozyten? (2)

1. Sie sorgen für die Hautfarbe.
2. Sie durchwandern der Gefäßwände.
3. Sie haben eine Abwehrfunktion.
4. Sie bilden Blutfarbstoffe.
5. Sie bilden Hormone.
6. Sie sind an der Blutstillung beteiligt.

Lösungsziffern ______________________ ☐ ☐

2. Welche Blutbestandteile sind an der Gerinnung beteiligt? (2)

1. Fibrin
2. Mastzellen
3. Hämoglobin
4. Thrombozyten
5. Leukozyten
6. Erythrozyten

Lösungsziffern ______________________ ☐ ☐

→ *Lösungen zu diesen Aufgaben siehe S. 427*

3. Was enthält Blutplasma im Gegensatz zu Blutserum? (2)

1. einen höheren Fibrinogengehalt
2. Gerinnungsfaktoren
3. einen niedrigeren Kohlehydratengehalt
4. eine höhere Natriumkonzentration
5. eine höhere Konzentration an Erythrozyten
6. einen niedrigeren Fettgehalt

Lösungsziffern ______________________ ☐ ☐

4. Welche Aussagen über Erythrozyten sind richtig? (2)

1. Erythrozyten haben eine durchschnittliche Größe von etwa 7/1000 mm.
2. Erythrozyten haben einen anfärbbaren Zellkern.
3. Erythrozyten sind die größten Zellen des menschlichen Körpers.
4. Im Zellleib der Erythrozyten finden sich rote Körnchen (Granula).
5. Beim Mann finden sich cirka 5000000 Erythrozyten pro mm^3 Blut.
6. Erythrozyten sind an der Blutstillung beteiligt.

Lösungsziffern ______________________ ☐ ☐

5. Welche Aufgaben und Eigenschaften haben Thromobzyten? (2)

1. Sie wirken bei der Blutstillung mit.
2. Sie versorgen die Zellen mit Sauerstoff.
3. Sie transportieren Nährstoffe im Blut.
4. Sie enthalten nicht anfärbbare Granula.
5. Sie enthalten Hämoglobin.
6. Sind kernlose Zellbruchstücke.

Lösungsziffern ______________________ ☐ ☐

6. Welche Blutbestandteile sind für den Transport des Sauerstoffs zuständig? (2)

1. Granulozyten
2. Thrombin
3. Hämoglobin
4. Lymphozyten
5. Prothrombin
6. Erythrozyten

Lösungsziffern ______________________ ☐ ☐

7. Welche der folgenden Aufgaben sind falsch? (2)

1. Granulozyten gehören zu den zellulären (geformten) Blutbestandteilen.
2. Lymphozyten können keine Phagozytose durchführen.
3. Monozyten zählen zu den Lymphozyten.
4. Blutplasma ohne Fibrinogen heißt Serum.
5. Monozyten sind die Vorstufen der Thrombozyten.
6. Erythrozyten haben eine Lebensdauer von 120 Tagen.

Lösungsziffern ______________________ ☐ ☐

⟶ *Lösungen zu diesen Aufgaben siehe S. 427*

8. Welche Aussagen sind richtig? (2)

1. Thrombin kann einen Thrombozytenpfropf auflösen.
2. Die Thrombozytenanheftung geschieht währen der Vasokonstriktion.
3. Die Gefäßreaktion (Vasokonstriktion) ist die erste Reaktion auf eine Gefäßverletzung.
4. Für die Blutstillung ist Prothrombin notwendig.
5. Fibrinogen wird durch Thrombin in Fibrin umgewandelt.
6. Thrombin hemmt die Vernetzung des Thrombocytenpfropfes.

Lösungsziffern ______________________ ☐ ☐

9. Welche Aussagen sind richtig? (2)

1. Das Blutplasma macht etwa 55 % des Bluts aus.
2. Im Blutplasma finden sich etwa 10 % gelöste Stoffe.
3. Hormone werden in den Leukozyten transportiert.
4. Der Mensch hat etwa 10 Liter Blut.
5. Der Mensch hat etwa 1 500 000 bis 3 000 000 Thrombozyten pro mm^3.
6. In den Thrombozyten wird Fibrinogen gebildet.

Lösungsziffern ______________________ ☐ ☐

10. Zum zellulären unspezifischen Abwehrsystem zählen? (2)

1. B-Lymphozyten
2. Monozyten
3. Mikorphagen
4. Interferon
5. Antikörper
6. T-Lymphozyten

Lösungsziffern ______________________ ☐ ☐

11. Bei Patienten mit Hämophilie A („Blutern“) kann Fibrin nicht in ausreichenden Mengen gebildet werden. Welche Auswirkungen hat dies auf die Blutgerinnung?

____

____

____

____

12. Der Schnuller eines Babys fällt auf den Boden. Die Mutter hebt diesen auf, nimmt ihn in den Mund und leckt in ab. Obwohl dieses Verhalten umstritten ist, kann es hinsichtlich des Abtötens von auf dem Boden befindlichen Bakterien vorteilhaft sein. Erklären Sie.

____

____

____

→ Lösungen zu diesen Aufgaben siehe S. 427

13. Bei einem Patienten soll ein chirurgischer Eingriff durchgeführt werden. Er bringt das Ergebnis eines Blutbildes mit, das aussagt: Erythrozyten 5 000 000, Leukozyten 5 400, Thrombozyten 30 000 pro mm³. Der Zahnarzt sagt, dass in diesem Zustand der Eingriff nicht möglich ist. Erklären Sie.

____

____

____

____

14. Bei Aids-Patienten ist die Konzentration der T-Helferzellen deutlich erniedrigt. Welche Auswirkungen hat dies für die Patienten?

____

____

____

____

____

1.1.16 Herz-Kreislauf und Atmung

1. Welche Aussagen zum Herzen sind richtig? (2)

1. Es besitzt zwischen Vorhof und Kammer eine Segelklappe.
2. Es pumpt kohlendioxidreiches Blut in den Körperkreislauf.
3. Es wird vom Rippenfell umschlossen.
4. Es liegt unter dem Zwerchfell.
5. Es besitzt keine eigene Blutversorgung.
6. Es ist etwa faustgroß und wiegt 300 g.

Lösungsziffern ______________________________ ☐ ☐

2. Welche Aussagen sind richtig? (2)

1. Taschenklappen liegen jeweils zwischen Vorhof und Kammer.
2. In der Pfortader fließt venöses Blut.
3. Die Herzscheidewand unterteilt das Herz in die rechte und linke Herzhälfte.
4. In der Pulmonalarterie fließt arterielles Blut.
5. Das Herz liegt im mittleren Brustbereich zwischen Milz und Leber.
6. Während der Diastole ereignet sich die Kontraktion der Kammer.

Lösungsziffern ______________________________ ☐ ☐

⟶ *Lösungen zu diesen Aufgaben siehe S. 427/428*

3. Welche Aussagen sind richtig? (2)

1. Arterien sind vom Herz wegführende Gefäße.
2. Arterien führen immer sauerstoffreiches Blut.
3. Venen haben eine dickere Muskelschicht als Arterien.
4. Die Aorta entspringt aus der linken Kammer.
5. Das Blut wird in Arterien mittels der Muskelpumpe fortbewegt.
6. Arterien besitzen Klappen.

Lösungsziffern ______________ ☐ ☐

4. Welche Aussage ist richtig? (1)

Schichten des Herzens von innen nach außen sind ...

1. Endokard – Myokard – Epikard.
2. Endokard – Epikard – Myokard.
3. Myokard – Epikard – Endokard.
4. Myokard – Endokard – Epikard.
5. Epikard – Myokard – Endokard.
6. Epikard – Endokard – Myokard.

Lösungsziffer ______________ ☐

5. Wie häufig schlägt das Herz eines gesunden Erwachsenen bei körperlicher Ruhe pro Minute? (1)

1. 1 bis 20 Mal
2. 20 bis 30 Mal
3. 30 bis 40 Mal
4. 60 bis 80 Mal
5. 110 bis 150 Mal
6. 120 bis 150 Mal

Lösungsziffer ______________ ☐

6. Welche Aussagen sind richtig? (2)

1. Jede Herzhälfte besitzt Kegel- und Taschenklappen.
2. Das Herz pumpt kohlendioxidreiches Blut in den Körperkreislauf.
3. Das Herz liegt zu zwei Dritteln im rechten Brustraum.
4. Die rechte und die linke Herzhälfte ist durch eine Taschenklappe getrennt.
5. Das Herz besitzt eine eigene Blutversorgung.
6. Das Herz besitzt ein eigenes Erregungsleitungssystem.

Lösungsziffern ______________ ☐ ☐

7. Welches Fachwort beschreibt zum Herzen führende Blutgefäße? (1)

1. Aorta
2. Lymphgefäße
3. Kapillargefäße
4. Arterien
5. Arteriolen
6. Venen

Lösungsziffer ______________ ☐

→ *Lösungen zu diesen Aufgaben siehe S. 428*

8. In welchen der genannten Blutgefäße fließt sauerstoffarmes Blut? (2)

1. Herzkranzarterie
2. Milzarterie
3. Lungenvene
4. Hohlvene
5. Lungenarterie
6. Aorta

Lösungsziffern ______________________________ ☐ ☐

9. Welche zwei Fachbegriffe sind richtig beschrieben? (2)

1. Diastole: Kontraktion des Herzens
2. Trikuspidalklappe: Klappe, zwischen dem rechten und linken Vorhof
3. Atrium: Herzvorhof
4. Koronararterie: Herzkranzgefäß
5. Myokard: äußere Auskleidung des Herzens
6. Elektrokardiogramm: Aufzeichnung des Blutdruckes

Lösungsziffern ______________________________ ☐ ☐

10. Wohin fließt das Blut aus der linken Herzkammer? (1)

1. in die Lungenarterie
2. in die Lungenvene
3. in die rechte Herzkammer
4. in den linken Herzvorhof
5. in den rechten Herzvorhof
6. in die Aorta

Lösungsziffer ______________________________ ☐

11. In welchen beiden der unten genannten Blutgefäße fließt sauerstoffarmes Blut? (2)

1. Lungenarterie
2. Nierenarterie
3. A. carotis
4. Pfortader
5. Lungenvene
6. Leberarterie

Lösungsziffern ______________________________ ☐ ☐

12. Wohin fließt das Blut aus dem rechten Vorhof? (1)

1. in den linken Vorhof
2. in die Hohlvene
3. in die rechte Kammer
4. in die Lungenvene
5. in die Aorta
6. in die Lungenarterie

Lösungsziffer ______________________________ ☐

→ *Lösungen zu diesen Aufgaben siehe S. 428*

13. Welche Aussage ist richtig? (2)

Das Herz ...

1. wird direkt aus der linken Kammer mit Sauerstoffversorgt.
2. ist ca. 300 g schwer.
3. liegt komplett im linken Brustraum.
4. liegt unter dem Zwerchfell.
5. pumpt kohlendioxidreiches Blut in den Lungenkreislauf.
6. besitzt zwischen Vorhof und Kammer eine Taschenklappe.

Lösungsziffern ______________________________ ☐ ☐

14. Wohin fließt das Blut aus der Pfortader? (1)

Das Blut fließt ...

1. in die Milz.
2. zum Magen.
3. in die Leber.
4. zum Dünndarm.
5. in den linken Vorhof.
6. zur Milzvene.

Lösungsziffer ______________________________ ☐

15. Welche Aussagen sind richtig? (2)

1. Venen bestehen aus dem Endothel, einer dicken Muskelschicht und der Bindegewebehülle.
2. Arteriolen und Venolen können Klappen enthalten.
3. Der Rückstrom zum Herzen geschieht in den Venen vor allem durch die Muskelpumpe.
4. Die Arteriolen gehen über in Kapillaren und dann in Venolen.
5. Venen führen ausschließlich kohlenstoffreiches, sauerstoffarmes Blut.
6. Der Stoffaustausch findet in den Arterien statt.

Lösungsziffern ______________________________ ☐ ☐

16. Welche Aussagen sind richtig? (2)

Die Lungenvene ...

1. führt sauerstoffreiches Blut.
2. führt zum Herzen hin.
3. ist Teil des Körperkreislaufes.
4. führt von der Lunge in die linke Kammer.
5. geht vom rechten Vorhof ab.
6. geht in die Lungenarterien über.

Lösungsziffern ______________________________ ☐ ☐

→ *Lösungen zu diesen Aufgaben siehe S. 428*

17. Welche beiden Fachbegriffe sind richtig übersetzt? (2)

1. Sinus maxillaris: Stirnhöhle
2. Respiration: Einatmung
3. Inspiration: Ausatmung
4. Larynx: Luftröhre
5. Pharynx: Kehlkopf
6. Trachea: Luftröhre

Lösungsziffern ______________________ ☐ ☐

18. Welche Aussagen sind richtig? (2)

1. Der Kehlkopf dient der Stimmbildung.
2. In den Lungenbläschen erfolgt der Gasaustausch von Sauerstoff und Kohlendioxid.
3. Der rechte Lungenflügel besteht aus zwei, der linke Lungenflügel aus drei Lungenlappen.
4. Die Stirnhöhle heißt mit dem Fremdwort Cellulae ethmoidales.
5. Der Kehlkopfdeckel verschließt während des Schluckvorganges die Speiseröhre.
6. Die Nasennebenhöhlen stehen mit der Mundhöhle in direkter Verbindung.

Lösungsziffern ______________________ ☐ ☐

19. Wo findet der Kohlendioxid-Sauerstoff-Austausch bei der inneren Atmung statt? (1)

1. in den Kapillaren
2. in der Luftröhre
3. in den Bronchien
4. zwischen Lungen- und Rippenfell
5. in der Wand der Lungenbläschen
6. zwischen Kehlkopf und Luftröhre

Lösungsziffer ______________________ ☐

20. Welche Aussage zur Atmung ist richtig? (1)

1. Das Einatmen der Luft wird als Expiration bezeichnet.
2. Die Luftröhre liegt hinter der Speiseröhre.
3. Die Luftröhrenzweige nennt man Bronchien.
4. Die innere Atmung findet in der Lunge statt.
5. Die Lunge weist auf der rechten Seite zwei und auf der linken Seite drei Lungenlappen auf.
6. Der Sauerstoffanteil der eingeatmeten Luft beträgt ca. 12 %.

Lösungsziffer ______________________ ☐

→ *Lösungen zu diesen Aufgaben siehe S. 428*

21. Welche Aussage zur Atmung ist richtig? (1)

1. Thorax ist das Fremdwort für Luftröhre.
2. Pulmo ist das Fremdwort für die Lungenbläschen.
3. Larynx ist das Fremdwort für den Rachen.
4. Mesopharynx ist das Fachwort für den Mundrachen.
5. Trachea ist das Fremdwort für den Kehlkopf.
6. Alveole ist das Fremdwort für das Brustfell.

Lösungsziffer ______________ ☐

22. Die Auszubildende Sina hat abends nach der Arbeit in der Zahnarztpraxis immer dicke Beine, da sie so viel stehen muss. Erklären Sie, wie es dazu kommt, und geben Sie einen Hinweis, was sie auf der Arbeit dagegen tun könnte.

____

____

____

____

____

23. Herrn Z. ist in der Praxis schwindelig geworden. Die Zahnmedizinische Fachangestellte hat ihm den Blutdruck gemessen, sie sagt: „Der Blutdruck ist 100 zu 60". Wie soll die Auszubildende Sabine dies in der Akte festhalten.

____

____

____

____

24. Sabine fragt sich, ob es normal ist, dass bei Herrn Z. zwei unterschiedliche Werte („100 zu 60") gemessen worden sind. Erklären Sie.

____

____

____

→ *Lösungen zu diesen Aufgaben siehe S. 428*

25. Herr V. gibt in der Anamnese an, dass er einen Trikuspidalklappenfehler hat. Was versteht man darunter?

26. Die Auszubildende Fredericke lernt im Unterricht den Aufbau des Herzens kennen. „So viel Klappen in dem Herzen, wofür sind die denn alle da?" Antworten Sie Fredericke auf ihre Frage.

27. Petra hat in einem Entspannungskurs etwas von „Bauchatmung" gehört. „Was ist denn das?", fragt ihre Kollegin Sina. Erklären Sie.

28. Thomas ist krankgeschrieben, er hat eine Pleuritis. Welche Struktur ist erkrankt.

29. Nennen Sie drei Gründe, warum die Nasenatmung der Mundatmung vorzuziehen ist.

→ *Lösungen zu diesen Aufgaben siehe S. 428*

1.1.17 Notfall

1. Welche Aussage ist richtig? (1)

Mit dem Esmarch-Handgriff wird ...

1. ein Patient in die stabile Seitenlage gebracht.
2. ein Patient aus einer Gefahrenzone transportiert.
3. eine Herzmassage durchgeführt.
4. der Mund eines bewusstlosen Patienten geöffnet, um die oberen Luftwege frei zu machen.
5. eine Mund-zu-Nase-Beatmung durchgeführt.
6. der Kopf eines Patienten bei der Beatmung nach vorne geneigt.

Lösungsziffer ______ ☐

2. Welche Aussagen zu Veränderungen und Behandlung während der Schwangerschaft sind richtig? (2)

1. Während der Schwangerschaft sind vermehrt Zahnfleischentzündungen zu beobachten.
2. Arzneimittel und Röntgenstrahlen können das werdende Kind schädigen.
3. Röntgenstrahlen dürfen bei Schwangerschaft in keinem Fall angewendet werden.
4. Die Mundhygiene kann während der Schwangerschaft vernachlässigt werden.
5. Mundhygienemaßnahmen sollten während der Schwangerschaft nicht durchgeführt werden.
6. Vom 5. Schwangerschaftsmonat an sollte nur bei liegender Patientin behandelt werden.

Lösungsziffern ______ ☐ ☐

3. Welche Aussage ist richtig? (1)

1. Im ersten Trimenon kann es zum Abort des Ungeborenen kommen.
2. Im zweiten Trimenon leiden Schwangere häufig unter Übelkeit.
3. Im dritten Trimenon sollte die Behandlung stets am frühen morgen durchgeführt werden.
4. Schwangere dürfen nie geröntgt werden.
5. Im ersten Trimenon kann das Ungeborene in Rückenlage die Aorta komprimieren.
6. Chirurgische Eingriffe dürfen bei Schwangeren nie durchgeführt werden.

Lösungsziffer ______ ☐

4. Welche Aussage ist richtig? (1)

1. Zu einem anaphylaktischen Schock kommt es typisch durch starken Volumenverlust.
2. Eine maligne Hypertonie liegt bei Werten über 160/95 cm Kg vor.
3. Eine Therapiemaßnahme des Asthma bronchiale ist die Rückatmung aus einem Beutel.
4. Bei epileptischen Anfällen ist der Patient zum Schutz vor Selbstverletzung festzuhalten.
5. Herzrhythmusstörungen können durch Lokalanästhetika verursacht werden.
6. Unter der Hyperventilation versteht man ein zerebrales Anfallsleiden.

Lösungsziffer ______ ☐

→ Lösungen zu diesen Aufgaben siehe S. 429

5. Bei welcher Erkrankung handelt es sich um eine Stoffwechselerkrankung? (1)

1. Embolie
2. Diabetes mellitus
3. Habituelle Luxation
4. Asthma bronchiale
5. Synkope
6. Abort

Lösungsziffer ____________________ ☐

6. Welche Aussage beschreibt die richtige Lagerung für einen Patienten bei Bewusstsein mit starken Brustschmerzen? (1)

1. Stabile Seitenlage
2. Flachlagerung des Patienten mit Hochlagerung der Beine
3. Rückenlagerung für Wiederbelebungsmaßnahmen
4. Lagerung mit erhöhtem Oberkörper (halbsitzend)
5. Flachlagerung auf harter Unterlage
6. Bauchlagerung für den Transport im Notarztwagen

Lösungsziffer ____________________ ☐

7. Welche Fachbegriffe sind richtig übersetzt? (2)

1. Apoplexie: Herzinfarkt
2. Hyperglykämie: zu niedriger Blutzuckerspiegel
3. Anaphylaktischer Schock: lebensbedrohliche energetische Sofortreaktion
4. Hämorrhagische Diathese: Bluthochdruck
5. Aspiration: Verschlucken von Fremdkörpern und deren Eindringen in die Lunge
6. Epilepsie: Zerebrales Anfallsleiden

Lösungsziffern ____________________ ☐ ☐

8. Welche Aussagen sind richtig? (2)

1. Herzrhythmusstörung: unregelmäßiger Herzschlag
2. Anaphylaktischer Schock: Schock durch Blutverlust
3. Nekrose: örtlicher Gewebstod
4. Hämorrhagische Diathese: Bluthochdruck
5. Apoplex: Zerebrales Anfallsleiden
6. Angina pectoris: Atemnot durch Engstellung der Bronchien

Lösungsziffern ____________________ ☐ ☐

→ *Lösungen zu diesen Aufgaben siehe S. 429*

9. Ordnen Sie die Aussage dem jeweiligen Diabetes Typ zu. (6)

1 = Diabetes mellitus Typ 1

2 = Diabetes mellitus Typ 2

A) wird immer mit Insulin behandelt ______ ☐

B) ist eine Autoimmunkrankheit ______ ☐

C) Patienten sind eher übergewichtig ______ ☐

D) macht 90 % der Patienten mit Diabetes mellitus aus ______ ☐

E) eher jüngere Patienten sind betroffen ______ ☐

F) wird durch eine verminderte Insulinwirkung verursacht ______ ☐

10. Welche Aussagen sind richtig? (2)

1. Patienten mit Hypoglykämie haben vermehrt Wundheilungsstörungen.
2. Patienten mit Hypoglykämie sollen sofort mit Insulin behandelt werden.
3. Ein Anzeichen der Hypoglykämie ist verstärkter Durst.
4. Im Gegensatz zur Hypoglykämie entwickelt sich die Hyperglykämie meist langsam.
5. Besonders gefährlich in der zahnärztlichen Behandlung ist die akute Hypoglykämie.
6. Ohnmächtige Patienten mit Hypoglykämie werden immer kreislaufwiederbelebt.

Lösungsziffern ______ ☐ ☐

11. Ordnen Sie die Fachbegriffe den Beschreibungen zu. (6)

1 = Hyperglykämie

2 = Hypoglykämie

A) ist typisch beim unbehandelten Diabetes mellitus ______ ☐

B) hat als typisches Symptom starken Durst ______ ☐

C) kann innerhalb von Minuten zur Ohnmacht führen ______ ☐

D) wird mit Insulin behandelt ______ ☐

E) hat als typische Symptome Heißhunger und Schwindel ______ ☐

F) entsteht unter anderem durch zu geringe Kohlenhydratzufuhr ______ ☐

→ *Lösungen zu diesen Aufgaben siehe S. 429*

12. Herr P. ist ein Patient mit bekanntem Diabetes mellitus Typ 1. Bei Herrn P. wurde der Zahn 37 extrahiert. Herr P. fragt, ob er auf etwas Besonderes achten soll. Beantworten Sie seine Frage.

13. Frau B. wird auf einmal auf dem Behandlungsstuhl ohnmächtig. Beschreiben Sie die Regel nach der in Notfällen vorgegangen wird.

14. Heute kommt Frau Z. in die Praxis, sie ist im achten Monat schwanger. „Pass auf, Frau Z. darf nur sitzend auf dem Stuhl gelagert werden", sagt die Zahnmedizinische Fachangestellte zur Auszubildenden Nina. Erklären Sie die Gründe für eine sitzende Lagerung.

15. Frau P. ist im dritten Monat schwanger und bittet um einen Termin. Begründen Sie, zu welcher Tageszeit die Untersuchung am sinnvollsten stattfinden sollte.

16. Dr. Z. besteht darauf, dass die Patienten vor jeder Behandlung, insbesondere wenn mit Lokalanästhetika gearbeitet wird, nach möglichen Allergien befragt werden. Erklären Sie, warum diese Vorsichtsmaßnahme sinnvoll ist.

→ *Lösungen zu diesen Aufgaben siehe S. 429*

1.1.18 Chirurgische Eingriffe

1. Welche Aussagen zu den chirurgischen Instrumenten sind richtig? (2)

1. Eine Kappenstanze dient zum Halten von Tupfern.
2. Eine Kornzange ist eine Fasszange u. a. zur sterilen Entnahme von Instrumenten.
3. Ein Elevatorium dient zum Abschaben des Periosts.
4. Eine anatomische Pinzette hat am Arbeitsende kleine scharfe Häkchen.
5. Im Oberkiefer werden in der Regel Rabenschnabelzangen verwendet.
6. Die Hohlmeißelzange nach Luer dient zum Glätten scharfer Knochenränder.

Lösungsziffern ______ ☐ ☐

2. Welche Aussagen zum Nahtmaterial sind richtig? (2)

1. Nicht resorbierbare Fäden müssen nicht mehr entfernt werden.
2. Atraumatische Nadeln besitzen meist ein Federöhr.
3. Öhrnadeln werden in Fädel- und Federöhrnadeln unterteilt.
4. Mit atraumatischen Nadeln werden häufig monofile, glatte Fäden verwandt.
5. Dreieckig geschliffene scharfe Nadeln dienen zur Naht von feinem Gewebe.
6. Resorbierbare Fäden müssen gezogen werden.

Lösungsziffern ______ ☐ ☐

3. Welcher chirurgische Begriff ist richtig beschrieben? (1)

1. Zystektomie: operative Entfernung eines Wurzelrestes
2. Transplantation: Wiedereinpflanzung von Gewebe
3. Hemisektion: Operative Entfernung einer nicht erhaltungswürdigen Zahnhälfte
4. Inzision: Herausschneiden von Gewebe
5. Zystostomie: Vollständige Ausschälung einer Zyste
6. Sequestrotomie: operative Entfernung eines Zahnkeims

Lösungsziffer ______ ☐

4. Ordnen Sie die Arbeitsschritte A–E des Behandlungsablaufs der Wurzelspitzenresektion in die richtige Reihenfolge von 1 bis 5. (5)

A) Ausschaben von Granulationsgewebe ______ ☐

B) Resektion an der Wurzelspitze ______ ☐

C) Schleimhautschnitt ______ ☐

D) Knochennabtragung im apikalen Bereich ______ ☐

E) Abschieben des Mukoperiostlappens vom Knochen ______ ☐

→ *Lösungen zu diesen Aufgaben siehe S. 429*

5. Mit welchem Instrument wird nach einer Extraktion das entzündliche Gewebe aus der Alveole entfernt? (1)

1. Scaler
2. Raspatorium
3. Elevatorium
4. Hebel nach Bein
5. Silberblattsonde
6. Scharfer Löffel

Lösungsziffer ______ ☐

6. Welche Aussagen sind richtig? (2)

1. Bei einer Zystostomie wird der Zystenbalg vollständig entfernt.
2. Radikuläre Zysten kommen nur bei vitalen Zähnen vor.
3. Bei einer Zystektomie wird der Zystenhohlraum zur Nebenbucht der Mundhöhle gemacht.
4. Follikuläre Zysten gehen vom Zahnkeimgewebe aus.
5. Die Ausformung des Mundvorhofs wird aus als Vestibulumplastik bezeichnet.
6. Nach chirurgischen Eingriffen werden möglichst eiskalte Umschläge direkt auf die Wange gelegt.

Lösungsziffern ______ ☐ ☐

7. Welcher chirurgische Begriff ist richtig beschrieben? (1)

1. Germektomie: Entfernung eines Milchzahns
2. Resektion: operative Entfernung eines abgestorbenen Knochenstücks
3. Osteotomie: Entfernung eines Zahnkeims
4. Abszess: nicht abgekapselte Eiteransammlung
5. Exzision: Eröffnung eines Abzesses
6. Zystektomie: vollständige Entfernung einer Zyste

Lösungsziffer ______ ☐

8. Ordnen Sie die Fachbegriffe den Beschreibungen zu. (6)

1 = Zystostomie
2 = Germektomie
3 = Schröder'sche Lüftung
4 = Zystektomie
5 = Inzision
6 = WSR

A) Entfernen eines Zahnkeims ______ ☐

B) vollständige Entfernung einer Zyste ______ ☐

C) Resektion des Apex dentis ______ ☐

D) Eröffnen einer Zyste und Belassen des Balgs ______ ☐

E) Eröffnen einer veränderten Struktur ______ ☐

F) Trepanation des Knochens ______ ☐

→ *Lösungen zu diesen Aufgaben siehe S. 429*

9. Welche Aussage über zahnärztliche Instrumente ist richtig? (2)

1. Bei UK-Molarenzangen gilt die Regel: „Zacke zur Backe".
2. Der Langenbeck-Haken ist ein stumpfer Wundhaken.
3. Der Hebel nach Bein zählt zu den geraden Hebeln.
4. Die Kappenstanze dient zur Entfernung von unteren Weisheitszähnen.
5. Die zahnärztliche Sonde wird auch Silberblattsonde genannt.
6. Mit der Luer'schen Hohlmeißelzange werden Zahnwurzeln im Oberkiefer entfernt.

Lösungsziffern ________ ☐ ☐

10. Welche Aussagen sind richtig? (2)

1. Die Prämolarisierung wird häufig im Anschluss an eine Osteotomie durchgeführt.
2. Die Hemisektion ist die Teilextraktion eines Frontzahnes.
3. Der Nasen-Blas-Versuch dient der Diagnose einer Mund-Alveolar-Verbindung (MAV).
4. Die Wurzelspitzenresektion ist häufig bei einer apikalen Parodontitis notwendig.
5. Eine retrograde Wurzelfüllung beschreibt die Füllung der Wurzel von der Krone aus.
6. Bei einer Kieferhöhleneröffnung ist diese plastisch zu decken.

Lösungsziffern ________ ☐ ☐

11. Welche der folgenden Aussagen zur Behandlung von Zysten sind richtig? (2)

1. Bei der Zystostomie entsteht eine Nebenbucht zur Mundhöhle.
2. Bei der Zystektomie wird die Zyste einschließlich des Zystenbalgs entfernt.
3. Bei der Zystostomie wird der Zystenbalg belassen und anschließend dicht verschlossen.
4. Die Zystostomie dient ausschließlich der Entfernung follikulärer Zysten.
5. Radikuläre Zysten gehen von wurzelnah gelegenen Zahnkeimen aus.
6. Bei der Zystektomie kann der Einsatz eines Obturators sinnvoll sein.

Lösungsziffern ________ ☐ ☐

12. Welche Aussagen sind richtig? (2)

1. Kleinere Tumoren können durch eine Inzision entfernt werden.
2. Abzesse werden nach Eröffnung gespült und dicht verschlossen.
3. Die Eröffnung eines submukösen Abzesses wird Schröder-Lüftung genannt.
4. Bei der dentitio difficilis kann es häufiger zu Schlupfwinkelinfektionen kommen.
5. Trepanation bezeichnet einen dichten Verschluss mittels Mukoperiostlappen.
6. Kleinere Tumore können durch Exzision behandelt werden.

Lösungsziffern ________ ☐ ☐

13. Welches ist der Fachausdruck für das Verweilen eines Zahnes im Kiefer über seine normale Durchbruchszeit hinaus? (1)

1. Perforation
2. Transdentale Fixation
3. Dentition
4. Retention
5. Implantation
6. Transplantation

Lösungsziffer ________ ☐

→ *Lösungen zu diesen Aufgaben siehe S. 429*

14. Welche Aussagen sind richtig? (2)

1. Kleinere Zysten können durch eine Inzision entfernt werden.
2. Abzesse werden nach Eröffnung dicht verschlossen.
3. Die Eröffnung eines submukösen Abzesses wird Trepanation genannt.
4. Bei der Abzessbehandlung ist häufig eine Drainage notwendig.
5. Bei der Schröder-Lüftung handelt es sich um eine Trepanation.
6. Abgekapselte Abzesse werden durch einen dichten Verschluss mittels Mukoperiostlappen behandelt.

Lösungsziffern ______ ☐ ☐

15. Welche Eingriffe verbessern das Prothesenlager? (2)

1. Hemisektion
2. Zystektomie
3. Vestibulumplastik
4. Offene Kürettage
5. Tuberplastik
6. Plastischer Verschluss einer eröffneten Kieferhöhle

Lösungsziffern ______ ☐ ☐

16. Welche Aussagen zur Implantologie sind richtig? (2)

1. Implantate bestehen meist aus Kobald-Nickellegierungen.
2. Implantate werden im zahnlosen Kiefer nicht mehr angewandt.
3 Biokompatible Metalle sind gewebeverträglich.
4. Die Osseointegration findet in der Einheilphase statt.
5. Sofort-Implantate können auch in entzündetem Gewebe eingesetzt werden.
6. Transgingivale Implantate werden vor der prothetischen Versorgung freigelegt

Lösungsziffern ______ ☐ ☐

17. Welche Aussagen zur zahnärztlichen Traumatologie sind richtig? (2)

1. Eine Kontusion ist das Fachwort für Platzwunde.
2. Eine Distorsion bezeichnet einen Knochenbruch.
3. Prellungen werden als Fraktur bezeichnet.
4. Knochenbrüche werden meist durch Deposition behandelt.
5. Bei einer Luxation verlässt der Gelenkkopf sein Lager.
6. Eine habituelle Luxation bezeichnet eine Luxation bei geringer Gewalteinwirkung.

Lösungsziffern ______ ☐ ☐

18. Welche Aussagen zur zahnärztlichen Traumatologie sind richtig? (2)

1. Die Fraktur oder Luxation eines Frontzahnes bezeichnet man als Frontzahntrauma.
2. Ein an der Wurzel längsfrakturierter Zahn kann nicht reimplantiert werden.
3. Ein vollständig luxierter Zahn kann am gleichen Tag transplantiert werden.
4. Ein herausgeschlagener Zahn muss sofort gründlich von Schmutz gereinigt werden.
5. Die Behandlung eines luxierten Zahnes sollte spätestens nach 2 Tagen erfolgen.
6. Steht keine spezielle Rettungsbox zur Verfügung soll der Zahn in kalter Cola aufbewahrt werden.

Lösungsziffern ______ ☐ ☐

→ *Lösungen zu diesen Aufgaben siehe S. 429*

19. Welche sind sichere Frakturzeichen? (2)

1. Schwellung
2. Bewegungseinschränkung
3. Schmerzen
4. Abnorme Beweglichkeit
5. Bluterguss (Hämatom)
6. Reibegeräusch (Krepitation)

Lösungsziffern ______________________ ☐ ☐

20. Der Zahnarzt bittet Sie, Herrn P. bezüglich der Verhaltensregeln nach einer Extraktion zu informieren. Herr P. erwartet, dass man ihm erklärt, warum er besondere Verhaltensweisen annehmen soll. Geben Sie 4 Verhaltensregeln post extractionem an, und begründen Sie diese kurz.

21. Nennen Sie drei Gründe, warum eine Wurzelspitzenresektion notwendig sein kann.

→ *Lösungen zu diesen Aufgaben siehe S. 429*

22. Beim Feldhockey spielen hat Thomas den Zahn 11 komplett luxiert bekommen. Seine Mutter ruft aufgeregt in der Praxis an und fragt, wie sie sich nun verhalten sollen.

____

____

____

____

____

1.1.19 Pharmakologie

1. Ordnen Sie die Arzneimittelformen zu. (5)

1 = feste Arzneimittel
2 = flüssige Arnzeimittel
3 = streichfähige Arzneimittel
4 = gasförmige Arzneimittel

A) Aerosole ______________________________ ☐

B) Tee ______________________________ ☐

C) Gelee ______________________________ ☐

D) Suspension ______________________________ ☐

E) Emulsion ______________________________ ☐

2. Welche Aussagen sind richtig? (2)

Ein kassenzahnärztliches Rezept ...

1. hat weniger Pflichtangaben als ein Privatrezept.
2. wird rechtlich als Urkunde angesehen.
3. muss kein bestimmtes Format haben.
4. darf aus Gründen der Schweigepflicht nicht den vollen Namen des Patienten tragen.
5. wird erst mit Unterschrift des Arztes/Zahnarztes gültig.
6. ist für 12 Monate gültig.

Lösungsziffern ______________________________ ☐ ☐

→ *Lösungen zu diesen Aufgaben siehe S. 429/430*

3. Ordnen Sie die Definitionen den Arzneimittelformen zu. (5)

1 = Salbe mit hohem Pulveranteil
2 = Pulver in Flüssigkeit
3 = Arzneimittel in Lösungsmittel
4 = Gase mit festen/flüssigen Stoffen in feinster Verteilung
5 = Fett in Flüssigkeit

A) Aerosole ______ ☐
B) Paste ______ ☐
C) Emulsion ______ ☐
D) Suspension ______ ☐
E) Lösung ______ ☐

4. Bei welchen zwei Maßnahmen handelt es sich um eine parenterale Verabreichung? (2)

1. perorale Verabreichung von kreislaufanregenden Tropfen
2. Einnahme eines Schmerzmittels in Tablettenform
3. Inhalation eines Medikaments
4. Zergehenlassen eines Granulats auf der Zunge
5. Verabreichung eines schmerzstillenden Zäpfchens
6. submuköse Injektion

Lösungsziffern ______ ☐ ☐

5. Ordnen Sie die entsprechende Applikationsart zu. (5)

1 = oral
2 = Inhalation
3 = rektal
4 = lokal
5 = intravenös

A) Suppositorium ______ ☐
B) Infusion ______ ☐
C) Dragée ______ ☐
D) Aerosol ______ ☐
E) Gel ______ ☐

6. Welche Bedeutung hat die Abkürzung „Rp." auf einem Rezeptformular? (1)

1. Rationelle (kleinste angemessene) Packungungseinheit
2. Reguläre Packung
3. Recipe d. h. Nimm!
4. Reiche pflichtgemäß (Abgabeanweisung)
5. Rezeptur (Anweisung zur Herstellung)
6. Arznei mit Rezeptpflicht

Lösungsziffer ______ ☐

→ *Lösungen zu diesen Aufgaben siehe S. 430*

7. Was ist die Bedeutung des pharmakologischen Fachausdrucks antiphlogistisch? (1)

1. fiebersenkend
2. schmerzstillend
3. durchblutungsfördernd
4. entzündungshemmend
5. keimvernichtend
6. gerinnungsfördernd

Lösungsziffer ______

8. Welche Abkürzungen sind richtig übersetzt? (2)

1. ad. us. prop.: destilliertes Wasser
2. aq. dest.: zum eigenen Gebrauch
3. ugt.: Salbe
4. noctu: für Kinder
5. pro infant.: nachts
6. supp.: Zäpfchen

Lösungsziffern ______

9. Wie lange ist ein vertragszahnärztliches Rezept normalerweise gültig? (1)

1. 7 Tage
2. 12 Wochen
3. 14 Tage
4. 6 Monate
5. 4 Wochen
6. 12 Monate

Lösungsziffer ______

10. Welche Aussage ist richtig? (2)

1. Die subkutane Injektion erfolgt unter die Haut.
2. Eine Signatur (S.) gibt an, wie das Medikament eingenommen wird.
3. Die intraartikuläre Verabreichung erfolgt in eine Arterie.
4. Die Abkürzung supp. auf einem Rezept bedeutet: „... mit Flüssigkeit einzunehmen".
5. Die Anweisung noctu auf einem Rezept bedeutet: „schnell, eilig".
6. Die parenterale Verabreichung eines Medikamentes erfolgt über den Verdauungskanal.

Lösungsziffern ______

11. Welche zwei Begriffe sind richtig übersetzt? (2)

1. Analgetikum: fiebersenkendes Mittel
2. Hypnotika: Schlafmittel
3. Antiseptikum: Verhütungsmittel
4. Vasokonstringetium: gefäßerweiterndes Mittel
5. Antipyretika: fiebersenkendes Mittel
6. Antiphlogistikum: Mittel, das das Bewusstsein ausschaltet

Lösungsziffern ______

→ *Lösungen zu diesen Aufgaben siehe S. 430*

12. Welche Beschreibung gibt die Wirkungsweise von Antikoagulantien richtig an? (1)

1. Mittel gegen erhöhten Blutdruck
2. Mittel zur Blutstillung
3. fiebersenkende Mittel
4. Schlafmittel
5. Mittel gegen erhöhten Blutzucker
6. Mittel zur Hemmung der Blutgerinnung

Lösungsziffer ______ ☐

13. Welche der folgenden Arzneimittelformen gehören zu den festen Arzneimitteln? (2)

1. Tinkturen
2. Granulat
3. Emulsionen
4. Dragees
5. Suspensionen
6. Aerosole

Lösungsziffern ______ ☐ ☐

14. Die Arzneimittelverabreichung erfolgt bei submuköser Injektion ... (1)

1. unter die Schleimhaut.
2. in die Schleimhaut.
3. unter die Haut.
4. in die Muskulatur.
5. unter die Muskelschicht.
6. in die Haut.

Lösungsziffer ______ ☐

15. Welche Aussagen sind richtig? (2)

1. Betäubungsmittel können auf normalen Rezepten bestellt werden.
2. Betäubungsmittelrezepte müssen beim Robert-Koch-Institut in Berlin bestellt werden.
3. Betäubungsmittel müssen mit den anderen Medikamenten geordnet aufbewahrt werden.
4. Betäubungsmittelrezepte haben eine dreiteilige Form.
5. Die Verschreibung von Betäubungsmitteln ist durch die Zahnärztekammer geregelt.
6. Rezepte zur Verschreibung von Betäubungsmitteln müssen diebstahlsicher aufbewahrt werden.

Lösungsziffern ______ ☐ ☐

16. Welche der folgenden Arzneimittelformen sind fettfrei? (2)

1. Emulsion
2. Paste
3. Salbe
4. Gele
5. Creme
6. Aerosol

Lösungsziffern ______ ☐ ☐

→ *Lösungen zu diesen Aufgaben siehe S. 430*

17. Ein Patient hat eine fiebrige, eitrige Mandelentzündung, nennen Sie 3 Arzneimittelgruppen, die für die Therapie infrage kommen könnten, und erklären Sie kurz, warum diese sinnvoll.

18. Geben Sie drei Formen des Arzneimittelzugangs an, und nennen Sie jeweils ein Beispiel.

19. Geben Sie die 6 unbedingt notwendigen Angaben eines Privatrezeptes an.

20. Geben Sie 2 Gründe an, wann ein Medikament in der Normverpackung „N1" verschrieben wird?

21. Geben Sie das lateinische Fachwort und die Definition von „Gegenanzeigen" an.

→ *Lösungen zu diesen Aufgaben siehe S. 430*

1.1.20 Erkrankungen des Zahnhalteapparates

1. Welche Aussage ist richtig? (1)

Der Zahnhalteapparat ...

1. stellt die knöcherne Verbindung zwischen Zahn und Zahnfach her.
2. wird von der Pulpa mit Nährstoffen versorgt.
3. wird auch als Periodontium bezeichnet.
4. kann durch Plaque entzündlich erkranken.
5. befindet sich im Spalt zwischen Wurzelzement und Alveolarknochen.
6. besteht aus Desmodont, Gingiva, Alveolarknochen und Wurzeldentin.

Lösungsziffer ______ ☐

2. Ordnen Sie die Fachbegriffe den Beschreibungen zu. (5)

1 = Gingiva im Bereich des Zahnfleischrandes
2 = Grenze zwischen Gingiva propria und beweglicher Mukosa
3 = fest mit dem Alveolarknochen verwachsene Gingiva
4 = zwischen den Zähnen gelegene Ginigiva
5 = Übergang zur Lippen- und Wangenschleimhaut

A) attached Gingiva ______ ☐
B) marginale Gingiva ______ ☐
C) Mukoginivalgrenze ______ ☐
D) Umschlagfalte ______ ☐
E) Zahnfleischpapille ______ ☐

3. Welche Aussage ist richtig? (1)

Das Parodontium wird gebildet aus ...

1. Wurzelzement – Wurzelhaut – Alveolarknochen – Gingiva.
2. Dentin – Schmelz – Alveolarknochen – Wurzelhaut.
3. Alveolarknochen – Gingiva – Wurzelhaut – Pulpa.
4. Schmelz – Wurzelhaut – Gingiva – Dentin.
5. Pulpa – Dentin – Wurzelzement – Gingiva.
6. Wurzelzement – Pulpa – Tomes Fasern – Wurzelhaut – Gingiva.

Lösungsziffer ______ ☐

4. Welche Aussagen sind richtig? (2)

1. Marginale Gingiva bezeichnet die verschiebliche Schleimhaut.
2. Die Faserbündel des Periodontiums werden Tomes Fasern genannt.
3. Die Mukogingivalgrenze trennt die Wangenschleimhaut von der Schleimhaut des Alveolarfortsatzes.
4. Die Gingiva propria bezeichnet man auch als attached Gingiva.
5. Der Sulcus ist beim Gesunden eine ca. 1 mm tiefe, von der marginalen Gingiva begrenzte Furche.
6. Der Zahnhalteapparat wird auch Endodontium genannt.

Lösungsziffern ______ ☐ ☐

→ *Lösungen zu diesen Aufgaben siehe S. 430*

5. Welche Aussagen sind richtig? (2)

1. Bei der Gingivitis findet sich regelmäßig Knochenabbau.
2. Eine marginale Parodontopathie wird immer durch Bakterien verursacht.
3. Die Gingivahyperplasie kann zu Pseudotaschenbildung führen.
4. Alveolaratrophie bezeichnet einen entzündlichen Schwund des Parodontiums.
5. Epulis ist typische Folge von falscher Zahnputztechnik.
6. Beteilung der Trifurkation spricht für eine Parodontitis profunda.

Lösungsziffern ______ ☐ ☐

6. Bei welcher der unten genannten Maßnahmen handelt es sich um eine „Gingivektomie“? (1)

1. Vorbeugemaßnahme gegen Zahnstein
2. Entfernung von Zahnfleischtaschen
3. Beseitigung okklusaler Traumen
4. Beseitigung des Zahnfleischschwundes
5. Abtragen interalveolärer Knochensepten
6. Ausgestaltung des Zahnfleischrandes

Lösungsziffer ______ ☐

7. Ordnen Sie die Fachbegriffe den Beschreibungen zu. (6)

1 = entzündliche Form
2 = hyperlastische Form
3 = traumatogene Form
4 = involutive Form

A) bei horizontalen Kippbewegungen der Zähne ______ ☐
B) Alveolaratrophie ______ ☐
C) Gingivitis ______ ☐
D) Entzündung mit Taschen und Knochenabbau ______ ☐
E) Parodontitis marginalis profunda ______ ☐
F) Epulis ______ ☐

8. Welche Aussage ist richtig? (1)

Die hyperplastische Form der marginalen Parodontopathie ...

1. führt häufig zu Pseudotaschen.
2. zeigt im Röntgenbild stets Knochentaschen.
3. ist meist durch eine starke Entzündung gekennzeichnet.
4. wird häufig durch Konkremente hervorgerufen.
5. führt stets zu Zahnfleischrückgang.
6. kann durch eine Gingivoplastik vollständig therapiert werden.

Lösungsziffer ______ ☐

→ *Lösungen zu diesen Aufgaben siehe S. 430*

9. Finden Sie die richtige Übersetzung für Parodontopathie. (1)

1. Erkrankung unterhalb des Kieferknochens.
2. Wurzelhauterkrankung.
3. Lehre vom Zahnhalteapparat.
4. Lehre von Krankheiten in der Mundhöhle.
5. Zahnfleischschwund.
6. Erkrankung des Zahnhalteapparates.

Lösungsziffer ______ ☐

10. Welche Aussage ist richtig? (1)

Bei der Gingivahyperplasie ...

1. liegt ein entzündungsfreier Schwund des Zahnhalteapparates vor.
2. kommt es bei der Sondierung stets zu starken Blutungen.
3. findet sich meist vertikaler Knochenabbau.
4. liegen die Wurzeloberflächen allseits frei.
5. entstehen durch Gewebevermehrung Pseudotaschen.
6. finden sich typisch McCall'sche Girlanden

Lösungsziffer ______ ☐

11. Ordnen Sie die Fachbegriffe den Beschreibungen zu. (6)

1 = Kürettage von Knochentaschen unter direkter Sicht
2 = Wiederherstellung der anatomischen Form der Gingiva
3 = Eingriff an der Mukogingivalgrenze
4 = operative Abtragung tiefer Zahnfleischtaschen
5 = Ausgleich okklusaler Fehl- und Überbelastungen
6 = Ausschaben tiefer Taschen ohne Aufklappung

A) Gingivektomie ______ ☐

B) offene Kürettage ______ ☐

C) geschlossene Kürettage ______ ☐

D) Gingivoplastik ______ ☐

E) mukogingivale Chirurgie ______ ☐

F) funktionelle Therapie ______ ☐

12. Welche Aussagen zur Parodontaltherapie sind richtig? (2)

1. Plaque- und Zahnsteinentfernung gehören zur weiterführenden PA-Therapie.
2. Die Gingivoplastik dient der Wiederherstellung des Zahnfleischrandes.
3. Bei der offenen Kürettage wird subgingivale Plaque unter Sicht entfernt.
4. Plaquefördernde Reizfaktoren werden durch Einschleifen behandelt.
5. Gingivektomie verbreitert die Gingiva durch ein Schleimhauttransplantat.
6. Die Lappenoperation wird auch offene Kürettage genannt.

Lösungsziffern ______ ☐ ☐

→ Lösungen zu diesen Aufgaben siehe S. 430

13. Ordnen Sie zu. (6)

1 = initiale PA-Behandlung

2 = weiterführende PA-Behandlung

A) Erstellung des genehmigungspflichtigen PA Status ______ ☐

B) Entfernen von Plaque und Zahnstein. ______ ☐

C) Mundhygieneanweisung ______ ☐

D) geschlossene Kürettage ______ ☐

E) Beseitigung von plaquefördernden Reizfaktoren ______ ☐

F) Ausgleich okklusaler Fehl- und Überbelastungen ______ ☐

14. Welche beiden Zuordnungen von lateinischem und deutschem Fachbegriff sind richtig? (2)

1. Dolor: Schmerz
2. Functio laesa: Abwehrschwäche
3. Calor: Wärme
4. Rubor: Eiter
5. Tumor: Krebs
6. Pus: Rötung

Lösungsziffern ______ ☐ ☐

15. Welche Aussage ist richtig? (1)

Bei der Erhebung des API (Approximalraum-Plaque-Index) ...

1. werden Beläge in den Zahnzwischenräumen beurteilt.
2. misst man die Taschensekretionsrate.
3. wird die Blutungsneigung nach Chlorhexidintouchierung beurteilt.
4. wird die Blutungsneigung des Sulkus im Papillenbereich beurteilt.
5. werden die Approximalräume mir Fluorid touchiert.
6. wird die Plaque aus den Zahnzwischenräumen entfernt.

Lösungsziffer ______ ☐

16. Welcher Fachbegriff ist richtig erklärt? (1)

1. Gingivektomie: chirurgische Abtragung eines Muko-Periost-Lappens
2. Geschlossene Kürettage: Ausschabung der parodontalen Taschen ohne Aufklappung
3. Gingivoplastik: Entfernung von Zahnfleischtaschen
4. Mukogingivale Chirurgie: Behandlung einer Schlupfwinkelinfektion
5. Rootplaning: Entfernung von Konkrementen
6. Scaling: Subgingivale Plaqueentfernung

Lösungsziffer ______ ☐

→ *Lösungen zu diesen Aufgaben siehe S. 430*

17. Welche Aussagen sind richtig? (2)

1. Unter Gingivektomie ist die anatomische Ausgestaltung des Zahnfleischrandes.
2. Die Lappenoperation wird auch als geschlossene Kürettage bezeichnet.
3. Bei der Parodontitis finden sich Zahnfleischtaschen und Knochenabbau.
4. Bei einer Atrophie des Parodontiums liegen infizierte Pseudotaschen vor.
5. Die Gingivoplastik stellt die natürliche anatomische Form des Alveolarknochens wieder her.
6. Bei der Gingivitis finden sich nie Zahnfleischtaschen oder Knochenabbau.

Lösungsziffern ______________ ☐ ☐

18. Welche Aussagen sind richtig? (2)

1. Die involutiven Parodontopathien werden auch Schwundformen genannt.
2. Parodontale Rezessionen bei involutiven Formen haben typisch keine Taschenbildung.
3. Mc-Call Girlanden finden sich bei der Parodontitis marginalis profunda.
4. Parodontose bezeichnet die chronische Form der entzündlichen Parodontopathien.
5. Falsche Zahnputztechniken führen häufig zu Pseudotaschen.
6. Die Epulis bezeichnet die Alveolaratrophie.

Lösungsziffern ______________ ☐ ☐

19. Erklären Sie den zahnmedizinischen Hintergrund für den alten Spruch: „Eine Frau verliert für jedes Kind einen Zahn".

____

____

____

____

____

____

20. Herr Cramer hat eine sehr gute Mundhygiene, lässt regelmäßig eine professionelle Zahnreinigung durchführen und besucht alle 6 Monate den Zahnarzt. Trotzdem hat er eine marginale Parodontopathie. Geben Sie drei Erklärungen an, wie dies möglich ist.

____

____

____

____

____

→ *Lösungen zu diesen Aufgaben siehe S. 430*

21. In einer Gesundheitszeitschrift hat Frau Paul gelesen, dass man von Pizzaessen Zahnfleischprobleme bekommen kann. Klären Sie den Sachverhalt.

22. Egal welche Zahnpasta man verwendet, im zahnmedizinischen Sinne kann man gegen Parodontose nichts tun. Nehmen Sie zu dieser Aussage Stellung, beachten Sie dabei wofür der Ausdruck Parodontose im zahnmedizinischen Sinne steht.

23. Herr Ratmann hat „Zahnfleischprobleme". Als die Zahnmedizinische Fachangestellte Sina das Bild entwickelt hat, sagt sie: „Ohje Herr Ratmann, nicht nur eine Gingivitis, sondern eine ausgeprägte Parodontitis." Die Auszubildende Petra fragt sich, wie die Zahnmedizinische Fachangestellte das am Röntgenbild sehen konnte. Erklären Sie.

24. Der Auszubildende Thomas soll das Tray für den Chef für eine Konkremententfernung vorbereiten. „Du weißt, der Chef nimmt dafür Küretten", sagt die Zahnmedizinische Fachangestellte. Thomas kann die Instrumente gar nicht wirklich unterscheiden. Nennen Sie ein Unterscheidungsmerkmal zwischen Küretten und Scalern.

→ *Lösungen zu diesen Aufgaben siehe S. 430/431*

1.1.21 Erkrankungen der Mundhöhle

1. Wie lautet die Fachbezeichnung für eine Entzündung der Mundschleimhaut? (1)

1. Gingivitis
2. Stomatitis
3. Leukoplakie
4. Mykose
5. Parodontitis
6. Erosion

Lösungsziffer ____________

2. Bei welcher der folgenden Infektionserkrankungen ist eine örtlich begrenzte Bläschenbildung zu finden? (1)

1. Syphilis
2. Gingivitis
3. Mykose
4. Stomatitis
5. Herpes simplex
6. Candidose

Lösungsziffer ____________

3. Welche Aussagen sind richtig? (2)

1. Herpes simplex wird von Staphylokokken verursacht.
2. Herpes simplex verursacht Herpes labialis.
3. Herpes simplex kann kariöse Zahnschädigungen verursachen.
4. Herpes Viren können zu Herpes labibalis und genitialis führen.
5. Herpes simplex wird auch als Herpes genitalis bezeichnet.
6. Candida albicans verursacht Herpes simplex.

Lösungsziffern ____________

4. Wie lautet die Fachbezeichnung für einen benignen Tumor des Muskelgewebes? (1)

1. Mukositis
2. Myositis
3. Mykose
4. Myom
5. Epulis
6. Lichen

Lösungsziffer ____________

5. Bei welchen Mundschleimhautveränderungen ist eine Probeexzision zur Diagnosesicherung sinnvoll? (2)

1. Präkanzerose
2. Leukoplakie
3. Candidose
4. Parodontitis marginalis profunda
5. Lichen rubber planus
6. Aphthen

Lösungsziffern ____________

→ *Lösungen zu diesen Aufgaben siehe S. 431*

6. Für welche Krankheit spricht die folgende Beschreibung der Veränderung der Mundschleimhaut: weißer, nicht abwischbarer Fleck, der keiner anderen übergeordneten Krankheit zugeordnet werden kann? (1)

1. Rhagade
2. Candidose
3. Soor
4. Mykose
5. Leukoplakie
6. Herpes

Lösungsziffer ______ ☐

7. Welche Aussagen zu der folgenden Veränderung der Mundschleimhaut sind richtig? (2)

Linsengroße, rundliche, deutlich gerötete Schleimhauterosionen mit einem festhaftenden weiß-gelblichen Belag …

1. nennt man Rhagaden.
2. treten in der Regel nicht bei körperlicher Abwehrschwäche auf.
3. sind immer infektiös.
4. können sehr schmerzhaft sein.
5. nennt man Lichen ruber planus.
6. nennt man Aphthen.

Lösungsziffern ______ ☐ ☐

8. Welche Aussage ist richtig? (1)

Die längere Einnahme von Antibiotika begünstigt …

1. eine Syphilis.
2. eine Mykose.
3. eine bakterielle Infektion.
4. Protozoeninfektionen.
5. eine Tuberkuloseinfektion.
6. eine Virusinfektion.

Lösungsziffer ______ ☐

9. Wie bezeichnet man ein autonomes, infiltrierendes Gewebswachtstum mit Metastasenbildung? (1)

1. Fibrom
2. gutartigen Tumor
3. malignen Tumor
4. benignen Tumor
5. benigne Neubildung
6. Lipom

Lösungsziffer ______ ☐

10. Wie nennt man eine maligne Neubildung des Muskelgewebes? (1)

1. Fibrom
2. Karzinom
3. Sarkom
4. Lipom
5. Chondrom
6. Adenom

Lösungsziffer ______ ☐

→ *Lösungen zu diesen Aufgaben siehe S. 431*

11. Identifizieren Sie den Fachbegriff für den örtlichen Gewebstod in einem lebenden Organismus. (1)

1. Nekrose
2. Atrophie
3. Degeneration
4. Regeneration
5. Hypertrophie
6. Hyperplasie

Lösungsziffer ______________________ ☐

12. Ein Vater ruft in der Zahnarztpraxis an, sein Kind habe über Nacht linsengroße, runde, rote Schleimhautveränderungen mit gelblichem Belag bekommen, die schmerzhaft seien. Er fragt, ob er notfallmäßig in die Zahnarztpraxis kommen soll. Beantworten Sie die Frage des Vaters.

____

____

____

____

____

____

____

13. Tante Vera hat einen benignen Tumor des Muskelgewebes in der Gebärmutter. „Na ja, halb so schlimm“ sagt Tante Vera. Erklären Sie, ob diese Aussage richtig ist.

____

____

____

14. Aphten heilen folgenlos aus, Druckstellen können Narben hinterlassen. Erklären Sie den Grund.

____

____

____

→ *Lösungen zu diesen Aufgaben siehe S. 431*

15. Bei einem 30-jährigen Patienten stellt der Zahnarzt eine ausgeprägte Candida albicans Mykose fest. Er rät dem Patienten dringend, sich diesbezüglich bei einem Arzt vorzustellen. Die Auszubildende Vera versteht das nicht so recht. Erklären Sie.

____

____

____

____

1.1.22 Zahn- und Kieferanomalien

1. Welche Aussagen zur Okklusion sind richtig? (2)

1. Alle Zähne im Gebiss haben eine Haupt- und einen Nebenantagonisten.
2. Seitenzähne stehen in Höcker-Höcker-Verzahnung.
3. Okklusion bezeichnet die Verschiebung der Zahnreihen unter Zahnkontakt.
4. Tragende Höcker der Molaren im Oberkiefer sind die vestibulären Höcker.
5. Oberkieferschneidezähne übergreifen die Unterkieferschneidezähne nach vestibulär.
6. Der mesiobukkale Höcker von 16 greift in die mesiobukkale Fissur von 46.

Lösungsziffern ______________________________ ☐ ☐

2. Welche Aussage beschreibt den Fachbegriff „Diastema" richtig? (1)

1. Zurückstehen der Zähne
2. zusätzlich angelegter mittlerer Schneidezahn
3. Zahnlücke durch Zahnverlust
4. während des Kieferwachstums entstandene Lückenbildung zwischen benachbarten Zähnen
5. Zahnlücke durch Zahnretention
6. erschwerter Zahndurchbruch aufgrund eines Platzmangels

Lösungsziffer ______________________________ ☐

3. Was versteht man unter „Progenie"? (1)

1. Distalbiss
2. Vorstehen des Unterkiefers
3. Kieferkompression
4. Vorstehen des Oberkiefers
5. Deckbiss
6. offener Biss

Lösungsziffer ______________________________ ☐

⟶ *Lösungen zu diesen Aufgaben siehe S. 431*

4. Was versteht man unter „mandibulären Prognathie"? (1)

1. maxilläre Mikrognathie
2. Progenie
3. Pseudoprognie
4. Mikrognathie
5. Retrusion
6. Retrognathie

Lösungsziffer ______ ☐

5. Was versteht man unter „maxillären Prognathie"? (1)

1. Vorstehen des Oberkiefers
2. Progenie
3. Zurückstehen des Unterkiefers
4. Zurückstehen des Oberkiefers
5. Retrusion
6. Retrognathie

Lösungsziffer ______ ☐

6. Welche Aussagen zu den Zahnformabweichungen sind richtig? (2)

1. Ein Beispiel dafür ist die Schmelzhypoplasie.
2. Ein Beispiel dafür ist die Dentinhypoplasise.
3. Ein Beispiel dafür ist die Retrusion.
4. Ein Beispiel dafür ist die Protrusion.
5. Ein Beispiel dafür ist die Dentitio difficilis.
6. Wird auch als Aplasie bezeichnet.

Lösungsziffern ______ ☐ ☐

7. Was ist die typische Folge einer chronischen Mundatmung? (1)

1. Diastema mediale
2. Hyperdontie
3. Kieferkompression
4. Aplasie
5. Offener Biss
6. Mesiondens

Lösungsziffer ______ ☐

8. Worum handelt es sich bei einer Mesiondens? (1)

1. Teilretention
2. Hyperdontie
3. Kieferkompression
4. Aplasie
5. Diastema mediale
6. Retrusion

Lösungsziffer ______ ☐

9. Welche Aussage beschreibt einen Deckbiss richtig? (1)

1. offener Biss im Front- und Seitenzahnbereich
2. Kopfbiss im Frontzahnbereich
3. tiefer Biss mit einer Steilstellung der oberen Schneidezähne
4. Unterentwicklung des Oberkiefers
5. Vorstehen des Unterkiefers mit seitlichen Kreuzbiss
6. seitlicher Kreuzbiss

Lösungsziffer ______ ☐

→ Lösungen zu diesen Aufgaben siehe S. 431

10. Worum handelt es sich bei der Dentitio difficilis? (1)

1. Retrusion
2. Hyperdontie
3. Kieferkompression
4. Aplasie
5. Diastema mediale
6. Teilretention

Lösungsziffer ______

11. Welche Aussagen zur Kieferorthopädie sind richtig? (2)

1. Mesialbiss bedeutet Verschiebung des Unterkiefers nach hinten.
2. Bei der maxillären Retrognathie steht der Oberkiefer zurück.
3. Bei der Progenie steht der Oberkiefer vor.
4. Daumenlutschen kann zu einer Protrusion der OK-Frontzähne führen.
5. Die Klassifikation nach Black teilt die Dysgnathien in 3 Klassen ein.
6. Zahnfehlstellungen sind immer erblich.

Lösungsziffern ______

12. Welche der Aussagen kennzeichnet eine „Protrusion"? (1)

1. Zahnreihen kreuzen sich im Seitenzahnbereich
2. Überentwicklung des Unterkiefers
3. Frontzähne stehen insgesamt zu weit nach hinten
4. Überentwicklung des Oberkiefers
5. Frontzähne stehen nach vorne
6. Steilstand der oberen Frontzähne

Lösungsziffer ______

13. Welcher Fachbegriff zur Zahn- und Gebissentwicklung ist richtig übersetzt? (1)

1. Eugnathie: regelrechte Verzahnung
2. Dysgnathie: erschwerter Zahndurchbruch
3. Mandibuläre Prognathie: zurückstehender Oberkiefer
4. Protrusion: Lückenbildung zwischen den Frontzähnen
5. Anodontie: Zahnüberzahl
6. Schmelzhyperplasie: unvollkommene Schmelzbildung

Lösungsziffer ______

14. Worum handelt es sich bei der nebenstehenden Abbildung? (1)

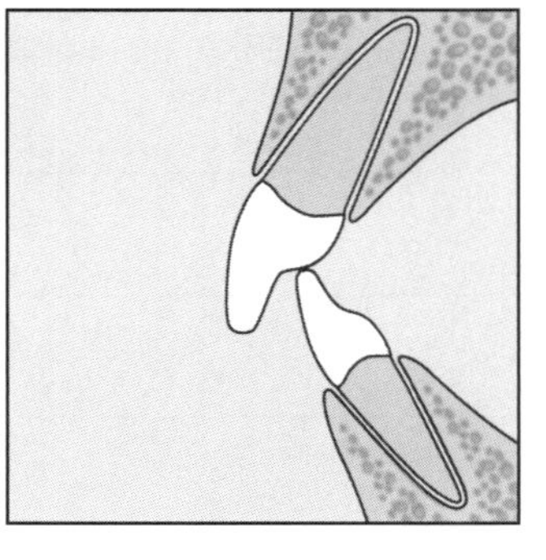

1. Überbiss
2. seitlich offener Biss
3. Mesialbiss
4. Neutralbiss
5. Kopfbiss
6. Kreuzbiss

Lösungsziffer ______

→ *Lösungen zu diesen Aufgaben siehe S. 431*

15. Worum handelt es sich bei der nebenstehenden Abbildung? (2)

1. Retrusion
2. Neutralbiss
3. Diastema
4. Mesialbiss
5. Distalbiss
6. Protrusion

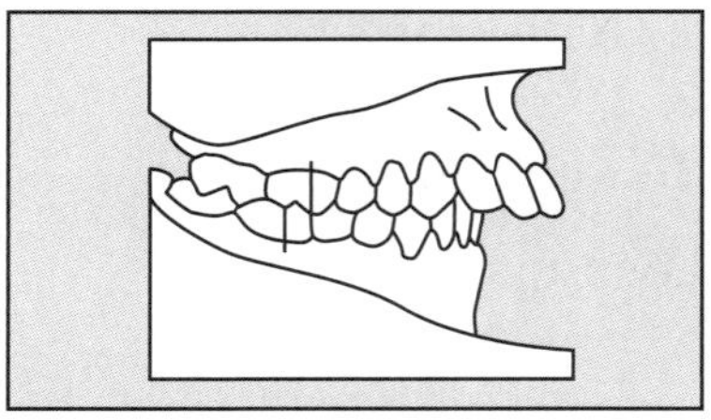

Lösungsziffern ______________________ ☐☐

16. Worum handelt es sich bei der nebenstehenden Abbildung? (1)

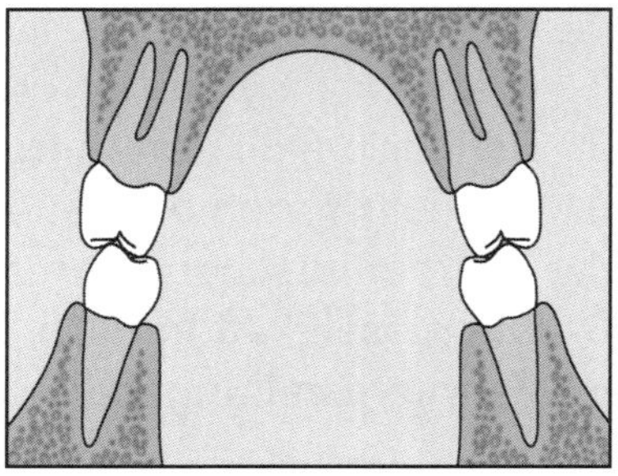

1. tiefer Biss
2. seitlich offener Biss
3. Mesialbiss
4. Neutralbiss
5. Kopfbiss
6. Kreuzbiss

Lösungsziffer ______________________ ☐

17. Erklären Sie den Mesialbiss und geben Sie ein Merkmal an, mit dem sich ein Mesialbiss feststellen lassen kann.

____

____

____

____

____

____

____

18. Heute ist Frau Z. zum ersten Mal mit ihrer vierjährigen Tochter Sina in der Zahnarztpraxis Dr. Setz. Der Zahnarzt hat einen lateralen Kreuzbiss festgestellt. „Komisch, ich habe bei meiner Tochter gar keine schiefen Zähne gesehen." Erklären Sie.

____

____

____

____

____

→ *Lösungen zu diesen Aufgaben siehe S. 431*

19. Frau P. war mit ihrem Sohn Paul beim HNO-Arzt, da Paul schlecht durch die Nase Luft bekommt. Der HNO-Arzt hat ihr empfohlen, auch den Zahnarzt aufzusuchen. Frau P. weiß nicht, was die Nase mit den Zähnen zu tun haben soll, vor allem „da sich Paul immer gut die Zähne putzt, ich putze sogar nach …". Erklären Sie bitte.

____

____

____

1.1.23 Kieferorthopädie

1. Welche Aussagen zum Konstruktionsbiss sind richtig? (2)

Ein Konstruktionsbiss …

1. ist eine Bissnahme zur Herstellung von Teilprothesen.
2. ist ein Planungsmodell als Voraussetzung für eine Kfo-Behandlung.
3. ist ein Wachsbiss zur Herstellung eines festsitzenden Apparates.
4. ist ein Abformverfahren zur Herstellung von Provisorien.
5. legt die Position der Kiefer fest, die später durch den Aktivator eingenommen wird.
6. ist eine Voraussetzung für eine funktionskieferorthopädische Behandlung.

Lösungsziffern ______________________________ ☐ ☐

2. Welche Aussagen sind richtig? (2)

1. Die Schiefe Ebene dient zur Behandlung des umgekehrten Überbisses.
2. Der Aktivator ist eine aktive kieferorthopädische Apparatur.
3. Herausnehmbare Platten bestehen aus Bändern, Schlössern und Bögen.
4. FKO bedeutet Funktionskieferorthopädie.
5. Kopf-Kinn-Kappen sind zur Distalbewegung oberer Molaren angezeigt.
6. Festsitzende Apparaturen sind stets passive Apparaturen.

Lösungsziffern ______________________________ ☐ ☐

3. Welche Aussagen zum Gesichtsbogen sind richtig? (2)

Der Gesichtsbogen …

1. dient zur Behandlung des umgekehrten Überbisses.
2. ist eine aktive kieferorthopädische Apparatur.
3. besteht aus einem Innen- und Außenbogen.
4. dient der Behandlung des offenen Bisses im Milchgebiss.
5. dient der Distalbewegung oberer Molaren.
6. zählt zu den passiven Apparaturen.

Lösungsziffern ______________________________ ☐ ☐

⟶ *Lösungen zu diesen Aufgaben siehe S. 431*

4. Ordnen Sie zu. (5)

1 = extraoraler Befund
2 = intraoraler Befund
3 = Röntgenbefund
4 = Modellbefund
5 = Fotobefund

A) Funktionsanalyse des Kiefergelenks ______ ☐
B) Profilanalyse ______ ☐
C) Beurteilung der Mundhygiene ______ ☐
D) Beurteilung der Lage des Gebisses zum Schädel ______ ☐
E) dreidimensionale Modellanalyse ______ ☐

5. Ordnen Sie zu. (5)

1 = intraorale Hilfsmittel
2 = extraorale Hilfsmittel

A) Gesichtsbogen ______ ☐
B) Schiefe Ebene ______ ☐
C) Bracket ______ ☐
D) Kopf-Kinn-Kappe ______ ☐
E) Dehnschraube ______ ☐

1.1.24 Radiologie und Strahlenschutz

1. Welche zwei Zellenarten sind besonders strahlenempfindlich? (2)

1. Knochenmarkszellen
2. Odontoblasten
3. Admantoblasten
4. Zementoblasten
5. Nervenzellen
6. Embryonale Zellen

Lösungsziffern ______ ☐ ☐

→ *Lösungen zu diesen Aufgaben siehe S. 432*

2. Ordnen Sie die Röntgenaufnahmen zu. (6)

1 = intraoral

2 = extraoral

A) Fernröntgenseitenaufnahme ______

B) Aufbissaufnahme ______

C) Panoramaschichtaufnahme ______

D) Aufnahme nach le Master ______

E) Bissflügelaufnahme ______

F) Handröntgenaufnahme ______

3. Welcher Fachbegriff ist richtig beschrieben? (1)

1. Sievert: Maßeinheit für die Energiedosis
2. Aufhellung: im Röntgennegativ hell erscheinende Veränderung
3. Kathode: positiver elektrischer Pol
4. Zentralstrahl: Röntgenstrahl im Zentrum des Nutzstrahlbündels
5. Anode: negativer elektrischer Pol
6. Bissflügelaufnahme: Aufnahme zur Darstellung von Wurzelkaries

Lösungsziffer ______

4. Welche Aussagen sind richtig? (2)

1. Verstärkerfolien machen den Film haltbarer.
2. In der zahnärztlichen Praxis werden nur harte Röntgenstrahlen verwendet.
3. Röntgenstrahlen gehören wie das Licht zum Spektrum der Mikrowellen.
4. Beim Aufprall der Elektronen auf die Anode wird ein Teil in Röntgenstrahlen umgewandelt.
5. Durch möglichst lange Belichtungszeiten wird die Qualität der Röntgenaufnahme verbessert.
6. Weiche Strahlung wird am Strahlenaustrittsfenster durch eine Bleiplatte herausgefiltert.

Lösungsziffern ______

5. Welche Aussagen sind richtig? (2)

1. Eine zu niedrige Entwicklertemperatur führt zu einem zu dunklen Röntgenbild.
2. Intraorale Aufnahmen sollen immer mit Verstärkerfolien erstellt werden.
3. Bei der Halbwinkeltechnik wird der Film im Mund des Patienten durch einen Filmhalter fixiert.
4. Beim Fixieren wird nicht belichtetes Silberbromid herausgelöst.
5. Zugabe konzentrierter Entwickler- oder Fixiererlösung wird auch Regeneratorlösung genannt.
6. Bei der Halbwinkeltechnik werden die Zähne stets im Verhältnis 1 : 2 abgebildet.

Lösungsziffern ______

→ *Lösungen zu diesen Aufgaben siehe S. 432*

6. Welche Aussage ist richtig? (1)

Die regelmäßige Belehrung für Personen, die Röntgenstrahlen anwenden ...

1. entfällt bei Personen mit einer Bescheinigung über Kenntnisse im Strahlenschutz.
2. wird vom Technischen Überwachungsverein überwacht.
3. muss durch Aufzeichnungen belegt werden.
4. muss alle zwei Jahre erfolgen.
5. kann durch die fortgebildete Zahnmedizinische Fachangestellte mit Röntgenschein durchgeführt werden.
6. muss zwei Jahre aufbewahrt werden.

Lösungsziffer ______________________ ☐

7. Welche Aussagen sind richtig? (2)

Die Metallfolie im Röntgenfilm ...

1. schützt vor unnötiger Strahlenbelastung.
2. ist die Trägerschicht für das lichtempfindliche Silberbromid.
3. schützt den Film vor Lichteinfall von außen.
4. verhindert, dass Streustrahlen den Film von hinten belichten.
5. filtert die weiche Strahlung aus dem Strahlenspektrum.
6. verstärkt die Wirkung der Röntgenstrahlung und vermindert so die Strahlendosis.

Lösungsziffern ______________________ ☐ ☐

8. Welche Aussagen über Röntgenstrahlen sind richtig? (2)

Röntgenstrahlen ...

1. können ungehindert alle festen Körper durchdringen.
2. haben eine längere Wellenlänge als das sichtbare Licht.
3. sind energiereicher als Lichtstrahlen.
4. belichten fotografische Filme
5. haben im Vakuum eine höhere Ausbreitungsgeschwindigkeit als Licht.
6. Röntgenstrahlen gehören zu den Gammastrahlen.

Lösungsziffern ______________________ ☐ ☐

9. Welche Aussagen zu Röntgenstrahlen sind richtig? (2)

1. Spannung, Feldstärke und Einschaltdauer beeinflussen die Entstehung der Röntgenstrahlen.
2. Für die Röntgendiagnostik wird nur weiche, energiearme Röntgenstrahlung benutzt.
3. Objekte großer Dichte werden mit einer kurzen Einschaltzeit dargestellt.
4. Eine Änderung der Stromstärke beeinflusst die Intensität der Röntgenstrahlen.
5. Röntgenstrahlen werden in einem luftleeren Glaskolben erzeugt.
6. Beim Aufprall der Elektronen auf der Kathode entstehen Röntgenstrahlen.

Lösungsziffern ______________________ ☐ ☐

→ *Lösungen zu diesen Aufgaben siehe S. 432*

10. In welchem Fall müssen bei der Durchführung der Röntgenuntersuchung zusätzliche Sicherheitsmaßnahmen, wie Einziehen einer Bleiglasscheibe, erfolgen? (1)

1. In keinem der unten genannten Fälle.
2. In jedem der unten genannten Fälle.
3. Wenn kein Sicherheitsabstand von 1,5 m eingehalten werden kann.
4. Bei allen extraoralen Aufnahmen.
5. Wenn sie sich die Zahnmedizinische Fachangestellte im selben Raum wie der Patient befindet.
6. Wenn die Zahnmedizinische Fachangestellte schwanger ist.

Lösungsziffer ______ ☐

11. Welche zwei Fachbegriffe sind richtig beschrieben? (2)

1. Orthopantomogramm: dient der Bestimmung des Wachstumsalters
2. Verschattung: hell erscheinende Veränderung auf dem Röntgennegativ
3. Zentralstrahl: Röntgenstrahl, der stets auf die Filmmitte trifft
4. Kathode: negativer elektrischer Pol
5. Aufbissaufnahme: Spezialaufnahme zur Kariesdiagnostik
6. Paralleltechnik: Filmebene steht immer senkrecht zum Zentralstrahl

Lösungsziffern ______ ☐ ☐

12. Welche Vorschrift der Strahlenschutzverordnung ist richtig angegeben? (1)

1. Die Bleischütze muss einen Bleigleichwert von 0,4 cm haben.
2. Die Strahlenquelle muss außerhalb des Kontrollbereichs liegen.
3. Die Röntgenbelehrung muss alle 2 Jahre durch den Praxisinhaber erfolgen.
4. Der Kontrollbereich liegt innerhalb des Überwachungsbereichs.
5. Der Überwachungsbereich muss gekennzeichnet sein.
6. Aufzeichnungen über Röntgenbehandlungen müssen 10 Jahre aufbewahrt werden.

Lösungsziffer ______ ☐

13. Ordnen Sie die Fachbegriffe den Beschreibungen zu. (5)

1 = Entwicklungsvorgang
2 = Fixiervorgang
3 = Schlusswässerung

A) vollständige Entfernung verbliebener Chemikalien ______ ☐
B) Haltbarmachung des Röntgenbildes ______ ☐
C) Schwärzen belichteter Silberbromidanteile ______ ☐
D) Sichtbarmachung des Röntgenbildes ______ ☐
E) Herauslösen unbelichteter Silberbromidanteile ______ ☐

→ *Lösungen zu diesen Aufgaben siehe S. 432*

14. Welche Aussagen sind richtig? (2)

Bei der Halbwinkeltechnik ...

1. trifft der Zentralstrahl senkrecht auf die Filmebene.
2. deuten zu kurz abgebildete Zähne auf einen zu steil eingestellten Tubus hin.
3. werden die Zähne stets im Verhältnis 1 : 2 abgebildet.
4. muss der Zahnfilm mit einem Filmhalter fixiert werden.
5. ist der Zentralstrahl senkrecht zur Winkelhalbierenden aus Film- und Zahnachse.
6. wird der Zentralstrahl parallel zur Zahnachse ausgerichtet.

Lösungsziffern ______ ☐ ☐

15. Ordnen Sie die radiologische Veränderung der entsprechenden pathologischen Veränderung zu. (6)

1 = Verschattung 2 = Aufhellung

A) apikales Granulom ______ ☐
B) überzählige Zahnanlage ______ ☐
C) radikuläre Zyste ______ ☐
D) Speichelstein ______ ☐
E) Karies ______ ☐
F) Amalgamfüllung ______ ☐

16. Welche Aussagen sind richtig? (2)

1. Die Ionendosis dient der Messung der gebildeten geladenen Teilchen.
2. Maß für die biologische Wirkung von Röntgenstrahlen ist Sievert.
3. im Falle von alpha-Strahlung sind Gy und Sv zahlenmäßig gleich.
4. im Kontrollbereich darf die Zahnmedizinische Fachangestellte maximal 100 mGy ausgesetzt werden.
5. Die Energiedosis wird in Sievert angegeben.
6. Die Energiedosis wird in Ampere pro Kilogramm angegeben.

Lösungsziffern ______ ☐ ☐

17. Ordnen Sie die jeweilige Veränderung dem Bearbeitungsfehler zu. (6)

1 = zu helles Röntgenbild 2 = zu dunkles Röntgenbild

A) Entwicklerbad zu konzentriert ______ ☐
B) Belichtungszeit zu lang ______ ☐
C) Entwicklerbad zu warm ______ ☐
D) Filmempfindlichkeit zu niedrig ______ ☐
E) Entwicklungszeit zu kurz ______ ☐
F) zu niedrige Röntgenintensität ______ ☐

→ *Lösungen zu diesen Aufgaben siehe S. 432*

18. Welche Aussage ist richtig? (1)

Durch das Fixierbad erfolgt ein(e) ...

1. Abkürzung der Entwicklungszeit.
2. Haltbarmachen der Filme.
3. Umwandlung des belichteten Silberbromids in schwarzes metallisches Silber.
4. Korrektur der Bildschärfe (Hell-Dunkel-Kontrast).
5. Abkürzung der Filmtrocknung.
6. Korrektur von Beschädigungen oder Verunreinigungen des Films.

Lösungsziffer ____________________ ☐

19. Wie liegt der Film bei einer intraoralen Aufnahme nach der Paralleltechnik? (1)

1. senkrecht zur Filmebene
2. parallel zum Röntgentubus
3. parallel zur Zahnebene
4. senkrecht zur Okklusionsebene
5. immer im 45-Grad-Winkel zur Zahnachse
6. parallel zur Winkelhalbierenden

Lösungsziffer ____________________ ☐

20. Was versteht man unter der Halbwinkeltechnik? (1)

1. die Einstellung des Tubus bei der „Le Master-Technik"
2. die Einstellung bei der Aufbissaufnahme
3. Aufnahmen mit halber Entfernung zwischen Film und Objekt
4. die senkrechte Einstellung des Zentralstrahls auf die Winkelhalbierende
5. Aufnahmen nach dem Abstandsquadratgesetz
6. Aufnahmen mit paralleler Lage des Films zum Zahn

Lösungsziffer ____________________ ☐

21. Wofür wird die Bissflügelaufnahme typischerweise eingesetzt? (1)

1. zur Lagedignostik von verlagerten Zähnen
2. zur besseren Darstellung eines Wurzelrestes
3. zur Kontrolle der Wurzelfüllung
4. als Kontrollaufnahme neben der Panoramaschichtaufnahme
5. zur Lagebestimmung von Fremdkörpern
6. zur Diagnose von Approximalkaries

Lösungsziffer ____________________ ☐

22. Welche Technik zählt zu den extraoralen Aufnahmetechniken? (1)

1. Paralleltechnik
2. Rechtwinkeltechnik
3. Panoramaaufnahmetechnik
4. Bissflügelaufnahmetechnik
5. Einstelltechnik nach Le Master
6. Halbwinkeltechnik

Lösungsziffer ____________________ ☐

→ *Lösungen zu diesen Aufgaben siehe S. 432*

23. Welche Aussage ist richtig? (1)

Bei einer orthoradialen Einstellung ...
1. trifft der Zentralstrahl senkrecht auf die Winkelhalbierende.
2. trifft der Zentralstrahl senkrecht auf den Film.
3. trifft der Zentral distalexzentrisch auf den Zahn.
4. wird immer mit Verstärkerfolien gearbeitet.
5. können Zahnwurzeln überlagerungsfrei dargestellt werden.
6. trifft der Zentralstrahl in der Horizontalebene senkrecht auf den Zahn.

Lösungsziffer ____________________ ☐

24. In welchem Zeitabstand muss mindestens eine filmgestützte Konstanzprüfung durchgeführt werden? (1)

1. wöchentlich
2. vierzehntägig
3. monatlich
4. einmal im Quartal
5. halbjährlich
6. jährlich

Lösungsziffer ____________________ ☐

25. Welche Aussagen zur digitalen Konstanzprüfung sind richtig? (2)

1. Die Konstanzprüfung des Dunkelraums erfolgt jährlich.
2. Röntgengerät, Sensor bzw. Speicherfolie und Monitor sind regelmäßig zu prüfen.
3. Die Werte der Konstanzprüfung sind im Röntgenpass zu dokumentieren.
4. Geräte zur digitalen Volumentomographie DVT unterliegen nicht der Konstanzprüfung
5. Die Aufbewahrungsfrist beträgt 10 Jahre nach Abschluss der Konstanzprüfung
6. Die Konstanzprüfung der Filmentwicklung (Filmverarbeitung) erfolgt wöchentlich

Lösungsziffern ____________________ ☐ ☐

26. Welche Aussagen sind richtig? (2)

Im Kontrollbereich ...
1. kann die effektive Dosis höher als 6 mSv pro Jahr sein.
2. kann eine effektive Dosis von maximal 1 mSv pro Jahr erreicht werden.
3. ist die effektive Dosis geringer als im Überwachungsbereich.
4. wird die Konstanzprüfung durchgeführt.
5. müssen Strahlenmessgeräte (Dosimeter) getragen werden.
6. dürfen sich keine Gegenstände befinden.

Lösungsziffern ____________________ ☐ ☐

27. Wie lautet die Maßeinheit für die elektrische Spannung? (1)

1. Watt
2. Volt
3. Gray
4. Sievert
5. Coulomb/kg
6. Ampere

Lösungsziffer ____________________ ☐

→ *Lösungen zu diesen Aufgaben siehe S. 432*

28. Welche Aussagen über die folgenden Röntgenaufnahmentechniken sind richtig? (2)

1. Die Einstellung bei der Panoramaschichtaufnahme ist mesialexzentrisch.
2. Das Orthopantomogramm ist eine Schichtaufnahme des Kauorgans.
3. Bei intraoralen Röntgenaufnahmen werden Verstärkerfolien verwendet.
4. Bei Fernröntgenseitenaufnahmen ist der Abstand zwischen Fokus und Patient besonders groß.
5. Fernröntgenseitenaufnahmen dienen zur Bestimmung des Wachstumsalters der Patienten.
6. Fernröntgenseitenaufnahmen werden mit einem Schichtaufnahmeverfahren angefertigt.

Lösungsziffern ______________________ ☐ ☐

1.1.25 Grundlagen der Ernährung und Verdauung

1. In welchem Verdauungsabschnitt beginnt die enzymatische Aufspaltung von Kohlenhydraten? (1)

1. Magen
2. Speiseröhre
3. Mundhöhle
4. Zwölffingerdarm
5. Dünndarm
6. Dickdarm

Lösungsziffer ______________________ ☐

2. Nennen Sie den Grundbaustein der Proteine. (1)

1. Monosaccharide
2. Kohlenhydrate
3. Aminosäure
4. Lipide
5. Triglyceride
6. Cholesterine

Lösungsziffer ______________________ ☐

3. Welche der folgenden Beschreibungen erklärt das Fachwort „Saccharose" richtig? (1)

1. Monosaccharid
2. Trisaccharid
3. Hochmolekulares Kohlenhydrat
4. Doppelzucker aus zwei Glukosemolekülen
5. Doppelzucker aus zwei Fruktosemolekülen
6. Doppelzucker aus je einem Molekül Glukose und einem Molekül Fruktose

Lösungsziffer ______________________ ☐

4. Welche der genannten Verbindungen zählen zu den Zuckerersatzstoffen? (2)

1. Dextrose
2. Saccharin
3. Xylit
4. Saccharose
5. Saccharide
6. Fruktose

Lösungsziffern ______________________ ☐ ☐

→ *Lösungen zu diesen Aufgaben siehe S. 432*

5. Welche der genannten Verbindungen zählen zu den Zuckeraustauschstoffen? (2)

1. Dextrose
2. Sorbid
3. Acesulfam-K
4. Aspartam
5. Saccharide
6. Palatinit

Lösungsziffern ______ ☐ ☐

6. Welche Aussagen zu Vitaminen sind richtig? (2)

1. Vitamin A ist wichtig für die Funktion von Augen, Haut und Schleimhäuten.
2. Vitamin C Mangel führt zu Rachitis.
3. Fettlösliche Vitamine sind A, E, C, D, K.
4. Vitamine liefern keine Energie.
5. Vitamin K ist wichtig für die Bildung der Blutzellen.
6. Vitamin E kommt vor allem in Südfrüchten vor.

Lösungsziffern ______ ☐ ☐

7. Welche Aussagen zu Enzymen sind richtig? (2)

1. α-Amylase wird in der Bauchspeicheldrüse gebildet.
2. Ptyalin regelt die Zuckerkonzentration im Blut.
3. Der Wirkort des Insulins ist im Zwölffinderdarm.
4. Die Aufspaltung der Proteine erfolgt durch das Verdauungsenzym Pepsin.
5. Glukagon senkt den Blutzuckerspiegel.
6. α-Amylase regelt die Glukose-Konzentration im Blut.

Lösungsziffern ______ ☐ ☐

8. In welchem Verdauungsabschnitt beginnt die enzymatische Aufspaltung von Proteinen? (1)

1. Mundhöhle
2. Speiseröhre
3. Magen
4. Zwölffingerdarm
5. Dünndarm
6. Dickdarm

Lösungsziffer ______ ☐

9. Welche der folgenden Stoffe werden in der Bauchspeicheldrüse gebildet? (2)

1. Glukagon
2. Thyroxin
3. Lipase
4. Noradrenalin
5. Kortikoide
6. Adrenalin

Lösungsziffern ______ ☐ ☐

⟶ *Lösungen zu diesen Aufgaben siehe S. 432*

10. Welche Aussagen sind richtig? (2)

1. Der Speichel enthält das eiweißspaltende Enzym Pepsin.
2. Peristaltik bezeichnet eine fortschreitende ringförmige Muskelkontraktion.
3. Im Dünndarm erfolgt die Rückresorption der Verdauungssäfte zur Eindickung.
4. Der Blinddarm bildet das Endstück des Mastdarms.
5. Die Gallenflüssigkeit dient der Fettverdauung.
6. Am Mageneingang befindet sich der ringförmige Magenpförtner.

Lösungsziffern ______________________ [ ] [ ]

11. Welche Aussagen sind richtig? (2)

Der Zwölffingerdarm ...
1. erhält Sekrete aus der Bauchspeicheldrüse und Gallenblase.
2. ist ca. 70 bis 80 cm lang.
3. heißt in der Fachsprache Ileum.
4. mündet seitlich in den Dickdarm.
5. ist Ort der enzymatischen Aufspaltung von Fetten, Proteinen und Kohlenhydraten.
6. bildet das Enzym Pepsin.

Lösungsziffern ______________________ [ ] [ ]

12. Ordnen Sie die Fachworte den Beschreibungen zu. (6)

[1] = bestehen aus Glycerin und Fettsäuren
[2] = sind essentielle Wirkstoffe
[3] = sind anorganische Bestandteile
[4] = Bausteine sind Aminosäuren
[5] = können in Form von Sacchariden vorliegen

A) Proteine ______________________ [ ]

B) Kohlenhydrate ______________________ [ ]

C) Fette ______________________ [ ]

D) Wasser ______________________ [ ]

E) Mineralstoffe ______________________ [ ]

F) Vitamine ______________________ [ ]

13. Welche Aussagen sind richtig? (2)

1. Die Leber ist zentraler Ort des Protein-, Fett- und Kohlenhydratstoffwechsels.
2. Die Gallenflüssigkeit dient der enzymatischen Eiweißverdauung.
3. Der Speichel ist ein Sekret endokriner Drüsen.
4. Insulin wird im Pankreas (in den Langerhans'schen Inseln) gebildet.
5. Der Magen ist an seinen Innenwänden mit Zotten ausgekleidet
6. Der Dünndarm nimmt das Insulin der Bauchspeicheldrüse auf.

Lösungsziffern ______________________ [ ] [ ]

→ *Lösungen zu diesen Aufgaben siehe S. 432*

14. Welche Aussagen sind richtig? (2)

Zum Dickdarm gehören ...

1. der Gaster.
2. der Blinddarm.
3. der Krummdarm.
4. das Rektum.
5. das Duodenum.
6. das Ileum.

Lösungsziffern ______ ☐ ☐

15. Welche der folgenden Aussagen beschreiben Aufgaben der Leber? (2)

1. Bildung einiger Gerinnungsfaktoren
2. Bildung von Gallensäuren
3. Speicherung von Insulin
4. Bildung von Insulin
5. Verdauung von Proteinen
6. Bildung von Erythrozyten

Lösungsziffern ______ ☐ ☐

16. Welche Aussagen sind richtig? (2)

Der exokrine Teil des Pankreas ...

1. ist eine Drüse innerer Sekretion.
2. liegt mit ihrer Hauptmasse im linken Bauchraum.
3. bildet Gallensäuren.
4. gibt Hormone ins Blut ab.
5. bildet Lipase.
6. bildet Pepsin.

Lösungsziffern ______ ☐ ☐

17. Welche Aussage zu Vitamin D ist richtig? (1)

Vitamin D ...

1. ist für die Bildung von Erythrozyten im Knochenmark wichtig.
2. wird von der Leber benötigt, um Gerinnungsfaktoren bilden zu können.
3. ist für den Aufbau des Bindegewebes wichtig.
4. ist für die Sehleistung der Augen wichtig.
5. ist für den Calcium-Einbau in die Knochen wichtig.
6. ist für die Bildung der Leukozyten notwendig.

Lösungsziffer ______ ☐

18. Welche der folgenden anatomischen Strukturen gehören zum Dünndarm? (2)

1. das Colon
2. das Duodenum (Zwölffingerdarm)
3. das Jejunum (Leerdarm)
4. das Sigma
5. das Rektum
6. der Mastdarm

Lösungsziffern ______ ☐ ☐

→ *Lösungen zu diesen Aufgaben siehe S. 432*

19. Beschriften Sie die folgende Abbildung.

1 ________________________________

2 ________________________________

3 ________________________________

4 ________________________________

5 ________________________________

6 ________________________________

7 ________________________________

8 ________________________________

9 ________________________________

10 ________________________________

11 ________________________________

12 ________________________________

13 ________________________________

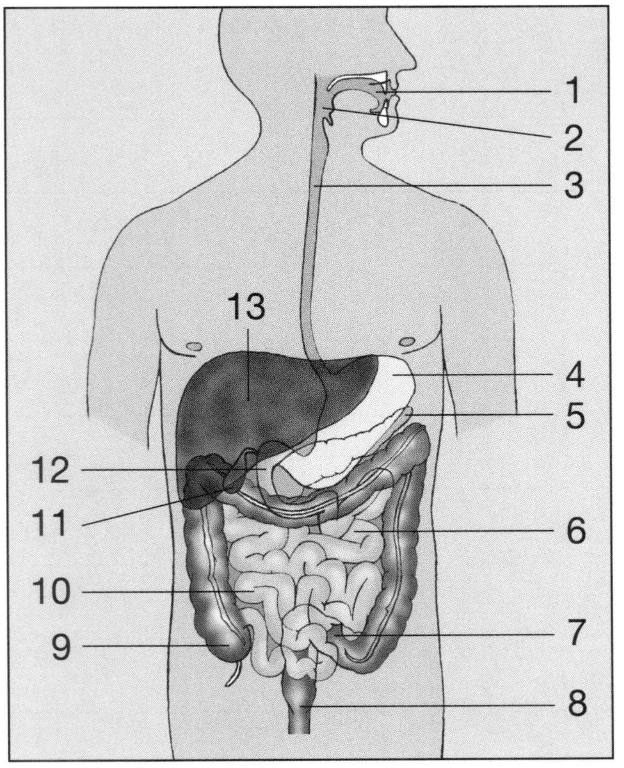

20. Finden Sie in der folgenden Abbildung mögliche Kariesprädilektionsstellen und zeichnen Sie diese ein.

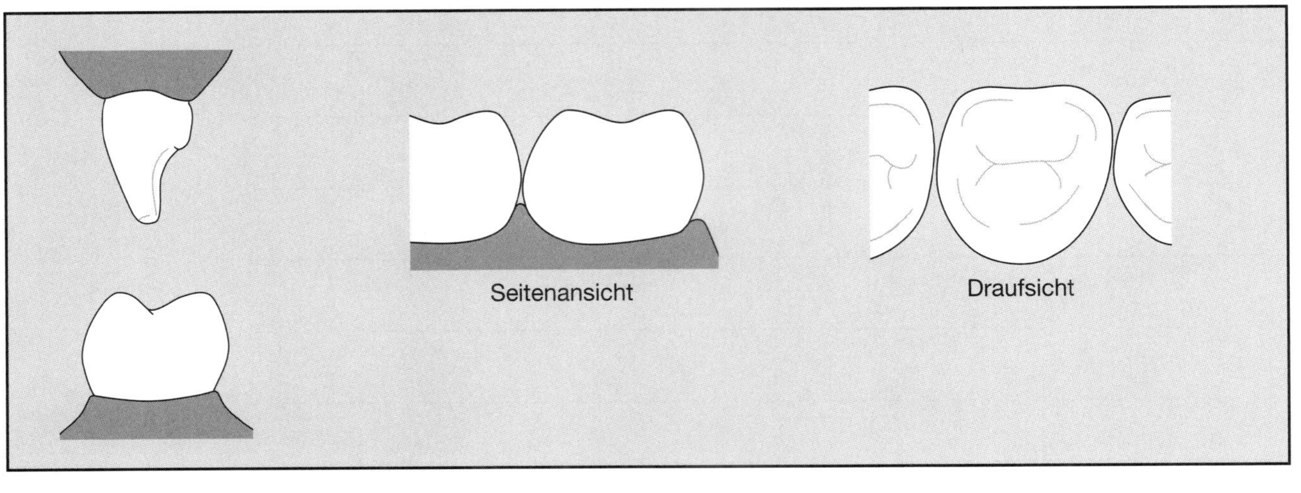

→ Lösungen zu diesen Aufgaben siehe S. 432

21. Die nebenstehende Abbildung zeigt den Einfluss der Nahrungsaufnahme auf den pH-Wert in der Plaque. Erklären Sie die beiden Kurven.

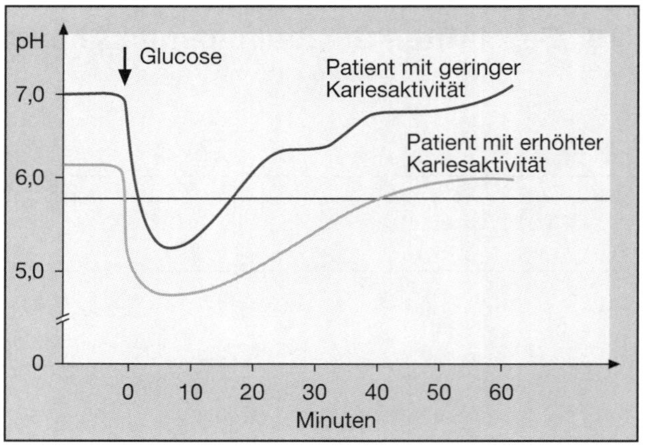

22. Frau Z. kommt mit ihrem 6-jährigen Sohn Peter in die Zahnarztpraxis. Sie erzählt, dass bei ihr in der Familie „alle große Probleme mit den Zähnen" gehabt hätten. Sie fragt sich nun, ob Peter, der sich nachmittags in der Schule nicht die Zähne putzen kann, zusätzlich zum Zähneputzen Fluorid zu sich nehmen sollte.

→ *Lösungen zu diesen Aufgaben siehe S. 432/433*

23. Herr P. hat in einer Zeitschrift gelesen, dass sehr viel Fluorid schädlich sei. Er nutzt den nächsten Zahnarztbesuch um genauer nachzufragen. Welche Information können Sie diesbezüglich geben?

24. Frau Z. kommt mit ihrem Kind Petra in die Zahnarztpraxis. Petra ist in die Schule gekommen. Frau Z. fragt sich, welche Zahnputzmethode für ihr Kind angemessen ist.

25. Frau U. interessiert sich zunehmend für die Inhaltsstoffe ihrer Nahrung. Sie fragt sich, was der Unterschied zwischen Zuckerersatzstoffen und Zuckeraustauschstoffen ist. Was könnten Sie darauf antworten?

→ *Lösungen zu diesen Aufgaben siehe S. 433*

26. Frau F. legt großen Wert auf ein gepflegtes Äußeres und eine gesunde Ernährung. Sie hat in einer Fernsehsendung gehört, dass Grapefruitsaft schädlich für die Zähne sei. Sie kann sich gar nicht erklären warum und fragt daher in der Zahnarztpraxis nach. Was könnten Sie antworten?

1.1.26 Grundlagen der Mundhygiene und Prophylaxe

1. Welche Aussagen zu den Plaque- und Gingivaindizes sind richtig? (2)

1. Bei einer guten Mundhygiene liegt der API unter 25%.
2. Der Plaqueindex nach Quigley und Hein misst Plaque auf den vestibulären Zahnoberflächen.
3. Beim SBI Blutungsindex wird der Befund nur im Approximalraum erhoben.
4. Durch den API wird die Blutungsintensität im Zahnfleischsulkus in Prozent angegeben.
5. Der PBI gibt Auskunft über die Plaquemenge im Bereich des Cervix an.
6. Beim API wird die Blutung im Zahnfleischsulkus nach Sondierung gemessen.

Lösungsziffern

2. Welche Aussage zur präventiven Zahnheilkunde ist richtig? (2)

1. Gute Zahnbürsten sollten Borsten aus Echthaar haben.
2. Zahnseide dient zur Entfernung harter Beläge im Approximalbereich.
3. Fluorid hemmt den Stoffwechsel der Mikroorganismen im Plaque.
4. Um das Zahnfleisch nicht zu verletzen sollten Zahnhölzer rund sein.
5. Zahnbürsten sollten Borstenbündel mit weitem Abstand haben (multi tufted).
6. Mit der Zahnputzmethode nach Stillman wird der Interdentalraum nicht gereinigt.

Lösungsziffern

→ *Lösungen zu diesen Aufgaben siehe S. 433*

3. Welche Aussagen sind richtig? (2)

1. Regelmäßiger Verzehr von Zwischenmahlzeiten kann die Kariesgefahr verringern.
2. Mundduschen eignen sich zur schonenden Plaqueentfernung.
3. Bei Patienten mit erhöhter Kariesdisposition ist Mundatmung zu empfehlen.
4. Speichel kann die aus Zucker entstehende Säure neutralisieren.
5. Fluoride hemmen die bakterielle Aktivität im Zahnschmelz.
6. Für die häusliche Zahnsteinentfernung eignen sich Zahnbürsten mit harten Borsten.

Lösungsziffern ______________________ ☐ ☐

4. Welche Aussagen sind richtig? (2)

1. Mit der Munddusche kann unstrukturierter zellulärer Belag entfernt werden.
2. Die durch den Bakterienstoffwechsel gebildeten Säuren remineralisieren den Zahn.
3. Bei einer einseitig kohlenhydratarmen Ernährung entsteht weniger Karies.
4. Speichel führt zu einer Demineralisation der Zähne.
5. Putzkörper in der Zahncreme haben eine abrasive Wirkung.
6. Beim Zahnoberhäutchen handelt es sich um einen unstrukturierten zellulären Belag.

Lösungsziffern ______________________ ☐ ☐

5. Welche Aussagen sind richtig? (2)

Bei der Erhebung des API Index ...

1. wird dieser in Prozent angegeben.
2. wird die Blutungsneigung des Sulkus im Papillenbereich beurteilt.
3. fließt die Speichelsekretionsrate in die Beurteilung mit ein.
4. wird nach Anfärben die Plaque im Approximalraum beurteilt.
5. werden die Approximalräume mir Fluorid lokal behandelt.
6. misst man die Taschentiefe im Approximalraum.

Lösungsziffern ______________________ ☐ ☐

6. Welche Aussagen zur Flouridanwendung sind richtig? (2)

1. Säuglinge bis zum ersten Jahr dürfen kein Flourid erhalten.
2. Flourid führt zu einer Härtung des Zahnschmelzes.
3. Flourid hemmt den Stoffwechsel der Bakterien.
4. Dentalflourose entsteht bei chronisch überhöhter Flouridzufuhr.
5. Erwachsenenzahncreme enthält in der Regel 5 % Flourid.
6. Systemische Flouridgabe ist der lokalen vorzuziehen.

Lösungsziffern ______________________ ☐ ☐

→ *Lösungen zu diesen Aufgaben siehe S. 433*

7. Welche Aussagen sind richtig? (2)

1. Die Flouridmenge wird in ppm (parts per Milliliter) angegeben.
2. Die Speicheldiagnostik umfasst die Fließrate, Pufferkapazität und bakterielle Untersuchung.
3. Der SBI wird in die Grade 0 bis 5 eingeteilt.
4. Beim Index nach Quickley Hein handelt es sich um einen Blutungsindex.
5. Beim PBI erfolgt die Plaque-Sondierung im Sulkus des Papillenbereichs.
6. Der dmf-t Index beschreibt die Karies beim Erwachsenen.

Lösungsziffern ____________________ ☐ ☐

8. Welche Aussage ist richtig? (2)

Bei der Zahnputztechnik nach Bass ...

1. werden Rüttelbewegungen in horizontaler Richtung durchgeführt.
2. wird die Zahnpütze im 45°-Winkel kronenwärts am Zahnfleisch angelegt.
3. wird das Borstenfeld parallel zum Zahnfleisch ausgerichtet.
4. handelt es sich um eine unsystematische Zahnputzmethode.
5. kann supra- und auch subgingivale Plaque entfernt werden.
6. wird die Zahnbürste senkrecht vom Zahnfleisch zur Kaufläche geführt.

Lösungsziffern ____________________ ☐ ☐

9. Welche Aussagen zu Zahnputztechniken sind richtig? (2)

1. Bei der Fones Methode werden die Zähne in horizontaler Richtung geputzt.
2. Bei der Rot-Weiß-Methode wird ausschließlich das Zahnfleisch massiert.
3. Bei Stillman-Methode liegt das Borstenfeld parallel zum Zahnfleisch an.
4. Die Fones-Methode ist vor allem im Kindesalter angemessen.
5. Mit der Bass-Methode kann auch interdental Plaque entfernt werden.
6. Bei der Fones-Methode wird die Zahnbürste senkrecht vom Zahnfleisch zur Kaufläche geführt.

Lösungsziffern ____________________ ☐ ☐

10. Welcher der genannten Stoffe ist in der Regel nicht in Zahnpasten enthalten? (1)

1. Putzkörper
2. Bindemittel
3. Feuchthaltmittel
4. Schaumbildner
5. Konservierungsmittel
6. Plaquefärbemittel

Lösungsziffer ____________________ ☐

→ *Lösungen zu diesen Aufgaben siehe S. 433*

11. Herr V. möchte sich nach einer gründlichen professionellen Zahnreinigung mehr um seine Zähne kümmern. Allerdings ist es für ihn etwas umständlich, sich nachmittags die Zähne zu putzen. „Reicht da nicht auch ein Zahnschutz-kaugummi?" Was antworten Sie?

12. Herr C. fragt im Anschluss an den Zahnarztbesuch Sie, ob er eine gute Zahnbürste nur in der Apotheke kaufen könne, oder ob es diese auch im Supermarkt gäbe. Geben Sie 5 Kriterien für die Qualität von Zahnbürsten an.

13. Herr T. ist überzeugter Anwender von homöopathischen Mitteln. Sein Homöopath hat ihm, da ein homöopathisches Mittel nicht gewirkt habe, dazu geraten, auf eine minz- und fluoridfreie Zahncreme zurückzugreifen. Nun fragt er bei Ihnen nach. Was antworten Sie?

→ *Lösungen zu diesen Aufgaben siehe S. 433/434*

14. Herr P. raucht täglich etwa 30 Zigaretten und hat deutliche Zahnverfärbungen. „Kann ich da nicht eine Raucherzahncreme verwenden?", fragt er nach der professionellen Zahnreinigung. Was antworten Sie?

15. Nennen Sie 2 Blutungsindizes und 3 Plaqueindizes sowie die entsprechende Abkürzung.

16. Petra ist mit einem festsitzenden kieferorthopädischen Apparat versorgt. Nennen Sie Hilfsmittel zur Zahnreinigung und beschreiben Sie diese kurz.

→ *Lösungen zu diesen Aufgaben siehe S. 434*

1.1.27 Prothetik

1. Welche Aussagen sind richtig? (2)

Die Korrekturabformung ...

1. wird in der Regel mit irreversibel starren Abformmaterialien durchgeführt.
2. ist ein einzeitiges Abformverfahren.
3. benötigt zur subgingivalen Abformung häufig Retraktionsfäden.
4. wird normalerweise mit Alginat durchgeführt.
5. wird zur Herstellung einer Vollprothese angewandt.
6. dient der Abformung beschliffener Zähne.

Lösungsziffern ______________ ☐ ☐

2. Ordnen Sie die Arbeitsschritte A–F bei der Herstellung einer Vollprothese in die richtige Reihenfolge von 1–6. (6)

A) Bissnahme ______________ ☐

B) anatomische Abformung ______________ ☐

C) Wachseinprobe ______________ ☐

D) Funktionsabformung ______________ ☐

E) Eingliederung ______________ ☐

F) Erhebung des intra- und extraoralen Befunds ______________ ☐

3. Ordnen Sie die Arbeitsschritte A–F bei der Herstellung einer Brücke in die richtige Reihenfolge 1–6. (6)

A) Eingliederung eines Provisoriums ______________ ☐

B) Einlegen von Retraktionsfäden ______________ ☐

C) Abformung von beschliffenen Zähnen ______________ ☐

D) Einzementieren der Brücke ______________ ☐

E) anatomische Abformung ______________ ☐

F) Präparation der Zähne ______________ ☐

4. Ordnen Sie die Abformmassen den aufgeführten Materialien zu. (6)

1 = irreversibel-starre Massen
2 = reversibel-starre, thermoplastische Massen
3 = reversibel-elastische, thermoplastische Massen
4 = irreversibel-elastische Massen

A) Polyäther ______________ ☐

B) Stents ______________ ☐

C) Abdruckgips ______________ ☐

D) Hydrokolloide ______________ ☐

E) Alginate ______________ ☐

F) Silikon ______________ ☐

→ *Lösungen zu diesen Aufgaben siehe S. 434*

5. Welche Aussagen zur Zahnersatzkunde ist richtig? (2)

1. Immediatprothesen werden vor der Extraktion am Modell hergestellt.
2. Parodontal getragene Prothesen sind vollständig auf der Schleimhaut abgestützt.
3. Geschiebe bewirken eine primäre Verblockung von Zähnen.
4. Schaltprothesen mit gegossenen Klammern sind parodontal abgestützt.
5. Modellgussprothesen bestehen meist aus Legierungen mit 65 % Goldanteil.
6. Für die Herstellung von Teilprothesen wird stets ein Funktionsabdruck hergestellt.

Lösungsziffern ______________ ☐ ☐

6. Welche Aussage zu Abformmaterialien ist richtig? (1)

1. Abformungen mit Hydrokolloiden geschieht in perforierten Löffeln mit Adhäsiv.
2. Silikonabdrücke trocknen schnell aus.
3. Thermoplastische Abformmaterialien werden bei Wärme elastisch.
4. Kerr zählt zu den Elastomeren.
5. Alginate werden mit einem Aktivator angemischt.
6. Die Abbindezeit von Alginaten ist abhängig von der verwendeten Wassertemperatur.

Lösungsziffer ______________ ☐

7. Welche Aussagen sind richtig? (2)

1. Eine Doppelarmklammer mit Auflage wird auch Bonwill-Klammer genannt.
2. Der festzementierte Teil einer Teleskopprothese wird auch Matrize genannt.
3. Zur Modellgussherstellung benutzt man Eisen-Nickel-Chrom-Legierungen.
4. Für Modellgussprothesen wird eine Bissnahme durchgeführt.
5. Modellgussprothesen werden immer durch Klammern fixiert.
6. Die Gerüsteinprobe erfolgt vor der Wachseinprobe.

Lösungsziffern ______________ ☐ ☐

8. Welche Aussagen zur abgebildeten Prothese sind richtig? (2)

1. Die Prothese hat vier Doppelarmklammern mit Auflagen.
2. Die Schaltlücken sind rein gingival abgestützt.
3. Die Prothese hat einen Sublingualbügel.
4. Es handelt sich um eine Freiendprothese.
5. Es handelt sich um eine Teleskopprothese.
6. Es handelt sich um eine Modellgussprothese.

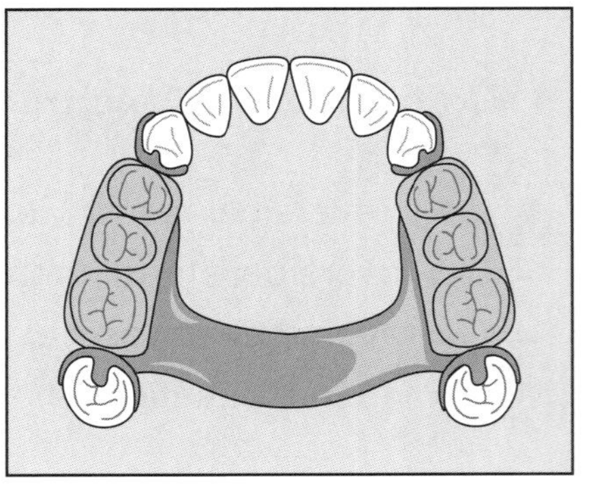

Lösungsziffern ______________ ☐ ☐

→ *Lösungen zu diesen Aufgaben siehe S. 434*

9. Welche Aussagen sind richtig? (2)

1. Bei einer indirekten Unterfütterung erfolgt zunächst eine Abformung mit der Prothese.
2. Den beschliffenen Zahn bezeichnet man als Brückenanker
3. Eine Interimsprothese ist eine sofort nach der Extraktion eingesetzte, definitive Prothese.
4. Teleskopkronen sind Doppelkronen mit parallelwandiger Innenkrone
5. Fehlende Frontzähne müssen durch eine Freiendprothese ersetzt werden.
6. Stiftkronen können nur bei vitalen Zähnen angewendet werden

Lösungsziffern ______ ☐ ☐

10. Welche Aussagen sind richtig? (2)

1. Hochgoldhaltige Dental-Legierungen enthalten 90 bis 95 % Gold.
2. Interimsprothesen werden grundsätzlich vor der Zahnextraktion hergestellt.
3. Bei Verblendkronen erfolgt eine Stufenpräparation am Zahn.
4. Unter der Patrize versteht man die Positivform des Verbindungselements eines Geschiebes.
5. Molybdän ist ein Zusatz zu Kobalt-Chromlegierungen.
6. Die Gerüsteinprobe erfolgt in der 2. Sitzung zur Herstellung einer Vollprothese.

Lösungsziffern ______ ☐ ☐

11. Welche Aussagen sind richtig? (2)

1. Beispiel für eine primäre Verblockung ist ein Steg.
2. Eine Schaltprothese dient zum Zahnersatz bei Lücken innerhalb einer Zahnreihe.
3. Bei der direkten Unterfütterung erfolgt die Ausarbeitung beim Zahntechniker.
4. Der fest zementierte Teil einer Teleskopkrone wird auch Matrize genannt.
5. Ein typischer Prothesenkunststoff ist Polyvinylchlorid (PVC).
6. Parodontal getragene Prothesen werden von der Schleimhaut getragen.

Lösungsziffern ______ ☐ ☐

12. Welche Aussagen sind richtig? Welche Teile gehören nicht zu einer Teilprothese? (2)

1. Basisplatte
2. Prothesensättel
3. Transversalbügel
4. Funktionsrand
5. Knopfanker
6. Translingualbügel

Lösungsziffern ______ ☐ ☐

13. Was ist nebenstehend dargestellt? (1)

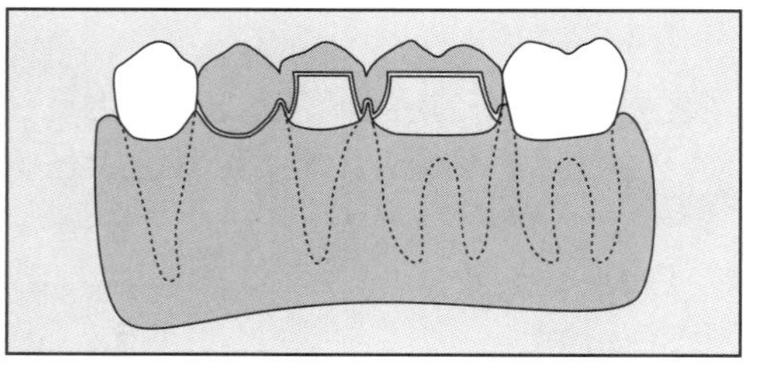

1. mehrspannige Brücke
2. geteilte Brücke
3. Adhäsivbrücke
4. Freiendbrücke
5. Schwebebrücke
6. zweispannige Brücke

Lösungsziffer ______ ☐

→ *Lösungen zu diesen Aufgaben siehe S. 434*

14. Was ist nebenstehend abgebildet? (1)

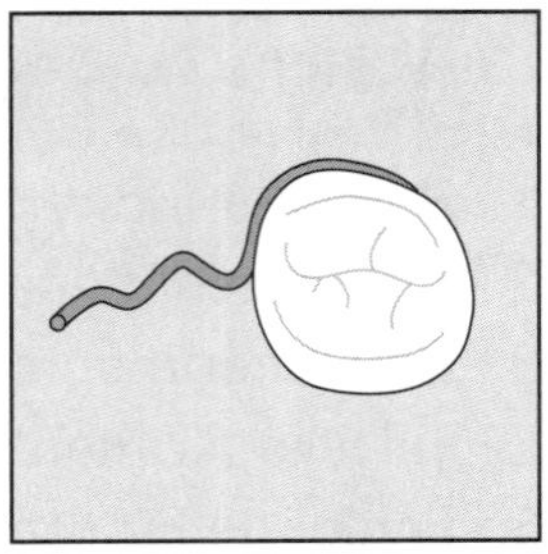

1. Doppelarmklammer mit Auflage
2. G-Klammer
3. Bonnwillklammer
4. C-Klammer
5. Doppelarmklammer
6. Bonyhardklammer

Lösungsziffern ______________________ ☐

15. Was ist nebenstehend abgebildet? (1)

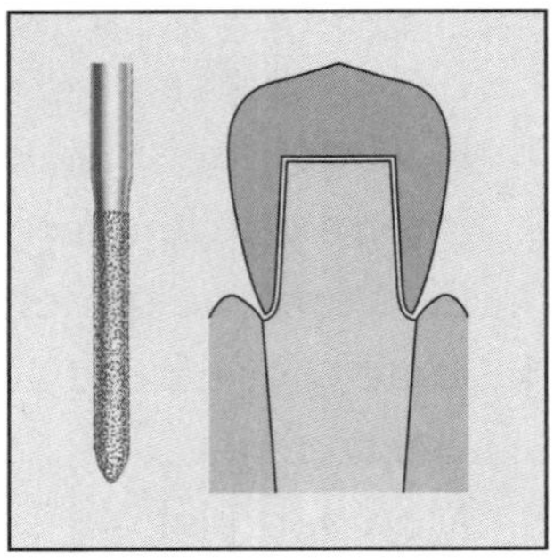

1. Hohlkehlpräparation
2. abgeschrägte Stufe
3. zirkuläre Stufe
4. Tangentialpräparation
5. Teleskopkrone
6. Konuskrone

Lösungsziffer ______________________ ☐

16. Welche Aussagen sind richtig? (2)

1. Polyäther zählen zu den irreversibel-starren Abformmaterialien.
2. Alginatabdrücke können formstabil für 24 Stunden in Wasser aufbewahrt werden.
3. Zu den elastomeren Abformmaterialien gehören die Alginate.
4. Bei Alginaten wird erst das Pulver und dann das Wasser zugegeben.
5. Die Wassertemperatur beeinflusst die Abbindezeit von Alginaten nicht.
6. Die Konsistenz der Elastomere reicht von niedrigviskös bis hochviskös.

Lösungsziffern ______________________ ☐ ☐

17. Welche Aussagen zum Abformmaterial „Alginat" sind richtig? (2)

1. Die Abformung muss grundsätzlich sofort ausgegossen werden.
2. Es erfordert Retentionen oder ein Adhäsiv im Abformlöffel.
3. Es wird für Situationsabdrücke verwendet.
4. Es wird für Korrekturabformungen benutzt.
5. Es besteht aus Harzen und Parafin.
6. Es ist ein reversibles Abformmaterial.

Lösungsziffern ______________________ ☐ ☐

18. Identifizieren Sie aus den untenstehenden Abformmaterialien eines, das für eine Korrekturabformung verwandt werden kann. (1)

1. Elastomer	4. Abformgips
2. Alginat	5. Guttapercha
3. Hydrokolloid	6. Kerr

Lösungsziffer ______________________ ☐

→ *Lösungen zu diesen Aufgaben siehe S. 434*

19. Welche der aufgeführten Abformmaterialien sind reversibel starr? (2)

1. Kerr
2. Abformgips
3. Hydrokolloid
4. Stents
5. Alginat
6. Silikon

Lösungsziffern ______ ☐ ☐

20. Welche der aufgeführten Abformmaterialien sind irreversibel elastisch? (2)

1. Kerr
2. Abformgips
3. Hydrokolloid
4. Stents
5. Alginat
6. Silikon

Lösungsziffern ______ ☐ ☐

21. Welche der aufgeführten Abformmaterialien werden bei höherer Temperatur plastisch, härten im Mund aus und können nach erneutem Erwärmen wieder plastisch werden? (2)

1. Silikon
2. Abformgips
3. Polysulfide
4. Stents
5. Kerr
6. Alginat

Lösungsziffern ______ ☐ ☐

22. Welches der aufgeführten Abformmaterialien hat Agar Agar als Grundstoff? (1)

1. Silikon
2. Abformgips
3. Hydrokolloid
4. Stents
5. Kerr
6. Alginat

Lösungsziffer ______ ☐

23. Identifizieren Sie folgend das Abformmaterial, das einen Abformlöffel mit Wasserkühlung benötigt. (1)

1. Hydrokolloid
2. Abformgips
3. Silikon
4. Stents
5. Kerr
6. Alginat

Lösungsziffer ______ ☐

24. Welche Aussagen sind richtig? (2)

1. Die Primärkrone einer Teleskopkrone wird auch Innenteleskop genannt.
2. Interimsprothesen werden stets vor der Zahnextraktion angefertigt.
3. Einen beschliffenen Zahn zur Kronenaufnahme ist der Brückenanker.
4. Für Vollgusskronen wird eine Hohlkehlpräparation durchgeführt.
5. Eine Abformung bezeichnet man auch als Kieferrelationsbestimmung.
6. Innerhalb einer Zahnreihe werden Lücken durch eine Freiendprothese geschlossen.

Lösungsziffern ______ ☐ ☐

→ *Lösungen zu diesen Aufgaben siehe S. 434*

25. Welcher Zahnersatz stellt eine Kombination von herausnehmbarem und festsitzendem Zahnersatz dar? (1)

1. Modellgussprothesen mit Auflageklammern.
2. Vollprothesen.
3. Kunststoffprothesen mit gebogenen Klammern und Auflagen.
4. Teleskopprothesen.
5. Freiendbrücken.
6. Brücken mit unterschiedlich verblendeten Brückengliedern.

Lösungsziffer ______________________ ☐

26. Welche Aussagen sind richtig? (2)

1. Bei der Situationsabformung werden die Weicheteile aktiv und passiv bewegt.
2. Bei der Sandwichabformung werden die Retraktionsfäden nach der Erstabformung entfernt.
3. Eine Vollgusskrone wird auch als Jacketkrone bezeichnet.
4. Bei Doppelkronen werden Innen- und Außenkronen verwandt.
5. Stiftkronen können nur bei vitalen Zähnen angewendet werden.
6. Bei der Sandwichabformung wird das dünnfließende auf das dickfließende Material im Löffel gegeben.

Lösungsziffern ______________________ ☐ ☐

27. Geben Sie die Definition, Indikation und Präparationsart der Mantelkrone an.

____

____

____

____

____

28. Herr P. soll mit einer Verblendkrone für den Zahn 46 versorgt werden. Die Auszubildende Petra soll den Zement dafür anmischen. Nennen Sie einen geeigneten Zement, worauf ist beim Anmischen zu achten?

____

____

____

____

____

→ *Lösungen zu diesen Aufgaben siehe S. 434*

29. Frau Z. wünscht eine optisch akzeptable und preiswerte Versorgung des zu überkronenden Zahns 12. Welche Lösung würde sich anbieten?

30. Der Auszubildende Peter kann einen Alginatabdruck nicht sofort ausgießen. Wie sollte dieser richtig aufbewahrt werden?

31. Was ist der Unterschied zwischen irreversibel elastischen und reversibel elastischen Abformmaterialien? Nennen Sie auch jeweils ein Beispiel.

32. Herr M. steht vor der Frage, ob er sich für eine Klammer getragene oder für eine durch Teleskopkronen getragene Modellgussprothese entscheiden soll. Nennen Sie je einen Vorteil und einen Nachteil.

→ *Lösungen zu diesen Aufgaben siehe S. 434*

33. Nennen Sie sieben Maßnahmen, die in der 2. Sitzung der Herstellung einer Brücke durchgeführt werden.

34. Herr T. kommt zur ersten prothetischen Sitzung für eine Versorgung mit einer Brücke. Welche Maßnahmen werden während der ersten Sitzung durchgeführt (5 Angaben)?

35. Für die Herstellung von Prothesen sind unterschiedliche Werkstoffe notwendig. Nennen Sie jeweils die Materialien, die für die Herstellung einer Modellgussprothese notwendig sind und die Materialien, die für den Prothesenkunststoff verwandt werden.

36. Frau B. soll eine Vollprothese erhalten. Dafür soll ein Abdruck mit einem individuellen Löffel gemacht werden. Der Auszubildende Thomas fragt sich, welchen Löffel er anreichen soll.

→ *Lösungen zu diesen Aufgaben siehe S. 435*

37. Der Auszubildende Jan fragt sich, warum die Zahnmedizinische Fachangestellte glatte Löffel für Alginatabdrücke immer mit einem Stoff einpinselt oder Kreppband einklebt und dies bei perforierten Löffeln nicht tut. Erklären Sie das Vorgehen der Zahnmedizinischen Fachangestellten.

→ *Lösungen zu diesen Aufgaben siehe S. 435*

1.2 Abrechnungswesen

1.2.1 Im Beruf und Gesundheitswesen orientieren

1. Von den Zahnärzten werden Patienten behandelt, die unterschiedlich versichert sind. Man kann drei verschiedene Patientengruppen unterscheiden. Je nach Zuordnung zu den einzelnen Gruppen müssen unterschiedliche gesetzliche Grundlangen für die Abrechnung angewendet werden. Ordnen Sie den folgenden Patientenbeschreibungen die passende Patientengruppe zu. (6)

1 = gesetzlich krankenversicherte Patienten
2 = Patienten für die sonstige Kostenträger aufkommen
3 = Patienten, die privat versichert sind

A) Der Patient Alders ist ein verbeamteter Lehrer. ______ ☐
B) Die Patientin Bohm ist eine arbeitslose Verkäuferin. ______ ☐
C) Der Patient Cramer ist Berufssoldat. ______ ☐
D) Die Patientin Drombusch ist eine angestellte Sozialarbeiterin. ______ ☐
E) Der Patient Elsner ist Rentner. ______ ☐
F) Die Patientin Faßbender ist eine selbstständige Rechtsanwältin. ______ ☐

2. Der einheitliche Bewertungsmaßstab für zahnärztliche Leistungen (BEMA) gliedert sich in fünf Teile. Ordnen Sie die folgenden Beschreibungen den fünf BEMA-Teilen richtig zu. (6)

1 = BEMA-Teil 1
2 = BEMA-Teil 2
3 = BEMA-Teil 3
4 = BEMA-Teil 4
5 = BEMA-Teil 5

A) systematische Behandlung von Parodontitis und anderen Parodontalerkrankungen ______ ☐
B) Versorgung mit Zahnersatz und Zahnkronen ______ ☐
C) konservierende- und chirurgische Leistungen ______ ☐
D) kieferorthopädische Leistungen ______ ☐
E) Behandlungen von Verletzungen des Gesichtsschädels ______ ☐
F) Röntgenleistungen ______ ☐

→ *Lösungen zu diesen Aufgaben siehe S. 435*

3. Welche Aussage über die Abrechnung von konservierenden und chirurgischen Leistungen bei Kassenpatienten ist falsch? (1)

1. Konservierende Leistungen werden am Ende eines Quartals abgerechnet.
2. Sachleistungen rechnet der Zahnarzt über die KZV ab.
3. Der Zahnarzt erhält sein Honorar unmittelbar von den gesetzlichen Krankenkassen.
4. Die Abrechnung mit der KZV erfolgt in papierloser Form. Die Daten werden elektronisch erfasst und versendet.
5. Das Honorar für eine Beratung wird durch eine Multiplikation von Punktzahl und Punktwert ermittelt.
6. Die Punktwerte sind je nach Kassengruppe unterschiedlich.

Lösungsziffer ____________ ☐

4. Welche Information kann auf Wunsch des Versicherten auf der elektronischen Gesundheitskarte eGK gespeichert werden? (1)

1. Versichertenstatus
2. Anschrift
3. Zuzahlungsstatus
4. Allergien
5. Krankenversichertennummer
6. Angabe zum Geschlecht

Lösungsziffer ____________ ☐

5. Welche Angabe befindet sich nicht auf der Rückseite der eGK? (1)

1. „Europäische Krankenversicherungskarte“ (EHIC)
2. das Unterschriftenfeld
3. Vorname und Name des Karteninhabers
4. das Ablaufdatum bzw. Gültigkeitsdatum
5. Kennnummer des Trägers
6. die einheitliche Kartenbezeichnung „Gesundheitskarte“

Lösungsziffer ____________ ☐

6. Ein wichtiges Merkmal auf der eGK ist die Krankenversichertennummer (KVNR). Welche Aussagen zur KVNR sind falsch? (2)

1. Die KVNR ist 12-stellig.
2. Die KVNR besteht aus Buchstaben und Zahlen.
3. Die KVNR ersetzt die bisherige Versichertennummer.
4. Die Rentenversicherungsnummer darf nicht als KVNR verwendet werden.
5. Die KVNR wird aus der Rentenversicherungsnummer abgeleitet.
6. Die KVNR ändert sich, wenn man die Krankenkasse wechselt.

Lösungsziffern ____________ ☐ ☐

→ *Lösungen zu diesen Aufgaben siehe S. 435*

7. Welche Aussagen zur Verwendung der eGK sind falsch? (2)

1. Der Versicherte ist verpflichtet, bei jedem Zahnarztbesuch die eGK vorzulegen.
2. Krankenversicherte Patienten, die keine gültige eGK vorlegen, verlieren ihren Versicherungsschutz.
3. Der Zahnarzt ist verpflichtet, die eGK bei jedem Zahnarztbesuch einzulesen.
4. Der Zahnarzt ist verpflichtet, die Identität des Versicherten zu prüfen.
5. Der Zahnarzt ist berechtigt, die eGK einzuziehen, wenn er den Verdacht hat, dass die Karte missbräuchlich verwendet wird.
6. Der Zahnarzt ist verpflichtet, im Falle eines Missbrauches der eGK, die zuständige Krankenkasse zu informieren.

Lösungsziffern ______________ ☐ ☐

8. Welche Aussagen zum Lichtbild der eGK sind falsch? (2)

1. Das Lichtbild verringert die Gefahr einer missbräuchlichen Verwendung der eGK.
2. Das Lichtbild befindet sich auf der Rückseite der eGK.
3. Versicherte Personen, die kein Bild zur Verfügung stellen können, weil sie pflegebedürftig sind, benötigen kein Lichtbild auf der eGK.
4. Jugendliche mit einem Alter von 14. Jahren benötigen kein Lichtbild.
5. Versicherte Personen, die aus Gründen des Datenschutzes kein Foto zur Verfügung stellen wollen, verlieren ihren Versicherungsschutz.
6. Das Lichtbild hilft, Verwechslungen zu vermeiden.

Lösungsziffern ______________ ☐ ☐

9. Welche Aussage zur eGK ist falsch? (1)

1. Jeder Versicherte wird zukünftig selbst entscheiden können, ob er eine Anwendung wie die Notfalldaten nutzen wird.
2. Die Krankenkassen sind verpflichtet, dem Zahnarzt Dienste anzubieten, mit denen er die Gültigkeit und Aktualität der Daten auf der eGK überprüfen kann.
3. Der Zahnarzt ist verpflichtet bei jeder Behandlung erneut durch Einlesen der Karte zu überprüfen, ob noch ein gültiger Versicherungsschutz besteht.
4. Die eGK ist von dem Versicherten zu unterschreiben.
5. Die Karte gilt nur für die Dauer der Mitgliedschaft bei der Krankenkasse.
6. Die Karte ist nicht übertagbar.

Lösungsziffer ______________ ☐

→ Lösungen zu diesen Aufgaben siehe S. 435

10. Welche Aussagen über die Nichtvorlage bzw. über eine ungültige eGK sind [1] richtig oder [6] falsch? (5)

A) Legt der Patient zur Behandlung keine gültige eGK vor, muss der Zahnarzt immer bis zum Quartalsende warten, um die erbrachten Leistungen abzurechnen. ______

B) Wurde ein Patient ohne gültige eGK behandelt und legt dieser bis zum Ende des Quartals eine gültige eGK dem Zahnarzt vor, dann muss dieser dem Patienten eine bereits erhaltene Privatvergütung zurückerstatten. ______

C) Ist die eGK bei einem zweiten Zahnarztbesuch im Quartal nicht verwendbar, darf der Zahnarzt auf die bereits im Computer gespeicherten Patientenstammdaten zurückgreifen, wenn die eGK beim ersten Zahnarztbesuch eingelesen worden ist. ______

D) Kann bei einer Notfallbehandlung keine gültige eGK vorgelegt werden, darf der Zahnarzt die Abrechnung im Ersatzverfahren durchführen. ______

E) Kann der Patient zur Behandlung keine gültige eGK vorlegen, ist der Zahnarzt berechtigt nach Ablauf von 30 Tagen eine Privatvergütung zu verlangen. ______

Abrechnungswesen

11. Welche Aussagen sind falsch, wenn der Patient eine eGK vorlegt, die aus technischen Gründen nicht einlesbar ist? (2)

1. Der Zahnarzt darf dann das Ersatzverfahren anwenden.
2. Die optisch erkennbaren Angaben, wie z. B. Nummer und Name der Krankenkasse, sind von der eGK in das Patientenverwaltungssystem aufzunehmen.
3. Der Zahnarzt bestätigt durch seine Unterschrift, dass der Patient bei der genannten Krankenkasse versichert ist.
4. Ein Rückgriff auf schon vorhandene Daten in der Patientenstammdatei ist keinesfalls zulässig.
5. Technische Gründe liegen auch vor, wenn bei einem Besuch kein mobiles Kartenterminal verfügbar ist.
6. Legt der im Ersatzverfahren behandelte Patient im gleichen Quartal bei einer weiteren Behandlung eine gültige eGK vor, muss diese eingelesen werden.

Lösungsziffern ______

12. In welchen Fällen kommt das Ersatzverfahren nicht zur Anwendung? (2)

1. Wenn das Kartenterminal defekt ist.
2. Wenn die Gesundheitskarte verschmutzt ist.
3. Bei einem telemedizinischem Zahnarzt- Patientenkontakt, wenn im Vorquartal ein gültiger Anspruchsnachweis vorgelegt worden ist.
4. Wenn der Versicherte anstelle der eGK nur einen schriftlichen Anspruchsnachweis seiner Krankenkasse vorlegt.
5. Wenn der Speicherchip auf der Gesundheitskarte defekt ist.
6. Wenn im Rahmen der Online-Prüfung festgestellt wird, dass die eGK gesperrt ist.

Lösungsziffern ______

→ *Lösungen zu diesen Aufgaben siehe S. 435*

Abrechnungswesen

13. Welche Aussage über die „Abrechnung zwischen Praxis – KZV – Krankenkasse" ist falsch? (1)

1. Soweit es technisch möglich ist, bevorzugt die KZV eine papierlose Abrechnung mit dem Zahnarzt.
2. Die KZV muss alle Abrechnungsdaten an die Krankenkasse in elektronischer Form übermitteln.
3. Zahnarztpraxen, die Ihre Abrechnungsdaten per Hand auf dem Papier einreichen, müssen bei vielen Kassenzahnärztlichen Vereinigungen einen höheren Verwaltungskostensatz entrichten.
4. Der Zahnarzt darf zur Abrechnung nur die von der KZV genehmigten Formulare und elektronischen Abrechnungsverfahren verwenden.
5. Eine fehlerhafte Abrechnung durch den Zahnarzt kann zu umfangreichen Berichtigungsanträgen seitens der Krankenkassen führen.
6. In der Regel fallen für den Zahnarzt die höchsten Gebühren an, wenn er die Abrechnungsdaten online bei der KZV einreicht.

Lösungsziffer ______ ☐

14. Welche Aussage über die Abrechnung zwischen KZV und Zahnarzt ist falsch? (1)

1. Die Zahnarztpraxen erhalten jeweils monatlich Honorarzahlungen von der KZV.
2. Die Honorarzahlungen umfassen die fünf Leistungsarten (KCH, KFO, ZE, PAR, KB).
3. Für ZE und PAR wird neben den monatlichen Abschlägen einmal im Quartal eine Restzahlung an den Zahnarzt geleistet.
4. Damit die genaue Höhe der Restzahlung ermittelt werden kann, muss eine Quartalsabrechnung durchgeführt werden.
5. Quartalsabrechnungen berücksichtigen auch Honorarberichtigungen, Kassengebühren und Verwaltungskosten.
6. Auf Antrag können die Zahnärzte auch einen Abschlag für Zahnersatz (ZE) erhalten.

Lösungsziffer ______ ☐

15. Ordnen Sie die nachfolgend genannten Krankenkassen der zutreffenden Gruppe zu. (6)

1 = Primärkasse
2 = Verband der Ersatzkassen e.V. (vdek)

A) Mobil Krankenkasse (ehem. BKK Mobil Oil) ______ ☐
B) KKH ______ ☐
C) LKK Landwirtschaftliche Krankenkasse ______ ☐
D) IKK classic ______ ☐
E) DAK-Gesundheit ______ ☐
F) TK Techniker Krankenkasse ______ ☐

→ Lösungen zu diesen Aufgaben siehe S. 435

16. Welche Aussagen über den „Bundesmantelvertrag Zahnärzte (BMV-Z)" sind falsch? (2)

Der BMV-Z ...

1. wird für Primär- und Ersatzkassen getrennt verhandelt.
2. erstreckt sich auf den Geltungsbereich des Sozialgesetzbuches.
3. wird zwischen der KZBV und den GKV-Spitzenverbänden geschlossen.
4. ist für die Krankenkassen und die Vertragszahnärzte verbindlich.
5. regelt Art und Umfang der Versorgung, er enthält auch Vorschriften zur Durchführung von Behandlungen.
6. ist ein Vertrag, der sich mit der Versorgung von Privatpatienten befasst.

Lösungsziffern ______ ☐ ☐

1.2.2 Patienten empfangen und begleiten

➡ Bema

1. Welche Aussagen zur Abrechenbarkeit der Bema-Nr. Ä1 sind richtig? (2)

Die Ä1 ...

1. kann als alleinige Leistung immer abgerechnet werden.
2. ist neben einer Besuchsgebühr abrechenbar.
3. ist neben der Bema-Nr. 02 abrechenbar.
4. kann anstelle einer Nr. 107 abgerechnet werden, wenn das Entfernen harter Zahnbeläge bereits 1x im Kalenderjahr abgerechnet worden ist.
5. kann mehrfach als alleinige Leistung in einem Quartal abgerechnet werden.
6. kann nur einmal an einem Tag abgerechnet werden.

Lösungsziffern ______ ☐ ☐

2. Welche Aussagen zur Abrechenbarkeit der Bema-Nr. Ä1 sind [1] richtig oder [6] falsch? (6)

Die Bema-Nr. Ä1 kann abgerechnet werden ...

A) immer als erste Leistung im Quartal ______ ☐

B) für das Ausstellen einer Überweisung ______ ☐

C) nur zweimal pro Kalenderhalbjahr ______ ☐

D) neben der Bema-Nr. 01 ______ ☐

E) mehrmals pro Tag in getrennten Sitzungen als alleinige Leistung ______ ☐

F) immer als Ersatzleistung für eine andere Position ______ ☐

⟶ *Lösungen zu diesen Aufgaben siehe S. 435*

3. Eine Beratung nach der Bema-Nr. Ä1 wird als alleinige Leistung abgerechnet. In welchen Fällen ist sie zusammen mit der Bema-Nr. 03 [1] abrechenbar oder [2] nicht abrechenbar? (6)

A) Ausstellen einer Überweisung mit Beratung durch den Zahnarzt während der Sprechstunde ______ ☐

B) Beratung durch den Zahnarzt in der Mittagspause ______ ☐

C) Beratung um 18:00 Uhr im Notdienst durch den Zahnarzt bei einem Patienten, der bereits vormittags zur Beratung in der Praxis war ______ ☐

D) telefonische Beratung durch den Zahnarzt während der Sprechstunde ______ ☐

E) telefonische Terminvergabe durch die Helferin ______ ☐

F) telefonische Beratung durch den Zahnarzt im Notdienst ______ ☐

4. Welche Aussagen zur Abrechnung der Ä1 sind richtig, wenn sich ein Krankheitsfall über zwei Quartale erstreckt und im neuen Quartal kein abweichender Befund vorliegt? (2)

1. Wurde im Vorquartal bereits eine Ä1 abgerechnet, dann ist im Folgequartal die Ä1 nur abrechenbar, wenn zwischen beiden Beratungen ein Zeitraum von mehr als 10 Kalendertagen liegt.
2. Wurde im Vorquartal bereits eine Ä1 abgerechnet, dann ist im Folgequartal die Ä1 nur abrechenbar, wenn zwischen beiden Beratungen ein Zeitraum von mehr als 8 Kalendertagen liegt.
3. Wurde im Vorquartal bereits eine 01 abgerechnet, dann ist im Folgequartal die Ä1 nur abrechenbar, wenn zwischen beiden Leistungen ein Zeitraum von mehr als 8 Kalendertagen liegt.
4. Wurde im Vorquartal bereits eine 01 abgerechnet, dann ist im Folgequartal die Ä1 nur abrechenbar, wenn zwischen beiden Leistungen ein Zeitraum von mehr als 10 Kalendertagen liegt.
5. Als alleinige Leistung ist eine Ä1 im Folgequartal immer abrechenbar.
6. Wurde im Vorquartal bereits eine 01 oder Ä1 abgerechnet, dann ist im Folgequartal die Ä1 nur abrechenbar, wenn zwischen beiden Leistungen ein Zeitraum von mehr als 18 Kalendertagen liegt.

Lösungsziffern ______ ☐ ☐

5. Welche Aussagen zur Abrechenbarkeit der Ä1 im Zusammenhang mit einem Telefongespräch sind richtig? (2)

1. Zu Beginn eines Behandlungsfalls ist eine telefonische Beratung nicht abrechenbar.
2. Der Zahnarzt muss immer die telefonische Beratung durchführen.
3. Kann der Patient nicht sprechen, dann ist auch eine telefonische Beratung des Ehepartners möglich.
4. Eine telefonische Beratung des Erziehungsberechtigten durch den Zahnarzt ist nicht als Ä1 abrechenbar.
5. Telefonische Terminabsprachen dürfen als Ä1 abgerechnet werden.
6. Telefonische Beratungen dürfen höchstens dreimal je Behandlungsfall abgerechnet werden.

Lösungsziffern ______ ☐ ☐

→ *Lösungen zu diesen Aufgaben siehe S. 435*

Abrechnungswesen

6. Welche Aussagen über die Abrechenbarkeit der Ä1 sind [1] richtig oder [6] falsch? (6)

A) Wird in der ersten Sitzung im Quartal eine Beratung neben einer zahnärztlichen Leistung durchgeführt, dann ist ausnahmslos eine Ä1 abrechenbar. ______

B) Ein Patient sucht zum Abschluss einer Behandlung seinen Zahnarzt auf. Auf dem Weg dorthin rutscht er aus und bricht sich eine Ecke am Zahn 11 ab. Der Zahnarzt berät Ihn über die Versorgung von Zahn 11 und macht einen mesialen Eckenaufbau. Die Ä1 ist abrechenbar, wenn es sich um die 1. Sitzung in einem neuen Quartal handelt. ______

C) Die Ä1 ist immer neben einer IP1, IP2 oder IP5 abrechenbar, wenn es die erste zahnärztliche Leistung im Quartal ist. ______

D) Mit einer FU1 oder FU2 ist eine Ä1 immer zusammen abrechenbar, weil die Ä1 nicht Bestandteil der beiden Früherkennungsuntersuchungen ist. ______

E) Wird in derselben Sitzung neben einer 01 eine Beratung vorgenommen, dann ist die Ä1 nicht abrechenbar. ______

F) Für das Ausstellen einer Überweisung mit Beratung während der Sprechstunde ist die Ä1 abrechenbar. ______

7. Welche Aussage zur Abrechenbarkeit der Bema-Nummer 02 ist falsch? (1)

1. Wird die Bema-Nr. 02 in der ersten Sitzung im Quartal abgerechnet, ist sie auch neben der Bema-Nr. Ä1 abrechenbar.
2. Ist zur Behandlung der Ohnmacht eine Injektion notwendig, ist diese zusätzlich nach der entsprechenden Leistungsnummer der GOÄ abrechenbar.
3. Wird eine 01 durchgeführt, so ist in der gleichen Sitzung auch eine 02 abrechenbar.
4. Neben der 02 kann auch ein Zuschlag nach der Bema-Nr. 03 abgerechnet werden.
5. Damit die 02 abrechenbar ist, muss dem Zahnarzt selbst ein zusätzlicher Zeitaufwand entstanden sein, der ihm durch Betreuung bzw. Behandlung des Ohnmächtigen entstanden ist.
6. Ein zusätzlicher Zeitaufwand liegt nicht vor, wenn der Kranke nur unter Aufsicht der Fachangestellten ruht.

Lösungsziffer ______

8. Welche Aussagen zur Abrechenbarkeit der Bema-Nr. 03 sind richtig? (2)

Die Bema-Nr. 03 ist abrechenbar ...

1. wenn der Patient bereits vor Ablauf der Sprechstunde in der Praxis erschienen war, aber erst nachher behandelt werden konnte.
2. auch im eingeteilten offiziellen Notdienst.
3. immer mit Angabe einer Uhrzeit, außer bei Nacht von 20:00–8:00 Uhr.
4. wenn der Patient eine Stunde nach seinem Bestelltermin erscheint und sich Zahnstein (keine dringend notwendige zahnärztliche Leistung) entfernen lässt.
5. für Besuche außerhalb der Sprechstundenzeiten.
6. höchstens einmal je Sitzung.

Lösungsziffern ______

→ *Lösungen zu diesen Aufgaben siehe S. 435*

9. Patient Müller verspürt seit Freitag Schmerzen im linken Oberkiefer. Ordnen Sie die abrechenbaren Bema-Nummern (den nachfolgenden Handlungen des Patienten) richtig zu. (6)

1 = Ä1	4 = 01 + 03
2 = 01	5 = 01 + Ä1
3 = Ä1 + 03	6 = keine Abrechnung

A) Herr Müller ruft am Sonntagmorgen den Notdienst an und die ZFA bietet ihm an, in einer Stunde in die Praxis zu kommen, oder am Montag die Schmerzsprechstunde zu nutzen. ______ ☐

B) Herr Müller geht am Sonntagmorgen in den Notdienst und wird vom Zahnarzt beraten. ______ ☐

C) Herr Müller geht am Sonntagnachmittag erneut zur Beratung durch den Zahnarzt in dieselbe Praxis und erhält ein Rezept. ______ ☐

D) Herr Müller wird am Sonntag von dem Zahnarzt telefonisch beraten, der Notdienst hat. ______ ☐

E) Herr Müller entschließt sich, erst am Montag in die Schmerzsprechstunde in die Zahnarztpraxis zu gehen und wird dort nur vom Zahnarzt beraten. ______ ☐

F) Herr Müller hat am Dienstag einen Termin zur 01 in der Zahnarztpraxis. Er lässt sich gleichzeitig wegen seiner Schmerzen vom Zahnarzt beraten. ______ ☐

10. Welche Aussage zur Abrechenbarkeit der Bema-Nummer 04 (Erhebung des PSI-Code) ist richtig? (1)

Die Bema-Nr. 04 kann ...

1. einmal im Kalenderjahr abgerechnet werden.
2. einmal in zwei Jahren abgerechnet werden.
3. einmal in drei Jahren abgerechnet werden.
4. einmal im Kalenderhalbjahr abgerechnet werden.
5. bei Kindern bis zum vollendeten 6. Lebensjahr nicht abgerechnet werden.
6. jedes 5. Quartal abgerechnet werden.

Lösungsziffer ______ ☐

11. Welche Aussage im Zusammenhang mit der Bema-Nummer 04 bei gesetzlich Versicherten ist falsch? (1)

1. Der PSI-Code kann auch bei Kindern in eingeschränkter Form erhoben werden.
2. Eine behandlungsbedürftige Parodontopathie liegt vor, bei Feststellung eines PSI-Codes 3 oder 4.
3. Bei Erwachsenen wird das gesamte Gebiss bei der Befundung in Sextanten eingeteilt.
4. Alle bleibenden Zähne werden an 6 Stellen bewertet.
5. Die Bema-Nr. 04 ist in der gleichen Sitzung zusammen mit der Bema-Nr. 01 abrechenbar.
6. Die Bema-Nr. 04 ist innerhalb der PAR-Therapiestrecke nicht abrechenbar.

Lösungsziffer ______ ☐

→ Lösungen zu diesen Aufgaben siehe S. 435

12. Welche Aussagen zur Abrechenbarkeit der Bema-Nummer 05 bei gesetzlich Versicherten sind [1] richtig oder [6] falsch? (6)

Die Bema-Nr. 05 ist abrechenbar ...

A) zur Früherkennung von Karzinomen. ____ ☐

B) bei einer Leukoplakie, Erythroplakie oder Lichen planus. ____ ☐

C) einmal innerhalb von zwei Jahren. ____ ☐

D) für mikrobiologische Untersuchungen. ____ ☐

E) auch für die Portokosten für den Versand zur zytologischen Untersuchung. ____ ☐

F) wenn die Entnahme des Zellmaterials durch Bürstenabstrich erfolgt. ____ ☐

13. Welche Aussagen zur Abrechenbarkeit der Bema-Nummer 8 bei gesetzlich Versicherten sind falsch? (2)

Die Bema-Nr. 8 ...

1. ist nicht abrechenbar, wenn der Befund ergibt, dass der Zahn nicht erhaltungswürdig ist.
2. ist auch für elektrische Prüfmethoden abrechenbar.
3. ist nur einmal je Sitzung abrechenbar.
4. ist je Zahn und Sitzung einmal abrechenbar.
5. ist in einer Sitzung zusammen mit Röntgenaufnahmen nach Ä925a-d abrechenbar.
6. ist auch bei der Versorgung mit Kronen und Brücken auf dem Erfassungsschein abrechenbar.

Lösungsziffern ____ ☐ ☐

14. Welche Aussagen zur Abrechenbarkeit der Bema-Nummer 10 bei gesetzlich Versicherten sind richtig? (2)

Die Bema-Nr. 10 ist ...

1. nach einer PAR-Behandlung an freiliegenden Zahnhälsen abrechenbar.
2. viermal abrechenbar, wenn in einer Sitzung die überempfindlichen Zahnflächen aller Eckzähne behandelt werden.
3. ist abrechenbar im Anschluss von Einschleifmaßnahmen (Bema-Nr. 89) vor der Eingliederung von Brücken und Prothesen.
4. abrechenbar, wenn eine Verordnung über ein Medikament zur Selbstbehandlung überempfindlicher Zahnflächen ausgestellt wird.
5. nur einmal pro Kalenderjahr abrechenbar.
6. für das prophylaktische (vorbeugende) Fluoridieren zur Zahnschmelzhärtung abrechenbar.

Lösungsziffern ____ ☐ ☐

→ *Lösungen zu diesen Aufgaben siehe S. 435*

15. Welche Aussagen zur Abrechenbarkeit der Bema-Nummer 105 bei gesetzlich Versicherten sind falsch? (2)

Die Bema-Nr. 105 ...

1. ist für die medikamentöse Behandlung von Mundschleimhauterkrankungen abrechenbar.
2. ist vor einer systematischen PAR-Behandlung (Bema-Nrn. AIT, CPT oder UPTc) abrechenbar.
3. ist mehrfach in einer Sitzung abrechenbar, wenn die behandelten Schleimhautbereiche nicht zusammenhängen.
4. enthält bereits die Kosten für die Medikamente für die Behandlung durch den Zahnarzt.
5. ist abrechenbar, wenn Medikamente zur häuslichen Anwendung verordnet werden.
6. ist in einer Sitzung zusammen mit den Bema-Nrn. 106 und 107 abrechenbar.

Lösungsziffern ______ ☐ ☐

16. Welche Aussagen zur Abrechenbarkeit der Bema-Nummer 105 bei gesetzlich Versicherten sind richtig? (2)

Die Bema-Nr. 105 ...

1. ist für die medikamentöse Behandlung einer leichten Form der Dentitio difficilis abrechenbar.
2. ist immer während einer systematischen PAR-Behandlung (Bema-Nrn. AIT, CPT oder UPTc) abrechenbar.
3. darf in einer Sitzung nicht zusammen mit der Bema-Nr. 107 abgerechnet werden.
4. ist je Kieferhälfte oder Frontzahnbereich abrechenbar.
5. ist je Sitzung abrechenbar.
6. ist nicht abrechenbar, wenn ein Druckgeschwür oder eine Stomatitis behandelt wird.

Lösungsziffern ______ ☐ ☐

17. Heute wurde bei einem gesetzlich Versicherten eine Prothesendruckstelle (Decubitus) medikamentös behandelt. Welche Aussage ist in diesem Zusammenhang falsch? (1)

Die Bema-Nr. 105 ...

1. darf auch einen Monat nach der Eingliederung abgerechnet werden, wenn die Behandlung der Druckstelle durch einen anderen Zahnarzt (z. B. Vertreter) vorgenommen wird.
2. darf erst drei Monate nach der Eingliederung abgerechnet werden, wenn die Behandlung von demselben Zahnarzt ausgeführt wird.
3. darf zusammen mit der Bema-Nr. 106 abgerechnet werden, wenn in der gleichen Sitzung an der Prothese selbst Veränderungen vorgenommen werden.
4. darf nach Ablauf der 3-Monats-Frist höchstens einmal je Quartal abgerechnet werden, wenn die Behandlung durch denselben Zahnarzt erfolgt.
5. darf erst drei Monate nach der Wiederherstellung der Prothese abgerechnet werden, wenn die Behandlung von demselben Zahnarzt ausgeführt wird.
6. ist innerhalb der ersten drei Monate nach der Eingliederung der Prothese nicht abrechenbar, wenn die Behandlung durch denselben Zahnarzt durchgeführt wird.

Lösungsziffer ______ ☐

→ *Lösungen zu diesen Aufgaben siehe S. 435*

18. Für welche Leistung ist die Bema-Nummer 106 bei gesetzlich Versicherten nicht abrechenbar? (1)

1. für das Beseitigen scharfer Zahnkanten
2. für das Beseitigen überstehender Kronenränder
3. für das Beseitigen alter überstehender Füllungsränder
4. für das Ausschleifen devitaler Milchzähne
5. für das Beseitigen von Klammern nach dem Entfernen von Zähnen
6. für Füllungspolituren

Lösungsziffer ______ ☐

19. Welche Aussagen zur Abrechenbarkeit der Bema-Nummer 106 bei gesetzlich Versicherten im Zusammenhang mit dem Schleifen an neuen bzw. wiederhergestellten Prothesen sind [1] richtig oder [6] falsch? (6)

A) Verursacht die Prothese ein Druckgeschwür (Decubitus), so kann für das Beschleifen der Prothese immer die Bema-Nr. 106 abgerechnet werden. ______ ☐

B) Wird eine störende Prothesenstelle durch Beschleifen beseitigt, dann muss der behandelnde Zahnarzt die „Drei-Monats-Frist", wie bei der medikamentösen Behandlung von Druckstellen (Bema-Nr. 105), beachten. ______ ☐

C) Die Bema-Nr. 106 darf in einer Sitzung mit der Bema-Nr. 105 abgerechnet werden. ______ ☐

D) Eine gleichzeitige Abrechnung der Bema-Nr. 106 mit der Bema-Nr. 89 ist für denselben Kiefer zulässig. ______ ☐

E) Im Gegensatz zur Bema-Nr. 89 wird die Bema-Nr. 106 nicht über den HKP abgerechnet. ______ ☐

F) Die „Drei-Monats-Frist" ist auch zu beachten, wenn sich der Patient z. B. im Urlaub befindet und einen anderen Zahnarzt aufsucht. ______ ☐

20. Welche Aussagen zur Abrechenbarkeit der Bema-Nummer 107 bei gesetzlich Versicherten sind falsch? (2)

Die Bema-Nr. 107 ...

1. kann auch zusammen mit einer Infiltrationsanästhesie oder Leitungsanästhesie abgerechnet werden, wenn eine Schmerzausschaltung erforderlich ist.
2. kann während einer PAR-Behandlung zusätzlich zu den Bema-Nrn. AIT, CPT oder UPTc abgerechnet werden.
3. darf nur einmal pro Kalenderjahr abgerechnet werden.
4. ist nicht abrechenbar für das Entfernen weicher Zahnbeläge.
5. ist für das Entfernen von Zahnstein an festsitzendem und herausnehmbarem Zahnersatz abrechenbar.
6. kann zusammen mit einer Oberflächenanästhesie abgerechnet werden, die dem Patienten privat in Rechnung gestellt wird.

Lösungsziffern ______ ☐ ☐

→ *Lösungen zu diesen Aufgaben siehe S. 435*

21. Welche Aussage zur Abrechenbarkeit der Bema-Nummer 01k bei gesetzlich Versicherten ist falsch? (1)

Die Bema-Nr. 01k ...

1. schließt die Leistungen der Bema-Nummer 01 mit ein.
2. kann nur von dem Zahnarzt bzw. Kieferorthopäden abgerechnet werden, der auch die spätere kieferorthopädische Behandlungsplanung durchführt.
3. beinhaltet u. a. eine spezielle kieferorthopädische Anamnese und Untersuchung.
4. ist frühestens nach Ablauf von 6 Monaten erneut abrechenbar.
5. umfasst die Feststellung des kieferorthopädischen Indikationsgrades (KIG) nur dann, wenn der Zahnarzt oder Kieferorthopäde bei der Untersuchung zum Ergebnis kommt, dass mit der Behandlung zu beginnen ist.
6. ist während der kieferorthopädischen Behandlung erneut abrechenbar.

Lösungsziffer ______ ☐

22. Entscheiden Sie, wie häufig die folgenden Bema-Nummern abrechenbar sind. Ordnen Sie die passende Abrechnungsvorschrift der jeweiligen Bema-Nr. zu. (6)

1 = je Zahn
2 = je Sitzung
3 = einmal je Sitzung in einem Kalenderjahr
4 = einmal innerhalb von 6 Monaten
5 = einmal innerhalb von 12 Monaten
6 = einmal in 2 Jahren

A) 10 ______ ☐
B) 04 ______ ☐
C) 05 ______ ☐
D) 8 ______ ☐
E) 106 ______ ☐
F) 107 ______ ☐

➡ GOZ/GOÄ

23. Welche Aussagen stimmen mit dem in der Gebührenordnung für Ärzte GOÄ verwenden Begriff „Behandlungsfall" überein? Ein Behandlungsfall... (2)

1. erstreckt sich über einen Zeitraum von drei Monaten (90 Tage).
2. erstreckt sich auf den Zeitraum eines Monats (30 Tage).
3. beginnt mit der ersten Inanspruchnahme eines Zahnarztes seit Erkrankungsanfang.
4. endet immer mit Ablauf der Monate März, Juni, September oder Dezember.
5. endet immer mit Ablauf des Monats, in dem der Zahnarzt erstmals zur Behandlung einer Erkrankung aufgesucht worden ist.
6. verlängert sich um 14 Tage, wenn ein neuer Krankheitsfall zu der bisher behandelten Krankheit hinzukommt.

Lösungsziffern ______ ☐ ☐

→ Lösungen zu diesen Aufgaben siehe S. 435

24. Welche Aussagen zur Berechnung des Honorars nach der Gebührenordnung für Zahnärzte GOZ sind richtig? (2)

1. Der Punktwert von 5,62421 Cent wurde mit der Reform der GOZ 2012 um 1 Cent angehoben.
2. Den Gebührensatz bzw. Einfachsatz einer Leistung berechnet man, indem man die Punktzahl der Leistung mit dem Punktwert multipliziert.
3. Den Gebührensatz bzw. Einfachsatz einer Leistung berechnet man, indem man die Punktzahl der Leistung durch den Punktwert teilt.
4. Zur Honorarberechnung einer Leistung multipliziert man den Gebührensatz mit dem Steigerungsfaktor.
5. Zur Honorarberechnung einer Leistung teilt man den Gebührensatz durch den Steigerungsfaktor.
6. Bei der Berechnung des Honorars von Privatpatienten wird das Ergebnis entgegen der kaufmännischen Rundung immer auf die zweite Nachkommastelle des sich ergebenen Eurobetrags abgerundet.

Lösungsziffern ______ ☐ ☐

25. Welche Aussagen zu den Steigerungsfaktoren sind falsch? (2)

1. Die Höhe der einzelnen Gebühr wird berechnet, indem man den Gebührensatz mit einem Steigerungsfaktor multipliziert.
2. Der Gebührensatz kann ohne Vereinbarung bis zum 3,5-fachen gesteigert werden.
3. Für Leistungen mit einem unterdurchschnittlichen Schwierigkeitsgrad ist ein Steigerungsfaktor von 0,5 auf den Gebührensatz anzuwenden.
4. Ab einem Steigerungsfaktor von mehr als 2,3 muss der Zahnarzt eine Begründung angeben.
5. Ein Steigerungsfaktor über 3,5 darf vom Zahnarzt nur verlangt werden, wenn er vor der Behandlung eine schriftliche Vereinbarung mit dem Patienten getroffen hat.
6. Der 1,8-fache Gebührensatz bildet die nach Schwierigkeit und Zeitaufwand durchschnittliche Leistung ab.

Lösungsziffern ______ ☐ ☐

26. Welche Aussagen zur Abrechenbarkeit der GOZ-Nr. 0010 sind [1] richtig oder [6] falsch? (6)

Die GOZ-Nr. 0010 ...

A) enthält keine Beratung des Patienten. ______ ☐

B) ist nicht abrechenbar, wenn eine erneute Befunderhebung bei einer Kontrolluntersuchung vorgenommen wird. ______ ☐

C) ist in derselben Sitzung nicht zusammen mit der eingehenden Beratung GOÄ-Nr. Ä3 abrechenbar. ______ ☐

D) ist in derselben Sitzung zusammen mit der Beratung GOÄ-Nr. Ä1 abrechenbar. ______ ☐

E) ist in einem Behandlungsfall nur einmal abrechenbar. ______ ☐

F) ist in derselben Sitzung zusammen mit der symptombezogenen Untersuchung GOÄ-Nr. Ä5 abrechenbar. ______ ☐

→ *Lösungen zu diesen Aufgaben siehe S. 435*

27. Welche Aussagen zur Abrechenbarkeit von symptombezogenen Untersuchungen nach der GOÄ-Nr. Ä5 und vollständigen körperlichen Untersuchungen eines Organsystems nach der GOÄ-Nr. Ä6 sind falsch? (2)

1. Die GOÄ-Nr. Ä5 ist einmal pro Behandlungsfall abrechenbar.
2. Die GOÄ-Nr. Ä5 ist in derselben Sitzung zusammen mit der GOÄ-Nr. Ä6 abrechenbar.
3. Die GOÄ-Nr. Ä5 ist unter Umständen am selben Tag noch einmal abrechenbar.
4. Zahnärzte dürfen die GOÄ-Nr. Ä6 als alleinige Leistung abrechnen.
5. Zu beiden GOÄ-Nummern sind die Zuschläge A, B, C, D und K1 zusätzlich abrechenbar.
6. Die GOÄ-Nr. Ä6 ist nur zusammen mit der GOÄ-Nr. Ä1 abrechenbar.

Lösungsziffern ______ ☐ ☐

28. Welche Aussagen zur Abrechenbarkeit der Zuschläge A, B, C, D sind richtig? (2)

Die Zuschläge ...

1. sind zu Beratungen (GOÄ-Nr. Ä1 und Ä3) abrechenbar.
2. sind zu Leistungen nach der GOZ abrechenbar.
3. sind zu den Untersuchungen GOÄ-Nr. Ä5 und Ä6 abrechenbar.
4. dürfen höchstens mit dem 1,8-fachen des Gebührensatzes berechnet werden.
5. B und C sind jeweils zusammen mit dem Zuschlag A abrechenbar.
6. A, B, C und D sind neben der eingehenden Untersuchung (GOZ-Nr. 0010) abrechenbar.

Lösungsziffern ______ ☐ ☐

29. Welche Aussagen zur Abrechenbarkeit des Zuschlags K1 sind [1] richtig oder [6] falsch? (6)

Der Zuschlag K1 ist ...

A) abrechenbar, wenn das Kind höchstens 3 Jahre alt ist. ______ ☐

B) abrechenbar, wenn die altersmäßigen Voraussetzungen vorliegen und außerdem mindestens eine weitere beliebige zahnärztliche Leistung nach der GOZ oder GOÄ erbracht worden ist. ______ ☐

C) frühestens abrechenbar, wenn das Kind das 1. Lebensjahr vollendet hat. ______ ☐

D) nicht zu einer Beratung nach der GOÄ-Nr. Ä1 abrechenbar. ______ ☐

E) nicht zu einer eingehenden Beratung nach der GOÄ-Nr. Ä3 abrechenbar. ______ ☐

F) zu der GOZ-Nr. 0010 abrechenbar, wenn die altersmäßigen Voraussetzungen erfüllt sind. ______ ☐

→ *Lösungen zu diesen Aufgaben siehe S. 435*

30. Frau Klein sucht mit ihrer 36 Monate alten Tochter Isabella die Zahnarztpraxis auf. Die Tochter zeigt unbestimmte Schmerzsymptome, die möglicherweise auf eine unzureichende Mundhygiene zurückzuführen sind. Entscheiden Sie, ob der Zahnarzt den Zuschlag K1 abrechnen darf. Ordnen Sie zu. (6)

1 = K1 ist abrechenbar
2 = K1 ist nicht abrechenbar

A) Frau Klein wird wegen der Schmerzsymptome der Tochter 15 Minuten lang beraten. ☐

B) Frau Klein wird nach einer eingehenden Untersuchung der Mundhöhle der Tochter beraten, worauf sie zukünftig bei der Mundhygiene achten soll. ☐

C) Frau Klein wird wegen der Schmerzsymptome der Tochter kurz beraten. ☐

D) Frau Klein wird nach einer symtombezogenen Untersuchung der Mundhöhle der Tochter beraten, worauf sie zukünftig bei der Mundhygiene achten soll. ☐

E) Frau Klein wird nach einer Untersuchung des stomatognathen Systems der Tochter beraten worauf sie zukünftig bei der Mundhygiene achten soll. ☐

F) Der Zahnarzt führt an der Tochter Isabella eine symptombezogene Untersuchung durch. ☐

31. Ein privat versicherter Patient sucht am Samstag um 20:30 Uhr eine Zahnarztpraxis im Notdienst auf. Die Praxis hat samstags üblicherweise keine Sprechstundenzeiten. Welche Leistungen sind für eine symptombezogene Untersuchung und kurze Beratung nach der GOZ bzw. GOÄ abrechenbar? (1)

1. 0010, Ä1 und Zuschlag C, D
2. Ä5, Ä1 und Zuschlag B, ½ D
3. 0010, Ä1 und Zuschlag C, ½ D
4. Ä5, Ä1 und Zuschlag C, D.
5. Ä5, Ä1 und Zuschlag B, D
6. 0010, Ä1 und Zuschlag B, ½ D

Lösungsziffer ☐

32. Ein 30-jähriger privat versicherter Patient hat sich bei einem Sportunfall einen Schneidezahn ausgeschlagen. Er sucht am Dienstag um 17:45 Uhr eine Zahnarztpraxis auf. Die übliche Sprechstunde hat vor einer Viertelstunde geendet. Welche Leistungen sind u.a. für die symptombezogene Untersuchung und Beratung (5 min Dauer) nach der GOZ bzw. GOÄ abrechenbar? (1)

1. Ä5, Ä3 und Zuschlag A
2. Ä6, Ä3 und Zuschlag A
3. Ä5, Ä1 und Zuschlag A
4. Ä6, Ä3 und Zuschlag B
5. Ä5, Ä1 und Zuschlag B
6. Ä6, Ä1 und Zuschlag B

Lösungsziffer ☐

⟶ *Lösungen zu diesen Aufgaben siehe S. 435*

33. Welche Aussagen zur Abrechenbarkeit der GOÄ-Nrn. Ä1 und Ä3 sind [1] richtig oder [6] falsch? (6)

A) Die Ä1 ist auch für telefonische Beratungen durch den Zahnarzt abrechenbar. ☐
B) Die Ä1 ist in einer Sitzung neben der GOÄ-Nr. Ä3 abrechenbar. ☐
C) Die Ä3 ist nur abrechenbar, wenn die Beratung mindestens 5 Minuten dauert. ☐
D) Die Ä3 darf nicht für eine telefonische Beratung durch den Zahnarzt abgerechnet werden. ☐
E) Die Ä3 ist in einer Sitzung nicht zusammen mit einer anderen zahnärztlichen Leistung (z. B. Mundbehandlung GOZ-Nr. 4020) abrechenbar. ☐
F) Die Ä1 ist in einem Behandlungsfall nur einmal neben anderen Leistungen der GOZ bzw. der GOÄ (Abschnitte C–O) abrechenbar. ☐

34. Entscheiden Sie, wie nach der GOZ bzw. GOÄ abzurechnen ist. Ein 18-jähriger privat versicherter Patient wird erstmalig von einem Zahnarzt beraten und untersucht. Ordnen Sie den unten beschriebenen Leistungen die jeweils richtige Lösungsziffer zu. (6)

1 = Ä3, Ä5
2 = Ä1, Ä5
3 = 0010, Ä3
4 = Ä3, Ä6
5 = 0010, Ä1
6 = Ä1, Ä6

A) vollständige körperliche Untersuchung des stomatognathen Systems und Beratung ☐
B) eingehende Untersuchung und Beratung ☐
C) kurze Untersuchung und Beratung ☐
D) symptombezogene Untersuchung und eingehende Beratung(10 min) ☐
E) eingehende Untersuchung und eingehende, das gewöhnliche Maß übersteigende Beratung (Dauer 15 min) ☐
F) vollständige körperliche Untersuchung des stomatognathen Systems und eingehende Beratung (Dauer 10 min) ☐

35. Unterscheiden Sie Abrechnungsbestimmungen zu Beratungen und Untersuchungen nach dem Bema von denen aus der GOZ bzw. GOÄ. Ordnen Sie zu. (6)

1 = Bestimmung trifft nur auf die GOZ bzw. GOÄ zu
2 = Bestimmung trifft nur auf den Bema zu

A) Beratungen sind unabhängig von ihrer Dauer nur mit einer einzigen Gebührennummer abrechenbar. ☐
B) Die eingehende Untersuchung ist mehrfach in einem Kalenderhalbjahr abrechenbar. ☐
C) Eine Abrechnung von Untersuchungsleistungen zusammen mit Beratungen in derselben Sitzung ist zulässig. ☐
D) Für Beratungen außerhalb der Sprechstunde können je nach Uhrzeit unterschiedliche Zuschläge berechnet werden. ☐
E) Die eingehende Untersuchung enthält bereits eine Beratung. ☐
F) Es gibt nur eine einzige abrechenbare Gebührennummer für eine Untersuchung. ☐

→ Lösungen zu diesen Aufgaben siehe S. 435

36. Welche Aussagen zur Abrechenbarkeit der GOZ-Nr. 2010 Behandlung überempfindlicher Zahnflächen sind falsch? (2)

Die GOZ-Nr. 2010 ist ...

1. je Kiefer abrechenbar.
2. je Sitzung abrechenbar.
3. in einer weiteren Sitzung erneut abrechenbar, wenn die Behandlung wiederholt werden muss.
4. nur an bleibenden Zähnen abrechenbar.
5. zusammen mit der GOZ-Nr. 1020 Lokale Fluoridierung zur Verbesserung der Zahnhartsubstanz in einer Sitzung abrechenbar.
6. zusammen in einer Sitzung mit der GOZ-Nr. 4050 Entfernung harter und weicher Zahnbeläge abrechenbar.

Lösungsziffern ______ ☐ ☐

37. Welche Aussagen zur Abrechenbarkeit der GOZ-Nr. 4020 Lokalbehandlung von Mundschleimhauterkrankungen sind [1] richtig oder [6] falsch? (6)

Die GOZ-Nr. 4020 ...

A) ist immer nur einmal je Sitzung abrechenbar. ______ ☐

B) ist bei getrennten Behandlungsmaßnahmen in verschiedenen Regionen der Mundschleimhaut, die in einer Sitzung erbracht werden, zweimal abrechenbar. ______ ☐

C) ist je gespülter Zahnfleischtasche abrechenbar. ______ ☐

D) ist für die medikamentöse Behandlung der Mundschleimhaut abrechenbar, wenn dieses durch eine neu eingegliederte Prothese notwendig wurde. ______ ☐

E) ist im Zusammenhang mit einer medikamentösen Behandlung eines erschwerten Zahndurchbruches abrechenbar, wenn hierzu lediglich ein Medikament auf die Schleimhautoberfläche aufgetragen wird. ______ ☐

F) umfasst nicht die Kosten für das verwendete Medikament. Dieses kann zusätzlich abgerechnet werden. ______ ☐

38. Welche Aussagen hinsichtlich der Abrechenbarkeit der GOZ-Nr. 4030 Beseitigung von scharfen Zahnkanten sind [1] richtig oder [6] falsch? (6)

Die GOZ-Nr. 4030 ist ...

A) je Sitzung abrechenbar. ______ ☐

B) je Kieferhälfte oder Frontzahnbereich abrechenbar. ______ ☐

C) je Zahnpaar abrechenbar. ______ ☐

D) in einer Sitzung am gleichen Zahn zusammen mit der GOZ-Nr. 4040 „Grobeinschleifen" abrechenbar. ______ ☐

E) für das Beseitigen von überstehenden Kronenrändern oder störenden Prothesenrändern abrechenbar. ______ ☐

F) auch am natürlichen Zahn für das Beseitigen parodontaler Reizfaktoren (z. B. Schmelzsporn) abrechenbar. ______ ☐

→ *Lösungen zu diesen Aufgaben siehe S. 435*

39. Ordnen Sie den nachfolgend beschriebenen Leistungen die zutreffenden GOZ-Nummern richtig zu. Tragen Sie hierzu die zutreffenden Nummern in die Lösungskästchen ein. (6)

[1] = 4030
[2] = 2 x 4030
[3] = 4040
[4] = 2 x 8100
[5] = nicht abrechenbar

A) systematische Einschleifmaßnahmen am natürlichen Gebiss infolge einer funktionellen Analyse an den Zähnen 14, 24, 34, 44 ______ ☐

B) Einschleifen des natürlichen Gebisses an den Zähnen 14 und 24 zur Beseitigung grober funktioneller Störungen ______ ☐

C) Beseitigen des überstehenden Kronenrandes an Zahn 35 und Beseitigen der scharfen Zahnkante an 46 ______ ☐

D) Beseitigung von überstehenden Füllungsrändern an den Zähnen 35 und 36______ ☐

E) Einschleifen der neu eingegliederten Kronen an den Zähnen 11 und 21 zur Beseitigung grober Vorkontakte der Okklusion und Artikulation ______ ☐

F) Im Rahmen einer systematischen PAR-Behandlung werden am natürlichen Gebiss im Frontzahnbereich diagnostizierte Frühkontakte eingeschliffen. ______ ☐

40. Bei der Entfernung von Zahnbelägen unterscheidet man die GOZ-Nr. 4050 und 4055. Welche Aussagen sind hinsichtlich der Abrechenbarkeit dieser Ziffern [1] richtig oder [6] falsch? (6)

A) Beide Nummern können in einem Jahr mehrfach für den jeweils betreffenden Zahn abgerechnet werden. ______ ☐

B) Beide Nummern sind auch an einem Implantat oder Brückenglied abrechenbar. ______ ☐

C) Beide Nummern sind für das wiederholte Entfernen harter Beläge im Frontzahnbereich abrechenbar, wenn die vorangegangene Entfernung mindestens 20 Tage zurückliegt. ______ ☐

D) Beide Nummern sind für das Entfernen weicher Zahnbeläge abrechenbar. ______ ☐

E) Die Nr. 4050 ist in einer Sitzung im gesamten OK höchstens 8-mal abrechenbar, wenn die 8er fehlen und die 4er mehrwurzelig sind. ______ ☐

F) Die Nr. 4055 ist in einer Sitzung im gesamten UK nur 6-mal abrechenbar, wenn die 8er fehlen. ______ ☐

→ *Lösungen zu diesen Aufgaben siehe S. 435*

41. Welche Aussagen zur Abrechenbarkeit der GOZ-Nr. 4060 Kontrolle nach Entfernung harter und weicher Zahnbeläge sind falsch? (2)

Die GOZ-Nr. 4060 ist ...

1. in einer Sitzung am selben Zahn zusammen mit der GOZ-Nr. 4050 abrechenbar.
2. in einer Sitzung, die zwei Wochen nach der ursprünglichen Entfernung von Zahnbelägen an den Zähnen 32 bis 42 folgt, viermal abrechenbar, wenn diese Zähne einer Kontrolle und Nachreinigung unterzogen werden.
3. für die Kontrolle und das Nachreinigen von Zähnen abrechenbar, an denen in einer Sitzung vor einer Woche nur weiche Zahnbeläge entfernt worden sind.
4. in einer gesonderten Sitzung abrechenbar, die auf eine professionelle Zahnreinigung (GOZ-Nr. 1040) folgt.
5. in einem bleibenden Gebiss (ohne 8er) in dem vor zwei Wochen alle Zahnbeläge entfernt worden sind, insgesamt 32-mal abrechenbar.
6. grundsätzlich auch an Kronen, Brückengliedern oder Implantaten abrechenbar.

Lösungsziffern ______ ☐ ☐

Abrechnungswesen

42. Erläutern Sie, wodurch sich der Begriff „Behandlungsfall" in der GOÄ von der Bedeutung des Begriffs im Bema unterscheidet.

______

______

______

______

43. Erläutern Sie zwei Unterschiede zwischen den GOÄ Zuschlägen (A, B, C und D) und dem im Bema verwendeten Zuschlag mit der Nummer 03.

______

______

______

______

44. Geben Sie zwei Beispiele, bei dem Sie zwei Zuschläge (A, B, C und D) zu einer Beratung GOÄ-Nr. Ä1 abrechnen dürfen.

______

______

______

______

→ *Lösungen zu diesen Aufgaben siehe S. 435/436*

45. Geben Sie ein Beispiel, bei dem Sie zwei Zuschläge (A, B, C und D) und den Zuschlag K1 abrechnen dürfen.

46. Bei der Abrechnung von Beratungen in einer Sitzung wird in der GOÄ für die Privatpatienten anders vorgegangen als im Bema für die Kassenpatienten. Erklären Sie den Unterschied.

47. Ein Patient wird in einer Sitzung eingehend untersucht und beraten. Erklären Sie den Unterschied bei der Abrechnung zwischen einem Privatpatienten und einem Kassenpatienten.

48. Ein Privatpatient sucht den Notdienst außerhalb der Sprechstunde mit Schmerzen auf. Er wird kurz untersucht, beraten und bekommt eine zweiflächige Kompositfüllung in Adhäsivtechnik an Zahn 36. Erklären Sie kurz, welche Leistungen abrechenbar sind.

→ Lösungen zu diesen Aufgaben siehe S. 436

49. Der Patient aus Aufgabe 48 bekommt einen Termin für eine eingehende Untersuchung in der nächsten Woche. Unter welcher Voraussetzung ist die GOÄ-Nr. Ä1 abrechenbar?

50. Die GOÄ-Nr. Ä3 ist in einer Sitzung nicht mit anderen zahnärztlichen Leistungen (z. B. einer Füllung) abrechenbar. Mit welchen Gebührennummern ist eine gemeinsame Abrechnung der Ä3 in einer Sitzung möglich?

51. Bei einem Privatpatienten werden die freiliegenden Zahnhälse an allen vier Eckzähnen mit einem Fluoridierungslack behandelt. Wie ist nach der GOZ abzurechnen?

52. Im Bema ist die Mu und sK bei der Beseitigung von Prothesendruckstellen grundsätzlich nicht abrechenbar, wenn diese noch nicht länger als 3 Monate eingegliedert sind. Nennen Sie die vergleichbaren GOZ-Nrn. für die Mu und sK. Gilt in der GOZ auch die beschriebene „3-Monatsregel"?

→ *Lösungen zu diesen Aufgaben siehe S. 436*

53. Ordnen Sie bitte der GOZ-Nr. 4030 und 4040 eine vergleichbare Bema-Nr. zu.

54. Vergleichen Sie die Abrechnungshäufigkeiten der GOZ-Nrn. 4030 und 4040 mit denen der entsprechenden Bema-Nummern.

55. Bei der Abrechnung der GOZ-Nr. 4030 unterscheidet man zwei „Hauptkategorien". Dies kann dazu führen, dass die Nr. 4030 insgesamt 8-mal in einer Sitzung abrechenbar ist. Nennen Sie die beiden Kategorien.

56. Wie oft sind die GOZ-Nrn. 4050 und 4055 für denselben Zahn abrechenbar?

57. Bei einem Privatpatienten werden im UK im Bereich 37–47 Zahnbeläge entfernt. Der Zahn 46 ist überkront, im Frontzahnbereich sind die Zähne 32–42 durch eine Brücke ersetzt worden. Wie ist nach der GOZ abzurechnen?

→ *Lösungen zu diesen Aufgaben siehe S. 436/437*

58. Eine Woche nach der Entfernung der Zahnbeläge müssen beim Patienten aus Aufgabe 57 im gesamten Bereich 37–47 Restbeläge und erneut entstandene Belege entfernt werden. Wie ist in dieser Sitzung nach der GOZ abzurechnen?

______

______

______

1.2.3 Kariestherapie

➡ Bema

1. Welche Aussagen zur Anästhesie sind richtig? (2)

1. Unter der Ordnungsummer 6001 bzw. EDV-Nr. 601 können die Anästhesiematerialien abgerechnet werden.
2. Es ist unzulässig, dass der Patient eine Zuzahlung für eine Infiltrationsanästhesie leistet.
3. Eine Infiltrationsanästhesie kann nie zusätzlich zu einer Leitungsanästhesie abgerechnet werden.
4. Eine Leitungsanästhesie kann immer nur im Unterkiefer abgerechnet werden.
5. Eine Anästhesie des Nervus alveolaris inferior, des Nervus lingualis oder des Nervus buccalis wird nach der Bema-Nr. 41a abgerechnet.
6. Die Oberflächenanästhesie vor einer Leitungsanästhesie kann nach der Bema-Nr. 40 abgerechnet werden.

Lösungsziffern ______ ☐ ☐

2. Welche Aussage zur Anästhesie ist richtig? (1)

1. Die intraligamentäre Anästhesie wird für den Bereich von zwei nebeneinander stehenden Zähnen in derselben Kieferhälfte nach Bema-Nr. 40 einmal abgerechnet.
2. Materialkosten für das Anästhetikum werden nach Bema unter der Ordnungsnummer 6003 bzw. EDV-Nr. 603 abgerechnet.
3. Die Oberflächenanästhesie zur Betäubung der Einstichstelle wird in der Kinderheilzahnkunde unter der Bema-Nr. 40 abgerechnet.
4. Eine Infiltrationsanästhesie im UK zur Betäubung des N. buccalis und Unterstützung der Leitungsanästhesie darf nicht zusätzlich zur Bema-Nr. 41a abgerechnet werden.
5. Bei einem chirurgischen Eingriff im Unterkiefer kann für dasselbe Gebiet nur einmal die Bema-Nr. 41a abgerechnet werden, auch wenn wegen der längeren Behandlungsdauer eine zweite Lokalanästhesie erforderlich wird.
6. Materialkosten für das Anästhetikum werden nach Bema unter der Ordnungsnummer 6002 bzw. EDV-Nr. 602 abgerechnet.

Lösungsziffer ______ ☐

→ *Lösungen zu diesen Aufgaben siehe S. 437*

Abrechnungswesen

3. Die nachfolgenden Anästhesien werden jeweils im Zusammenhang mit konservierend-chirurgischen Leistungen erbracht. Ordnen Sie die Bema-Nr(n). zu. (6)

1 = 40
2 = 41a
3 = 2x 40
4 = 41a und 40
5 = keine Kassenleistung

A) je eine Infiltrationsanästhesie an 11 und 21 und anschließender mesialer Eckenaufbau an jedem Zahn ______ ☐

B) bukkale Infiltrationsanästhesie am Zahn 26 und Leitungsanästhesie am N. palatinus für die anschließende Extraktion des Zahnes 26 ______ ☐

C) Infiltrationsanästhesie an 32 (zwei Einstiche) und anschließende Extraktion des parodontal abgebauten Zahnes ______ ☐

D) Oberflächenanästhesie und anschließende Extraktion des gelockerten Milchzahnes 85 ______ ☐

E) bukkale Infiltrationsanästhesie bei Zahn 28 und zusätzliche Leitungsanästhesie am Tuber zur Entfernung des verlagerten Zahnes durch Osteotomie ______ ☐

F) Leitungsanästhesie am N. alveolaris inferior und anschließende dreiflächige Kompositfüllungen an den Zähnen 45 und 46 ______ ☐

4. Welche Aussagen zur Anästhesie sind richtig? (2)

1. Die erforderlichen Anästhesien im Zusammenhang mit der Versorgung von Kronen und Brücken sind über den HKP abrechenbar.
2. Die Heilanästhesie ist unter der Bema-Nr. 41a abrechenbar.
3. Die Infiltrationsanästhesie und die Leitungsanästhesie im Zusammenhang mit einer Parodontalbehandlung erhalten die Bemerkung 4.
4. Eine Leitungsanästhesie kann unter bestimmten Voraussetzungen je Zahn abgerechnet werden.
5. Die Bema-Nr. 46 ist ein größerer chirurgischer Eingriff und berechtigt zur zusätzlichen Abrechnung der Bema-Nr. 41a im Oberkiefer.
6. Exzisionen (Bema-Nr. 49 und 50) rechnet man nicht zu den größeren chirurgischen Eingriffen.

Lösungsziffern ______ ☐ ☐

⟶ *Lösungen zu diesen Aufgaben siehe S. 437*

5. Welche Aussage zur Abrechenbarkeit der Bema-Nr. 16 bei gesetzlich Versicherten ist falsch? (1)

Die Bema-Nr. 16 ...

1. enthält bereits die Materialkosten für Stifte. Diese können nicht gesondert Euro oder Cent abgerechnet werden.
2. kann zusammen mit den Bema-Nummern 13c und 13d abgerechnet werden.
3. wird unabhängig von der Zahl der Stiftverankerungen einer Füllung nur einmal je Zahn abgerechnet.
4. kann in seltenen Fällen auch für Stifte abgerechnet werden, die in die Pulpa eines devitalen Zahnes einzementiert werden.
5. kann bei mehr als zweiflächigen Aufbaufüllungen im Seitenzahnbereich unabhängig von der Anzahl der verwendeten Stifte einmal je Zahn abgerechnet werden.
6. kann bei 2 getrennten Eckenaufbauten am Zahn 21, die mit jeweils zwei parapulpären Stiften versehen worden sind, nur einmal abgerechnet werden.

Lösungsziffer ______ ☐

Abrechnungswesen

6. Welche Aussagen zur Abrechenbarkeit der Materialkosten für parapulpäre Stiftverankerungen durch die Ordnungsnummer 6001 bzw. EDV-Nr. 601 sind falsch? (2)

Die Ordnungsnummer/EDV-Nr. ist ansetzbar ...

1. wenn eine Stiftverankerung bei einer dreiflächigen Aufbaufüllung erforderlich ist.
2. wenn eine Stiftverankerung bei einem Eckenaufbau erforderlich ist.
3. wenn eine Stiftverankerung bei Füllung nach Bema-Nr. 13e erforderlich ist.
4. wenn an einem Zahn zwei getrennte Kavitäten vorliegen, die mit einer zweiflächigen Füllung und einer dreiflächigen Füllung und je einer Stiftverankerung versorgt werden.
5. wenn eine Stiftverankerung bei Füllung nach Bema-Nr. 13f erforderlich ist.
6. wenn an einem Zahn zwei getrennte Kavitäten vorliegen, die jeweils mit einer zweiflächigen Füllung und einer Stiftverankerung versorgt werden.

Lösungsziffern ______ ☐ ☐

7. Der Zahn 21 wird mit einem distalen und einem mesialen Eckenaufbau versorgt. Beide Füllungen werden mit jeweils einem parapulpären Stift zu je 3,00 € verankert. Wie wird richtig abgerechnet? (1)

1. 2x 13h + 1x 16 + 6001/601 + Materialkosten 3,00 €
2. 2x 13d + 2x 16 + 6001/601 + Materialkosten 6,00 €
3. 2x 13d + 2x 16
4. 2x 13d + 1x 16 + 6001/601 + Materialkosten 3,00 €
5. 2x 13d + 1x 16
6. 2x 13h + 1x 16

Lösungsziffer ______ ☐

→ *Lösungen zu diesen Aufgaben siehe S. 437*

8. Nach dem Bema sind für die Bezeichnung der Füllungslagen Abkürzungen bzw. Ziffern zu verwenden. Ordnen Sie den folgenden Füllungslagen, die entsprechende Ziffer zu. (6)

[1] = 1
[2] = 2
[3] = 3
[4] = 4
[5] = 5

A) inzisal ______ [ ]

B) palatinal ______ [ ]

C) bukkal ______ [ ]

D) mesial ______ [ ]

E) labial ______ [ ]

F) okklusal ______ [ ]

9. Welche Aussagen zur Abrechenbarkeit der Bema-Nummer 12 sind [1] richtig oder [6] falsch? (6)

Die Bema-Nr. 12 ist abrechenbar ...

A) im Zusammenhang mit der Präparation von Kronen für das Verdrängen von störendem Zahnfleisch zur subgingivalen Stufenpräparation. ______ [ ]

B) beim Austausch intakter Amalgamfüllungen durch ein Inlay. ______ [ ]

C) für das Separieren von Zähnen im Rahmen der KFO-Behandlung. ______ [ ]

D) im Zusammenhang mit dem Präparieren von Brückenankern, wenn mittels Retraktionsfäden Zahnfleisch verdrängt wird, um untersichgehende Stellen zu erkennen. ______ [ ]

E) für das Anlegen einer Matrize zur Formung der Füllung. ______ [ ]

F) für das alleinige Verdrängen von Zahnfleisch zum Zwecke der Abformung aufgrund der Abform-Methode. ______ [ ]

10. Wann ist die Bema-Nummer 12 zweimal in einer Sitzung abrechenbar? (2)

1. Kofferdam wird an den Zähnen 13 und 23 gelegt
2. Kofferdam wird an den Zähnen 13 und 33 gelegt
3. Kofferdam wird an den Zähnen 13 und 22 gelegt
4. Kofferdam wird an den Zähnen 23 und 33 gelegt
5. Kofferdam wird an den Zähnen 33 und 43 gelegt
6. Kofferdam wird an den Zähnen 33 und 31 gelegt

Lösungsziffern ______ [ ] [ ]

→ Lösungen zu diesen Aufgaben siehe S. 437

11. Welche Maßnahmen gehören nicht zur Füllungstätigkeit, die mit den Bema-Nummern 13 a–h abgegolten werden? (2)

1. Unterfüllung
2. Anlegen einer Matrize
3. Separieren
4. Ätztechnik und Lichtaushärtung
5. Polieren der Füllung
6. Stillen einer übermäßigen Papillenblutung

Lösungsziffern ______________________ ☐ ☐

12. Welche Aussagen zur Berechnung der Bema-Nr. 12 sind richtig? (2)

1. Die Bema-Nr. 12 ist abrechenbar für das Beseitigen von störendem Zahnfleisch.
2. Wird an demselben Zahn in derselben Sitzung separiert und eine übermäßige Papillenblutung gestillt, kann die Bema-Nr. 12 jeweils erneut abgerechnet werden.
3. Das Anlegen von Kofferdam kann je Sitzung pro Frontzahnbereich und Kieferhälfte abgerechnet werden.
4. Das Verdrängen von störendem Zahnfleisch zur Darstellung der Präparationsgrenze ist mit Bema-Nr. 12 abzurechnen.
5. Für das Durchtrennen von Zahnfleischfasern mittels elektrochirurgischer Maßnahmen bei der Versorgung mit Zahnersatz ist die Bema-Nr. 12 abrechnungsfähig.
6. Bei der Eingliederung eines Keramikinlays kann die Bema-Nr. 12 über den Erfassungsschein abrechnet werden, auch wenn es sich um eine Wunschleistung des Patienten handelt.

Lösungsziffern ______________________ ☐ ☐

13. Bestimmen Sie, nach welcher Regel die folgenden Bema-Nummern abgerechnet werden. (6)

[1] = Kiefer
[2] = Zahn
[3] = Sitzung
[4] = Kavität
[5] = Kieferhälfte oder Frontzahnbereich

A) 8 ______________________ ☐

B) 10 ______________________ ☐

C) 12 ______________________ ☐

D) 13 a ______________________ ☐

E) 16 ______________________ ☐

F) 105 ______________________ ☐

⟶ *Lösungen zu diesen Aufgaben siehe S. 437*

Abrechnungswesen

14. Welche Aussage ist falsch? (1)

1. Eine einflächige Kompositfüllung am Zahn 22 ist mit Bema-Nr. 13e abrechenbar.
2. Die Bema-Nr. 16 ist im Zusammenhang mit den Bema-Nrn. 13c und 13d abrechenbar.
3. Die Bema-Nr. 12 ist nicht für das Anlegen einer Matrize abrechenbar.
4. Der Austausch intakter Amalgamfüllungen gegen Kompositfüllungen bei fehlender Kontraindikation ist eine reine Privatleistung.
5. Eine notwendige Vereinbarung über Mehrkosten ist vor der Behandlung schriftlich anzuschließen.
6. Für Kompositfüllungen im Seitenzahnbereich können Mehrkosten berechnet werden.

Lösungsziffer ______________ ☐

15. Welche Aussagen zur Abrechenbarkeit von Füllungen sind richtig? (2)

1. Im Frontzahnbereich können für Kompositfüllungen die Bema-Nummern 13e–h berechnet werden.
2. Die Bema-Nr. 16 wird auch bei einer 3-flächigen Kompositfüllung am Zahn 46 abgerechnet.
3. Entscheidet sich ein Patient, ohne dass Kompositfüllungen nach 13e–h abrechnungsfähig sind, für eine Versorgung mit Kompositfüllungen im Seitenzahnbereich, so ist eine mündliche Vereinbarung zur Berechnung von Mehrkosten vor Beginn der Behandlung ausreichend.
4. Die Bema-Nr. 16 kann neben der Bema-Nr. 13c abgerechnet werden, wenn es sich um einen Milchzahn handelt.
5. Die Bema-Nr. 16 kann neben den Bema-Nummern 13a, 13b, 13c und 13d abgerechnet werden, soweit es sich nicht um eine Aufbaufüllung handelt.
6. Die Berechnung von Kompositfüllungen entsprechend der Adhäsivtechnik erfolgt bei einer nachgewiesenen Amalgamallergie an allen Zähnen nach den Bema-Nummern 13e–h.

Lösungsziffern ______________ ☐ ☐

16. Bei einem Patienten mit schwerer Niereninsuffizienz wird am Zahn 36 eine vierflächige Aufbaufüllung aus Komposit gemacht. Welche Abrechnung ist richtig? (1)

1. 4x 13a
2. 13a
3. 13b
4. 13h
5. 13e
6. 13f

Lösungsziffer ______________ ☐

→ Lösungen zu diesen Aufgaben siehe S. 437

Abrechnungswesen

17. Ein gesetzlich versicherter Patient entscheidet sich für ein Inlay am Zahn 36 anstelle einer Amalgamfüllung. Klären Sie den Patienten über die Kosten auf. Ordnen Sie hierzu den einzelnen Maßnahmen die richtige Abrechnung zu. (6)

1 = nach dem Bema
2 = keine Abrechnungsmöglichkeit
3 = privat/GOZ

A) Anästhesie für die Präparation ______ ☐

B) Anästhesie für die Eingliederung ______ ☐

C) Materialkosten für das provisorische Inlay ______ ☐

D) Eingliederung des provisorischen Inlay ______ ☐

E) Kosten für das Abformmaterial ______ ☐

F) Eingliederung des Inlays ______ ☐

18. Welche chirurgischen Eingriffe gehören [1] zu den „größeren chirurgischen Eingriffen"oder [2] nicht zu den „größeren chirurgischen Eingriffen"? (6)

Die Bema-Nr. ...

A) 47 a ______ ☐

B) 49 ______ ☐

C) 45 ______ ☐

D) 46 ______ ☐

E) 48 ______ ☐

F) 47 b ______ ☐

19. Welche Aussagen zur Abrechnung von Anästhesien sind richtig? (2)

1. Eine Leitungsanästhesie kann nur im Unterkiefer abgerechnet werden.
2. Betrachtet man nur die jeweilige Kieferhälfte, so ist die Infiltrationsanästhesie im OK und UK für zwei nebeneinanderstehende Zähne einmal abrechenbar.
3. Eine Infiltrationsanästhesie kann im UK nicht abgerechnet werden.
4. Eine intraligamentäre Anästhesie wird im OK und UK mit derBema-Nr. 41 a je Zahn einmal abgerechnet.
5. Neben der Leitungsanästhesie im UK links kann bei chirurgischen Eingriffen zur Ausschaltung von Anastomosen im UK zusätzlich die Infiltrationsanästhesie abgerechnet werden.
6. Eine Oberflächenanästhesie kann mit besonderer Begründung als Bema-Nr. 40 abgerechnet werden.

Lösungsziffern ______ ☐ ☐

⟶ *Lösungen zu diesen Aufgaben siehe S. 437*

20. Welche Aussagen zur Abrechnung von Anästhesien sind falsch? (2)

1. Eine Leitungsanästhesie kann auch im Oberkiefer neben einer Infiltrationsanästhesie abgerechnet werden.
2. Eine Infiltrationsanästhesie kann unter besonderen Bedingungen auch zusätzlich zu einer Leitungsanästhesie abgerechnet werden.
3. Dauert ein chirurgischer Eingriff im Unterkiefer besonders lange und lässt dabei die Wirkung der Anästhesie nach, so kann für das Nachinjizieren die Leitungsanästhesie erneut abgerechnet werden.
4. Eine Oberflächenanästhesie kann nicht über die gesetzliche Krankenkasse abgerechnet werden, da sie nicht zu der vertragszahnärztlichen Versorgung gehört.
5. Im Unterkiefer kann die Leitungsanästhesie nur bei chirurgischen Leistungen abgerechnet werden.
6. Eine alleinige Infiltrationsanästhesie darf im Unterkiefer in keinem Fall abgerechnet werden.

Lösungsziffern ______________ ☐ ☐

21. Wie lauten die beiden nach dem Bema abrechenbaren Anästhesietechniken in der medizinischen Fachsprache?

____

22. Unterscheiden Sie die beiden Anästhesietechniken nach ihrem örtlichen Anwendungsbereich. In welchem Kiefer wird in der Regel die Bema-Nr. 40 abgerechnet, in welchem die Bema-Nr. 41 a?

Oberkiefer: ______________

Unterkiefer: ______________

23. Welche beiden unterschiedlichen Behandlungen rechtfertigen es, dass im Oberkiefer zusätzlich eine Leitungsanästhesie abrechenbar ist?

____

____

____

24. Nennen Sie zwei Ausnahmefälle, die die kombinierte Abrechnung einer Leitungsanästhesie und Infiltrationsanästhesie im Unterkiefer rechtfertigen.

____

____

____

→ *Lösungen zu diesen Aufgaben siehe S. 437*

25. Darf man im Unterkiefer auch nur eine Infiltrationsanästhesie abrechnen, wenn eine Leitungsanästhesie nicht erforderlich ist?

26. Mit welcher Bema-Nr. wird eine intraligamentäre Anästhesie abgerechnet?

27. Wie häufig ist eine intraligamentäre Anästhesie abrechenbar, wenn die Zähne 24 und 25 nach diesem Verfahren anästhesiert werden?

28. Wie oft darf die Infiltrationsanästhesie zum Betäuben der Zähne 16, 15, 13, 12, 11 und 21 abgerechnet werden?

29. In welchen Fällen dürfen die Bema-Nr. 40 oder die Bema-Nr. 41a, in einer Sitzung an derselben Stelle ein zweites Mal abgerechnet werden?

30. Ein Kassenpatient lässt am Zahn 26 eine intakte Füllung gegen ein Inlay austauschen. Im Rahmen dieser Behandlung werden ihm in allen Sitzungen insgesamt zwei Infiltrationsanästhesien verabreicht. Begründen Sie, ob die Bema-Nr. 40 abrechenbar ist.

→ *Lösungen zu diesen Aufgaben siehe S. 437*

31. Wie wäre Aufgabe 30 zu beurteilen, wenn der Patient eine defekte Füllung hat, die auf seinen Wunsch hin mit einem Inlay versorgt wird?

____

____

____

____

____

____

____

32. Vor einem chirurgischen Eingriff am Zahn 25 wird das Schmerzempfinden eines Kassenpatienten durch zwei notwendige Infiltrationsanästhesien (palatinal und bukkal) ausgeschaltet. Wie sind die Anästhesien abzurechnen?

____

____

____

____

➡ GOZ/GOÄ

33. Welche Aussagen zur GOZ-Nr. 2030 Besondere Maßnahmen beim Präparieren oder Füllen sind richtig? (2)

1. Unter Präparieren versteht man die Versorgung von Zahndefekten.
2. Unter Füllen versteht man die mechanische Bearbeitung von Zahnhartsubstanz.
3. In der Leistungsbeschreibung findet man eine vollständige Aufzählung der Maßnahmen.
4. Die Nr. 2030 ist auch für das Anlegen einer Matrize abrechenbar, wenn dieses im Zusammenhang mit Restaurationen mit Kompositmaterialien (GOZ-Nrn. 2060, 2080, …) geschieht.
5. Verdrängt man Zahnfleisch oder Papillen, z. B. mit Retraktionsringen, dann bezeichnet man das als Beseitigen störenden Zahnfleisches.
6. Die GOZ-Nr. 2030 ist je Kiefer einmal abrechenbar.

Lösungsziffern ______________________________ ☐ ☐

→ Lösungen zu diesen Aufgaben siehe S. 437/438

Abrechnungswesen

34. Welche Aussagen zur Abrechenbarkeit der GOZ-Nr. 2030 für besondere Maßnahmen beim Präparieren oder Füllen sind richtig? (2)

Die 2030 ist ...

1. in einer Kieferhälfte dreimal abrechenbar, wenn unterschiedliche besondere Maßnahmen erbracht werden.
2. in einer Kieferhälfte höchstens einmal abrechenbar, wenn nur besondere Maßnahmen beim Präparieren erbracht werden.
3. in einer Kieferhälfte zweimal abrechenbar, wenn eine besondere Maßnahme beim Präparieren und eine besondere Maßnahme beim Füllen erbracht wird.
4. nur einmal je Kiefer abrechenbar.
5. bei einer dreiflächigen Amalgamfüllung an Zahn 46 für das Anlegen einer Matrize zur Formung der Füllung abrechenbar.
6. im OK zweimal abrechenbar, wenn vor dem Präparieren eine Separation der Zähne 12 und 22 notwendig ist.

Lösungsziffern ______________ ☐ ☐

35. Welche Aussage zur Abrechenbarkeit der GOZ-Nr. 2040 für das Anlegen von Spanngummi ist falsch? (1)

Die GOZ-Nr. 2040 ...

1. ist zweimal in einer Sitzung abrechenbar, wenn das trockenzulegende Gebiet von Zahn 14 bis Zahn 24 reichen muss.
2. ist je Kieferhälfte oder Frontzahnbereich abrechenbar.
3. ist neben der GOZ-Nr. 2030 abrechenbar.
4. kann in einer Sitzung wiederholt abgerechnet werden, wenn der Kofferdam z. B. wegen einer Röntgenaufnahme abgenommen und wiederangelegt werden muss.
5. kann auch für das Anlegen von Minidam oder Quickdam abgerechnet werden.
6. kann nur einmal abgerechnet werden, wenn ein Spanngummi bei der Behandlung der Zähne 33 und 42 vom Zahn 35 bis 45 angelegt wird.

Lösungsziffer ______________ ☐

36. Die nachfolgenden Patienten A–F erhalten an verschiedenen Zähnen im Oberkiefer jeweils eine Restauration mit Kompositmaterialien in Adhäsivtechnik. Dabei werden unterschiedliche besondere Maßnahmen vom Zahnarzt erbracht. Entscheiden Sie, wie oft jeweils die GOZ-Nr. 2030 abrechenbar ist. (6)

[1] = 1x   [2] = 2x   [3] = 3x   [4] = 4x

A) An Zahn 12 wird beim Präparieren separiert und beim Legen der Füllung muss störendes Zahnfleisch beseitigt werden. ______ ☐
B) An Zahn 22 wird beim Legen der Füllung störendes Zahnfleisch beseitigt und eine übermäßige Papillenblutung gestillt. ______ ☐
C) Die Zähne 14 und 22 müssen vor der Präparation separiert werden. Beim Füllen muss an 14 eine übermäßige Papillenblutung gestillt werden. ______ ☐
D) Die Zähne 12 und 32 müssen vor der Präparation separiert werden. Beim Füllen muss an beiden Zähne eine übermäßige Papillenblutung gestillt werden. ______ ☐
E) An den Zähnen 22 und 26 muss beim Füllen jeweils störendes Zahnfleisch beseitigt werden und an 22 wird zusätzlich eine übermäßige Papillenblutung gestillt. ______ ☐
F) An den Zähnen 16 und 26 muss vor der Präparation jeweils separiert werden. Beim Füllen muss an beiden Zähnen jeweils eine übermäßige Papillenblutung gestillt werden. ☐

→ *Lösungen zu diesen Aufgaben siehe S. 438*

37. In welchen Fällen ist die GOZ-Nr. 2130 Politur einer Restauration [1] abrechenbar bzw. [6] nicht abrechenbar? (6)

A) Politur einer Amalgamfüllung, die in dieser Sitzung vom Zahnarzt gelegt worden ist ______ ☐

B) Politur einer Amalgamfüllung, die von einem anderen Zahnarzt vor einer Woche gelegt wurde ______ ☐

C) Politur einer Kunststofffüllung, die vor zwei Monaten vom Zahnarzt gelegt wurde ______ ☐

D) Nachpolitur einer älteren Kunststofffüllung ______ ☐

E) Erstmalige Politur einer Amalgamfüllung, die von einem anderen Zahnarzt vor einem Jahr gelegt worden ist und wegen Umzugs des Patienten nicht poliert worden ist ______ ☐

F) Politur einer Kunststofffüllung, die in dieser Sitzung gelegt worden ist _ ☐

38. Welche Aussagen zur Abrechenbarkeit der GOZ-Nr. 2130 in einer separaten Sitzung sind falsch? (2)

Die GOZ-Nr. 2130 ...

1. ist für die Kontrolle einer gelegten Füllung abrechenbar.
2. ist für das Finieren einer vorhandenen Restauration abrechenbar.
3. ist für das Hochglanzpolieren einer m-o-d Füllung an Zahn 26 zweimal abrechenbar.
4. ist für das Nachpolieren einer bereits in vorheriger Sitzung polierten Füllung abrechenbar.
5. ist bei einer vierflächigen Füllung immer zweimal abrechenbar.
6. ist für das Polieren der Füllungen m-o und d-b am Zahn 36 zweimal abrechenbar.

Lösungsziffern ______ ☐ ☐

39. Zahn 11 wird mit zwei Kompositfüllungen in Adhäsivtechnik versorgt. Er erhält einen mesialen und distalen Eckenaufbau. Beide Eckenaufbauten werden mit je einem Stift als Retentionshilfe versehen, der in das Dentin eingedreht wird. (Materialkosten je Stift 3,00 €). Wie erfolgt die richtige Abrechnung nach GOZ, wenn die Stifte gemäß § 6 Abs. 1 analog nach der GOZ-Nr. 2290 abgerechnet werden?[1] (1)

1) Hinweis: Diese Aufgabe nimmt Bezug auf den BZÄK-Kommentar und berücksichtigt nicht die Interpretation der ZÄK Nordrhein, dass neben den Nrn. 2060, 2080, 2100 und 2120 zusätzlich die Nr. 2197 abrechenbar sein soll.

1. 1x 2120, 2x 2290 (analog)
2. 2x 2120, 2x 2290 (analog)
3. 1x 2120, 1x 2290 (analog)
4. 2x 2120, 1x 2290 (analog)
5. 1x 2120, 2x 2290 (analog); 6,00 EUR
6. 2x 2120, 1x 2290 (analog); 6,00 EUR

Lösungsziffer ______ ☐

→ Lösungen zu diesen Aufgaben siehe S. 438

40. Welche Aussagen zur Abrechenbarkeit der GOZ-Nr. 2180 Vorbereitung eines zerstörten Zahnes durch plastischen Aufbau zur Aufnahme einer Krone sind richtig? Die GOZ-Nr. 2180 ... (2)

1. ist je Kavität einmal abrechenbar.
2. ist bei mehr als einflächigen Aufbaufüllungen zweimal abrechenbar.
3. ist bei der Versorgung mit einer Einlagefüllung (GOZ-Nrn. 2150–2170) abrechenbar.
4. ist nur abrechenbar, wenn eine Krone oder ein Brückenanker geplant ist.
5. ist am selben Zahn neben dem gegossenen Stiftaufbau mit Verankerung im Wurzelkanal (GOZ-Nr. 2190) abrechenbar.
6. ist am selben Zahn neben einen Schraubenaufbau (GOZ-Nr. 2195) abrechenbar.

Lösungsziffern ____ ☐ ☐

Abrechnungswesen

41. Unterscheiden Sie Abrechnungsbestimmungen über Aufbaufüllungen nach dem Bema mit Abrechnungsbestimmungen der GOZ-Nr. 2180. Tragen Sie eine [1] in die Lösungsfelder ein, wenn die Aussage auf die Abrechnung nach dem Bema zutrifft und eine [2], wenn die Aussage auf die Bestimmungen der GOZ zutrifft. (6)

[1] = Bema [2] = GOZ

A) Für die korrekte Wahl der Abrechnungsposition für die Aufbaufüllung ist die Anzahl der Füllungslagen von Bedeutung. ____ ☐

B) Bei getrennten Kavitäten ist die Aufbaufüllung nur einmal je Zahn abrechenbar. ____ ☐

C) Eine Unterscheidung bei der Abrechnung verschieden großer Aufbaufüllungen ist nur mihilfe des Steigerungsfaktors möglich. ____ ☐

D) Man unterscheidet zwei Gebührennummern für die Aufbaufüllungen. ____ ☐

E) Eine adhäsive Befestigung der Aufbaufüllung ist im Rahmen des jeweiligen Leistungskataloges zusätzlich abrechenbar. ____ ☐

F) An einem Zahn können auch zwei Aufbaufüllungen abgerechnet werden. ____ ☐

42. Die nachfolgenden Patienten A–F erhalten jeweils eine Füllung. Teilweise folgen weitere zahnärztliche Leistungen. Überprüfen Sie jeweils die abgerechneten GOZ-Nummern.[1] Tragen Sie eine [1] für richtig oder eine [6] für falsch abgerechnet ein. (6)

1) Hinweis: Diese Aufgabe nimmt Bezug auf den BZÄK-Kommentar und berücksichtigt nicht die Interpretation der ZÄK Nordrhein, dass neben den Nrn. 2060, 2080, 2100 und 2120 zusätzlich die Nr. 2197 abrechenbar sein soll.

	Füllungen der Patienten A–F	**GOZ-Nr.**	
A)	zweiflächige Kompositrestauration in Adhäsivtechnik an Zahn 14	2070	☐
B)	dreiflächige Restauration mit plastischen Füllungsmaterial an Zahn 27 mit Politur in separater Sitzung	2100 und 2130	☐
C)	mesialer Eckenaufbau an Zahn 12 unter Anwendung der Schmelz-Dentin-Adhäsivtechnik	2120	☐
D)	vierflächige Restauration mit Kompositmaterial in Adhäsivtechnik an Zahn 46 mit anschließender Politur in der gleichen Sitzung	2120	☐
E)	eine zweiflächige Füllung m–o und eine zweiflächige Füllung o–d mit plastischen Füllungsmaterial an Zahn 36 mit Politur beider Füllungen in separater Sitzung	2x 2070 und 1x 2130	☐
F)	zweiflächige Kompositrestauration in Schmelz-Adhäsiv-Technik an Zahn 25 mit Politur in separater Sitzung	2080 und 2130	☐

⟶ *Lösungen zu diesen Aufgaben siehe S. 438*

43. Welche Aussagen zur Abrechenbarkeit der GOZ-Nr. 2197 Adhäsive Befestigung sind falsch? Die GOZ-Nr. 2197... (2)

1. ist nicht für eine adhäsiv befestigte Aufbaufüllung abrechenbar.
2. ist abrechenbar für die adhäsive Befestigung von Inlays.
3. ist neben der GOZ-Nr. 2190 für den gegossenen Aufbau mit Stiftverankerung abrechenbar.
4. ist auch neben der GOZ-Nr. 2195 für einen Glasfaserstift abrechenbar.
5. ist zweimal an einem Zahn abrechenbar, wenn zum Beispiel in einer Sitzung eine Aufbaufüllung befestigt wird und in einer weiteren Sitzung eine Krone.
6. ist nur für die in der Leistungsbeschreibung aufgezählten Leistungen abrechenbar.

Lösungsziffern ________ ☐ ☐

44. Der zerstörte Zahn 44 erhält als Vorbereitung zur Aufnahme einer Krone einen Glasfaserstift und eine zweiflächige Füllung mit plastischem Aufbaumaterial. Nur der Glasfaserstift wird adhäsiv befestigt. Wie erfolgt die richtige Abrechnung nach GOZ? (1)

1. 2180, 2195
2. 2180, 2190
3. 2180, 2190, 1 x 2197
4. 2180, 2195, 1 x 2197
5. 2180, 2195, 2 x 2197
6. 2180, 2190, 2 x 2197

Lösungsziffer ________ ☐

45. Welche Aussagen zur Abrechenbarkeit der GOZ-Nr. 0080 Intraorale Oberflächenanästhesie sind falsch? Die GOZ-Nr. 0080 ist abrechenbar ... (2)

1. je Kieferhälfte oder Frontzahnbereich.
2. einmal je Zahn.
3. zur Ausschaltung des Würgereflexes, wenn Abformungen vorgenommen werden.
4. für das Aufbringen eines Oberflächenanästhetikums im extraoralen Bereich.
5. für das Vorbetäuben einer Einstichstelle vor einer Leitungsanästhesie.
6. wenn die Wirkung nachlässt und deshalb wiederholt werden muss.

Lösungsziffern ________ ☐ ☐

46. Welche Aussagen zur Abrechenbarkeit der GOZ-Nr. 0090 Intraorale Infiltrationsanästhesie sind falsch? Die GOZ-Nr. 0090 ist ... (2)

1. je Kieferhälfte oder Frontzahnbereich abrechenbar.
2. einmal je Zahn abrechenbar.
3. bei der Betäubung eines Zahnes zweimal abrechenbar, wenn ein weiterer Einstich vorgenommen werden muss, um die notwendige Schmerzausschaltung zu erreichen.
4. wiederholt bei einem lang andauernden Eingriff abrechenbar.
5. bei der Betäubung eines Zahnes immer routinemäßig je Einstichstelle abrechenbar.
6. auch für intraligamentäre, intrakanaläre, intrapulpäre und intraossäre Anästhesien je Zahn abrechenbar.

Lösungsziffern ________ ☐ ☐

→ *Lösungen zu diesen Aufgaben siehe S. 438*

47. Welche Aussagen zur Abrechenbarkeit der GOZ-Nr. 0100 Intraorale Leitungsanästhesie sind richtig? Die GOZ-Nr. 0100 ist ... (2)

1. je Kieferhälfte oder Frontzahnbereich abrechenbar.
2. je Zahn abrechenbar.
3. je Kieferhälfte abrechenbar.
4. auch für die extraorale Leitungsanästhesie abrechenbar.
5. im Oberkiefer nur unter Angabe einer Begründung anstelle einer Infiltrationsanästhesie abrechenbar.
6. bei lang dauernden Eingriffen auch ein zweites Mal abrechenbar.

Lösungsziffern ______ ☐ ☐

48. Welche Aussagen über die Abrechnung von Anästhesieleistungen nach der GOZ sind richtig? (2)

1. Die Kosten für das Anästhetikum sind bei allen drei Gebührennummern gesondert berechnungsfähig.
2. Die Kosten für das Anästhetikum sind bei der GOZ-Nr. 0080 gesondert abrechenbar.
3. Die Kosten für das Anästhetikum sind bei der GOZ-Nr. 0090 und 0100 gesondert abrechenbar.
4. Die Kosten für das Einmalmaterial (z. B. Kanüle) sind bei den GOZ-Nrn. 0090 und 0100 gesondert berechnungsfähig.
5. Die Kosten für das Einmalmaterial sind bei allen drei GOZ-Nrn. nicht gesondert abrechenbar.
6. Die Anästhesien nach den GOZ-Nrn. 0090 und 0100 können auch zu Heilzwecken abgerechnet werden.

Lösungsziffern ______ ☐ ☐

49. Unterscheiden Sie die Abrechnungsgrundlagen Bema mit der Abrechnungsgrundlage GOZ hinsichtlich der Abrechenbarkeit von Anästhesien. Tragen Sie eine [1] in die Lösungsfelder ein, wenn die Aussage auf die Abrechnung nach dem Bema zutrifft und eine [2], wenn die Aussage auf die Bestimmungen der GOZ zutrifft. (6)

[1] = Bema [2] = GOZ

A) Nur in besonderen Fällen darf eine Leitungsanästhesie im OK neben oder anstatt einer Infiltrationsanästhesie abgerechnet werden. ______ ☐

B) Eine Oberflächenanästhesie ist in dieser Abrechnungsgrundlage enthalten. ______ ☐

C) Diese Abrechnungsgrundlage sieht eine abweichende Abrechnungsbestimmung für intraligamentäre Anästhesien vor. ______ ☐

D) Diese Abrechnungsgrundlage gestattet es, dass eine Infiltrationsanästhesie an einem Zahn zweimal abgerechnet wird, obwohl die Anästhesiewirkung nicht wegen langer Dauer der Behandlung nachgelassen hat. ______ ☐

E) Diese Abrechnungsgrundlage enthält keine eigene Gebührennummer für eine extraorale Leitungsanästhesie. ______ ☐

F) Bei dieser Abrechnungsgrundlage ist die Regel „Kiefermitte trennt“ zu beachten. ______ ☐

→ *Lösungen zu diesen Aufgaben siehe S. 438*

50. Mit welchen GOZ-Nrn. werden plastische Füllungen ohne Verwendung von Kompositmaterialien in Adhäsivtechnik abgerechnet?

---

51. Mit welchen GOZ-Nrn. werden plastische Füllungen unter Verwendung von Kompositmaterialien in Adhäsivtechnik abgerechnet?

---

52. Bei welchen Füllungen bzw. zu welchen GOZ-Füllungsnummern sind eine Matrize oder „andere Hilfsmittel zur Formung der Füllung" gesondert mit der GOZ-Nr. 2030 abrechenbar?

---

53. Wie nennt man Stifte als Retentionshilfe in der Zahnmedizin, die man in gesonderte Bohrungen der Zahnhartsubstanz schraubt?

---

54. Parapulpäre Stifte rechnet man im Bema mit der Nr. 16 bzw. Ordnungsnummer 6001 ab. Erklären Sie, wie man parapulpäre Stifte in der GOZ abrechnet.

---

55. Aufbaufüllungen für Zähne, die später überkront werden rechnet man bei Kassenpatienten nach der Bema Nr. 13a oder 13b ab. Erklären Sie, wie man bei Privatpatienten ein- oder mehrflächige Aufbaufüllungen abrechnet.

→ *Lösungen zu diesen Aufgaben siehe S. 438*

56. Erklären Sie, wie es in der GOZ möglich ist in einer Sitzung 8-mal die GOZ-Nr. 2030 abzurechnen.

57. Erklären Sie was man bei der Abrechnung der GOZ-Nr. 2030 unter „Präparieren" versteht und was man unter „Füllen von Kavitäten" versteht:

58. Lesen Sie noch einmal aufmerksam die Leistungsbeschreibungen der Bema-Nr. 12 und der GOZ-Nr. 2030. Welche Gebührennummer lässt die größere Anzahl von Maßnahmen zu, die als „besondere Maßnahme" abrechenbar sind?

59. Nennen Sie die besondere Maßnahme, für die es in der GOZ eine eigene Nummer gibt.

→ *Lösungen zu diesen Aufgaben siehe S. 438*

60. Ein Privatpatient erhält heute eine zweiflächige Füllung an Zahn 16. Die Füllung soll außerdem noch poliert werden. Welche Bedingung muss der Zahnarzt beachten, damit er die Politur nach der GOZ abrechnen kann?

61. Bei einem Privatpatienten werden die beiden älteren Füllungen m–o und o–d am Zahn 46 nachpoliert. Wie ist nach der GOZ abzurechnen?

62. Nennen Sie vier Maßnahmen für die die GOZ-Nr. 2197 Adhäsive Befestigung abrechenbar ist.

63. Ein Patient wird am Zahn 46 in einer Sitzung mit einem Glasfaserstift und einer Aufbaufüllung versorgt. Stift und Aufbaufüllung werden adhäsiv nach der GOZ-Nr. 2197 befestigt. Wie oft ist die GOZ-Nr. 2197 abrechenbar?

64. Vergleichen Sie die Abrechenbarkeit der verschiedenen Anästhesieformen nach den GOZ-Nrn. 0080, 0090 und 0100. Zu welchen Nummern kann man die Kosten für das verwendete Anästhetikum zusätzlich zur Gebührennummer abrechnen?

65. Vergleichen Sie die Abrechenbarkeit einer Oberflächenanästhesie nach dem Bema und nach der GOZ.

→ *Lösungen zu diesen Aufgaben siehe S. 438/439*

66. Bei einem Privatpatienten wird in diesem Jahr erstmals unter Oberflächenanästhesie Zahnstein im Bereich 16–26 und 36–46 entfernt. Wie ist abzurechnen?

67. Im Bema gibt es feste Regeln, die eine Nebeneinanderberechnung von Infiltrationsanästhesien mit Leitungsanästhesien zulassen. Welche Regelungen gibt es diesbezüglich in der GOZ?

68. Die Zähne 17, 16 und 11, 21 erhalten bei einem Privatpatienten je eine Infiltrationsanästhesie. Erklären Sie, wie oft die GOZ-Nr. 0090 Intraorale Infiltrationsanästhesie abrechenbar ist.

69. Die Zähne 17 und 11 erhalten bei einem Privatpatienten je eine intraligamentäre Anästhesie. Erklären Sie, wie oft die GOZ-Nr. 0090 abrechenbar ist.

70. Zur vollständigen Schmerzausschaltung am Zahn 26 benötigt der Zahnarzt zwei Infiltrationsanästhesien (je eine vestibulär und palatinal). Erklären Sie, wie oft die Nr. 0090 abrechenbar ist.

71. Mit welcher GOZ-Nr. rechnet man bei einem Privatpatienten eine intraligamentäre Anästhesie ab und wie eine extraorale Leitungsanästhesie?

→ *Lösungen zu diesen Aufgaben siehe S. 439*

72. Ein Privatpatient erhält zur Schmerzausschaltung an Zahn 26 eine Infiltrationsanästhesie. Anschließend wird der tief frakturierte Zahn entfernt. Während der Zahnentfernung lässt die Wirkung der Anästhesie nach und der Zahnarzt verabreicht nochmals eine Infiltrationsanästhesie im gleichen Gebiet. Mit welcher Begründung ist dann die GOZ-Nr. 0090 zweimal abrechenbar?

____

____

73. Zahn 25 soll extrahiert werden. In welchen Fällen ist die Infiltrationsanästhesie GOZ-Nr. 0090 mehrfach in einer Sitzung an Zahn abrechenbar?

____

____

____

____

1.2.4 Röntgendiagnostik

➡ Bema

1. Für Röntgenaufnahmen sind auf dem Erfassungsschein Begründungen in numerischer Form anzugeben. Ordnen Sie bitte die nachfolgenden Behandlungen bzw. Aufnahmen den Nummern 0 bis 5 richtig zu. (6)

1 = PAR-Behandlung

2 = Gelenkaufnahme

3 = Versorgung mit Zahnersatz und Zahnkronen

4 = Konservierend/chirurgische Behandlung

5 = Bissflügelaufnahme

6 = kieferorthopädische Behandlung

A) 0 ______________________________ ☐

B) 1 ______________________________ ☐

C) 2 ______________________________ ☐

D) 3 ______________________________ ☐

E) 4 ______________________________ ☐

F) 5 ______________________________ ☐

→ *Lösungen zu diesen Aufgaben siehe S. 439*

2. Die Röntgenaufnahmen der nachfolgenden Fälle werden jeweils in derselben Sitzung angefertigt. Ordnen Sie den aufgeführten Röntgenaufnahmen eine zutreffende Abrechnung zu. (6)

1 = 1 x Ä925 a

2 = 3 x Ä925 a

3 = 1 x Ä925 b

4 = 1 x Ä925 d

5 = keine Abrechnung

A) Röntgenaufnahmen aller Molaren (8er, 7er, 6er) im Oberkiefer ______ ☐

B) Je eine zur Diagnose notwendige mesial- und distalexentrische Röntgenaufnahme von Zahn 14 wegen der anatomischen Verhältnisse und eine Einzelaufnahme von Zahn 41 ______ ☐

C) 9 Röntgenaufnahmen zur Beurteilung des PAR-Befundes ______ ☐

D) Wiederholung der technisch misslungenen Aufnahme von Zahn 48 ______ ☐

E) 3 Röntgenaufnahmen bei Entfernung des Zahnes 28 wegen unterschiedlicher klinischer Situationen ______ ☐

F) Bissflügelaufnahmen aller Molaren (8er, 7er, 6er) ______ ☐

3. Welche Aussagen sind richtig im Zusammenhang mit der Abrechnung von Röntgenaufnahmen? (2)

1. Wird ein Zahn im Verlauf einer Wurzelfüllung in einer Sitzung dreimal geröntgt (Lagekontrolle, Nadelaufnahme, Kontrolle nach WF), so ist hierfür die Bema-Nr. Ä 925 b abzurechnen.
2. Die Portokosten für das Übersenden von Röntgenaufnahmen an einen vertragszahnärztlichen Gutachter sind unter der Ordnungsnummer 6002 bzw. EDV-Nr. 602 abrechenbar.
3. Neben der Abrechnung einer Röntgenaufnahme kann die Besprechung des Befundes in derselben Sitzung immer mit der Bema-Nr. Ä1 abgerechnet werden.
4. 3 Einzelzahnfilme des Zahnes 26 müssen angefertigt werden, da auf zwei Bildern die Wurzelspitzen nicht abgebildet waren. Abzurechnen ist die Bema-Nr. Ä 925 b.
5. Werden in einer Sitzung neben einer eingehenden Untersuchung die Zähne 18, 16, 14, 21, 24 und 28 geröntgt, so kann die Bema-Nr. Ä 925c über den Erfassungsschein abgerechnet werden.
6. Im Rahmen einer Kieferoperation werden in einer Sitzung drei Röntgenbilder desselben Gebietes zur Darstellung unterschiedlicher klinischer Situationen angefertigt. Für jedes Bild ist die Bema-Nr. Ä925 a abrechenbar.

Lösungsziffern ______ ☐ ☐

→ *Lösungen zu diesen Aufgaben siehe S. 439*

Abrechnungswesen

4. Welche Aussagen sind richtig? (2)

1. Für die Operation einer Zyste durch Zystektomie wird immer ein OPG benötigt.
2. Bissflügelaufnahmen werden immer nach der Bema-Nr. Ä925c abgerechnet.
3. Röntgenaufnahmen müssen 5 Jahre aufbewahrt werden.
4. In Verbindung mit einer systematischen Behandlung von Parodontopathien muss immer eine Röntgenaufnahme nach Bema-Nr. Ä935d angefertigt werden.
5. Die Bema-Nr. Ä935d schließt in gleicher Sitzung die Abrechnung der Bema-Nr. Ä925d aus.
6. Werden für eine endodontische Behandlung in einer Sitzung drei Einzelzahnfilme benötigt, die jeweils unterschiedliche klinische Situationen darstellen, werden diese jeweils nach Bema-Nr. Ä925a abgerechnet.

Lösungsziffern ______ ☐ ☐

5. In einer Sitzung werden bei einer eingehenden Untersuchung die nachfolgenden Zähne geröntgt. Entscheiden Sie bitte, wie die Röntgenaufnahmen abgerechnet werden, indem Sie die zutreffende Bema-Nummer zuordnen. (6)

1 = Ä925a
2 = Ä925b
3 = Ä925c
4 = Ä925d
5 = Ä935d

A) 18, 16, 11, 21 und 22 ______ ☐

B) 14, 15, 26, 27, 34, 38, 41, 48 ______ ☐

C) OPG im Zusammenhang mit einer geplanten Versorgung mit einer Brücke von 13–23 ______ ☐

D) 14, 18, 21, 24, 28, 35, 38, 43 und 48 ______ ☐

E) 11, 12, 18, 21, 24, 25, 32, 38, 41, 47 und 48 ______ ☐

F) 11, 21, 22, 25, 27, 31, 33, 34, 35, 41, 42, 46, 47 und 48 ______ ☐

6. Welche Aussage zur Abrechenbarkeit der Bema-Nrn. Ä925a–d ist falsch? (1)

1. Wird im Zusammenhang mit Zahnersatz ein Status angefertigt und abgerechnet, dann ist ein zusätzliches OPG zur Darstellung beider Kiefer nur in einer gesonderten Sitzung abrechenbar.
2. Mit den o.a. Bema-Nrn. sind die Materialkosten für die Filme und das Kontrastmittel bereits abgegolten.
3. Bissflügelaufnahmen und Einzelaufnahmen können zu einer Abrechnungsgruppe zusammengefasst werden.
4. Werden Röntgenaufnahmen an einen Gutachter geschickt, dann können anfallende Portokosten gesondert berechnet werden.
5. Die schriftliche Befunddokumentation und Beurteilung des Befundes kann nicht zusätzlich zu den o.a. Bema-Nrn. abgerechnet werden.
6. Bei Bissflügelaufnahmen wird je Aufnahme einmal die Bema-Nr. 925a abgerechnet.

Lösungsziffer ______ ☐

→ *Lösungen zu diesen Aufgaben siehe S. 439*

Abrechnungswesen

7. Im Zusammenhang mit der Röntgendiagnostik sind verschiedene Fristen zu beachten. Ordnen Sie bitte den nachfolgenden Handlungen die richtige Frist zu. (6)

1 = 1 Jahr
2 = 5 Jahre
3 = 10 Jahre
4 = 30 Jahre nach der letzten Behandlung
5 = bis zur Vollendung des 28. Lebensjahres

A) Aufbewahrung der Röntgenbilder einer Röntgenuntersuchung von Kindern ______ ☐
B) Unterweisungsaufzeichnungen von Personen (Betreuungs- oder Begleitpersonen), die nicht im Kontrollbereich tätig sind. ______ ☐
C) Aufzeichnungen über die Konstanzprüfung ______ ☐
D) Aufzeichnungen über Röntgenbehandlungen, z.B. im Rahmen einer Strahlentherapie ______ ☐
E) Aufbewahrung der Röntgenbilder einer Röntgenuntersuchung von Erwachsenen ______ ☐
F) Unterweisungsaufzeichnungen von Praxismitarbeitern, die im Kontrollbereich tätig sind. ☐

8. Welche Aussagen zur Abrechenbarkeit des digitalen Röntgens sind falsch? (2)

1. Im Bema ist die Abrechnung des digitalen Röntgens nicht geregelt.
2. Der Zahnarzt darf das digitale Röntgen immer privat ohne schriftliche Vereinbarung mit den gesetzlich versicherten Patienten abrechnen.
3. Die meisten kassenzahnärztlichen Vereinigungen lassen eine Abrechnung nach dem Bema-Nummern zu.
4. Werden digitale Röntgenaufnahmen nach dem Bema abgerechnet, darf die Ä925a ausnahmsweise je Röntgenbild einmal abgerechnet werden.
5. Es ist zulässig mit dem gesetzlich versicherten Patienten eine Vereinbarung über eine Privatbehandlung zu treffen, um das digitale Röntgen privat abzurechnen.
6. Werden Röntgenaufnahmen privat abgerechnet, dann gilt der niedrigere Gebührenrahmen mit einem Steigerungssatz von 1,8 bzw. mit Begründung von 2,5.

Lösungsziffern ______ ☐ ☐

9. Welche Bema-Nrn. müssen in den folgenden Fällen abgerechnet werden? Ordnen Sie die richtige Ziffer den Fällen zu. (6)

1 = 1 x Ä925a
2 = 2 x Ä925a
3 = 3 x Ä925a
4 = 1 x Ä925b
5 = 1 x Ä925c
6 = 1 x Ä925d

A) Je eine mesial- und distalexzentrische Aufnahme von Zahn 14 ______ ☐
B) Röntgenstatus mit neun Aufnahmen ______ ☐
C) Röntgenaufnahmen aller Molaren im OK und UK ______ ☐
D) Bissflügelaufnahmen der Zähne 44, 45, 46, 14, 15, 16 und eine Einzelaufnahme von Zahn 21 ______ ☐
E) 3 Röntgenaufnahmen von Zahn 38 wegen unterschiedlich klinischer Situationen bei einem chirurgischen Eingriff ______ ☐
F) Röntgenaufnahmen der Zähne 26, 65, 35, 36 ______ ☐

→ *Lösungen zu diesen Aufgaben siehe S. 439*

10. Welche Aussage im Zusammenhang mit der Abrechnung von Röntgenaufnahmen ist falsch? (1)

1. Ein Röntgenstatus nach der Bema-Nr. Ä925 d umfasst mehr als 8 Aufnahmen.
2. Eine Oberkiefer-Aufbissaufnahme wird nach der Bema-Nr. Ä925 a abgerechnet.
3. Bissflügelaufnahmen werden immer nach der Bema-Nr. Ä925 b abgerechnet.
4. Im UK-Frontzahnbereich können in der Regel vier nebeneinander stehende Zähne auf einem Zahnfilm abgebildet werden.
5. Im Seitenzahnbereich können in der Regel drei nebeneinander stehende Zähne auf einem Zahnfilm abgebildet werden.
6. Sind an einem Zahn in einer Sitzung und zur gleichen Zeit aufgrund individueller anatomischer Verhältnisse mehrere Röntgenaufnahmen notwendig, erfolgt die Abrechnung nach den Bema-Nrn. Ä925 a oder Ä925 b (ab 3 Bilder).

Lösungsziffer ______________ ☐

11. Wegen einer starken Wurzelkrümmung werden an dem Zahn 25 zu diagnostischen Zwecken in einer Sitzung in einem Gang in den Röntgenraum drei Röntgenaufnahmen (orthoradial, mesial-exzentrisch und distal-exzentrisch) angefertigt. Wie ist abzurechnen? (1)

1. Ä925 a
2. Ä925 d
3. Ä928
4. Ä925 b
5. Ä935 d
6. 3 x Ä925 a

Lösungsziffer ______________ ☐

12. Ordnen Sie den folgenden Leistungen die zutreffende Bema-Nr. zu. (6)

1 = Ä934 a
2 = Ä934 b
3 = Ä934 c
4 = Ä935 a
5 = Ä935 b
6 = Ä935 d

A) eine Teilaufnahme des Schädels ______________ ☐
B) Orthopantomogramm ______________ ☐
C) zwei Aufnahmen des Schädels ______________ ☐
D) zwei Teilaufnahmen des Schädels ______________ ☐
E) eine Aufnahme des Schädels, Fernröntgenaufnahme ______________ ☐
F) mehr als zwei Aufnahmen des Schädels ______________ ☐

⟶ *Lösungen zu diesen Aufgaben siehe S. 439*

13. Bei der Abrechnung von intraoralen Röntgenaufnahmen wird generell unterstellt, dass mehrere Zähne auf eine Aufnahme passen. Wie viele Zähne genau?

14. Grundsätzlich werden mehrere Aufnahmen, die in einer Sitzung angefertigt werden, zu einer Abrechnungsgruppe zusammengefasst und einer Bema-Nr. zugeordnet. Geben Sie bitte die Mindestanzahl bzw. die Maximalzahl von Aufnahmen für die folgenden Abrechnungsgruppen an:

Ä925 a: __________

Ä925 b: __________

Ä925 c: __________

Ä925 d: __________

15. Bei welchen Behandlungen ist es möglich in einer Sitzung mehrfach die Bema-Nr. Ä925 a abzurechnen?

16. Erklären Sie welcher Zahnbereich bei einer Bissflügelaufnahme abgebildet wird.

17. Mit welcher Bema-Nr. werden Bissflügelaufnahmen abgerechnet?

→ *Lösungen zu diesen Aufgaben siehe S. 439*

18. Unter welcher Voraussetzung können ausnahmsweise drei Aufnahmen an einem Zahn in einer Sitzung unter der Bema-Nr. Ä925b abgerechnet werden?

19. Wie lautet die Bema-Nr., mit der die Aufnahme des Handskeletts zur Einschätzung des Wachstumsstandes abgerechnet wird?

20. Mit welchen Bema-Nummern werden Aufnahmen des Schädels abgerechnet?

21. Mit welchen Bema-Nummern werden Teilaufnahmen des Schädels abgerechnet?

22. Mit welcher Bema-Nummer wird ein Orthopantomogramm (OPG) bzw. eine Panoramaschichtaufnahme abgerechnet?

→ *Lösungen zu diesen Aufgaben siehe S. 440*

➡ GOZ/GOÄ

23. Welche Aussagen über die Abrechnung von Röntgenleistungen nach GOZ/GOÄ sind zutreffend? (2)

1. Werden mehrere Zähne mittels einer Röntgenaufnahme erfasst, darf die GOÄ-Nr. Ä5000 nur einmal und nicht je aufgenommenen Zahn berechnet werden.
2. Nach der GOÄ werden Zahnfilme grundsätzlich einmal je Projektion (je Aufnahme) mit der GOÄ-Nr. Ä5000 abgerechnet.
3. Werden die Zähne 14, 15 und 16 in einer Sitzung mit zwei Aufnahmen geröntgt, so ist die GOÄ-Nr. Ä5000 dreimal berechnungsfähig.
4. Werden die Zähne 15,16,17 und 18 in einer Sitzung mit vier Aufnahmen geröntgt, ist die GOÄ-Nr. Ä5000 einmal berechnungsfähig.
5. Werden zur Darstellung einer Wurzelfüllung bei einem Zahn zwei Projektionen benötigt, ist die GOÄ-Nr. Ä5000 nur einmal zu berechnen.
6. Technisch misslungene Aufnahmen sind auch mit der GOÄ-Nr. Ä5000 abrechenbar.

Lösungsziffern ______________ ☐ ☐

24. Welche Aussagen zur Abrechenbarkeit der GOÄ-Nrn. Ä5000, Ä5002 und Ä5004 sind richtig? (2)

1. Die GOÄ-Nr. Ä5002 ist für eine Panoramaschichtaufnahme der Kiefer abrechenbar.
2. Neben den Gebührennummern sind die Kosten für das Filmmaterial zusätzlich abrechenbar.
3. Die GOÄ-Nr. Ä5004 ist für eine Panoramaaufnahme eines Kiefers abrechenbar.
4. Portokosten für den Versand von Röntgenaufnahmen an den Gutachter können zusätzlich berechnet werden.
5. Beurteilt der Zahnarzt eine Fremdaufnahme, dann darf er je beurteilter Aufnahme die GOÄ-Nr. Ä5000 abrechnen.
6. Im Rahmen einer endodontischen Behandlung werden in einer Sitzung bei demselben Zahn in unterschiedlichen klinischen Situationen insgesamt drei Aufnahmen nach der Ä5000 angefertigt. Der Zahnarzt darf dann 3x die Ä5000 abrechnen.

Lösungsziffern ______________ ☐ ☐

25. Welche Aussage zur Abrechenbarkeit von Röntgenaufnahmen bei Privatpatienten ist falsch? (1)

1. Die GOZ enthält generell keine Gebührenziffern für Röntgenleistungen.
2. Zahnärzte dürfen Röntgenleistungen nach der GOÄ abrechnen.
3. Die Röntgenleistungen der GOÄ aus dem Abschnitt O gehören zum reduzierten Gebührenrahmen. Sie dürfen nur zwischen dem 1- bis 2,5-fachen Satz abgerechnet werden.
4. Ein Überschreiten des 1,8-fachen Satzes ist nur bei „Besonderheiten" nach § 5 Abs. 2 Satz 1 GOÄ zulässig.
5. Für digitales Röntgen nach den Nummern Ä5000, Ä5002 und Ä5004 kann ein Zuschlag nach der GOÄ-Nr. 5298 berechnet werden.
6. Eine Honorarvereinbarung über den 2,5-fachen Satz hinaus nach § 2 Abs. 3 GOÄ ist nicht gestattet.

Lösungsziffer ______________ ☐

⟶ *Lösungen zu diesen Aufgaben siehe S. 440*

1.2.5 Endodontische Behandlungen

➡ Bema

1. Welche Aussage zur Abrechenbarkeit der Bema-Nr. 25 ist falsch? (1)

Die indirekte Überkappung ist ...

1. nur an einem Zahn mit vitaler Pulpa abrechenbar.
2. nicht an Milchzähnen abrechenbar.
3. je Kavität abrechenbar.
4. in einer Sitzung zusammen mit einer Aufbaufüllung abrechenbar, wenn der Zahn in einer späteren Sitzung mit einer Krone versorgt wird.
5. an bleibenden Zähnen abrechenbar.
6. auch in einer folgenden Sitzung wiederholt abrechenbar, wenn das medizinisch erforderlich ist.

Lösungsziffer ______________ ☐

2. Welche Aussagen zur Abrechenbarkeit der Bema-Nr. 26 sind falsch? (2)

Die direkte Überkappung ist ...

1. nur an einem Zahn mit punktförmig freiliegender vitaler Pulpa abrechenbar.
2. nicht an Milchzähnen abrechenbar.
3. je Kavität abrechenbar.
4. an einem Zahn zeitgleich mit der Bema-Nr. 25 abrechenbar, wenn die direkte Überkappung in einer anderen Kavität erfolgt.
5. an bleibenden Zähnen abrechenbar.
6. neben einem provisorischen Verschluss abrechenbar.

Lösungsziffern ______________ ☐ ☐

3. Ordnen Sie den folgenden Behandlungen die entsprechende Bema-Nr. zu. Die Behandlungen erfolgen jeweils an demselben Zahn und in derselben Sitzung. (6)

1 = 1 x 25	3 = 1 x 26	5 = 1 x 27
2 = 2 x 25	4 = 2 x 26	6 = keine Abrechnung

A) Amputation und Versorgung der vitalen Pulpa an einem Zahn mit nicht abgeschlossenem Wurzelwachstum ______________ ☐

B) Karies-profunda-Behandlung in einer okklusalen Kavität ______________ ☐

C) direkte Überkappung in einer okklusal-distalen und mesial-okklusalen Kavität ______________ ☐

D) indirekte Überkappung in einer mesial-okklusalen und okklusal-distalen Kavität ______________ ☐

E) Abdecken einer freiliegenden Pulpa in einer mesial-okklusalen Kavität _ ☐

F) Legen einer Unterfüllung in einer mesial-okklusalen Kavität ______________ ☐

⟶ Lösungen zu diesen Aufgaben siehe S. 440

4. Welche Aussagen zur Abrechenbarkeit der Bema-Nr. 27 sind falsch? (2)

Die Pulpotomie ist ...

1. nicht abrechenbar, wenn sie erfolglos ist und in einer späteren Sitzung eine Extraktion des behandelten Zahnes erfolgen muss.
2. abrechenbar, wenn in einer späteren Sitzung eine Vitalexstirpation folgt.
3. je Zahn abrechenbar.
4. bei Milchzähnen nur dann abrechenbar, wenn in der gleichen Sitzung der Zahn mit einer Füllung oder konfektionierten Krone versorgt wird.
5. bei einer devitalen Pulpa abrechenbar, wenn in derselben Sitzung eine Wurzelkanalaufbereitung erfolgt.
6. am symptomlos bleibenden Zahn nur dann abrechenbar, wenn das Wurzelwachstum nicht abgeschlossen ist.

Lösungsziffern ______ ☐ ☐

5. Welche Aussage zur Abrechenbarkeit der Bema-Nr. 32 ist falsch? (1)

Die Bema-Nr. 32 ...

1. ist abrechenbar für die Aufbereitung des Wurzelkanalsystems.
2. ist im Zusammenhang mit einer Mortalexstirpation, Vitalexstirpation oder Gangränbehandlung abrechenbar.
3. ist je Wurzelkanal abrechenbar, unabhängig von der Anzahl der Wurzeln.
4. ist zweimal je Wurzelkanal abrechenbar, wenn sich die Aufbereitung über zwei Sitzungen erstreckt.
5. ist nur dann abrechenbar, wenn der Wurzelkanal bis bzw. bis nahe der Wurzelspitze aufbereitet werden kann.
6. umfasst bei einer devitalen Pulpa auch die vollständige Entfernung der Wurzelpulpa.

Lösungsziffer ______ ☐

6. Welche Aussage zur Abrechenbarkeit der medikamentösen Einlage ist falsch? (1)

Die Bema-Nr. 34 ist ...

1. je Zahn und Sitzung abrechenbar.
2. grundsätzlich auf drei Einlagen (je Zahn) beschränkt.
3. im Anschluss an die Bema-Nr. 27 abrechenbar.
4. im Anschluss an die Bema-Nr. 28 abrechenbar.
5. im Anschluss an die Bema-Nr. 29 abrechenbar.
6. im Anschluss an die Bema-Nr. 32 abrechenbar.

Lösungsziffer ______ ☐

⟶ *Lösungen zu diesen Aufgaben siehe S. 440*

7. Welche Aussage zur Abrechenbarkeit der Bema-Nr. 35 ist falsch? (1)

Die Bema-Nr. 35 ...

1. wird im Anschluss an die Bema-Nr. 32 oder Bema-Nr. 34 abgerechnet.
2. ist für einen retrogeraden Wurzelkanalverschluss nach einer Wurzelspitzenresektion abrechenbar.
3. ist je Wurzelkanal nur einmal abrechenbar.
4. stimmt von der Anzahl der abgerechneten Bema-Nummern immer mit der Anzahl der abgerechneten Bema-Nummern 32 überein.
5. ist auch im Zusammenhang mit einer Wurzelspitzenresektion abrechenbar.
6. ist im Zusammenhang mit einer Mortalexstirpation, Vitalexstirpation oder Gangränbehandlung abrechenbar.

Lösungsziffer ______________________ ☐

8. Welche Aussage zur Abrechenbarkeit der Bema-Nr. 28 ist falsch? (1)

1. Die Abrechnung erfolgt je Kanal.
2. Sie ist nicht abrechenbar an einem Zahn, der zu Behandlungsbeginn devital ist.
3. Die Bema-Nr. 28 ist grundsätzlich auch an Milchzähnen abrechenbar, meistens aber nicht sinnvoll.
4. Wird an dem einwurzeligen Zahn 15, der über zwei Kanäle verfügt, eine Vitalexstirpation durchgeführt, dann ist die Bema-Nr. 28 nur einmal abrechenbar.
5. Ist der zu behandelnde Zahn zu Behandlungsbeginn vital, kann die Bema-Nr. 28 abgerechnet werden.
6. Im Ausnahmefall ist nach der Bema-Nr. 27 die Bema-Nr. 28 abrechenbar.

Lösungsziffer ______________________ ☐

9. Welche Aussage zur Abrechenbarkeit der Bema-Nr. 29 ist falsch? (1)

Die Bema-Nr. 29 ist ...

1. je Zahn abrechenbar.
2. nicht abrechenbar neben der Bema-Nr. 11.
3. nicht wiederholt abrechenbar.
4. auch dann abrechenbar, wenn nach der Devitalisation die Mortalexstirpation abgebrochen werden muss und der Zahn extrahiert wird.
5. in einer Sitzung neben der der Bema-Nr. 8 abrechenbar.
6. ist nur im Frontzahnbereich abrechenbar.

Lösungsziffer ______________________ ☐

→ *Lösungen zu diesen Aufgaben siehe S. 440*

10. Mit welchen Bema-Nummern ist die Bema-Nr. 29 nicht zusammen abrechenbar. (2)

1. Bema-Nr. 12
2. Bema-Nr. 28
3. Bema-Nr. 31
4. Bema-Nr. 32
5. Bema-Nr. 34
6. Bema-Nr. 35

Lösungsziffern ____________ ☐ ☐

11. In welchen Fällen ist die Bema-Nr. 31 nicht abrechenbar? (2)

Für das Trepanieren ...

1. eines devitalen Milchzahnes im Rahmen einer Gangränbehandlung.
2. eines devitalen bleibenden Zahnes im Rahmen einer Gangränbehandlung.
3. eines bleibenden Zahnes, damit anschließend die vitale Pulpa entfernt werden kann.
4. eines devitalen bleibenden Zahnes, wenn dieser in der nachfolgenden Sitzung extrahiert werden muss.
5. eines bleibenden Zahnes mit nekrotisch (abgestorben) zerfallender Pulpa, wenn anschließend der Wurzelkanal aufbereitet wird und eine medikamentöse Einlage erfolgt.
6. eines bleibenden Zahnes, damit dieser anschließend devitalisiert werden kann.

Lösungsziffern ____________ ☐ ☐

12. Welche Aussagen sind richtig? (2)

1. Die Bema-Nr. 35 kann pro Wurzelkanal einmal abgerechnet werden.
2. Die Bema-Nr. 32 wird nur an vitalen Zähnen erbracht und abgerechnet.
3. Die Bema-Nr. 32 wird pro Wurzelkanal abgerechnet und darf in mehreren Sitzungen mehrfach am gleichen Zahn abgerechnet werden.
4. Bei retrograder Wurzelkanalaufbereitung und -füllung kann die Bema-Nr. 35 auch dann abgerechnet werden, wenn bereits eine orthograde Wurzelkanalfüllung vorhanden ist.
5. Die Bema-Nr. 34 kann grundsätzlich bis zu 5-mal am gleichen Zahn abgerechnet werden.
6. Die Bema-Nr. 34 wird nur in Verbindung mit den Maßnahmen nach Bema-Nr. 27, 28 und 32 abgerechnet.

Lösungsziffern ____________ ☐ ☐

13. Wie werden die folgenden endodontischen Maßnahmen abgerechnet. Ordnen sie den Leistungen die entsprechende Antwortziffer zu. (6)

[1] = je Zahn   [2] = je Wurzelkanal

A) Medikamentöse Einlage ____________ ☐
B) Wurzelkanalaufbereitung ____________ ☐
C) Devitalisierung ____________ ☐
D) Wurzelkanalfüllung ____________ ☐
E) Trepanation ____________ ☐
F) Vitalexstirpation ____________ ☐

→ *Lösungen zu diesen Aufgaben siehe S. 440*

14. Bei welcher Behandlung ist die Bema-Nr. 31 für die erste Eröffnung des Zahnes abrechenbar? (1)

1. Pulpotomie
2. Devitalisierung
3. Entfernen eines provisorischen Verschlusses vor einer Wurzelkanalfüllung
4. Karies profunda Behandlung
5. Vitalexstirpation
6. Gangränbehandlung

Lösungsziffer ______ ☐

15. Welche Aussage ist falsch? (1)

Damit endodontische Maßnahmen im Rahmen der Richtlinienbestimmungen abrechenbar sind, ...

1. muss die Wurzelkanalfüllung bis zur apikalen Konstriktion (Engstellung an der Wurzelspitze) erfolgen.
2. soll die Wurzelkanalfüllung das Kanallumen vollständig ausfüllen.
3. muss die endodontische Behandlung von Molaren dazu beitragen, dass eine einseitige Freiendsituation vermieden wird
4. muss die Wurzelkanalfüllung bis an das apikale Drittel der Wurzelspitze reichen.
5. muss die endodontische Behandlung von Molaren dazu beitragen, dass eine geschlossene Zahnreihe erhalten werden kann.
6. muss auch im Rahmen des Gesamtbefundes berücksichtigt werden, ob eine Gegenbezahnung vorhanden ist.

Lösungsziffer ______ ☐

➡ GOZ/GOÄ

16. Ordnen Sie den nachfolgenden endodontischen Leistungen, die richtige Abrechnungsregel zu. (8)

| 1 | = abrechenbar je Zahn | 2 | = abrechenbar je Milchzahn |
| 3 | = abrechenbar je Zahn und Sitzung | 4 | = abrechenbar je Kanal |

| 5 | = abrechenbar je Kanal, höchstens zweimal je Sitzung |
| 6 | = abrechenbar je Kanal, gegebenenfalls in der folgenden Sitzung ein zweites Mal |

A) GOZ-Nr. 2360 Exstirpation der vitalen Pulpa einschließlich Exkavieren ☐

B) GOZ-Nr. 2380 Amputation und endgültige Versorgung der avitalen Milchzahnpulpa ______ ☐

C) GOZ-Nr. 2390 Trepanation eines Zahnes ______ ☐

D) GOZ-Nr. 2400 Elektrometrische Längenbestimmung ______ ☐

E) GOZ-Nr. 2410 Aufbereitung eines Wurzelkanals auch retrograd ______ ☐

F) GOZ-Nr. 2420 Zusätzliche Anwendung elektrophysikalisch-chemischer Methoden ______ ☐

G) GOZ-Nr. 2430 Medikamentöse Einlage ______ ☐

H) GOZ-Nr. 2440 Füllung eines Wurzelkanals ______ ☐

→ Lösungen zu diesen Aufgaben siehe S. 440

17. Vergleichen Sie die Abrechenbarkeit der folgenden endodontischen Leistungen zwischen einem Kassenpatienten und Privatpatienten. Welche Leistungen sind ... (6)

[1] = nicht nach dem Bema, sondern nur nach der GOZ abrechenbar.
[2] = sowohl nach dem Bema als auch nach der GOZ abrechenbar.

A) Aufbereitung eines Wurzelkanals ______ [ ]
B) Elektrometrische Längenbestimmung eines Wurzelkanals ______ [ ]
C) Exstirpation der vitalen Pulpa ______ [ ]
D) Amputation und endgültige Versorgung der avitalisierten Milchzahnpulpa (Mortalamputation) ______ [ ]
E) Zusätzliche Anwendung elektrophysikalisch-chemischer Methoden ______ [ ]
F) Füllung eines Wurzelkanals ______ [ ]

18. Welche Aussagen treffen auf die Abrechenbarkeit von endodontischen Leistungen bei Kassenpatienten bzw. Privatpatienten zu? Tragen Sie eine [1] in die Lösungsfelder ein, wenn die Aussage auf die Abrechnung nach dem Bema zutrifft und eine [2], wenn die Aussage auf die Bestimmungen der GOZ zutrifft. (6)

[1] = Bema [2] = GOZ

A) Für die Anwendung eines Operationsmikroskops kann ein gesonderter Zuschlag berechnet werden. ______ [ ]
B) Die Abrechenbarkeit der medikamentösen Einlage an einem zu behandelnden Zahn ist grundsätzlich auf 3 Sitzungen beschränkt. ______ [ ]
C) Die Wurzelkanalaufbereitung ist in der folgenden Sitzung erneut abrechenbar, wenn eine Aufbereitung wegen anatomischer Besonderheiten in der ersten Sitzung nicht vollständig möglich ist. ______ [ ]
D) Ein provisorischer Verschluss, der nach einer medikamentösen Einlage folgt ist nicht gesondert abrechenbar. ______ [ ]
E) Wird der temporäre Verschluss adhäsiv befestigt, so ist diese Leistung gesondert abrechenbar. ______ [ ]
F) Die Eröffnung des koronalen Pulpenkavums (Trepanation) kann an einem vitalen Zahn als selbständige Leistung abgerechnet werden. ______ [ ]

19. Prüfen Sie die Abrechnung der folgenden Leistungen nach der GOZ. In welchen Fällen wurde falsch abgerechnet? (2)

1. Exstirpation der vitalen Pulpa am Zahn 24 (2 Kanäle) mit 2x 2360
2. direkte Überkappungen m–o und d-o am Zahn 37 mit 1x 2340
3. direkte Überkappung m–o und indirekte Überkappung d–o am Zahn 46 mit 1x 2340; 1x 2330
4. indirekte Überkappungen m–o und d–o am Zahn 47 mit 2x 2330
5. Amputation und Versorgung der vitalen Pulpa am Zahn 51 mit 1x 2380
6. Amputation und Versorgung der vitalen Pulpa am Zahn 11 mit 1x 2350

Lösungsziffern ______ [ ] [ ]

→ *Lösungen zu diesen Aufgaben siehe S. 440*

20. Welche der nachfolgend aufgezählten Leistungen ist nicht mit einer besonderen GOZ Gebührennummer, sondern nur analog abrechenbar? (1)

1. Aufbereitung eines Wurzelkanals
2. Devitalisierung einer Pulpa
3. Exstirpation der vitalen Pulpa
4. Amputation und endgültige Versorgung der avitalisierten Milchzahnpulpa (Mortalamputation)
5. Füllung eines Wurzelkanals
6. Trepanation eines Zahnes

Lösungsziffer ______________________ ☐

21. Bei einem Patienten werden am Zahn 47 an zwei Kavitäten (mesial und okklusal) Caries profunda-Behandlungen vorgenommen. Beide Kavitäten werden mit einem Calciumhydroxidpräparat abgedeckt und provisorisch verschlossen. Zwei Monate später erfolgt in einer weiteren Sitzung die endgültige Füllung. Vergleichen Sie die Abrechenbarkeit der beschriebenen Behandlungen nach dem Bema und nach der GOZ.

____

____

____

____

22. Vergleichen Sie die Abrechenbarkeit der GOZ-Nr. 2340 Maßnahmen zur Erhaltung der freiliegenden vitalen Pulpa mit den Abrechnungsregeln der Bema-Nr. 26. Nennen Sie Unterschiede.

____

____

____

23. Vergleichen Sie die Abrechenbarkeit einer Mortalamputation nach dem Bema und nach der GOZ. Nennen Sie die entsprechenden Gebührennummern.

____

____

____

→ *Lösungen zu diesen Aufgaben siehe S. 440*

24. Wie wird die Devitalisation der Pulpa in der GOZ abgerechnet? Vergleichen Sie die Abrechnung mit dem Bema.

25. Erklären Sie, in welcher Situation die Abrechnung der GOZ-Nr. 2390 Trepanation eines Zahnes abrechenbar ist.

26. Nennen Sie zwei Leistungen im Rahmen einer endodontischen Behandlung, die nur nach der GOZ abrechenbar sind und nicht nach dem Bema.

27. Wie oft ist die GOZ-Nr. 2400 Elektrometrische Längenbestimmung eines Wurzelkanals abrechenbar?

28. In welchen Fällen ist die GOZ-Nr. 2410 Aufbereitung eines Wurzelkanals ein zweites Mal abrechenbar?

29. Wie oft ist die GOZ-Nr. 2420 Zusätzliche Anwendung elektrophysikalisch-chemischer Methoden im Behandlungsverlauf abrechenbar?

→ *Lösungen zu diesen Aufgaben siehe S. 440/441*

30. Wie oft ist die GOZ-Nr. 2430 Medikamentöse Einlage im Behandlungsverlauf abrechenbar?

____

____

____

1.2.6 Chirurgische Behandlungen

➡ Bema

1. Welche Aussagen im Zusammenhang mit der Abrechnung von Zahnextraktionen nach den Bema-Nummern 43 und 44 sind falsch? (2)

1. Für das Entfernen der Zähne 62 und 12 ist jeweils einmal die Bema-Nr. 43 abrechenbar.
2. Bei den Milchzähnen werden im Zusammenhang mit der Abrechnung der Bema-Nr. 44 alle Seitenzähne als mehrwurzelig angesehen.
3. Als einwurzelig werden bei den bleibenden Zähnen alle Frontzähne und alle Prämolaren bezeichnet.
4. Die Bema-Nr. 44 darf auch als selbstständige Leistung für das komplikationslose Entfernen von Wurzelresten an den Gebieten abgerechnet werden, die als mehrwurzelig bezeichnet werden.
5. Die Bema-Nr. 43 und 44 umfassen auch die Erstversorgung der Wunde und gegebenenfalls den Wundverschluss mit einer Naht.
6. Erfolgt in der gleichen Sitzung nach der Extraktion von zwei Zähnen die Resektion der Alveolarfortsätze in diesem Gebiet, dann ist dafür die Bema-Nr. 62 abrechenbar.

Lösungsziffern ______________________ ☐ ☐

2. Welche Aussage zur Abrechenbarkeit der Bema-Nr. 45 ist falsch? (1)

Die Bema-Nr. 45 ...

1. umfasst die Entfernung eines tief frakturierten Zahnes ohne Aufklappung.
2. ist für das Entfernen eines Sequesters durch die Extraktionswunde abrechenbar.
3. unterscheidet nicht nach einwurzeligen und mehrwurzeligen Zähnen.
4. umfasst auch eine Blutstillung in derselben Sitzung, wenn damit kein erheblicher Zeitaufwand verbunden ist.
5. ist auch abrechenbar, wenn der zu extrahierende Zahn während des Extraktionsversuches tief frakturiert und dadurch ein Mehraufwand entsteht.
6. umfasst auch die Entfernung eines tief zerstörten Zahnes ohne Aufklappung.

Lösungsziffer ______________________ ☐

⟶ Lösungen zu diesen Aufgaben siehe S. 441

3. Bei der Extraktion der Zähne 11 und 12 werden pro Zahn eine labiale und eine palatinale Infiltrationsanästhesie gelegt. Wie ist abzurechnen? (1)

1. 4x 40, 2x 43
2. 2x 40, 2x 43
3. 40, 2x 43
4. 4x 40, 2x 44
5. 2x 40, 2x 44
6. 40, 2x 44

Lösungsziffer ______________________________ ☐

4. Welche Aussagen zur Abrechenbarkeit der Bema-Nr. 47a sind richtig? (2)

Die Bema-Nr. 47a ist abrechenbar ...

1. wenn ein Wurzelrest mit Osteotomie entfernt werden muss.
2. wenn die Aufklappung des Zahnfleisches erfolgt.
3. für das Entfernen eines Zahnkeimes (Germektomie) durch Osteotomie.
4. wenn die ursprünglich geplante Extraktion misslingt, und der anliegenden Alveolarknochen mit einer Knochenfräse abgetragen werden muss.
5. für das Entfernen eines verlagerten Zahnes durch Osteotomie.
6. für das Entfernen eines tief frakturierten Zahnes ohne Aufklappung des Zahnfleisches.

Lösungsziffern ______________________________ ☐ ☐

5. Welche Aussagen zur Abrechenbarkeit der Bema-Nr. 48 sind falsch? (2)

Die Bema-Nr. 48 ...

1. umfasst auch das Stillen einer übermäßigen Blutung mit erheblichem Zeitaufwand im Verlauf der Operation.
2. ist abrechenbar für das Entfernen von Zähnen durch Osteotomie, wenn diese verlagert oder retiniert sind.
3. umfasst auch die Erstversorgung der Wunde und die Naht.
4. ist abrechenbar für das Entfernen eines Zahnkeimes.
5. ist in derselben Sitzung zusammen mit der Bema-Nr. 46 abrechenbar, wenn an der Operationswunde Knochenränder in kleinem Umfang geglättet werden müssen.
6. ist abrechenbar für das Entfernen von impaktierten Wurzelresten.

Lösungsziffern ______________________________ ☐ ☐

→ *Lösungen zu diesen Aufgaben siehe S. 441*

6. Ordnen Sie den folgenden Behandlungen die richtige Bema-Nr. zu, die für diese Maßnahme abzurechnen ist. (6)

1 = 43	3 = 45	5 = 48
2 = 44	4 = 47a	

A) Entfernung des Zahnes 85 ______ ☐

B) Entfernung des Wurzelrestes 45 nach Aufklappung ______ ☐

C) Entfernung des Zahnes 14 mit einer Wurzel ______ ☐

D) Entfernung des teilretinierten Zahnes 28 nur mit einem Hebel, ohne Aufklappung ______ ☐

E) Entfernung des tief frakturierten Zahnes 36 mittels Osteotomie ______ ☐

F) Entfernung des zerstörten Zahnes 48 mit einem Hebel ______ ☐

7. Der Zahn 28 wird durch Osteotomie entfernt. Neben der Infiltrationsanästhesie ist zusätzlich eine Leitungsanästhesie erforderlich. Außerdem wird eine übermäßige Blutung mit erheblichem Zeitaufwand gestillt und die Wunde vernäht. Welche Bema-Nrn. können in derselben Sitzung abgerechnet werden? (1)

1. 40, 47a, 38, 36
2. 40, 47a
3. 40, 41a, 47a, 36
4. 40, 41a, 48, 38
5. 40, 41a, 47a, 38
6. 40, 41a, 48

Lösungsziffer ______ ☐

8. Der verlagerte Zahn 48 wird in einer Sitzung durch Osteotomie unter einer Leitungsanästhesie und einer Infiltrationsanästhesie (damit eine ausreichende Anästhesietiefe erreicht wird) entfernt. Die Wunde wird mit 3 Nähten geschlossen. Welche Bema-Nrn. sind für diese Leistungen abrechenbar? (1)

1. 47a, 41a, 40, 38
2. 48, 41a, 40, 46
3. 48, 41a, 40, 38
4. 47a, 41a
5. 48, 41a, 40
6. 47a, 41a, 40, 46

Lösungsziffer ______ ☐

9. Entscheiden Sie, in welchen Fällen [1] richtig und in welchen Fällen [6] falsch abgerechnet worden ist. (6)

A) Extraktion des Zahnes 24 mit einer Wurzel wird abgerechnet mit der Bema-Nr. 43 ______ ☐

B) Extraktion des Zahnes 14 wird abgerechnet mit der Bema-Nr. 44 ______ ☐

C) Entfernen des zerstörten Zahnes 45 wird abgerechnet mit der Bema-Nr. 45 ______ ☐

D) Entfernen des tief zerstörten Zahnes 44 durch Osteotomie wird abgerechnet mit der Bema-Nr. 47a ______ ☐

E) Entfernen des Zahnes 65 wird abgerechnet mit der Bema-Nr. 43 ______ ☐

F) Entfernen des tief frakturierten Zahnes 26 wird abgerechnet mit der Bema-Nr. 45 ______ ☐

→ *Lösungen zu diesen Aufgaben siehe S. 441*

10. Welche Aussagen zur Abrechenbarkeit der Bema-Nr. 38 sind falsch? (2)

Die Bema-Nr. 38 ...

1. ist abrechenbar, wenn die Wunde in gesonderter Sitzung nach einem chirurgischen Eingriff auf eine übermäßige Schwellung kontrolliert wird.
2. ist als selbstständige Leistung, je Kieferhälfte oder Frontzahnbereich abrechenbar.
3. ist nicht abrechenbar für die unmittelbar nach einem chirurgischen Eingriff durchzuführende erste Wundversorgung.
4. ist nicht zusammen mit den Bema-Nrn. 46, 36 oder 37 in derselben Sitzung und derselben Stelle abrechenbar.
5. ist in derselben Sitzung zusammen mit der Bema-Nr. 36 abrechenbar, wenn die übermäßige Blutung in einem anderen Gebiet gestillt wird.
6. ist abrechenbar für Nachbehandlungen nach chirurgischen Eingriffen im Rahmen einer PAR-Behandlung.

Lösungsziffern ______ ☐ ☐

11. Welche Aussage zur Abrechenbarkeit der Bema-Nr. 46 ist falsch? (1)

Die Bema-Nr. 46 ...

1. ist abrechenbar für das Erneuern einer Naht.
2. ist in derselben Sitzung neben der Bema-Nr. 38 abrechenbar, wenn die chirurgische Wundrevision an einer anderen Stelle erfolgt.
3. ist abrechenbar, wenn ein Sequester durch die Extraktionswunde in gesonderter Sitzung entfernt wird.
4. ist mehrfach abrechenbar in einer Sitzung je chirurgischer Wundrevision.
5. ist abrechenbar, wenn sich 2 Wochen nach einer Extraktion scharfe Knochenkanten an der abheilenden Wunde bemerkbar machen, die geglättet werden müssen.
6. ist abrechenbar, wenn nach einer Extraktion der Wundheilungsprozess gestört ist und die Wunde mittels eines scharfen Löffels wieder angefrischt wird.

Lösungsziffer ______ ☐

12. Mit welcher Bema-Nr. können die folgenden Maßnahmen in einer gesonderten Sitzung abgerechnet werden? Ordnen Sie den Maßnahmen die zutreffende Bema-Nr. zu. (6)

1 = 38 2 = 46

A) Wechseln einer Tamponade ______ ☐
B) Aufbringen einer Salbe, die Wundheilung unterstützt ______ ☐
C) Entfernen einer Tamponade ______ ☐
D) Erneuerung von Drainagestreifen ______ ☐
E) Legen einer neuen Naht ______ ☐
F) Auskratzen von Granulationsgewebe ______ ☐

→ *Lösungen zu diesen Aufgaben siehe S. 441*

Abrechnungswesen

13. Welche Aussagen zur Abrechenbarkeit der Bema-Nr. 36 sind falsch? (2)

Die Bema-Nr. 36 …

1. ist abrechenbar für die Stillung einer übermäßigen Blutung in gesonderter Sitzung.
2. ist je Blutungsstelle und Sitzung einmal abrechenbar.
3. ist abrechenbar für die Stillung einer „normalen" Blutung im Rahmen einer Nachbehandlung.
4. ist je Kieferhälfte oder Frontzahnbereich abrechenbar.
5. ist abrechenbar in einer Sitzung mit dem chirurgischen Eingriff, wenn für die Stillung der übermäßigen Blutung ein erheblicher Zeitaufwand erforderlich ist.
6. ist nicht abrechenbar für die Stillung einer übermäßigen Blutung durch Knochenbolzung.

Lösungsziffern ______ ☐ ☐

14. Welche Aussage zur Abrechenbarkeit der Bema-Nr. 37 ist falsch? (1)

Die Bema-Nr. 37…

1. wird in der Regel anstelle der Bema-Nr. 46 abgerechnet, wenn z. B. beim Auskratzen eine übermäßige Blutung gestillt werden muss, weil es für diese Leistung mehr Punkte gibt.
2. kann nicht neben dem chirurgischen Eingriff berechnet werden, sondern nur in gesonderter Sitzung.
3. ist abrechenbar für die Stillung einer übermäßigen Blutung durch Abbinden oder Umstechen des Gefäßes.
4. ist abrechenbar für die Stillung einer übermäßigen Blutung im Knochengewebe mittels Knochenbolzung.
5. ist in einer Sitzung neben der Bema-Nr. 38 abrechenbar, wenn eine Nachbehandlung an den Zähnen 44 und 47 durchgeführt wird und am Zahn 47 eine übermäßige Blutung durch Umstechen gestillt wird.
6. ist an derselben Stelle nicht neben der Bema-Nr. 36 abrechenbar.

Lösungsziffer ______ ☐

15. Die folgenden Leistungen erfolgen nach chirurgischen Eingriffen in gesonderter Sitzung und werden nach dem Bema unterschiedlich abgerechnet. Ordnen Sie den Leistungen die zutreffende Abrechnungsregel zu. (6)

1 = je Kieferhälfte oder Frontzahnbereich 2 = je Wundgebiet/Operationsgebiet

A) Stillen einer übermäßigen Blutung ______ ☐
B) Auskratzen von Granulationsgewebe ______ ☐
C) Abbinden oder Umstechen eines Gefäßes ______ ☐
D) Nahtentfernung ______ ☐
E) Legen, Wechseln oder Entfernen einer Tamponade ______ ☐
F) neue Naht ______ ☐

→ *Lösungen zu diesen Aufgaben siehe S. 441*

16. Welche Aussagen zur Wundversorgung sind richtig? (2)

1. Die Bema-Nr. 37, z. B. das Abbinden des blutenden Gefäßes, kann auch im zeitlichen Zusammenhang mit einem chirurgischen Eingriff abgerechnet werden.
2. Die Bema-Nr. 38 ist neben der Bema-Nr. 36 in derselben Sitzung an derselben Stelle abrechenbar.
3. Tritt eine kleine Blutung während der Operation auf, so ist die Bema-Nr. 12 abrechenbar.
4. Maßnahmen der chirurgischen Wundrevision werden je Kieferhälfte oder Frontzahnbereich abgerechnet.
5. Für das Entfernen einer Naht am Zahn 18 in gesonderter Sitzung kann man die Bema-Nr. 46 abrechnen.
6. Das Stillen einer übermäßigen Blutung mit erheblichem Zeitaufwand im Zusammenhang mit einem chirurgischen Eingriff ist nicht abrechenbar.

Lösungsziffern ______________________ ☐ ☐

17. Welche Leistungen sind nicht Bestandteil der chirurgischen Wundrevision? (2)

1. Erneuern der Naht
2. Kürettage der Alveole
3. Entfernen der Naht
4. Tamponieren
5. Glätten des Knochens
6. Auskratzen der Wunde

Lösungsziffern ______________________ ☐ ☐

18. Welche Leistung ist nicht Bestandteil der Bema-Nr. 38? (1)

1. Spülen der Wunde
2. Einlegen eines Drainagestreifens bei einer Dentitio difficilis
3. Wechseln eines Drains nach einer Inzision
4. Wechseln einer Tamponade
5. Wechseln eines Drains bei einer Dentitio difficilis
6. Einlegen eines Drainagestreifens bei einer Inzision nach Ä 161

Lösungsziffer ______________________ ☐

19. Im Rahmen einer Nachbehandlung wird am Zahn 16 eine Naht entfernt. Dabei tritt eine übermäßige Blutung auf, die durch Druckkompresse gestillt werden muss. Welche Abrechnungen sind möglich? (2)

1. Bema-Nr. 38 + 36
2. Bema-Nr. 46
3. Bema-Nr. 46 + 36
4. Bema-Nr. 36
5. Bema-Nr. 37
6. Bema-Nr. 38

Lösungsziffern ______________________ ☐ ☐

→ *Lösungen zu diesen Aufgaben siehe S. 441*

Abrechnungswesen

20. Welche Aussage zur Abrechenbarkeit der Bema-Nr. 49 ist falsch? (1)

Die Bema-Nr. 49 ist abrechenbar ...

1. für eine Papillektomie in einer Präparationssitzung.
2. für das Gebiet eines Zahnes.
3. für das Verdrängen von Zahnfleisch zum Zwecke der Abformung.
4. für eine Exzision von Schleimhaut und Granulationsgewebe.
5. für eine Exzision von eines Zahnfleischlappens bei Dentitio difficilis.
6. für das Durchtrennen von Zahnfleischfasern während einer Präparationssitzung.

Lösungsziffer ______ ☐

21. Welche Aussagen zur Abrechenbarkeit der Bema-Nr. 50 sind falsch? (2)

Die Bema-Nr. 50 ...

1. ist kein „größerer chirurgischer Eingriff".
2. ist abrechenbar, wenn ein lappiges Fibrom oder eine Epulis exzidiert wird.
3. ist auch mehrfach je Kiefer abrechenbar, wenn es sich um getrennte Gebiete handelt.
4. ist zweimal abrechenbar bei einer Exzision einer großen Schleimhautwucherung im Gebiet 31–44.
5. ist nicht zusammen mit einem anderen chirurgischen Eingriff im selben Operationsgebiet in derselben Sitzung abrechenbar.
6. ist im Gebiet von Zahn 18 bei der Exzision einer Schleimhautwucherung zusammen mit den Bema-Nrn. 40 und 41 a abrechenbar.

Lösungsziffern ______ ☐ ☐

22. Welche Aussage zur Abrechenbarkeit der Bema-Nr. 51a ist falsch? (1)

Die Bema-Nr. 51a ...

1. ist nicht abrechenbar für einen plastischen Verschluss einer schon seit längerer Zeit eröffneten Kieferhöhle, die deshalb therapiert werden musste.
2. ist nur dann abrechenbar, wenn zur Deckung der eröffneten Kieferhöhle eine Aufklappung erfolgen muss.
3. ist abrechenbar in der gleichen Sitzung in der die Kieferhöhle durch eine Extraktion eröffnet wurde.
4. ist im zeitlichen Zusammenhang mit Zahnentfernungen nur dann abrechenbar, wenn es sich bei den extrahierten Zähnen um Oberkiefermolaren oder Oberkieferprämolaren handelt.
5. ist auch als selbstständige Leistung in einer Sitzung abrechenbar.
6. ist auch abrechenbar ohne einen direkten Zusammenhang mit einem operativen Eingriff.

Lösungsziffer ______ ☐

→ *Lösungen zu diesen Aufgaben siehe S. 441*

23. Welche Aussage zur Abrechenbarkeit der Bema-Nr. 51b ist falsch? (1)

Die Bema-Nr. 51b ...

1. ist abrechenbar für einen plastischen Verschluss in Verbindung mit einer Osteotomie.
2. ist nicht als selbstständige Leistung abrechenbar.
3. ist abrechenbar für einen plastischen Verschluss in Verbindung mit einer Wurzelspitzenresektion.
4. ist abrechenbar, wenn es im Zusammenhang mit einer Inzision zur Eröffnung der Kieferhöhle kommt ohne, dass eine gesonderte Aufklappung erforderlich ist.
5. ist abrechenbar in Verbindung mit einer Zystenoperation nach den Bema-Nrn. 56a–d.
6. ist abrechenbar, wenn die Kieferhöhle eröffnet wird, weil ein verlagerter Weisheitszahn im Oberkiefer durch Aufklappung entfernt wird.

Lösungsziffer ______________________ ☐

24. Welche Aussagen zur Abrechenbarkeit von chirurgischen Eingriffen sind richtig? (2)

1. Atraumatisches Nahtmaterial kann nach dem Bema mit der Ordnungsnummer 6001 abgerechnet werden.
2. Die plastische Deckung im Zusammenhang mit einer Osteotomie oder einer Wurzelspitzenresektion wird mit der Bema-Nr. 51b abgerechnet.
3. Bei langer Dauer des chirurgischen Eingriffes kann die Bema-Nr. 40 ggf. ein zweites Mal abgerechnet werden.
4. Im Zusammenhang mit einer Osteotomie oder einer Wurzelspitzenresektion ist die plastische Deckung nach Bema nicht gesondert abrechenbar.
5. Die plastische Deckung im Zusammenhang mit einer Zystenoperation wird mit der Bema-Nr. 51a abgerechnet.
6. Die Bema Nr. 36 ist nicht im Zusammenhang mit einer plastischen Deckung in derselben Sitzung abrechenbar.

Lösungsziffern ______________________ ☐ ☐

25. Welche Aussage zur Bema-Nr. 52 ist falsch? (1)

Die Bema-Nr. 52 ...

1. ist abrechenbar für die Trepanation des Kieferknochens.
2. ist in akuten Fällen neben der Bema-Nr. 31 abrechenbar.
3. enthält alle Maßnahmen der primären Wundversorgung.
4. ist abrechenbar neben einer Wurzelspitzenresektion.
5. ist als selbstständige Leistung abrechenbar.
6. wird auch als „Schrödersche Lüftung" bezeichnet.

Lösungsziffer ______________________ ☐

→ *Lösungen zu diesen Aufgaben siehe S. 441*

26. Welche Aussagen zur Abrechenbarkeit der Bema-Nr. 53 sind richtig? (2)

Die Bema-Nr. 53 …

1. ist für die chirurgische Freilegung eines Zahnes abrechenbar.
2. ist für das Entfernen eines Zahnkeimes abrechenbar.
3. ist für die Entfernung eines Sequesters durch die Extraktionswunde in einer gesonderten Sitzung abrechenbar.
4. ist für die operative Entfernung eines Sequesters bei Osteomyelitis abrechenbar.
5. ist für das operative Entfernen eines im Knochen tiefsitzenden Fremdkörpers abrechenbar.
6. ist mehrfach in einer Sitzung abrechenbar, wenn die Operationsgebiete im Knochen nicht zusammenhängend sind.

Lösungsziffern ______ ☐ ☐

27. Welche Aussagen zur Abrechnung der Wurzelspitzenresektion nach den Bema-Nrn. 54a–c sind falsch? (2)

1. Die Wurzelspitzenresektion nach Bema-Nr. 54b wird immer höchstens nur einmal je Zahn abgerechnet.
2. Für einen Seitenzahn kann die Bema-Nr. 54a nicht abgerechnet werden.
3. Eine retrogerade Füllung im Zusammenhang mit einer Wurzelspitzenresektion wird unter der Bema-Nr. 13a abgerechnet.
4. Erfolgt die Entfernung einer zweiten Wurzelspitze an demselben Seitenzahn durch denselben Zugang, so wird die Entfernung dieser Wurzelspitze nach Bema-Nr. 54c zusätzlich zur Bema-Nr. 54b abgerechnet.
5. Die Bema-Nr. 54b wird für die Entfernung einer Wurzelspitze an einem Seitenzahn abgerechnet.
6. Eine retrogerade Aufbereitung und Wurzelfüllung an einer Wurzel nach Wurzelspitzenresektion wird nach den Bema-Nrn. 32 und 35 gesondert abgerechnet.

Lösungsziffern ______ ☐ ☐

28. Rechnen Sie die folgenden Behandlungsmaßnahmen richtig ab. Ordnen sie hierfür die zutreffende(n) Bema-Nr(n). zu. (6)

1 = 54a	3 = 54b und 54c	5 = 2x 54b
2 = 54b	4 = 2x 54a	6 = 2x 54b und 54c

A) Wurzelspitzenresektion am Zahn 15 ______ ☐

B) Wurzelspitzenresektion an 2 Wurzeln eines Molaren durch zwei separate Zugänge ______ ☐

C) Wurzelspitzenresektion am Zahn 42 ______ ☐

D) Wurzelspitzenresektion an 3 Wurzeln eines Molaren durch zwei separate Zugänge ______ ☐

E) Wurzelspitzenresektion an 2 Wurzeln am Zahn 24 durch einen Zugang ______ ☐

F) Wurzelspitzenresektionen an Zahn 11 und Zahn 12 ______ ☐

→ *Lösungen zu diesen Aufgaben siehe S. 441*

29. Entscheiden Sie, in welchen Fällen [1] richtig und in welchen Fällen [6] falsch abgerechnet worden ist. (6)

A) Wurzelspitzenresektion an Zahn 41 mit der Bema-Nr. 54a ____ ☐

B) Wurzelspitzenresektion an Zahn 33 und 34 mit den Bema-Nrn. 2x 54a ____ ☐

C) Wurzelspitzenresektion der bukkalen und palatinalen Wurzel an Zahn 24 durch einen Zugang mit den Bema-Nrn. 54b und 54c ____ ☐

D) Wurzelspitzenresektion aller drei Wurzeln an Zahn 26 durch einen bukkalen und einen palatinalen Zugang mit den Bema-Nrn. 3x 54b ____ ☐

E) Wurzelspitzenresektion aller drei Wurzeln an Zahn 16 durch zwei operative Zugänge mit den Bema-Nrn. 2x 54b und 54c ____ ☐

F) Wurzelspitzenresektion beider Wurzeln an Zahn 24 durch zwei operative Zugänge mit den Bema-Nrn. 2x 54b ____ ☐

30. Welche Aussagen über die Bema-Nr. 55 sind falsch? (2)

Die Bema-Nr. 55 ...

1. ist für die Transplantation eines Zahnes abrechenbar.
2. ist neben einer extraoralen Wurzelbehandlung abrechenbar.
3. enthält bereits eine einfache Schienung bzw. Befestigung an einem benachbarten Zahn.
4. ist neben einer Wurzelspitzenresektion abrechenbar.
5. ist abrechenbar, wenn ein durch einen Unfall ausgefallener Zahn wiedereingesetzt wird.
6. ist je Zahn einmal abrechenbar.

Lösungsziffern ____ ☐ ☐

31. Rechnen Sie die folgenden Zystenoperationen richtig ab. Ordnen sie hierfür die zutreffende(n) Bema-Nr(n). zu. (6)

1 = 56a
2 = 56b
3 = 56c
4 = 56d
5 = nicht abrechenbar

A) Zystektomie in Verbindung mit einer Osteotomie ____ ☐

B) Zystostomie in Verbindung mit einer Wurzelspitzenresektion ____ ☐

C) Zystektomie als selbstständige Leistung ____ ☐

D) Auskratzen einer kleinen Zyste durch eine Extraktionswunde ____ ☐

E) Zystektomie in Verbindung mit einer Wurzelspitzenresektion ____ ☐

F) Zystostomie als selbstständige Leistung ____ ☐

→ *Lösungen zu diesen Aufgaben siehe S. 441*

32. Rechnen Sie die folgenden Behandlungsmaßnahmen richtig ab. Ordnen sie hierfür die zutreffende(n) Bema-Nr(n). zu. (6)

1 = 50	3 = 51b	5 = 53
2 = 51a	4 = 52	6 = 55

A) plastischer Verschluss einer eröffneten Kieferhöhle in Verbindung mit einer Zystenoperation ______ ☐

B) Trepanation des Kieferknochens ______ ☐

C) Reimplantation eines Zahnes ______ ☐

D) Exzision einer Schleimhautwucherung ______ ☐

E) plastischer Verschluss einer eröffneten Kieferhöhle als selbstständige Leistung ______ ☐

F) Sequestrotomie bei Osteomyelitis der Kiefer ______ ☐

33. Welche Aussage zur Abrechenbarkeit der Bema-Nr. 57 ist falsch? (1)

Die Bema-Nr. 57...

1. ist in der gleichen Sitzung mit einer Mundboden- oder Vestibulumplastik abrechenbar, wenn diese an einer anderen Stelle erfolgt.
2. ist für das Beseitigen eines Schlotterkammes abrechenbar.
3. ist für das Ausschneiden des Lippenbändchens abrechenbar.
4. ist für das Lösen, Verlegen, Fixieren des Lippenbändchens und Durchtrennen des Septums im Bereich 11, 21 bei einem echten Diastema mediale abrechenbar.
5. ist für das Beseitigen störender Schleimhautbänder und Muskelansätze abrechenbar.
6. ist je Kieferhälfte oder Frontzahnbereich abrechenbar.

Lösungsziffer ______ ☐

34. Welche Aussage zur Abrechenbarkeit der Bema-Nr. 58 ist falsch? (1)

Die Bema-Nr. 58 ...

1. ist nur am ausgeheilten Kieferknochen abrechenbar, wenn zuvor Zähne entfernt worden sind.
2. ist in derselben Sitzung nicht zusammen mit der Bema-Nr. 57 abrechenbar, da es sich bei der Bema-Nr. 58 immer um eine alleinige Leistung handeln muss.
3. ist in einer Sitzung höchstens viermal abrechenbar.
4. wird je Kieferhälfte oder Frontzahnbereich abgerechnet.
5. ist nicht im zeitlichen Zusammenhang mit Osteotomien abrechenbar.
6. ist auch dann abrechenbar, wenn im Vorfeld keine Extraktion bzw. Osteotmie erfolgt ist, sondern lediglich ein anatomisch deformierter Kiefer modelliert werden muss.

Lösungsziffer ______ ☐

→ *Lösungen zu diesen Aufgaben siehe S. 441*

35. Welche Aussagen über die Bema-Nr. 59 sind falsch? (2)

Die Bema-Nr. 59 ...

1. ist je Sitzung einmal abrechenbar.
2. ist für eine Mundbodenplastik abrechenbar.
3. ist für eine Vestibulumplastik abrechenbar.
4. ist keinesfalls neben den Bema-Nrn. AIT und CPT im Rahmen einer systematischen Behandlung von Parodontitis und anderen Parodontalerkrankungen abrechenbar.
5. ist in derselben Sitzung zusammen mit der Bema-Nr. 57 abrechenbar, wenn die störenden Schleimhautbänder in einem anderen Operationsbereich entfernt werden.
6. ist je Kieferhälfte oder Frontzahnbereich abrechenbar.

Lösungsziffern ______________________ ☐ ☐

36. Welche Aussage über die Bema-Nr. 60 ist falsch? (1)

Die Bema-Nr. 60 ...

1. ist eine präprothetisch-chirurgische Maßnahme.
2. kann einmal für den linken und einmal für den rechten Tuber abgerechnet werden.
3. kann in derselben Sitzung neben der Bema-Nr. 58 abgerechnet werden.
4. ist neben der Ä 2700 abrechenbar, wenn zum Schutz der Wunde eine Verbandsplatte verwendet wird.
5. ist ein „großer chirurgischer Eingriff". Deshalb ist zur Schmerzausschaltung neben der Bema-Nr. 40 zusätzlich die Bema-Nr. 41 a abrechenbar.
6. kann neben der Bema-Nr. 50 abgerechnet werden, wenn im selben Operationsgebiet zusätzlich eine Exzision einer Schleimhautwucherung notwendig wird.

Lösungsziffer ______________________ ☐

37. Welche Aussagen zur Abrechenbarkeit der Bema-Nr. 61 sind falsch? (2)

Die Bema-Nr. 61 ...

1. kann nur im Bereich 11,21 zum Ansatz kommen.
2. kann nur bei einem echten Diastema mediale abgerechnet werden.
3. umfasst neben dem Lösen des Lippenbändchens auch das Verlegen und das Fixieren des Lippenbändchens.
4. ist für das alleinige Durchtrennen des Lippenbändchens abrechenbar.
5. setzt das Durchtrennen des knöchernden Septums voraus.
6. ist je Kieferhälfte oder Frontzahnbereich abrechenbar.

Lösungsziffern ______________________ ☐ ☐

⟶ *Lösungen zu diesen Aufgaben siehe S. 441*

38. Welche Aussagen zur Bema-Nr. 62 sind falsch? (2)

Die Bema-Nr. 62 …

1. ist bei einer kleineren Knochenglättung, bei der kein besonderer chirurgischer Aufwand erforderlich ist nicht abrechenbar.
2. kann nur für Leistungen am abgeheilten Kiefer abgerechnet werden.
3. ist in einer gesonderten Sitzung abrechenbar, wenn nur das Gebiet von einem Zahn betroffen ist.
4. ist zweimal abrechenbar, wenn in einem Kiefer ein Gebiet von mehr als 8 Zähnen von der Alveolotomie betroffen ist.
5. ist auch dann zweimal in einem Kiefer abrechenbar, wenn das Gebiet nicht zusammenhängend ist.
6. ist in der gleichen Sitzung mit der Extraktion von Zähnen abrechenbar, wenn in jedem Kiefer mindestens 2 Zähne extrahiert werden.

Lösungsziffern ______________ ☐ ☐

39. Welche Bema-Nrn. müssen in den folgenden Fällen abgerechnet werden? Ordnen Sie die richtige Bema-Nr. dem jeweiligen Fall zu. (6)

1 = 1 x 58	3 = 1 x 62	5 = nicht abrechenbar
2 = 2 x 58	4 = 2 x 62	

A) Zahn 35, 36, 46 Alveolotomie in derselben Sitzung nach der Extraktion ☐

B) Zahn 16, 14, 25, 26 Alveolotomie in derselben Sitzung nach der Extraktion ______________ ☐

C) Zahn 25, 27, 36, 37 Alveolotomie einen Tag nach der Extraktion ______ ☐

D) Zahn 17, 15, 26, 45 Alveolotomie in derselben Sitzung nach der Extraktion ______________ ☐

E) Zahn 13–23 Knochenresektion am abgeheilten Kiefer______________ ☐

F) Zahn 15–24 Knochenresektion am abgeheilten Kiefer______________ ☐

40. Welche Aussagen über die Abrechenbarkeit der Bema-Nr. 63 sind falsch? (2)

Die Bema-Nr. 63 …

1. ist für das Freilegen eines retinierten Zahnes zur kieferorthopädischen Einstellung abrechenbar.
2. ist für das Freilegen eines Zahnkeimes zur kieferorthopädischen Einstellung abrechenbar.
3. ist auch abrechenbar, wenn keine anschließende KFO-Behandlung erfolgt.
4. rechtfertigt bei einem Zahn im Oberkiefer die Abrechnung der Bema-Nr. 41 a, weil es sich um einen großen chirurgischen Eingriff handelt.
5. ist nur abrechenbar, wenn zuvor ein KFO-Behandlungsplan genehmigt wurde.
6. ist für das Freilegen eines verlagerten Zahnes zur kieferorthopädischen Einstellung abrechenbar.

Lösungsziffern ______________ ☐ ☐

→ Lösungen zu diesen Aufgaben siehe S. 441

41. Die nachfolgenden Leistungen werden nach dem Bema unterschiedlich abgerechnet. Ordnen Sie den Leistungen die richtige Abrechnungsregel zu. (6)

1 = je Kieferhälfte oder Frontzahnbereich   2 = je Wunde/Operationsgebiet

A) Beseitigung störender Schleimhautbänder ______ ☐

B) Sequestrotomie bei Osteomyelitis der Kiefer ______ ☐

C) Nachbehandlung nach chirurgischem Eingriff in gesonderter Sitzung ______ ☐

D) Knochenresektion am abgeheilten Kiefer ______ ☐

E) Mundboden- oder Vestibulumplastik ______ ☐

F) Stillen einer übermäßigen Blutung ______ ☐

Abrechnungswesen

42. Welche Aussage ist falsch? (1)

1. Die Bema-Nr. 53 ist abzurechnen, wenn man operativ einen abgegrenzten, abgestorbenen Knochenteil nach einer schweren Entzündung (Osteomyelitis) entfernt.
2. Die Bema-Nr. 49 gehört nicht zu den „größeren chirurgischen Eingriffen", die im OK die zusätzliche Abrechnung der Bema-Nr. 41a neben der Bema-Nr. 40 erlauben.
3. Eine Leistung nach Bema-Nr. 49 ist in derselben Sitzung nicht für dasselbe Gebiet neben einer anderen chirurgischen Leistung abrechnungsfähig.
4. Die Bema-Nr. 63 ist abzurechnen für das Freilegen eines verlagerten Zahnes zur kieferorthopädischen Einstellung.
5. Das Entfernen von Granulationsgewebe und kleinen Zysten ist nicht nach Bema-Nr. 56 abrechnungsfähig.
6. Für die Exzision von Schleimhaut oder Granulationsgewebe ist die Bema-Nr. 50 abzurechnen.

Lösungsziffer ______ ☐

43. Wie sind die folgenden Leistungen nach dem Bema abzurechnen? Ordnen sie hierfür die zutreffende Bema-Nr. zu. (6)

1 = 38   3 = 46   5 = 62

2 = 36   4 = 58   6 = Keine Abrechnung

A) Eine Woche nach der Extraktion der Zähne 36, 37 wird die Resektion am Alveolarfortsatz durchgeführt. ______ ☐

B) Im Anschluss an die Extraktion der Zähne 14, 17, 26, 27 erfolgt die Resektion der Alveolarfortsätze. ______ ☐

C) Einen Tag nach der Operation wird die Tamponade gewechselt. ______ ☐

D) Direkt nach der Operation wird wegen einer kleinen Blutung eine Tamponade gelegt. ______ ☐

E) Zur Formung des Prothesenlagers wird 1 Jahr nach der Extraktion im OK eine Knochenresektion durchgeführt. ______ ☐

F) Die Resektion des Alveolarfortsatzes erfolgt direkt nach der Extraktion des Zahnes 27. ______ ☐

→ *Lösungen zu diesen Aufgaben siehe S. 441*

Abrechnungswesen

44. Wie sind die folgenden Leistungen nach dem Bema abzurechnen? Ordnen sie hierfür die zutreffende Bema-Nr. zu. (6)

1 = 56 a	4 = 59
2 = 56 d	5 = 60
3 = 57	6 = 61

A) Operation einer Zyste durch orale Zystostomie in Verbindung mit einer Osteotomie oder Wurzelspitzenresektion ______ ☐

B) Tuberplastik ______ ☐

C) Korrektur des Lippenbändchens bei echtem Diastema mediale ______ ☐

D) Mundboden oder Vestibulumplastik ______ ☐

E) Operation einer Zyste durch orale Zystektomie ______ ☐

F) Beseitigen störender Schleimhautbänder, Muskelansätze oder eines Schlotterkammes ______ ☐

45. Wie sind die folgenden Leistungen nach dem Bema abzurechnen? Ordnen sie hierfür die zutreffende Bema-Nr. zu. (6)

1 = 36	4 = keine Abrechnung möglich
2 = 58	5 = 46
3 = 62	

A) Nach einer Extraktion von Zahn 46 wird der Knochen in einer gesonderten Sitzung ohne besonderen chirurgischen Aufwand mit einer Knochenfräse geglättet. ______ ☐

B) Im Anschluss an die Extraktion der Zähne 14, 17, 36, 37 erfolgt die Resektion der Alveolarfortsätze. ______ ☐

C) Direkt nach der Operation wird eine übermäßige Blutung mit einer Drucktamponade gestillt. ______ ☐

D) Eine Woche nach der Extraktion der Zähne 36, 37 wird die Resektion am Alveolarfortsatz durchgeführt. ______ ☐

E) Während der Operation einer Zyste wird eine übermäßige Blutung unter erheblichem Zeitaufwand gestillt. ______ ☐

F) Zur Formung des Prothesenlagers wird 2 Wochen nach der Extraktion im OK eine Resektion am Alveolarfortsatz durchgeführt. ______ ☐

→ Lösungen zu diesen Aufgaben siehe S. 441

➡ GOZ/GOÄ

Hinweis: Soweit nicht gesondert erwähnt, berücksichtigen die Fälle grundsätzlich nicht die Abrechenbarkeit von Zuschlägen gemäß der GOZ bzw. GOÄ.

46. In welchem Fall wurde die Zahnentfernung richtig abgerechnet? (1)

Die Entfernung ...

1. des mehrwurzeligen Zahnes 65 mit der GOZ-Nr. 3000.
2. des einwurzeligen Zahnes 24 mit der GOZ-Nr. 3010.
3. des mehrwurzeligen tief frakturierten Zahnes 46 mit der GOZ-Nr. 3010.
4. des einwurzeligen Zahnes 44 mit der GOZ-Nr. 3000.
5. eines im Kieferknochen verankerten Implantatkörpers im Bereich des Zahnes 46 mit der GOZ-Nr. 3010.
6. des einwurzeligen tief zerstörten Zahnes 15 mit der GOZ-Nr. 3000.

Lösungsziffer ______ ☐

47. In einer Sitzung wird der tief zerstörte Zahn 25 ohne Aufklappung entfernt und eine Tamponade gelegt. Entscheiden Sie, in welchem Fall richtig nach der GOZ abgerechnet worden ist. (1)

GOZ-Nr. ...

1. 3000 und 3300
2. 3000
3. 3020 und 3000
4. 3020
5. 3030 und 3300
6. 3030

Lösungsziffer ______ ☐

48. Welche Aussagen über die Abrechenbarkeit von Zahnentfernungen nach den GOZ-Nrn. 3000, 3010 und 3020 sind [1] richtig oder [6] falsch? (6)

A) Für die Abrechenbarkeit der GOZ-Nr. 3000 ist die tatsächliche Zahl der Wurzel zu berücksichtigen. ______ ☐

B) Wird ein dreiwurzeliger Zahn in einer Sitzung entfernt, dann ist die GOZ-Nr. 3020 dreimal abrechenbar. ______ ☐

C) Die Erstversorgung der Wunde ist bei allen drei GOZ-Nrn. bereits im Leistungsumfang enthalten. ______ ☐

D) Die Entfernung eines enossalen Implantates ohne Aufklappung ist nur nach der GOZ-Nr. 3000 abrechenbar. ______ ☐

E) Wird atraumatisches Nahtmaterial verwendet, dann ist dieses bei allen drei GOZ-Nrn. gesondert berechnungsfähig. ______ ☐

F) Für den Einsatz eines Operationsmikroskopes bei der Entfernung eines tief frakturierten Zahnes darf kein Zuschlag berechnet werden. ______ ☐

⟶ *Lösungen zu diesen Aufgaben siehe S. 441*

49. Welche Aussagen über die Abrechenbarkeit der GOZ-Nrn. 3030, 3040 und 3045 sind [1] richtig oder [6] falsch? (6)

A) Die GOZ-Nr. 3030 ist für die Entfernung eines Zahnes durch Osteotomie abrechenbar. ☐

B) Die GOZ-Nr. 3040 umfasst die operative Entfernung eines verlagerten, retinierten, teilretinierten oder impaktierten Zahnes. ☐

C) Damit die GOZ-Nr. 3030 abrechenbar ist, muss immer ein Mukoperiostlappen gebildet werden. ☐

D) Sind bei der operativen Entfernung eines verlagerten Zahnes anatomische Nachbarstrukturen gefährdet (z. B. Nasennebenhöhle), dann ist für die Osteotomie die GOZ-Nr. 3040 abrechenbar. ☐

E) Die GOZ-Nr. 3040 ist auch für die Entfernung eines Implantates abrechenbar. ☐

F) Die Entfernung eines extrem retinierten Zahnes durch eine umfangreiche Osteotomie ist nach der GOZ-Nr. 3045 abrechenbar. ☐

50. Die nachfolgend beschriebene chirurgische Leistung wird nicht stationär durchgeführt: Der dreiwurzelige Zahn 46 wird durchtrennt und die beheerdete mesiale Zahnwurzel wird extrahiert. Bei der Extraktion frakturiert die Wurzel und muss operativ durch eine Osteotomie entfernt werden. Entscheiden Sie, wie richtig abzurechnen ist. (2)

GOZ-Nr.

1. 3130
2. 3130 und 3020
3. 3130 und 3030
4. 3030

Lösungsziffer ☐

und Zuschlag:

5. 0500
6. 2 x 0500

Lösungsziffer ☐

51. Welche Aussagen über die Abrechenbarkeit der GOZ-Nrn. 3130 und 3270 (Germektomie) sind [1] richtig oder [6] falsch? (6)

A) Die GOZ-Nr. 3130 ist nicht an einem einwurzeligen Zahn abrechenbar. ☐

B) Die GOZ-Nr. 3270 ist abrechenbar für die Entfernung eines impaktierten Zahnes mit abgeschlossenem Wurzelwachstum. ☐

C) Die GOZ-Nr. 3130 ist zusammen mit der 3020 abrechenbar, wenn die zu extrahierende Wurzel tief frakturiert. ☐

D) Die GOZ-Nr. 3270 ist abrechenbar für die operative Entfernung eines Zahnkeimes. ☐

E) Die GOZ-Nr. 3130 ist für die bloße Zerteilung (Prämolarisierung) eines mehrwurzeligen Zahnes abrechenbar. ☐

F) Die GOZ-Nr. 3270 ist abrechenbar für die operative Entfernung eines extrem verlagerten Zahnes mit weitgehend abgeschlossenem Wurzelwachstum. ☐

→ *Lösungen zu diesen Aufgaben siehe S. 441*

Abrechnungswesen

52. Welche Aussagen über die Abrechenbarkeit der GOZ-Nrn. 3290, 3300 und 3310 sind [1] richtig oder [6] falsch? (6)

A) Die GOZ-Nr. 3290 ist nur abrechenbar, wenn eine Behandlungsmaßnahme vorgenommen wird. ______ ☐

B) Die GOZ-Nr. 3290 ist je Kiefer einmal abrechenbar. ______ ☐

C) Die GOZ-Nr. 3290 ist neben der 3300 bzw. 3310 an derselben Stelle abrechenbar. ______ ☐

D) Die GOZ-Nr. 3300 ist in einer Sitzung maximal 8-mal abrechenbar. ______ ☐

E) Die GOZ-Nr. 3310 ist in einer Sitzung maximal 4-mal abrechenbar. ______ ☐

F) Die GOZ-Nr. 3310 ist in einer Sitzung neben der GOZ-Nr. 3300 abrechenbar, wenn es sich um getrennte Operationsgebiete handelt. ______ ☐

53. Jeder Fall bezieht sich auf einen anderen Patienten. In welchen Fällen wurde [1] richtig oder [6] falsch abgerechnet? (6)

	Fall A–F	**Abrechnung**	
A)	Extraktion des mehrwurzeligen Zahnes 46 und Stillung einer größeren Blutung mittels Druckkompresse in derselben Sitzung	1 x 3010 1 x 3050	☐
B)	Entfernung des verlagerten Zahnes 25 durch Osteotomie und Stillung einer Blutung durch Umstechen des Gefäßes in derselben Sitzung	1 x 3030 1 x 3060	☐
C)	Extraktion des tief zerstörten Zahnes 37. Der Extraktionsvorgang wird unterbrochen, da eine übermäßige Blutung gestillt werden muss. Anschließend wird die Extraktion fortgesetzt und beendet.	1 x 3020 1 x 3050	☐
D)	Extraktion des einwurzeligen Zahnes 11 und Stillung einer Blutung durch Knochenbolzung in derselben Sitzung	1 x 3000 1 x 3060	☐
E)	Chirurgische Wundrevision an dem vor 3 Tagen extrahierten Zahn 36. Es wird ein Medikament verabreicht, um die aufgetretene übermäßige Blutung zu stillen.	1 x 3050 1 x 3300	☐
F)	Stillung einer übermäßigen Blutung im Bereich von Zahn 11, den der Patient bei einem Unfall verloren hat	1 x 3050	☐

54. In einer Nachbehandlung im Operationsgebiet der vor 8 Tagen extrahierten Zähne 47, 45 und 42 (mit getrennter Schnittführung) werden jeweils die Fäden entfernt. Wie wird nach der GOZ bzw. GOÄ richtig abgerechnet? (2)

GOZ-Nr.

1. 3300
2. 2 x 3300
3. 3 x 3300

Lösungsziffer ______ ☐

und nach der GOÄ:

4. GOÄ 2007
5. 2 x GOÄ 2007
6. 3 x GOÄ 2007

Lösungsziffer ______ ☐

→ *Lösungen zu diesen Aufgaben siehe S. 441*

55. Bei den sechs Privatpatienten A–F werden nach einem chirurgischen Eingriff in einer gesonderten Sitzung entweder Wundkontrollen (GOZ-Nr. 3290) oder Wundkontrollen und Nachbehandlungen (GOZ-Nrn. 3290 bzw. 3300) vorgenommen. Die Wundgebiete sind voneinander jeweils getrennt, es liegt keine zusammenhängende Schnittführung vor. In welchen Fällen wurde [1] richtig oder [6] falsch nach der GOZ abgerechnet? (6)

A) Wundkontrolle im Gebiet 26, 24, 12 mit 3x 3290 ______ ☐

B) Wundkontrolle und Nachbehandlung im Gebiet 36, 34, 42 mit 2x 3290 und 3x 3300 ______ ☐

C) Wundkontrolle und Nachbehandlung im Gebiet 16, 14 mit 2x 3290 und 2x 3300 ______ ☐

D) Wundkontrolle und Nachbehandlung im Gebiet 36, 44 mit 2x 3290 und 2x 3300 ______ ☐

E) Wundkontrolle im Gebiet 16, 12, 22, 26 mit 2x 3290 ______ ☐

F) Wundkontrolle und Nachbehandlung im Gebiet 16, 12, 32, 46 mit 3x 3290 und 3x 3300 ______ ☐

56. Welche Aussage zur Abrechenbarkeit der GOZ-Nummern 3090 Plastischer Verschluss einer eröffneten Kieferhöhle und 3100 Plastische Deckung im Rahmen einer Wundversorgung ist falsch? (1)

1. Die GOZ-Nr. 3090 ist für die plastische Deckung einer MAV abrechenbar.
2. Wird im Rahmen der Wundversorgung nur eine reine Periostschlitzung vorgenommen, dann ist die GOZ-Nr. 3100 nicht abrechenbar.
3. Die GOZ-Nr. 3100 ist für kleinere Eingriffe im Rahmen einer Wundversorgung abrechenbar.
4. Die GOZ-Nr. 3100 ist nur abrechenbar, wenn neben der Periostschlitzung auch eine Verschiebung von Weichgewebe vorgenommen wird.
5. Die GOZ-Nr. 3090 ist nicht neben einer Osteotomie oder Wurzelspitzenresektion abrechenbar.
6. Die GOZ-Nr. 3100 ist auch in Verbindung mit einer Osteotomie oder Wurzelspitzenresektion abrechenbar, wenn z.B. eine einfache Wiederbefestigung der Wundränder nicht möglich ist.

Lösungsziffer ______ ☐

57. Bei den sechs Privatpatienten A–F wird jeweils eine Wurzelspitzenresektion vorgenommen. In welchen Fällen wurde [1] richtig oder [6] falsch nach der GOZ abgerechnet? (6)

A) eine Wurzelspitzenresektion am Zahn 35 mit 3110 ______ ☐

B) zwei Wurzelspitzenresektionen am Zahn 14 mit 3120 ______ ☐

C) eine Wurzelspitzenresektion am Zahn 11 mit 3110 ______ ☐

D) drei Wurzelspitzenresektionen am Zahn 27 mit 3x 3120 ______ ☐

E) zwei Wurzelspitzenresektionen am Zahn 25 (anatomische Besonderheit) mit 2x 3110 ______ ☐

F) zwei Wurzelspitzenresektionen am Zahn 22 (anatomische Besonderheit) mit 2x 3110 ______ ☐

→ Lösungen zu diesen Aufgaben siehe S. 441

58. Welche Aussage zur Abrechenbarkeit der Wurzelspitzenresektionen nach den GOZ-Nummern 3110 und 3120 sind falsch? (2)

1. Beide Nummern sind je resezierter Wurzelspitze einmal abrechenbar.
2. Hat ein Frontzahn ausnahmsweise zwei Wurzeln, dann ist die GOZ-Nr. 3110 zweimal an diesem Zahn abrechenbar.
3. Neben beiden Nummern ist auch die retrograde Aufbereitung des Wurzelkanals und dessen Füllung nach den GOZ-Nrn. 2410 und 2440 abrechenbar.
4. Ein retrograder Verschluss ist zusätzlich analog nach § 6 Abs. 1 GOZ abgerechnet werden.
5. Wird die Wurzelspitze eines einwurzeligen Prämolaren reseziert, dann ist die GOZ-Nr. 3110 einmal abrechenbar.
6. Werden alle Wurzelspitzen des dreiwurzeligen Zahnes 26 durch einen vestibulären und einen palatinalen Zugang reseziert, dann ist die Nr. 3120 zweimal abrechenbar.

Lösungsziffern ______ ☐ ☐

Abrechnungswesen

59. Am Zahn 34 wird nach Leitungsanästhesie die Wurzelspitze reseziert. Anschließend wird der Wurzelkanal retrograd aufbereitet und gefüllt. Da der Eingriff lange dauert wird eine weitere Leitungsanästhesie vorgenommen. Abschließend erfolgt ein retrograder Verschluss der resezierten Wurzelspitze. Wie wird richtig nach der GOZ abgerechnet? (1)

1. 0100; 3110; 2410; 2440; 2050 (analog)
2. 2x 0100; 3120; 2410; 2440
3. 0100; 3110; 2050 (analog)
4. 2x 0100; 3120; 2410; 2440; 2050 (analog)
5. 0100; 3110; 2410; 2440; 2050 (analog)
6. 2x 0100; 3120; 2050 (analog)

Lösungsziffer ______ ☐

60. Bei den sechs Privatpatienten A–F wurden Knochenresektionen am Alveolarfortsatz vorgenommen. In welchen Fällen wurde die GOZ-Nr. 3230 [1] richtig oder [6] falsch nach der GOZ abgerechnet? (6)

A) Knochenresektion am Alveolarfortsatz zur Formung des Prothesenlagers im gesamten Unterkiefer (Bereich 37–47) als selbstständige Leistung mit 1x 3230 ______ ☐

B) Knochenresektionen am nicht ausgeheiltem Oberkiefer zur Formung des Prothesenlagers (Bereich 17–27) als selbstständige Leistung mit 2x 3230 ______ ☐

C) Einfache Knochenglättung nach der Entfernung von Zahn 46 mit 1x 3230. Die Lücke soll später mit einer Brücke versorgt werden. ______ ☐

D) Knochenresektionen am ausgeheiltem Oberkiefer zur Formung des Prothesenlagers (Bereich 17–27) als selbstständige Leistung mit 1x 3230 ______ ☐

E) Knochenresektionen am nicht ausgeheiltem Unterkiefer zur Formung des Prothesenlagers (Bereich 37–47) als selbstständige Leistung mit 2x 3230 ______ ☐

F) Knochenresektionen am Unter- und Oberkiefer zur Formung des Prothesenlagers als selbstständige Leistung mit 2x 3230 ______ ☐

→ *Lösungen zu diesen Aufgaben siehe S. 441*

61. Bei den Patienten A–F werden unterschiedliche Leistungen erbracht. Ordnen Sie diesen die Lösungsziffern so zu, dass jeweils die zutreffende GOÄ-Gebührennummer abgerechnet wird. (6)

1 = Ä1508	4 = 2 x Ä2009
2 = Ä2009	5 = 2 x Ä2010
3 = Ä2010	6 = Ä2651

A) Aus dem Kiefer wird ein Fremdkörper durch Osteotomie entfernt, der tief liegt. ☐

B) Mit einer Pinzette entfernt der Zahnarzt zwei Kunststoffsplitter aus dem Gaumen. ☐

C) Entfernung von zwei jeweils noch fühlbaren Glassplittern aus dem Mundboden bzw. Gaumen. ☐

D) Der Zahnarzt entfernt zwei nicht mehr fühlbare, tief sitzende Metallsplitter aus dem Mund. Dabei benötigt er zwei getrennte operative Zugänge. ☐

E) Entfernung einer eingespießten Fischgräte mit der Pinzette. ☐

F) Der Zahn 44 ist frakturiert. Ein Teil des Zahnes wird aus dem Kieferknochen operativ entfernt. ☐

62. Bei den Patienten A–F werden aus unterschiedlichen Gründen Inzisionen vorgenommen. Ordnen Sie den Leistungen die Lösungsziffern so zu, dass jeweils die zutreffende GOÄ-Gebührennummer abgerechnet wird. (6)

1 = Ä2008	4 = 2 x Ä2428
2 = Ä2428	5 = 2 x Ä2430
3 = Ä2430	

A) Die aufgrund einer chronischen Entzündung im Kieferbereich entstandene Fistel wird eröffnet und gespreizt. ☐

B) Eröffnung zweier oberflächlich gelegener Abszesse im Bereich der Zähne 34 und 25 ☐

C) Eröffnung eines tief liegenden Abszesses im Bereich des harten Gaumens ☐

D) Eröffnung eines submukös gelegenen Abszesses ☐

E) Eröffnung eines tief liegenden Abszesses mit Gegeninzision von einer anderen Stelle ☐

F) Wundspaltung einer bisher durch Nahtverschluss versorgten Wunde ☐

→ *Lösungen zu diesen Aufgaben siehe S. 441*

63. Welche Aussage zur Abrechenbarkeit der Exzisionen nach den GOZ-Nummern 3070 und 3080 sind falsch? (2)

1. Das Entfernen von apikalem Granulationsgewebe bei einer Wurzelspitzenresektion am Zahn 34 ist nach der GOZ-Nr. 3070 abrechenbar.
2. Die Exzision von Mundschleimhaut beim Präparieren eines Zahnes ist nach der GOZ-Nr. 3070 abrechenbar.
3. Die GOZ-Nr. 3070 ist nur als selbstständige Leistung abrechenbar.
4. Die GOZ-Nr. 3080 ist bei der Entfernung größerer Schleimhautwucherungen abrechenbar.
5. Die GOZ-Nr. 3080 ist einmal je Sitzung abrechenbar.
6. Die GOZ-Nr. 3080 ist nicht ortsgleich neben anderen chirurgischen Leistungen abrechenbar.

Lösungsziffern ______ ☐ ☐

64. Ordnen Sie bitte dem Schaubild die folgenden Abrechnungsziffern nach der GOZ bzw. GOÄ richtig zu. (8)

1 = GOZ 3190	3 = Ä2655	5 = Ä2657	7 analog abrechenbar
2 = GOZ 3200	4 = Ä2656	6 = Ä2658	

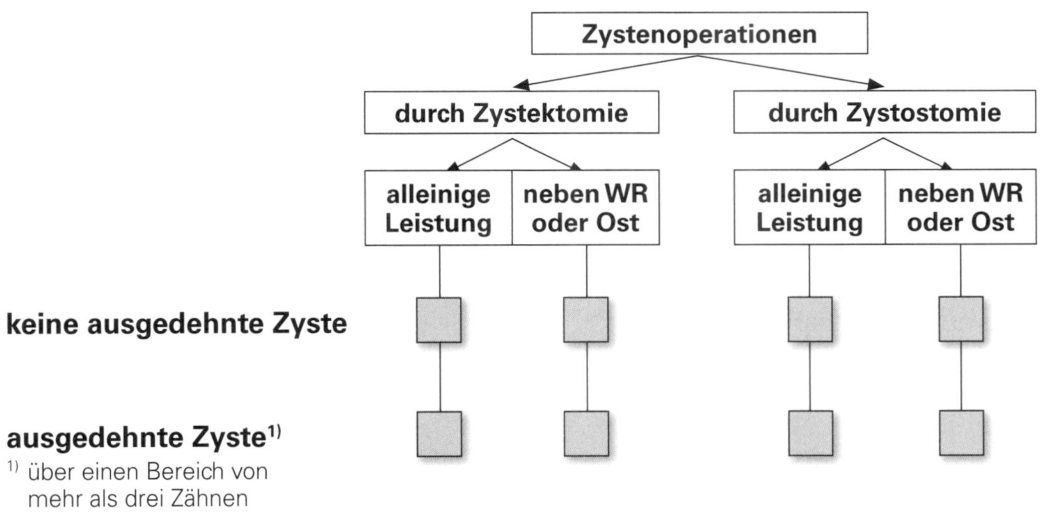

65. Welche Aussagen zur Abrechenbarkeit einer Zystenoperation bei Privatpatienten sind falsch? (2)

1. Es gibt keine GOZ-Gebührennummer zur Abrechnung einer Zystostomie.
2. Ausgedehnte Kieferzysten werden nach § 6 Abs. 1 analog abgerechnet.
3. Das Auskratzen kleiner Zysten in Verbindung mit einer Extraktion, Osteotomie oder Wurzelspitzenresektion ist nicht abrechenbar.
4. Die GOZ-Nrn. 3190 und 3200 sind jeweils je Zyste abrechenbar.
5. Eine kleinere Zystostomie wird nach der GOÄ abgerechnet.
6. Die GOZ-Nrn. 3190 und 3200 sind auch für Weichteilzysten abrechenbar

Lösungsziffern ______ ☐ ☐

→ *Lösungen zu diesen Aufgaben siehe S. 441*

66. Bei der Abrechnung von präprothetischen Leistungen kann man die abrechenbaren Gebührenziffern nach der GOZ bzw. GOÄ in drei große Gruppen einteilen. Man unterscheidet zwischen Leistungen zur Entfernung von störendem Weichgewebe, der Korrektur von Abbauerscheinungen und der Entfernung störender Knochenanteile. Ordnen Sie die folgende Auswahl an GOZ-/GOÄ-Nrn. diesen drei Gruppen richtig zu. (7)

1 = Korrektur von Abbauerscheinungen
2 = Entfernung störender Knochenanteile
3 = Entfernung von störendem Weichgewebe

A) GOZ 3210 Beseitigung störender Schleimhautbänder ______ ☐

B) GOZ 3230 Knochenresektion am Alveolarfortsatz ______ ☐

C) GOZ 3240 Vestibulumplastik oder Mundbodenplastik kleineren Umfangs ______ ☐

D) GOZ 3250 Tuberplastik, einseitig ______ ☐

E) GOÄ 2670 Operative Entfernung eines Schlotterkammes oder einer Fibromatose ______ ☐

F) GOÄ 2675 Partielle Vestibulum- oder Mundbodenplastik oder große Tuberplastik ______ ☐

G) GOÄ 2676 Totale Mundboden- oder Vestibulumplastik ______ ☐

67. Ordnen Sie die folgenden GOZ-/GOÄ-Nrn. die entsprechende Abrechnungsregel richtig zu. (7)

1 = je Kiefer
2 = je Kieferhälfte oder Frontzahnbereich
3 = je Tuberplastik

A) GOZ 3210 Beseitigung störender Schleimhautbänder ______ ☐

B) GOZ 3230 Knochenresektion am Alveolarfortsatz ______ ☐

C) GOZ 3240 Vestibulumplastik oder Mundbodenplastik kleineren Umfangs ______ ☐

D) GOZ 3250 Tuberplastik, einseitig ______ ☐

E) GOÄ 2670 Operative Entfernung eines Schlotterkammes oder einer Fibromatose ______ ☐

F) GOÄ 2675 Partielle Vestibulum- oder Mundbodenplastik oder große Tuberplastik ______ ☐

G) GOÄ 2676 Totale Mundboden- oder Vestibulumplastik ______ ☐

→ *Lösungen zu diesen Aufgaben siehe S. 441*

68. Bei den sechs Privatpatienten A–F wurden Mundboden- und /oder Vestibulumplastiken durchgeführt. Entscheiden Sie, in welchen Fällen [1] richtig oder [6] falsch abgerechnet worden ist. (6)

A) totale Vestibulum- oder Mundbodenplastik von 36 nach 46 und von 16 nach 26 mit 2 x Ä2676 ______ ☐

B) partielle Vestibulum- oder Mundbodenplastik im Bereich 33–32 und 42–43 mit 2 x Ä2675 ______ ☐

C) Vestibulum- oder Mundbodenplastik kleineren Umfangs im Bereich 13, 23 mit 2 x GOZ 3240 ______ ☐

D) partielle Vestibulum- oder Mundbodenplastik im Bereich 13–16 und 23–26 mit 2 x Ä2675 ______ ☐

E) Vestibulum- oder Mundbodenplastik kleineren Umfangs im Bereich 14–15 und 24–25 mit 2 x GOZ 3240 ______ ☐

F) Vestibulum- oder Mundbodenplastik kleineren Umfangs im Bereich 32–33 und 42–43 mit 2 x GOZ 3240 ______ ☐

69. Welche Aussagen zur Abrechenbarkeit der GOZ-Nr. 2250 Eingliederung einer konfektionierten Krone in der pädiatrischen Zahnheilkunde sind falsch? Die GOZ-Nr. 2250 ... (2)

1. ist auch an bleibenden Zähnen abrechenbar.
2. enthält nicht die Materialkosten für die Krone. Diese sind zusätzlich abrechenbar.
3. ist für das Erneuern einer konfektionierten Krone abrechenbarer.
4. ist nur an Milchzähnen abrechenbar.
5. enthält die Zahnpräparation, die Kronenauswahl, das Anpassen und die Eingliederung.
6. ist nicht für konfektionierte Kronen aus Kunststoff abrechenbar.

Lösungsziffern ______ ☐ ☐

70. Welche Aussage zur Abrechenbarkeit der GOZ-Nr. 2290 Entfernung einer Einlagefüllung, einer Krone, eines Brückenankers, Abtrennen eines Brückengliedes oder Steges oder Ähnliches ist falsch? Die Nr. 2290 ... (1)

1. ist bei der Entfernung von Brückengliedern je Trennstelle abrechenbar.
2. ist für die Entfernung einer Teilkrone abrechenbar.
3. ist bei der Entfernung zweier verblockter Kronen dreimal abrechenbar.
4. ist in einer Sitzung neben der GOZ-Nr. 4030 für das Glätten von Trennstellen bzw. Nr. 2130 für das Nachpolieren einer vorhandenen Restauration am Nachbarzahn abrechenbar.
5. nicht zusammen mit der GOZ-Nr. 2300 abrechenbar, wenn an einem überkronten Zahn ein Wurzelstift entfernt werden muss.
6. ist für die Entfernung eines Veneers abrechenbar.

Lösungsziffer ______ ☐

→ *Lösungen zu diesen Aufgaben siehe S. 441*

71. Welche Aussage zur Abrechenbarkeit der GOZ-Nr. 2300 Entfernung eines Wurzelstiftes ist falsch? Die Nr. 2300 … (1)

1. ist nicht für die Entfernung einer Wurzelfüllung abrechenbar.
2. ist für die Entfernung konfektionierter Wurzelstifte abrechenbar.
3. ist für die Entfernung gegossener Wurzelstifte abrechenbar.
4. ist für die Entfernung von Glasfaserstiften abrechenbar.
5. ist an einem mehrwurzeligen Zahn mit mehreren Wurzelstiften je Wurzelstift abrechenbar.
6. ist für die Entfernung frakturierter Wurzelkanalinstrumente abrechenbar.

Lösungsziffer ______________________ ☐

72. Der Zahn 14, der nach dem Röntgenbefund nur über eine Wurzel verfügt, wird extrahiert. Welche GOZ-Nr. ist abrechenbar?

____

____

____

73. Welche GOZ-Nr. entspricht dem Leistungsinhalt der Bema-Nr. 38?

____

74. Unter welcher Voraussetzung ist die GOZ-Nr. 3300 Nachbehandlung nach chirurgischem Eingriff zweimal in einer Kieferhälfte abrechenbar? Geben Sie ein Beispiel.

____

____

____

____

____

75. Ist die GOZ-Nr. 3300 viermal in einem Kiefer abrechenbar?

____

____

____

→ *Lösungen zu diesen Aufgaben siehe S. 441*

76. Erklären Sie, warum die GOZ-Nr. 3290 nicht dem Leistungsinhalt der Bema-Nr. 38 entspricht.

77. Ist es möglich in einer gesonderten Sitzung nach mehreren chirurgischen Eingriffen die GOZ-Nr. 3300 zusammen mit der GOZ-Nr. 3290 Wundkontrolle bzw. 3310 Chirurgische Wundrevision abzurechnen?

78. Ist es möglich in einer Sitzung in der ein chirurgischer Eingriff erfolgt und abgerechnet wird, zusätzlich die GOZ-Nr. 3050 Stillung einer übermäßigen Blutung abzurechnen?

→ *Lösungen zu diesen Aufgaben siehe S. 441*

1.2.7 Patienten bei parodontologischen Behandlungen begleiten

➡ Bema

1. Welche Aussagen zu den Voraussetzungen zur Erbringung von Leistungen zur systematischen Behandlung von Parodontitis und anderer Parodontalerkrankungen sind falsch? (2)

1. U. a. muss eine der folgenden drei Diagnosen gestellt werden: „Parodontitis", „Parodontitis als Manifestation systemischer Erkrankungen" oder "generalisierte gingivale Vergrößerung".
2. Dass eine behandlungsbedürftige Parodontitis vorliegt, kann nur festgestellt werden, indem immer vorher ein Parodontaler Screening-Index (PSI) erhoben wird.
3. Das Beseitigen von Zahnstein ist nicht mehr Voraussetzung der Parodontitisbehandlung.
4. Die Bema-Nr. 04 ist neben der Bema-Nr. 4 (Befunderhebung und Erstellen eines Parodontalstatus) in derselben Sitzung abrechenbar.
5. Die Leistungen aus Bema Teil 4 – PAR – sind nur abrechnungsfähig, wenn eine Sondierungstiefe von 4 mm oder mehr vorliegt.
6. Die Bema-Nr. 107 darf während der PAR-Therapiestrecke ausnahmsweise zweimal pro Kalenderjahr abgerechnet werden.

Lösungsziffern ______________ ☐ ☐

2. Welche Aussage zur Abrechenbarkeit der Bema-Nr. 4 ist falsch? (1)

Die Bema-Nr. 4 …

1. ist abrechenbar für die Erhebung der Anamnese, des Befundes und der Diagnose und dem Erstellen des Parodontalstatus.
2. kann pro PAR-Therapiestrecke nur einmal abgerechnet werden.
3. wird über den Parodontalstatus abgerechnet.
4. kann zusammen mit einer eingehenden Untersuchung abgerechnet werden.
5. ist frühestens nach erbrachter AIT innerhalb der PAR-Therapiestrecke erneut abrechenbar.
6. darf auch neben einer Beratung nach der Bema-Nr. Ä1 abgerechnet werden.

Lösungsziffer ______________ ☐

3. Welche Aussagen zur Abrechenbarkeit der Bema-Nr. ATG (Parodontologisches Aufklärungs- und Therapiegespräch) und MHU (Patientenindividuelle Mundhygieneunterweisung) sind falsch? (2)

1. Für die Abrechenbarkeit der Bema-Nrn. ATG und MHU muss ein von der Krankenkasse genehmigter Parodontalstatus vorliegen.
2. Die Bema-Nr. ATG erfolgt im Anschluss an die Bema-Nr. AIT.
3. Die Bema-Nr. ATG ist in derselben Sitzung nicht neben der Bema-Nr. Ä1 abrechenbar.
4. Die Bema-Nr. MHU ist nur im zeitlichen Zusammenhang mit der Bema-Nr. AIT abrechenbar.

→ *Lösungen zu diesen Aufgaben siehe S. 442*

5. Die Bema-Nr. MHU ist einmal innerhalb der PAR-Therapiestrecke abrechenbar.
6. Die Bema-Nr. MHU ist in derselben Sitzung neben der Bema-Nr. Ä1 abrechenbar.

Lösungsziffern ______ ☐ ☐

4. Welche Aussage zur Abrechenbarkeit der Bema-Nr. 108 ist falsch? (1)

Die Bema-Nr. 108 ...

1. ist nicht abrechenbar im Zusammenhang mit konservierenden, chirurgischen und prothetischen Leistungen.
2. wird über den Parodontalstatus abgerechnet.
3. ist abrechenbar für das Einschleifen des natürlichen Gebisses.
4. wird im Zusammenhang mit der systematischen Behandlung von Parodontitis und anderer Parodontalerkrankungen abgerechnet.
5. ist abrechenbar je Zahn, wenn ein Einschleifen zur Korrektur von Okklusion und Artikulation erfolgt.
6. ist je Sitzung abrechenbar.

Lösungsziffer ______ ☐

5. Welche Aussagen zur Bema-Nr. 111 sind falsch? (2)

Die Bema-Nr. 111 ...

1. ist für Nachbehandlungen im Zusammenhang mit der systematischen Behandlung von Parodontopatitis und anderen Parodontalerkrankungen abrechenbar.
2. ist in derselben Sitzung und an derselben Stelle neben der Bema-Nr. 38 abrechenbar.
3. ist je Kieferhälfte oder Frontzahnbereich abrechenbar.
4. umfasst u.a. das Entfernen von Nähten, Spülungen und Neuanfertigungen des Wundverbandes.
5. ist nicht für den 1. Schleimhautverband abrechenbar, da dieser bereits in der Bema-Nr. CPT enthalten ist.
6. ist neben der Bema-Nr. CPT in derselben Sitzung abrechenbar, wenn die Nachbehandlung an einer anderen Stelle erfolgt.

Lösungsziffern ______ ☐ ☐

6. Welche Angabe wird nicht im PAR-Status Blatt 1 eingetragen? (1)

1. Datum der Befunderhebung
2. Allgemeine und parodontitisspezifische Anamnese
3. Erstellungsdatum des Röntgenbildes
4. Diagnose
5. Grad (Grading/Progression)
6. Stadium (Staging/Schweregrad)

Lösungsziffer ______ ☐

⟶ *Lösungen zu diesen Aufgaben siehe S. 442*

7. Welche Aussagen zur Abrechenbarkeit der Bema-Nrn. AITa und AITb sind falsch? (2)

1. Die Bema-Nr. AITa ist je behandeltem mehrwurzeligen Zahn und AITb je behandeltem einwurzeligen Zahn abrechenbar.
2. Die beiden Bema-Nrn. sind für das geschlossene Vorgehen, also Maßnahmen ohne „Aufklappen" des Zahnfleisches, abrechenbar.
3. Beide Bema-Nrn. beinhalten das Entfernen aller supragingivalen und klinisch erreichbaren subgingivalen weichen und harten Beläge.
4. Beide Bema-Nrn. sind je Parodontium einmal abrechenbar.
5. Eine Gingivektomie oder Gingivoplastik sind in der AITa bzw. AITb nicht enthalten und daher gesondert abrechenbar.
6. Das Entfernen von Zahnstein nach der Bema-Nr. 107 ist nicht neben den Bema-Nrn. AITa/b abrechenbar.

Lösungsziffern ______________________ ☐ ☐

8. Welche Aussagen über die Abrechnung der Bema-Nrn. BEVa bzw. BEVb (Befundevaluation) sind falsch? (2)

1. Die Bema-Nr. BEVb ist nur abrechenbar für eine zweite bzw. erneute Befundevaluation.
2. Die Bema-Nr. BEVa ist die erste Befundevaluation nach zuvor erfolgter AIT.
3. Die Bema-Nrn. BEVa bzw. BEVb erfordern beide jeweils einen Abstand von 2–4 Monaten zur vorausgegangenen Therapie nach AIT bzw. CPT.
4. In derselben Sitzung ist daneben eine Beratung nach Ä1 nicht abrechenbar.
5. Sie dürfen nur nach einem genehmigten PAR-Status abgerechnet werden.
6. Sie dürfen in derselben Sitzung zusammen mit allen Leistungen nach UPTa bis UPTg abgerechnet werden.

Lösungsziffern ______________________ ☐ ☐

9. Welche Aussagen zur Abrechenbarkeit der Bema-Nrn. CPTa und CPTb sind falsch? (2)

1. Beide Bema-Nrn. sind für die chirurgische Therapie im Rahmen des offenen Vorgehens abrechenbar.
2. Beide Bema-Nrn. umfassen die Lappenoperation einschließlich Naht und/oder Schleimhautverband.
3. Beide Bema-Nrn. sind nur dann abrechenbar, wenn vorher eine Leistung nach BEVb erbracht worden ist.
4. Beide Bema-Nrn. sind nur dann abrechenbar, wenn grundsätzlich vorher eine Leistung nach AITa/b abgerechnet worden ist.
5. CPTa für die chirurgische Therapie je behandeltem einwurzeligen Zahn und CPTb für die chirurgische Therapie am mehrwurzeligen Zahn.
6. Beide Bema-Nrn. sind nur abrechenbar, bei Parodontien mit einer Sondierungstiefe von mehr als 5 mm.

Lösungsziffern ______________________ ☐ ☐

→ *Lösungen zu diesen Aufgaben siehe S. 442*

10. Welche Aussagen zur Abrechenbarkeit der Bema-Nrn. UPTa-g (unterstützende Parodontitistherapie) sind falsch? (2)

1. Die Maßnahme nach UPTa-g sollen über einen Zeitraum von 2 Jahren regelmäßig erbracht werden.
2. Der Zeitraum der Abrechenbarkeit ist durch einen Antrag um maximal 12 Monate verlängerbar.
3. Die Abrechnungshäufigkeit bzw. Frequenz ist vom Grad der Parodontalerkrankung (Grad A, Grad B und Grad C) abhängig.
4. Die Maßnahmen nach UPTa, b, c, e und f sind beim Grad A einmal pro Kalenderjahr mit einem Mindestabstand von 10 Monaten abrechenbar.
5. Die Maßnahmen nach UPTa, b, c, e und f sind beim Grad B einmal pro Kalenderhalbjahr mit einem Mindestabstand von 5 Monaten abrechenbar.
6. Die Maßnahmen nach UPTa, b, c, e und f sind beim Grad C einmal pro Kalenderquartal mit einem Mindestabstand von 2 Monaten abrechenbar.

Lösungsziffern ____ ☐ ☐

11. Im Kasten „Zahnschema" des PAR-Status Blatt 2 sind bestimmte Angaben einzutragen. Ordnen Sie den folgenden Angaben Nummern hinsichtlich ihrer Eintragbarkeit zu. (6)

1 = einzutragen   2 = nicht einzutragen

A) Füllungen ____ ☐
B) Grad der Zahnlockerung ____ ☐
C) Knochenverlaufslinie ____ ☐
D) fehlende bzw. nicht erhaltungswürdige Zähne ____ ☐
E) Grad des Furkationsbefalls (FB) ____ ☐
F) Sondiertiefen ____ ☐

**12. Entscheiden Sie, ob die nachfolgenden Aussagen zur Abrechenbarkeit der UPTd (Messung von Sondierungsbluten und Sondierungstiefen) bzw. UPTg (Untersuchung des Parodontalzustandes) zutreffen.
Sind sie [1] richtig oder [6] falsch? (6)**

A) Die Bema-Nr. UPTd ist nur bei Grad C abrechenbar. ____ ☐
B) Die Bema-Nr. UPTd ist nicht bei Grad A abrechenbar. ____ ☐
C) Die Bema-Nr. UPTg ist bei allen Graden immer nur ab dem zweiten Jahr der UPT-Strecke abrechenbar. ____ ☐
D) Die Bema-Nr. UPTg ist unabhängig vom Schweregrad nur zweimal innerhalb der UPT-Strecke abrechenbar. ____ ☐
E) Die UPTd ist bei Grad B im Rahmen der 2. und 4. UPT abrechenbar ____ ☐
F) Die UPTd ist bei Grad C während der zweijährigen UPT-Therapiestecke maximal fünfmal abrechenbar. ____ ☐

⟶ *Lösungen zu diesen Aufgaben siehe S. 442*

13. Entscheiden Sie, ob die nachfolgenden Aussagen [1] richtig oder [6] falsch sind. (6)

A) Bricht der Patient die PAR-Behandlung vor den Leistungen der Bema-Nr. AIT ab, dann sind die vorausgegangenen Leistungen nach den Bema-Nrn. ATG und MHU nicht abrechenbar. ______ ☐

B) Die Maßnahmen, die man nach den Bema-Nrn. AIT abrechnet, sollten möglichst innerhalb von 4 Wochen abgeschlossen sein. ______ ☐

C) Die BEVa ist frühestens nach drei Monaten nach Beendigung der antiinfektiösen Therapie abrechenbar. ______ ☐

D) Die BEVa ist nach 7 Monaten nach Beendigung der antiinfektiösen Therapie nicht mehr abrechenbar. ______ ☐

E) Für die BEVb gelten andere zeitliche Abstände für die Abrechenbarkeit, als für die BEVa bezogen auf die jeweils vorausgegangene Therapie. ______ ☐

F) Die Maßnahmen nach UPTa, b, c, e und f sind beim Grad C einmal je Kalendertertial mit einem Abstand von 3 Monaten abrechenbar. ______ ☐

14. Welche Rolle spielt der PSI nach Bema-Nr. 04 bei der Entscheidung, ob eine behandlungsbedürftige Parodontalerkrankung vorliegt und wieviel mm muss dann die Sondierungstiefe nach Bema-Nr. 4 mindestens betragen, damit nach der PAR-Richtlinie eine behandlungsbedürftige Parodontopatitis vorliegt?

______

______

______

15. Röntgenaufnahmen zur Ergänzung des klinischen Befundes sind Grundlage für die Therapie. Wie alt dürfen diese höchstens sein?

______

______

16. Grundlage für die Therapie ist auch eine parodontitisspezifische Anamnese, die auf dem Parodontalstatus Blatt 1 dokumentiert wird. Nennen Sie die beiden Risikofaktoren dieser Anamnese.

______

______

17. Nennen Sie die vier Angaben, die bei der Dokumentation des klinischen Befundes auf Blatt 2 des PAR-Status gemacht werden müssen!

______

______

______

→ *Lösungen zu diesen Aufgaben siehe S. 442*

18. Die systematische Behandlung der Parodontitis ist angezeigt, wenn eine entsprechende Diagnose gestellt wird. Nennen Sie diese drei Diagnosen (vgl. PAR-Status Blatt 1)

19. Wie viele Stadien unterscheidet man bei der Diagnose des Staging (Schweregrad) und dem Grading (Risiko der Progression) der Parodotalerkrankung nach PAR-Status Blatt 1?

20. Nennen und unterscheiden Sie die beiden Bema-Nrn. zur Abrechnung des geschlossenen Vorgehens!

21. Welche beiden Bema-Nrn. können im Zusammenhang mit dem offenen Vorgehen abgerechnet werden?

22. Welche Bema-Nr. ist nach der AIT und vor einer CPT abzurechnen und wie viel mm muss dann die Sondierungstiefe am Parodontium betragen?

23. Welche Zeitspannen sieht die Richtlinie für das Durchführen der BEVa bzw. BEVb jeweils nach abgeschlossener AIT bzw. CPT vor?

24. Muss das offene Vorgehen (CPT) bei der Krankenkasse beantragt werden? Was muss der Zahnarzt tun?

→ *Lösungen zu diesen Aufgaben siehe S. 442*

➡ GOZ/GOÄ

25. Welche Aussagen zur Abrechenbarkeit der GOZ-Nr. 4000 Erstellen und Dokumentieren eines Parodontalstatus sind falsch? Die GOZ-Nr. 4000 … (2)

1. ist nur abrechenbar, wenn ein entsprechendes Formblatt verwendet wird.
2. ist einmal in zwei Jahren abrechenbar.
3. ist nicht Voraussetzung für die Abrechenbarkeit weiterer Leistungen bei Erkrankung des Parodontiums, wie z. B. GOZ-Nr. 4070 oder 4075.
4. ist gemeinsam mit der GOZ-Nr. 4005 Gingival-/Parodontalindex abrechenbar.
5. kann sowohl als Therapiegrundlage, als auch der Nachsorge bzw. Verlaufskontrolle dienen.
6. ist zweimal in zwölf Monaten abrechenbar.

Lösungsziffern ______________ ☐ ☐

26. Welche Aussagen zur Abrechenbarkeit der GOZ-Nr. 4025 Subgingivale medikamentöse antibakterielle Lokalapplikation sind falsch? Die GOZ-Nr. 4025 … (2)

1. ist je Zahn abrechenbar.
2. ist nicht für eine einfache Taschenspülung mit einer antibakteriellen Lösung abrechenbar.
3. ist im Anschluss an eine Taschenspülung nach der GOZ-Nr. 4020 am selben Zahn in derselben Sitzung abrechenbar.
4. erlaubt die gesonderte Berechnung der antibakteriellen Materialien.
5. ist einmal je Sitzung abrechenbar.
6. ist nicht zusätzlich neben den GOZ-Nrn. 4070 und 4075 abrechenbar.

Lösungsziffern ______________ ☐ ☐

27. Welche Aussagen zur Abrechenbarkeit der GOZ-Nrn. 4070 und 4075 Parodontalchirurgische Therapie sind falsch? (2)

1. Die GOZ-Nr. 4070 ist auch ein einem Implantat abrechenbar.
2. Beide GOZ-Nrn. sind für das geschlossene Vorgehen abrechenbar.
3. Am selben Zahn ist neben beiden GOZ-Nrn. zusätzlich die GOZ-Nr. 4080 für die Gingivektomie bzw. Gingivoplastik abrechenbar.
4. Beide GOZ-Nrn. sind für das Entfernen supragingivaler Konkeremente abrechenbar.
5. Die GOZ-Nr. 4075 ist nur an Seitenzähnen abrechenbar.
6. Neben beiden GOZ-Nrn. ist die Nr. 4025 zusätzlich als selbständige Leistung abrechenbar.

Lösungsziffern ______________ ☐ ☐

⟶ *Lösungen zu diesen Aufgaben siehe S. 442*

28. Welche Aussagen zur Abrechenbarkeit der GOZ-Nrn. 4090 und 4100 Lappenoperation, offene Kürettage, einschließlich Osteoplastik sind falsch? (2)

1. Die GOZ-Nr. 4090 ist nur an einwurzeligen Zähnen abrechenbar.
2. Beide GOZ-Nrn. sind in der gleichen Sitzung nicht neben den GOZ-Nrn. 4070 und 4075 abrechenbar.
3. Neben beiden GOZ-Nrn. ist am selben Zahn die Nummer 4080 für die Gingivektomie bzw. Gingivoplastik nicht abrechenbar.
4. Wird die Lappenoperation an einem Implantat erbracht, muss diese Leistung analog abgerechnet werden.
5. Die GOZ-Nr. 4100 ist nur an Seitenzähnen abrechenbar.
6. Neben beiden GOZ-Nrn. ist die Nr. 4150 zusätzlich für das Anbringen eines Wundverbandes abrechenbar.

Lösungsziffern ______________________ ☐ ☐

29. Welche Aussagen zur Abrechenbarkeit der GOZ-Nr. 4150 sind falsch? Die GOZ-Nr. 4150 … (2)

1. ist für die Kontrolle nach einem parodontalchirurgischen Eingriff abrechenbar.
2. ist für das Entfernen von Fäden nach einer parodontalchirurgischen Maßnahme abrechenbar.
3. ist je Sitzung abrechenbar.
4. ist für Nachbehandlungen nach einer vorangegangenen Zahnentfernung abrechenbar.
5. ist je Zahn, Implantat oder Parodontium abrechenbar.
6. nur in einer gesonderten Sitzung nach einem parodontal-chirurgischen Eingriff abrechenbar.

Lösungsziffern ______________________ ☐ ☐

1.2.8 Prophylaxe

➡ Bema

1. Welche Aussage zum Bonusheft ist falsch? (1)

1. Das papiergebundene bzw. elektronische Bonusheft dient dem versicherten Kassenpatienten zum Nachweis für den Anspruch auf erhöhte Zuschüsse zum Zahnersatz.
2. Der Vertragszahnarzt händigt jedem Kassenpatienten, der das 12. Lebensjahr vollendet hat, ein Bonusheft aus.
3. Bei den Versicherten im Alter von 12 bis 17 Jahren, trägt der Zahnarzt für jedes Kalenderhalbjahr das Datum der IP1 ein.
4. Das papiergebundene Bonusheft kann auch freiwillig als elektronisches Bonusheft (eZahnbonusheft) als Teil der elektronischen Patientenakte geführt werden. Für die Erstbefüllung der elektronischen Patientenakte darf der Zahnarzt einmal pro Versicherten die Bema-Nr. ePA1 abrechnen.
5. Das Bonusheft verliert bei einem Zahnarztwechsel nicht seine Gültigkeit.
6. Spätere Eintragungen in das eZahnbonusheft darf der Zahnarzt nicht mit der Bema-Nr. ePA2 abrechnen.

Lösungsziffer ______________________ ☐

⟶ *Lösungen zu diesen Aufgaben siehe S. 442*

2. Ein 30 Jahre alter Patient bekommt im Januar 2023 zwei Kronen eingegliedert. Welche Aussagen zur Ermittlung der Höhe des Festzuschusses sind (ohne Berücksichtigung der Sonderregelung 2020 für das 1. Jahr der Corona-Pandemie) [1] richtig oder [6] falsch? (6)

A) Kann der Patient ab dem Jahr 2014 jeweils für jedes folgende Jahr eine Eintragung im Bonusheft nachweisen, erhält er einen Festzuschuss von 70 % (Bonus 1). ______ ☐

B) Es wird keine Festzuschusserhöhung gewährt, wenn der Patient nicht mindestens für die letzten 5 Jahre ununterbrochen eine Eintragung im Bonusheft vorweisen kann. ______ ☐

C) Kann der Patient ab dem Jahr 2013 jeweils für jedes folgende Jahr eine Eintragung im Bonusheft nachweisen, erhält er die maximale Festzuschusserhöhung. ______ ☐

D) Kann der Patient für das Jahr 2018 ohne begründeten Ausnahmefall keinen Eintrag im Bonusheft vorweisen, bei ansonsten lückenlosem Nachweis ab dem Jahr 2013, dann erhält er den Festzuschuss von 70 % (Bonus 1). ☐

E) Kann der Patient ab dem Jahr 2019 jeweils für jedes folgende Jahr eine Eintragung im Bonusheft nachweisen, erhält er nur den Festzuschuss von 70 % (Bonus 1). ______ ☐

F) Hat der Patient im Jahr 2015 und 2017 jeweils eine Lücke, bei ansonsten vollständigem Nachweis seit dem Jahr 2013, dann erhält er nur einen Festzuschuss von 60 % (ohne Bonus). ______ ☐

3. Welche Aussage zur Abrechenbarkeit der IP1 ist falsch? (1)

1. Die IP1 kann je Kalenderhalbjahr einmal abgerechnet werden.
2. Mundhygiene und Gingivazustand werden anhand eines geeigneten Index beurteilt.
3. Die IP1 darf nicht zusammen mit einer 01 in einer Sitzung abgerechnet werden.
4. Der einmal gewählte Index zur Beurteilung des Mundhygienezustandes ist beizubehalten.
5. Ein Abstand von 4 Monaten zwischen zwei IP1 ist nicht zwingend vorgeschrieben.
6. Für Versicherte, die 18 Jahre alt sind darf keine IP1 mehr abgerechnet werden.

Lösungsziffer ______ ☐

4. Welche Aussagen zur Abrechenbarkeit der IP2 sind falsch? (2)

1. Die IP2 kann höchstens viermal in drei Jahren abgerechnet werden.
2. Bei einem erhöhten Kariesrisiko kann die IP2 bei einem Patienten, der zwischen 6 und 17 Jahren alt ist, auch zweimal je Kalenderhalbjahr abgerechnet werden.
3. Die Mundgesundheitsaufklärung umfasst unter anderem Empfehlungen zur Anwendung geeigneter Fluoridierungsmittel zur Schmelzhärtung.
4. Die IP2 ist auch abrechenbar für die wiederholte Motivation des Patienten, damit er am Erfolg der Individualprophylaxe mitarbeitet.
5. Zum Leistungsumfang der IP2 gehören auch eventuelle Aufklärungen gegenüber den erziehungsberechtigten Eltern des versicherten Patienten.
6. Die Aufklärungen und praktischen Übungen von Hygienetechniken sind im Prophylaxezyklus zu wiederholen.

Lösungsziffern ______ ☐ ☐

→ *Lösungen zu diesen Aufgaben siehe S. 442*

5. Welche Aussagen zur Abrechenbarkeit der IP4 und FLA (Fluoridlackanwendung zur Zahnschmelzhärtung) sind falsch? (2)

1. Die IP4 ist bereits ab dem 5. Lebensjahr abrechenbar, wenn der Versicherte ein erhöhtes Kariesrisiko hat.
2. Die IP4 ist nur einmal je Kalenderhalbjahr abrechenbar, wenn der Versicherte **kein** hohes Kariesrisiko hat.
3. Brechen bei einem 5 Jahre alten Patienten die Molaren vorzeitig durch, dann ist eine IP4 abrechenbar.
4. Eine FLA ist bei Versicherten vom 6. Lebensmonat bis zum vollendeten 72. Lebensmonat abrechenbar.
5. Eine FLA kann auch ohne erhöhtes Kariesrisiko vom 6. bis zum vollendeten 33. Lebensmonat zweimal je Kalenderjahr abgerechnet werden.
6. Die IP4 ist zusammen mit der IP1, IP2 und IP5 in einer Sitzung abrechenbar.

Lösungsziffern ______________________ ☐ ☐

6. Welche Aussagen zur Abrechenbarkeit der IP5 sind falsch? (2)

1. Die Versiegelung der Fissuren ist nur an den bleibenden 6er und 7er abrechenbar.
2. Wird die Fissurenversiegelung unter absoluter Trockenlegung durchgeführt, dann ist neben der IP5 auch die Bema-Nr. 12 abrechenbar.
3. Die IP5 ist auch bei einem 5 Jahre alten Versicherten abrechenbar, wenn der 6-Jahresmolar vorzeitig durchgebrochen ist.
4. Bei mehreren Fissuren an einem Zahn ist die IP5 an einem Zahn je versiegelter Fissur abrechenbar.
5. Das relative Trockenlegen im Zusammenhang mit der Fissurenversiegelung ist in der IP5 enthalten.
6. Die IP5 ist nicht zusammen mit einer FU abrechenbar.

Lösungsziffern ______________________ ☐ ☐

7. Welche Aussagen im Zusammenhang mit der Individualprophylaxe bei gesetzlich Versicherten sind richtig? (2)

1. Neben der IP1 ist auch die Bema-Nr. Ä1 abrechenbar, wenn es sich um die erste zahnärztliche Leistung im Quartal handelt.
2. Kinder, die das 6. Lebensjahr noch nicht vollendet haben, haben generell keinen Anspruch auf IP-Leistungen.
3. Die IP5 kann an allen Prämolaren und Molaren abgerechnet werden.
4. Die IP4 kann dreimal je Kalenderjahr abgerechnet werden, wenn der Versicherte über ein erhöhtes Kariesrisiko verfügt.
5. Die Leistungen der IP1 und IP2 können nur bei Patienten abgerechnet werden, die schon das 6. Lebensjahr vollendet haben und noch keine 18 Jahre alt sind.
6. Die IP5 kann nur einmal in einem Zeitraum von drei Jahren für denselben Zahn abgerechnet werden.

Lösungsziffern ______________________ ☐ ☐

→ *Lösungen zu diesen Aufgaben siehe S. 442*

8. Welche Aussagen sind richtig? (2)

1. Die Abkürzung PSI steht für Papillen-Screening-Index.
2. Das Anfärben der Zähne wird unter der Bema-Nr. 12 abgerechnet.
3. Die Versiegelung aller Molaren wird nach der Bema-Nr. IP5 abgerechnet.
4. Die IP-Positionen können immer nur in der Reihenfolge IP1, IP2, IP4 und IP5 abgerechnet werden.
5. Die Einschätzung des Kariesrisikos bei Milchzähnen erfolgt nach dem dmft-Index.
6. Die Abkürzung PBI steht für Papillen-Blutungs-Index.

Lösungsziffern ______________________ ☐ ☐

9. Welche Aussagen im Zusammenhang mit der Abrechnung von Früherkennungsuntersuchungen nach den Bema-Nrn. FU 1 a–c sind falsch? (2)

1. FU 1 a, FU 1 b und FU 1 c sind jeweils zweimal in den angegebenen Alterszeiträumen eines Kindes abrechenbar.
2. Eine Ä1 kann in gleicher Sitzung und im gleichen Zusammenhang nicht zusammen mit der FU abgerechnet werden.
3. Nach erfolgter FU 1 kann eine 01 erst im nächsten Kalenderhalbjahr abgerechnet werden. Außerdem müssen 4 Monate seit der letzten FU 1 vergangen sein.
4. Der Abstand zwischen einer FU 1 a und FU 1 b bzw. einer FU 1 b und FU 1 c muss jeweils mindestens 6 Monate betragen.
5. Nur im Zusammenhang mit einer FU 1 ist auch eine FU Pr abrechenbar.
6. Die FU 1 ist bei einem Kind mit vollendetem 34. Lebensmonat nicht abrechenbar.

Lösungsziffern ______________________ ☐ ☐

10. Welche Aussagen im Zusammenhang mit der Abrechnung von Früherkennungsuntersuchungen nach der FU 2 sind falsch? (2)

1. Neben der FU 2 kann im gleichen Kalenderhalbjahr keine 01 abgerechnet werden.
2. Eine Ä1 kann in gleicher Sitzung und im gleichen Zusammenhang nicht zusammen mit der FU abgerechnet werden.
3. Die FU 2 kann im vorgegebenen Zeitraum höchstens dreimal abgerechnet werden.
4. Die Abstände zwischen den einzelnen FU 2 müssen jeweils mindestens 4 Monate betragen.
5. Der Abstand zwischen einer FU 1 und FU 2 muss mindestens 12 Monate betragen.
6. Die FU 2 beinhaltet die eingehende Untersuchung einschließlich einer Ernährungs- und Mundhygieneberatung.

Lösungsziffern ______________________ ☐ ☐

→ *Lösungen zu diesen Aufgaben siehe S. 442*

11. Wolfgang und Helga Müller haben zwei Kinder. Anke ist 5 Jahre alt und Bodo ist 16 Jahre alt. In welchen Fällen werden [1] richtige oder [6] falsche Aussagen zur Prophylaxe gemacht? (6)

A) Bei allen Familienmitgliedern kann die Prophylaxe mit den Bema-Nrn. IP1 und IP5 abgerechnet werden. ______ ☐

B) Wenn bei Anke die 6er schon durchgebrochen sind, kann für eine Fissurenversiegelung dieser Molaren die IP5 abgerechnet werden. ______ ☐

C) Hat Anke ein hohes Kariesrisiko, dann kann die Leistung der FLA zweimal im Kalenderhalbjahr bei ihr abgerechnet werden. ______ ☐

D) Bei den Eltern kann die prophylaktische Fluoridierung auch als Bema-Nr. 10 abgerechnet werden. ______ ☐

E) Bei Bodo können neben der Bema-Nr. 01 in derselben Sitzung IP1, IP2, IP4 und IP5 abgerechnet werden. ______ ☐

F) Zusätzlich zur FU 2 kann bei Anke in derselben Sitzung eine FU Pr abgerechnet werden. ______ ☐

Abrechnungswesen

➡ GOZ/GOÄ

12. Geben Sie bitte an, wie oft die folgenden GOZ-Nrn. abgerechnet werden dürfen. Ordnen Sie die entsprechende Ziffer zur Abrechnungshäufigkeit der GOZ-Nr. richtig zu. (5)

1 = einmal pro Jahr
2 = dreimal pro Jahr
3 = viermal pro Jahr
4 = max. viermal pro Jahr ohne Begründung
5 = keine Begrenzung

A) GOZ 1000: Erstellung eines Mundhygienestatus ______ ☐

B) GOZ 1010: Kontrolle des Übungserfolges einschließlich weiterer Unterweisung ______ ☐

C) GOZ 1020: Lokale Fluoridierung zur Verbesserung der Zahnhartsubstanz, zur Kariesvorbeugung und -behandlung, mit Lack oder Gel ______ ☐

D) GOZ 1030: Lokale Anwendung von Medikamenten zur Kariesvorbeugung oder initialen Kariesbehandlung mit einer individuell gefertigten Schiene als Medikamententräger _ ☐

E) GOZ 1040: Professionelle Zahnreinigung ______ ☐

13. Welche Aussagen zur Abrechenbarkeit der GOZ-Nr. 1000 Erstellung eines Mundhygienestatus und eingehende Unterweisung zur Vorbeugung gegen Karies und parodontale Erkrankungen sind falsch? (2)

1. Die Unterweisung und Erhebung entsprechender Indizes kann an eine fortgebildete Mitarbeiterin übertragen werden.
2. Vorgeschrieben ist die Erhebung von zwei verschiedenen Indizes, damit die Nr. 1000 abrechenbar ist.
3. Die Mindestzeit beträgt 25 Minuten.
4. Die Mindestzeit beträgt 15 Minuten.
5. Die Mindestzeit kann auf zwei Sitzungen verteilt werden.
6. Beratungen und Untersuchungen können nur dann in einer Sitzung mit der GOZ-Nr. 1000 abgerechnet werden, wenn sie nicht dem Prophylaxezweck dienen.

Lösungsziffern ______ ☐ ☐

⟶ *Lösungen zu diesen Aufgaben siehe S. 442*

14. Welche Aussagen zur Abrechenbarkeit der GOZ-Nr. 1010 Kontrolle des Übungserfolges einschließlich weiterer Unterweisung sind falsch? Die Leistung der GOZ-Nr. 1010 ... (2)

1. ist abrechenbar, wenn bisher noch keine Leistung nach der GOZ-Nr. 1000 erbracht worden ist.
2. darf nur abgerechnet werden, wenn die erforderliche Mindestzeit von 15 min eingehalten wird.
3. ist bei einer Aufteilung auf mehrere Sitzungen erst dann abrechenbar, wenn die erforderliche Mindestzeit erreicht worden ist.
4. ist an eine fortgebildete Mitarbeiterin übertragbar.
5. umfasst nicht das erneute Anfärben der Zähne. Dieses ist nur unter der GOZ-Nr. 1000 abrechenbar.
6. ist auch im Rahmen einer PAR-Behandlung abrechenbar.

Lösungsziffern ______________ ☐ ☐

15. Welche Aussage zur Abrechenbarkeit der GOZ-Nr. 1020 Lokale Fluoridierung zur Verbesserung der Zahnhartsubstanz, zur Kariesvorbeugung und –behandlung ist falsch? Die Nr. 1020... (1)

1. ist je Sitzung abrechenbar.
2. ist nicht für die Behandlung überempfindlicher Zähne abrechenbar.
3. ist nur an Milchzähnen abrechenbar.
4. ist auch abrechenbar mit einem konfektionierten Träger bzw. Löffel für das Fluoridgel.
5. ist nicht neben der GOZ-Nr. 1040 Professionelle Zahnreinigung in derselben Sitzung abrechenbar.
6. umfasst auch das relative Trockenlegen der zu fluoridierenden Region.

Lösungsziffer ______________ ☐

16. Welche Aussagen zur Abrechenbarkeit der GOZ-Nr. 1030 Lokale Anwendung von Medikamenten zur Kariesvorbeugung oder initialen Kariesbehandlung mit einer individuell gefertigten Schiene als Medikamententräger sind [1] richtig oder [6] falsch? (6)

A) Die Nr. 1030 ist höchstens einmal in einer Sitzung abrechenbar. ______ ☐

B) Die Nr. 1030 ist bei Anwendung eines konfektionierten Löffels als Medikamententräger nicht abrechenbar. ______ ☐

C) Die Kosten für das verwendete Medikament sind gesondert abrechenbar. ______ ☐

D) Die Kosten für die individuell gefertigte Schiene sind gesondert abrechenbar. ______ ☐

E) Die Nr. 1030 ist am selben Zahn neben der lokalen Fluoridierung nach der Nr. 1020 abrechenbar. ______ ☐

→ *Lösungen zu diesen Aufgaben siehe S. 442*

17. Welche Aussagen zur Abrechenbarkeit der GOZ-Nr. 2000 Versiegelung von kariesfreien Zahnfissuren mit aushärtenden Kunststoffen, auch Glattflächenversiegelung sind falsch? Die Nr. 2000... (2)

1. ist für die Versiegelung kariöser Fissuren abrechenbar.
2. ist für Teilversiegelung einer Fissur neben einer Füllung einmal je Zahn abrechenbar.
3. ist für die Erneuerung oder Teilerneuerung einer Fissur einmal je Zahn abrechenbar.
4. ist für die Versiegelung von Fissuren an Milchzähnen abrechenbar.
5. ist für die Versiegelung einer Glattfläche einmal je Zahn abrechenbar.
6. ist in einer Sitzung an einem Zahn nur einmal abrechenbar, wenn eine Glattflächenversiegelung erfolgt und eine Fissur versiegelt wird.

Lösungsziffern ______ ☐ ☐

Abrechnungswesen

1.2.9 Prothetische Behandlungen

➡ Bema

1. Vor Beginn einer prothetischen Behandlung wird vom Zahnarzt ein Heil- und Kostenplan (HKP) erstellt. Welche Aussage zum Heil- und Kostenplan ist falsch? (1)

1. Das Erstellen des Heil- und Kostenplanes ist nicht abrechenbar.
2. Der HKP besteht aus 3 Teilen.
3. Der Teil 2 ist nur auszufüllen, wenn gleich- oder andersartige Leistungen ausgeführt werden sollen.
4. Der Teil 1 des HKP ist zum Teil maschinenlesbar gestaltet.
5. Mit Ausnahme von Reparaturen muss der HKP vor Behandlungsbeginn der Krankenkasse zur Bewilligung vorgelegt werden.
6. Soll eine Direktabrechnung der Festzuschüsse durch die Krankenkasse mit dem Versicherten erfolgen, dann ist der HKP im Abschnitt „Rechnungsbeträge" mit einem D zu versehen.

Lösungsziffer ______ ☐

2. Bevor ein Patient mit Zahnersatz versorgt wird, muss sich das Restgebiss in einem dafür vorbereiteten Zustand befinden. Welche Aussage ist in diesem Zusammenhang falsch? (1)

1. Nicht erhaltungswürdige Zähne müssen entfernt worden sein.
2. Pulpatote Zähne müssen durch eine Wurzelfüllung versorgt worden sein.
3. Notwendige Parodontalbehandlungen müssen bereits vor der Versorgung mit dem Zahnersatz vorgenommen worden sein.
4. Wurzelreste müssen entfernt worden sein.
5. Zähne mit einer tiefen Karies müssen mit einer Füllung versorgt worden sein.
6. Alle Zähne sind vorher auf Ihre Sensibilität zu überprüfen.

Lösungsziffer ______ ☐

⟶ *Lösungen zu diesen Aufgaben siehe S. 442/443*

3. Patienten der gesetzlichen Krankenversicherung haben bei einer medizinisch notwendigen Versorgung mit Zahnersatz Anspruch auf befundbezogene Festzuschüsse. Welche Aussage ist in diesem Zusammenhang falsch? (1)

1. Der Festzuschuss deckt 60 % der statistischen Durchschnittskosten für die Regelversorgung ab.
2. Hat sich der Patient in den vergangenen fünf Jahren vor Behandlungsbeginn einmal jährlich zahnärztlich untersuchen lassen, dann erhöht sich der Festzuschuss auf 70 %.
3. Entscheidet sich der Patient für einen gleichartigen Zahnersatz, dann muss er die Mehrkosten selber tragen.
4. Eine tatsächliche Versorgung kann neben Regelleistungen auch Leistungen der gleich- und andersartigen Versorgung umfassen.
5. Entscheidet sich der Patient für eine andersartige Versorgung, z. B. die Versorgung mit Implantaten, erhält er hierfür keine Festzuschüsse.
6. Hat sich der Patient in den vergangenen 10 Jahren vor Behandlungsbeginn einmal jährlich zahnärztlich untersuchen lassen, dann erhält er einen Festzuschuss von 75 % (Bonus 2).

Lösungsziffer ______________ ☐

4. Bei bestimmten Versorgungsformen erhält der Patient eine Rechnung über die Gesamtkosten. Die Festzuschüsse werden dann dem Patienten direkt nach der Vorlage des bewilligten HKP ausgezahlt. In welchen Fällen liegt dieser Abrechnungsweg [1] vor oder [2] nicht vor? (6)

A) bei einer Regelversorgung ______________ ☐
B) bei ausschließlicher Versorgung mit andersartigen Zahnersatz ______________ ☐
C) bei überwiegend andersartigem Zahnersatz ______________ ☐
D) bei Mischfällen mit weniger als 50 % andersartigen Leistungen ______________ ☐
E) bei Mischfällen mit mehr als 50 % andersartigen Leistungen ______________ ☐
F) bei einer Regelversorgung und gleichartigem Zahnersatz ______________ ☐

5. Welche Aussage zur Abrechnung von Zahnersatz bei „Härtefallpatienten" ist falsch? (1)

1. Die Krankenkassen rechnen bei einer Regelversorgung immer den tatsächlichen Rechnungsbetrag, mit Ausnahme der Kosten für eine Edelmetalllegierung oder Reinmetallen, über die KZV ab.
2. Angefallene Mehrkosten für Edelmetalle sind von den tatsächlichen Gesamtkosten abzuziehen und werden nicht von der KZV übernommen.
3. Bei andersartigem Zahnersatz wird dem Patienten eine Rechnung über die Gesamtkosten erteilt.
4. Bei gleichartigem Zahnersatz, erhält der Patient eine Eigenanteilsrechnung über den Betrag der Gesamtkosten, der den doppelten Festzuschuss übersteigt.
5. Wird eine Regelversorgung erbracht, dann entfällt die Zahlung eines Eigenanteils.
6. Übersteigt bei einer Regelversorgung der 100-prozentige Festzuschuss, die tatsächlich entstandenen Kosten, wird dem behandelnden Zahnarzt die Differenz gutgeschrieben.

Lösungsziffer ______________ ☐

⟶ Lösungen zu diesen Aufgaben siehe S. 443

6. Auf dem HKP Teil 1 muss meistens der Befund des gesamten Gebisses und der Behandlungsplan eingetragen werden. Welche Aussagen sind in diesem Zusammenhang falsch? (2)

1. Eine klinisch intakte Verblendkrone ist mit einem „k" einzutragen.
2. Kürzel, die auf dem HKP im Bereich Erläuterungen angegeben sind, dürfen nicht kombiniert werden.
3. Eine Lückenschluss zählt bei der Versorgung mit einer Brücke nicht als fehlender Zahn.
4. Wird aus funktionellen Gründen bei der Versorgung mit einer Brücke ein zusätzlicher Pfeiler benötigt, wird beim betroffenen gesunden Zahn das Kürzel „ur" eingetragen.
5. Bei alleinigen Wiederherstellungsmaßnahmen wird das Befundfeld nicht ausgefüllt.
6. Vollverblendete Teleskopkronen werden mit „TV" eingetragen.

Lösungsziffern ______________________ ☐ ☐

Abrechnungswesen

7. Die Regelversorgung umfasst auch vestibuläre Verblendungen von Kronen. Welche Aussage ist in diesem Zusammenhang falsch? (1)

1. Die Kürzel „T, K und B" können, soweit dies nach den Abrechnungsbestimmungen zulässig ist, mit dem Kürzel „V" kombiniert werden.
2. Die Krankenkasse erstattet im Unterkiefer vestibulär verblendete Kronen für alle Frontzähne und alle Prämolaren.
3. Wird im OK ein Molar mit einer Krone versorgt, dann gehören vestibuläre Verblendungen nicht zur Regelversorgung.
4. Für die Verblendung von Brücken ist die topografische Lage des Zahnes entscheidend.
5. Im Frontzahnbereich umfasst die vestibuläre Verblendung auch die Schneidekanten.
6. Teilverblendete, vollverblendete oder keramische Teilkronen gehören zur gleichartigen Versorgung. Die Verblendung ist keine Vertragsleistung der gesetzlichen Krankenkassen.

Lösungsziffer ______________________ ☐

8. Im HKP Teil 1 werden im Befund Abkürzungen eingetragen. Ordnen Sie die Kürzel den folgenden Befunden zu. (6)

1 = rw	4 = pw
2 = ew	5 = ur
3 =)(	6 = tw

A) Lückenschluss ______________________ ☐
B) unzureichende Retention ______________________ ☐
C) erhaltungswürdiger Zahn mit partiellen Substanzdefekten ______________________ ☐
D) erneuerungsbedürftiges Teleskop ______________________ ☐
E) ersetzt, aber erneuerungsbedürftiger Zahn ______________________ ☐
F) erneuerungsbedürftige Wurzelstiftkappe ______________________ ☐

→ *Lösungen zu diesen Aufgaben siehe S. 443*

9. Der HKP gliedert sich in fünf Abschnitte und einen Teil mit Erläuterungen. Ordnen Sie die Abschnitte bzw. die Erläuterungen den folgenden Inhalten zu. (6)

1 = I	4 = IV
2 = II	5 = V
3 = III	6 = Erläuterungen

A) Zuschussfestsetzung ______________ ☐

B) Rechnungsbeträge ______________ ☐

C) Befunde für Festzuschüsse ______________ ☐

D) Behandlungsplan ______________ ☐

E) Befundkürzel ______________ ☐

F) Kostenplanung ______________ ☐

10. Bei der Ermittlung der Kosten für die prothetische Versorgung ist ein HKP zu erstellen. Welche Aussage ist in diesem Zusammenhang falsch? (1)

1. Der HKP ist auch dann kostenfrei zu erstellen, wenn eine gleich- oder andersartige Versorgung geplant ist.
2. Die Festzuschüsse werden nur dann gezahlt, wenn der geplante Zahnersatz innerhalb von 6 Monaten nach Genehmigung in der vorgesehenen Weise eingegliedert wird.
3. Die Abschnitte IV und V werden von der Krankenkasse ausgefüllt.
4. Ändert sich nach der Genehmigung des vorgelegten Heil- und Kostenplanes der Befund bzw. die Behandlungsplanung, dann werden die zusätzlich anfallenden Leistungen im Abschnitt V nachträglich durch den Zahnarzt abgerechnet.
5. Der Abschluss der prothetischen Versorgung wird vom Zahnarzt mit Datum und Unterschrift bestätigt.
6. Für konfektionierte oder gegossene Stifte können nachträgliche Befunde anfallen, deren Festzuschüsse nicht gesondert genehmigt werden müssen.

Lösungsziffer ______________ ☐

11. Der Heil- und Kostenplan für Zahnersatz wurde von der Krankenkasse am 03.01.2021 genehmigt. Welches Datum entspricht dem letzten möglichen Eingliederungsdatum? (1)

1. 02.01.2022
2. 31.12.2021
3. 31.03.2021
4. 02.03.2021
5. 30.06.2021
6. 02.07.2021

Lösungsziffer ______________ ☐

→ *Lösungen zu diesen Aufgaben siehe S. 443*

12. Welche Aussage zur Abrechenbarkeit der Bema-Nr. 7b als vorbereitende Maßnahme im Zusammenhang mit Zahnersatz ist falsch? (1)

1. In der Regel ist die Bema-Nr. 7b neben alleinigen Maßnahmen nach Bema-Nr. 20a–20c nicht abrechenbar.
2. Arbeitsmodelle auf denen prothetische Versorgungen hergestellt werden sind nicht als Bema Nr. 7b abrechenbar.
3. Die Bema-Nr. 7b ist nur dann abrechenbar, wenn mit der Herstellung der Modelle eine notwendige Auswertung und Planung verbunden ist.
4. Neben alleinigen Wiederherstellungsmaßnahmen nach den Bema-Nrn. 100a–f ist die Bema-Nr. 7b abrechenbar.
5. Materialkosten und Versandkosten an das gewerbliche Labor sind gesondert abrechenbar.
6. Für die Bema-Nr. 7b gibt es keinen speziellen Festzuschuss.

Lösungsziffer ______ ☐

Abrechnungswesen

13. Welche Aussagen zur Abrechenbarkeit der Bema-Nr. 89 für das Einschleifen sind falsch? (2)

Die Bema-Nr. 89 …

1. darf nur zur Beseitigung grober Artikulations- und Okklusionsstörungen vor der Eingliederung von Brücken und Prothesen abgerechnet werden.
2. kann für Einschleifmaßnahmen bei einer PAR-Behandlung abgerechnet werden.
3. darf nur einmal je HKP abgerechnet werden.
4. darf nicht für das Einschleifen an bereits vorhandenen Brücken und Einzelkronen abgerechnet werden.
5. kann nicht neben der Bema-Nr. 106 für denselben Kiefer abgerechnet werden.
6. darf nicht für Einschleifmaßnahmen zur Aufnahme von Klammern nach der Bema-Nr. 98f abgerechnet werden.

Lösungsziffern ______ ☐ ☐

14. In welchen Fällen ist für die nachstehend geplante Regelversorgung verschiedener Patienten die Bema-Nr. 89 nicht abrechenbar? Bis auf die beschriebene prothetische Versorgung sind noch alle anderen bleibenden Zähne vorhanden. (2)

1. Brücke von 13–15 zum Ersatz des fehlenden Zahnes 14 (KVBVKV).
2. Metallische Vollkronen an 16 und 26 und im UK ist eine Brücke von 44–46 geplant.
3. Für die erhaltungswürdigen Frontzähne 11 und 21 sind Verblendkronen geplant.
4. Der Patient erhält im OK eine partielle Prothese zum Ersatz der fehlenden Molaren. Die Prothese ist mit Klammern an den Zähnen 15 und 25 befestigt. Der erhaltungswürdige Zahn 15 erhält eine Verblendkrone.
5. Im OK und UK ist jeweils eine totale Prothese geplant.
6. Die erhaltungswürdigen Zähne 13, 14 und 23, 24 bekommen verblockte Verblendkronen. Die dienen als Pfeiler zum Ersatz der fehlenden Zähne 12–22 durch eine Brücke.

Lösungsziffern ______ ☐ ☐

→ *Lösungen zu diesen Aufgaben siehe S. 443*

15. Welche Aussagen zur Abrechenbarkeit der Abformung nach der Bema-Nr. 98a sind falsch? (2)

Die Bema-Nr. 98 a ...

1. ist nicht für den üblichen konfektionierten Löffel abrechenbar.
2. ist zweimal je Kiefer abrechenbar, wenn ein kombinierter Zahnersatz erfolgt.
3. ist im OK abrechenbar, wenn dort mehrere Zähne eine Krone erhalten.
4. ist im OK abrechenbar, wenn der Zahn 11 mit einer Einzelkrone versorgt wird.
5. ist je Kiefer abrechenbar.
6. ist in keinem Fall zusammen mit einer Funktionsabformung (Bema-Nr. 98 b oder 98 c) abrechenbar.

Lösungsziffern ______________ ☐ ☐

16. Welche Aussage zur Abrechenbarkeit von Funktionsabformungen nach den Bema-Nummern 98 b bzw. 98 c ist falsch? (1)

Die Funktionsabformungen ...

1. sind bei der Versorgung mit einer totalen Prothese (Bema-Nrn. 97 a/97 b) abrechenbar.
2. sind bei der Herstellung von Cover-denture-Prothesen auch neben einer Bema-Nr. 98 a abrechenbar, wenn diese für den festsitzenden Teil (z. B. Primärteleskope) erfolgen muss.
3. sind nicht abrechenbar, wenn eine alte Prothese als Funktionslöffel benutzt wird.
4. sind nicht abrechenbar neben Wiederherstellungsmaßnahmen nach den Bema-Nrn. 100 a–f.
5. sind grundsätzlich nicht abrechenbar bei einem Restzahnbestand von mehr als 3 Zähnen.
6. sind bei der Versorgung mit einer Teilprothese abrechenbar, wenn das Restgebiss auf höchstens drei Zähne reduziert ist.

Lösungsziffer ______________ ☐

17. Welche Aussagen zur Abrechenbarkeit von provisorischen Kronen nach der Bema-Nummer 19 sind falsch? (2)

Die Bema-Nr. 19 ...

1. ist für eine individuell hergestellte provisorische Krone abrechenbar.
2. ist für eine konfektionierte Krone in der pädiatrischen Zahnheilkunde abrechenbar.
3. kann höchstens zweimal je Zahn bzw. Brückenglied abgerechnet werden.
4. ist abrechenbar, wenn sie aus kosmetischen Gründen im Labor individuell gefertigt wird.
5. wird bei einer provisorischen Brücke für jeden provisorischen Brückenanker und jedes provisorische Brückenzwischenglied einzeln berechnet.
6. ist auch bei Zerstörung oder Verlust des Provisoriums abrechenbar.

Lösungsziffern ______________ ☐ ☐

→ *Lösungen zu diesen Aufgaben siehe S. 443*

Abrechnungswesen

18. Welche Aussage ist richtig? (1)

Die Bema-Nr. 19 ist abrechenbar, ...

1. wenn die provisorische Krone, ohne dass eine Ausnahme vorliegt, im Labor angefertigt wird.
2. wenn die provisorische Krone über eine Stiftverankerung verfügt.
3. wenn die provisorische Krone zum Schutz eines beschliffenen Zahnes bereits zweimal abgerechnet wurde.
4. wenn die Zahnlücke 46 durch eine Brücke versorgt werden soll und nur die präparierten Brückenpfeiler (47 und 45) mit einer provisorischen Krone versorgt werden.
5. wenn eine vorhandene Krone ohne Veränderung als Provisorium verwendet wird.
6. für abnehmbare Hülsen.

Lösungsziffer ______________________ ☐

19. Welche Aussage zur Abrechenbarkeit der Bema-Nummer 21 ist falsch? (1)

Die Bema-Nr. 21 ...

1. ist für eine provisorische Einzelkrone mit Stiftverankerung abrechenbar.
2. enthält grundsätzlich auch die Abnahme der provisorischen Krone, wenn anschließend der gegossene Stiftaufbau nach Bema-Nr. 18b eingegliedert wird.
3. darf nur im Ausnahmefall neben der Bema-Nr. 23 abgerechnet werden, wenn der präparierte Zahn eine ungünstige Stumpfform ausweist und deshalb die provisorische Stiftkrone einzementiert werden musste.
4. ist an einem endodontisch vorbehandelten Zahn neben der Bema-Nr. 19 abrechenbar, wenn erst nach dem Einsetzen des gegossenen Stiftaufbaus die eigentliche Kronenpräparation durchgeführt wird.
5. darf für eine provisorische Ankerkrone mit Stiftverankerung im Rahmen einer provisorischen Brücke abgerechnet werden.
6. darf höchstens dreimal je Zahn abgerechnet werden.

Lösungsziffer ______________________ ☐

20. Welche Aussagen zur Abrechenbarkeit der Bema-Nr. 18a sind falsch? (2)

Die Bema-Nr. 18a ...

1. darf für das einzeitige und das zweizeitige Verfahren abgerechnet werden.
2. darf zur Vorbereitung eines Zahnes zur Aufnahme einer Einzelkrone und im Zusammenhang mit Brückenpfeilern abgerechnet werden.
3. darf nur einmal je Zahn abgerechnet werden.
4. darf nicht im Zusammenhang mit Aufbaufüllungen abgerechnet werden.
5. darf nur für einen konfektionierten Stift- oder Schraubenaufbau abgerechnet werden.
6. darf auch an der verbleibenden Hälfte eines hemisezierten Zahnes abgerechnet werden, wenn dieser zur Aufnahme eines Brückenankers vorbereitet werden soll.

Lösungsziffern ______________________ ☐ ☐

→ *Lösungen zu diesen Aufgaben siehe S. 443*

21. Welche Aussage zur Abrechenbarkeit der Bema-Nr. 18b ist falsch? (1)

Die Bema-Nr. 18b ...

1. darf nur für die Verankerung eines gegossenen Stiftaufbaus im Wurzelkanal eines endodontisch behandelten Zahnes abgerechnet werden.
2. darf neben einer Aufbaufüllung abgerechnet werden.
3. kann auch in Verbindung mit der Versorgung durch eine Brücke für einen Pfeilerzahn abgerechnet werden.
4. ist nicht abrechenbar, wenn der Zahn nach der Versorgung mit dem gegossenen Stift mit einer endgültigen Füllung versehen wird.
5. ist nicht mit dem Wiedereinsetzen einer Krone nach Bema-Nr. 24a abrechenbar, wenn ein bereits überkronter Zahn nachträglich mit einem gegossenen Stiftaufbau versorgt wird.
6. kann auf dem bereits genehmigten HKP im Feld nachträgliche Befunde vom Zahnarzt eingetragen werden, wenn sie in der Gebührenvorausberechnung nicht angegeben war.

Lösungsziffer ______ ☐

22. Entscheiden Sie, ob die folgenden Abformungen nach dem Bema abrechenbar sind oder nicht. Geben Sie im Falle der Abrechenbarkeit die zutreffende Bema-Nummer an. (6)

1 = 98a	3 = 98c	5 = 98a und 98c
2 = 98b	4 = 98a und 98b	6 = nicht abrechenbar

A) Funktionsabformung im zahnlosen OK mit individuellem Löffel ______ ☐

B) Abformung mit individuellem Löffel im UK. In einer weiteren Sitzung wird zusätzlich eine Funktionsabformung erforderlich (2 Zähne im Kiefer vorhanden). ______ ☐

C) Funktionsabformung im OK mit individuellem Löffel (6 Zähne vorhanden) ______ ☐

D) Abformung mit individuellem Löffel im Oberkiefer ______ ☐

E) Funktionsabformung im UK mit individuellem Löffel (3 Zähne vorhanden) ______ ☐

F) Abformung mit konfektioniertem Löffel im Unterkiefer ______ ☐

23. Welche Aussagen zur Abrechenbarkeit der Bema-Nummern 20a–20c sind falsch? (2)

Die Bema-Nr. ...

1. 20a ist für eine Mantelkrone abrechenbar.
2. 20b ist für eine vestibulär verblendete Verblendkrone abrechenbar.
3. 20c ist nicht neben der Bema Nr. 98a abrechenbar, wenn nur eine Einzelkrone eingegliedert wird
4. 20c ist für eine Teilkrone abrechenbar, wenn alle Höcker einbezogen sind.
5. 20a ist auch als Einzelkrone auf einem Implantat abrechenbar. Sie muss dann mit einem „I" gekennzeichnet werden.
6. 20b ist für eine voll verblendete Verblendkrone abrechenbar.

Lösungsziffern ______ ☐ ☐

→ *Lösungen zu diesen Aufgaben siehe S. 443*

24. Welche Aussagen zur Versorgung mit Zahnkronen innerhalb der Regelversorgung sind falsch? (2)

1. Vestibuläre Verblendungen im Unterkiefer gehören bis einschließlich Zahn 4 zur Regelversorgung.
2. Im Frontzahnbereich umfasst die vestibuläre Verblendung auch die Schneidekanten.
3. Zur Regelversorgung gehören auch metallische Teilkronen.
4. Vestibuläre Verblendungen im Oberkiefer gehören nur bis einschließlich Zahn 3 zur Regelversorgung.
5. Zur Regelversorgung der Zähne 6 und 7 gehören Teilkronen nach der Bema-Nr. 20c nur dann, wenn dabei mindestens zwei Höcker des Zahnes überkuppelt werden.
6. Konfektionierte Kronen nach der Bema-Nr. 14 dürfen nur in der Kinderzahnheilkunde verwendet werden.

Lösungsziffern ______ ☐ ☐

25. Bei einem Patienten ist der Zahn 4 im Unterkiefer verlorengegangen. Infolge von mesialer Zahnwanderung steht an dieser Stelle nun der erhaltungswürdige Zahn 5. Welche Aussagen sind bei der Versorgung des Zahnes mit einer Einzelkrone falsch? (2)

1. Die aktuelle Stellung des Zahnes im Kiefer entscheidet über die Eintragung im Zahnschema.
2. Im Befund des HKP wird Zahn 4 mit „ww" eingetragen und Zahn 5 mit „)(".
3. Die aktuelle Stellung des Zahnes im Kiefer entscheidet über den Ansatz eines Verblendzuschusses nach der Nr. 1.3.
4. Die Einzelkrone wird mit Bema-Nr. 20a abgerechnet.
5. Im Befund des HKP wird Zahn 4 mit „)(" eingetragen und Zahn 5 mit „ww".
6. Die Einzelkrone wird mit Bema-Nr. 20b abgerechnet.

Lösungsziffern ______ ☐ ☐

26. Es liegt der folgende Befund vor: Zahn 16 „ww", 15 „)(" und 14 „pw". Die topografische Lage von 16 entspricht der des 1. Molaren. Der Patient erhält eine Regelversorgung. Welche Abrechnung ist richtig? (1)

1. 20a, 20b
2. 20b, 20c
3. 20a, 20a
4. 20a, 20c
5. 20b, 20b
6. 20c, 20c

Lösungsziffer ______ ☐

→ *Lösungen zu diesen Aufgaben siehe S. 443*

27. Ordnen Sie den nachfolgenden Leistungen, die im Zusammenhang mit einer Brücke erbracht wurden, der zutreffenden Bema-Nr. zu. (6)

1 = 91a

2 = 91d

3 = 92

4 = nicht abrechenbar

A) Brückenanker als Teleskopkrone ______ ☐

B) eine Brückenspanne mit einem Brückenzwischenglied ______ ☐

C) Brückenanker als metallische Vollkrone ______ ☐

D) eine Brückenspanne mit drei Brückenzwischengliedern ______ ☐

E) Einlagenfüllungen als Brückenanker ______ ☐

F) das Freiendteil einer Freiendbrücke ______ ☐

28. Welche Aussage zur Abrechnung von Brücken nach dem Bema ist falsch? (1)

1. Metallische Teilkronen als Brückenanker werden nach der Bema-Nr. 91c abgerechnet.
2. Eine Brückenspanne wird mit der Bema-Nr. 92 abgerechnet, unabhängig davon wie viele Zwischenglieder sie hat.
3. Müssen nach dem Befund im HKP fünf Zähne in einem Kiefer ersetzt werden, dann sieht die Regelversorgung dafür keinen Ersatz mit Brücken vor.
4. Werden bei einer Brücke, die die Zähne 32–42 ersetzt, die Brückenanker mit einer weiteren Krone verblockt, dann werden diese weiteren Kronen nach der Bema-Nr. 20b abgerechnet.
5. Die Regelversorgung umfasst auch eine Brücke zum Ersatz von 4 fehlenden Zähnen im Seitenzahngebiet.
6. Vestibulär verblendete Brückenanker werden im Bereich der Regelversorgung unter der Bema-Nr. 91b abgerechnet.

Lösungsziffer ______ ☐

29. Welche Aussage zur Abrechenbarkeit von Freiendbrücken im Rahmen der Regelversorgung ist falsch? (1)

1. Eine Freiendbrücke ist nur abrechenbar, wenn sie über zwei Pfeilerzähne verfügt.
2. Der lückenangrenzende Pfeilerzahn wird nach der Bema-Nr. 91a bis c abgerechnet.
3. Der Pfeilerzahn, der nicht an die Lücke angrenzt wird nach der Bema-Nr. 91a bis c abgerechnet, da für ihn kein Festzuschuss nach der Befundgruppe 1 angesetzt werden kann.
4. In einer Schaltlücke kann ein Molar durch eine Freiendbrücke ersetzt werden.
5. Wird ein fehlender Prämolar durch eine Freiendbrücke ersetzt, dann ist das nur möglich, wenn mindestens zwei Pfeilerzähne hierzu einbezogen werden.
6. In einer Schaltlücke kann ein Eckzahn nicht durch eine Freiendbrücke ersetzt werden.

Lösungsziffer ______ ☐

→ *Lösungen zu diesen Aufgaben siehe S. 443*

30. Welche Aussagen zur Abrechenbarkeit der Bema-Nrn. 93a (Adhäsivbrücke mit einem Flügel) und 93b (Adhäsivbrücke mit zwei Flügeln) im Rahmen der Regelversorgung sind falsch? (2)

1. Die Bema-Nr. 93a und 93b sind jeweils nur im Frontzahnbereich abrechenbar.
2. Die Bema-Nr. 93a darf höchstens einmal in einem Frontzahnbereich abgerechnet werden.
3. Die Bema-Nr. 93a darf zum Ersatz von zwei nebeneinander fehlenden Schneidezähnen zweimal abgerechnet werden.
4. Die Bema-Nr. 93b darf zum Ersatz von zwei nebeneinander fehlenden Schneidezähnen abgerechnet werden.
5. Werden zwei nebeneinander fehlende Schneidezähne ersetzt, dann ist eine Altersbegrenzung zu beachten.
6. Bei der Abrechnung von Adhäsivbrücken im Rahmen der Regelversorgung sind keine Altersbegrenzungen zu beachten.

Lösungsziffern ______ ☐ ☐

Abrechnungswesen

31. Welche Aussagen zu den Eintragungen von Brücken im Behandlungsplan des HKP sind falsch? (2)

1. Bei vorhandenen Adhäsivbrücken wird im Befund für jeden Anker und für das Brückenglied jeweils ein „a“ eingetragen.
2. Verblendete Brückenzwischenglieder werden mit einem „BV“ im Behandlungsplan eingetragen.
3. Für das Brückenzwischenglied einer Adhäsivbrücke muss man „AV“ in den Behandlungsplan eintragen.
4. Für die Spanne einer Freiendbrücke trägt man „FS“ im Behandlungsplan ein.
5. Verblendete Brückenanker werden mit einem BV im Behandlungsplan eingetragen.
6. Ein zweiter Brückenpfeiler aus einer metallischen Vollkrone, der nicht an eine Lücke angrenzt, wird mit einem K in den Behandlungsplan eingetragen.

Lösungsziffern ______ ☐ ☐

32. Welche Aussagen zur Abrechenbarkeit der Bema-Nr. 91e sind falsch? (2)

Die Bema-Nr. 91e …

1. ist nur abrechenbar bei einer Brücke mit disparallelen Pfeilern.
2. wird im „I. Befund des gesamten Gebisses/Behandlungsplan“ mit einem „o“ eingetragen.
3. ist auch abrechenbar bei Kombinationsversorgungen zur Verbindung von festsitzendem Zahnersatz mit herausnehmbarem Zahnersatz.
4. ist höchstens einmal je Brücke abrechenbar.
5. ist abrechenbar für die Verbindung zweier Brückenteile durch ein individuelles Geschiebe.
6. ist nur abrechenbar, wenn für die disparallelen Brückenpfeiler eine metallische Vollkrone oder eine vestibulär verblendete Verblendkrone verwendet wird.

Lösungsziffern ______ ☐ ☐

→ *Lösungen zu diesen Aufgaben siehe S. 443*

33. Welche Aussage zur Abrechenbarkeit der Bema-Nr. 91d im Rahmen der Regelversorgung ist falsch? (1)

Die Bema-Nr. 91d …

1. ist im Rahmen der Regelversorgung nicht abrechenbar für die Pfeilerzähne einer Brücke.
2. ist je Prothesenanker mit einer Teleskop- oder Konuskrone einmal abrechenbar.
3. darf bei der Versorgung mit einer Teilprothese (Befundgruppe 3) maximal zweimal je Kiefer abgerechnet werden.
4. darf in einem Kiefer mit einem Restzahnbestand von drei Zähnen im Rahmen der Befundgruppe 4 (Cover-denture-Prothese) maximal dreimal abgerechnet werden.
5. ist nur abrechenbar, wenn die Teleskop- oder Konuskrone unverblendet ist.
6. ist nur mit der halben Gebühr abrechenbar, wenn das Primär-, oder Sekundärteil einer Teleskop- oder Konuskrone einer Teilprothese erneuert wird.

Lösungsziffer ________ ☐

34. Ordnen Sie den nachfolgenden Leistungen, die im Zusammenhang mit einer totalen Prothese erbracht wurden, der zutreffenden Bema-Nr. zu. (6)

1 = 97a	3 = 98d	5 = keine der genannten Bema-Nummern
2 = 97b	4 = 98e	

A) totale Prothese im Unterkiefer ________ ☐
B) intraorale Stützstiftregistrierung zur Festlegung der Zentrallage ________ ☐
C) totale Prothese im Oberkiefer ________ ☐
D) Verwendung einer Metallbasis in einem besonderen Ausnahmefall ________ ☐
E) partielle Prothese im Oberkiefer mit einem Restzahnbestand von 3 Zähnen ________ ☐
F) Cover-denture-Prothese im Unterkiefer ________ ☐

35. Welche Aussagen zur Abrechnung der Bema-Nr. 98d sind falsch? (2)

Die Bema-Nr. 98d …

1. ist neben einer totalen Prothese oder Cover-denture-Prothese abrechenbar.
2. ist zweimal in einem Behandlungsfall abrechenbar, wenn beide Kiefer mit einer totalen Prothese versorgt werden.
3. ist im Ausnahmefall abrechenbar, wenn ein zahnloser Kiefer mit einer implantatgetragenen Prothese versorgt wird. Sie wird dann als „98d i" gekennzeichnet.
4. ist einmal in einem Behandlungsfall abrechenbar, wenn der OK mit einer totalen Prothese und der UK mit einer partiellen Prothese versorgt wird.
5. ist nicht abrechenbar, wenn ein Kiefer mit einem Restzahnbestand von 4 Zähnen mit einer Cover-denture-Prothese versorgt wird.
6. ist nur abrechenbar, wenn auf dem HKP in „I. Befund des gesamtes Gebisses/Behandlungsplan" bei den Bemerkungen eine Begründung eingetragen wird.

Lösungsziffern ________ ☐ ☐

⟶ Lösungen zu diesen Aufgaben siehe S. 443

36. Welche Aussagen zur Abrechnung der Bema-Nr. 98e sind falsch? (2)

Die Bema-Nr. 98e ...

1. ist nur in besonders zu begründenden Fällen, wie z.B. Exostosen oder Torus palatinus, abrechenbar.
2. ist im Ausnahmefall für eine Metallbasis in einem auf 3 Zähne reduziertem Restgebiss abrechenbar, welches mit einer Modellgussprothese versorgt wird.
3. ist im Ausnahmefall für eine Metallbasis bei einer Cover-denture-Prothese abrechenbar.
4. ist für Verstärkungs- und Beschwerungseinlagen abrechenbar.
5. ist nur abrechenbar, wenn auf dem HKP in „I. Befund des gesamtes Gebisses/ Behandlungsplan" bei den Bemerkungen eine Begründung eingetragen wird.
6. ist je Prothese abrechenbar.

Lösungsziffern ______ ☐ ☐

37. Welche Aussage zur Abrechenbarkeit der Bema Nr. 90 im Rahmen der Regelversorgung ist falsch? (1)

1. Mit der Bema-Nr. 90 werden Wurzelstiftkappen abgerechnet, die im Wurzelkanal verankert sind und über einen Kugelknopfanker verfügen.
2. Wurzelstiftkappen sind nicht abrechenbar, wenn statt des Kugelknopfankers andere Verbindungselemente verwendet werden.
3. Wurzelstiftkappen sind nur abrechenbar, wenn in einem Kiefer höchstens 3 Zähne vorhanden sind.
4. Für den Kugelknopfanker ist zusätzlich die Bema-Nr. 91e abrechenbar.
5. Wurzelstiftkappen sind nur im Zusammenhang mit Cover-denture-Prothesen abrechenbar.
6. Die Bema-Nr. 90 ist nicht abrechenbar für Wurzelkappen bei vitalen Zähnen ohne Stiftverankerung.

Lösungsziffer ______ ☐

38. Welche Aussagen über die Abrechenbarkeit von partiellen Prothesen durch die Bema-Nrn. 96a–96c im Rahmen der Regelversorgung sind [1] richtig oder [6] falsch? (6)

A) Der Ansatz der Bema-Nr. 96a, 96b oder 96c ist abhängig von der Größe des Gebietes, welches mit einer partiellen Prothese versorgt wird. ______ ☐

B) Die Bema-Nrn. sind für eine partielle Interimsprothese nicht abrechenbar. ______ ☐

C) Einfache, einarmige Halteelemente sind nicht in den Bema-Nrn. 96a–c enthalten und können gesondert abgerechnet werden. ______ ☐

D) Neben der Bema-Nr. 96c kann kein Funktionsabdruck abgerechnet werden. ______ ☐

E) Eine partielle Kunststoffprothese als Dauerersatz ist nur im Ausnahmefall und mit einer besonderen Begründung nach den Bema-Nrn. 96a–c abrechenbar. ______ ☐

F) Partielle Immediatprothesen werden auch nach der Bema-Nr. 96a, 96b oder 96c abgerechnet. ______ ☐

→ *Lösungen zu diesen Aufgaben siehe S. 443*

Abrechnungswesen

39. Für die richtige Auswahl der Bema-Nrn. 96 a, 96 b oder 96 c ist die Zahl der „fehlenden Zähne" maßgebend. Welche Aussagen sind hinsichtlich der richtigen Ermittlung dieser fehlenden Zähne falsch? (2)

1. Ein fehlender Weisheitszahn wird nicht mitgezählt, wenn der Zahn 7 vorhanden ist.
2. Die Zahl der Ersatzzähne der Prothese kann von der Zahl der fehlenden Zähne abweichen.
3. Wird das Gebiet einer einseitig verkürzte Zahnreihe mit den fehlenden Zähnen 4–8 durch eine partielle Prothese versorgt, dann ist dafür die Bema-Nr. 96 a abrechenbar.
4. Befindet sich im Gebiet, das von einer partiellen Prothese versorgt wird ein Lückenschluss, dann wird dieser bei der Bestimmung der Bema-Nrn. 96 a–c mitgezählt, auch wenn auf der Prothese hierfür kein Ersatzzahn aufgestellt wird.
5. Werden in einer Frontzahnlücke mit den fehlenden Zähnen 12–22 insgesamt 5 Ersatzzähne auf der Prothese gestellt, weil dort ein Diastema vorliegt, ist dafür nicht die Bema-Nr. 96 b abrechenbar.
6. Wurde im Befund des HKP 10-mal ein f eingetragen, weil in einem Kiefer alle Zähne bis auf die Zähne 2, 3 und 7 fehlen, dann wird die Bema-Nr. 96c abgerechnet.

Lösungsziffern ______________________ ☐ ☐

40. Welche Aussagen zur Abrechenbarkeit von Klammern nach der Bema-Nr. 98 f und 98 h/1 bzw. 98 h/2 sind falsch? (2)

1. Die Bema-Nr. 98 h/1 ist höchstens einmal je partieller Prothese abrechenbar.
2. Die Bema-Nr. 98 h/2 ist zweimal je partieller Prothese abrechenbar, wenn diese über vier gegossene Halte- und Stützvorrichtungen verfügt.
3. Die Bema-Nr. 98 f ist nicht bei der Versorgung mit einer partiellen Modellgussprothese abrechenbar.
4. Die Bema-Nrn. 98 h/1 und 98 h/2 sind nicht bei einer Interimsprothese abrechenbar.
5. Klammern nach der Bema-Nr. 98 f werden im Behandlungsplan des HKP mit der Abkürzung „F" eingetragen.
6. Die Abkürzung „H" wird im Behandlungsplan des HKP eingetragen, wenn eine gegossene Halte- und Stützvorrichtung verwendet wurde.

Lösungsziffern ______________________ ☐ ☐

41. Welche Aussagen zur Abrechnung von partiellen provisorischen (Interims-) Prothesen sind falsch? (2)

1. Interimsprothesen sind nur nach der Bema-Nr. 96 a oder 96 b abrechenbar.
2. Die Bema-Nr. 98 g ist bei der provisorischen Prothese nicht abrechenbar.
3. Werden nur einfache einarmige Halteelemente verwendet, dann sind diese in den Bema-Nrn. 96 a–c bereits enthalten und nicht mehr zusätzlich mit der Bema-Nr. 98 f abrechenbar.
4. Werden zusätzlich zu einer provisorischen Prothese Klammern nach der Bema-Nr. 98 f abgerechnet, dann ist das auf dem HKP im Feld Bemerkungen gesondert zu begründen.
5. In den Fällen in denen eine endgültige Versorgung nicht sofort möglich ist, z. B. zur Sicherung der Bisslage, kann ein Interimsersatz angezeigt sein.
6. Bei der Versorgung mit partiellen Interimsprothesen werden die Festzuschüsse nach der Befundgruppe 5 ermittelt.

Lösungsziffern ______________________ ☐ ☐

⟶ Lösungen zu diesen Aufgaben siehe S. 443

42. Welche Aussage zur Abrechenbarkeit der Bema-Nr. 98g im Rahmen der Regelversorgung ist falsch? (1)

1. Die Bema-Nr. 98g ist nur bei partiellen Prothesen für eine Metallbasis abrechenbar.
2. Die Bema-Nr. 98g ist nicht neben der Bema-Nr. 98f abrechenbar.
3. Partielle Modellgussprothesen werden auch mit der Bema-Nr. 98g abgerechnet.
4. Für Verstärkungs- und Beschwerungseinlagen ist die Bema-Nr. 98g nicht abrechenbar.
5. Die Bema-Nrn. 98h/1 bzw. 98h/2 sind nicht zusammen mit Bema-Nr. 98g abrechenbar.
6. Einfache Halte- und Stützvorrichtungen sind bereits in der Bema-Nr. 98g enthalten.

Lösungsziffer ____________

43. Ein Kassenpatient erhält eine Interimsprothese im Unterkiefer. Laut Befund fehlen die Zähne 36, 35 und 46–48. Die Prothese wird mit drei mehrarmigen Halte- und Stützvorrichtungen befestigt. Welche Leistungen können hierfür abgerechnet werden? (1)

1. nur 96a
2. nur 96b
3. 96a und 98f
4. 96b und 98f
5. 96a und 98h/2
6. 96b und 98h/2

Lösungsziffer ____________

44. Ein Kassenpatient erhält eine partielle Modellgussprothese im Oberkiefer. Laut Befund fehlen die Zähne 18–15, 12–22 und 26, 28. Die Prothese wird mit gegossenen Halte- und Stützvorrichtungen an den Zähnen 14, 25 und 27 befestigt. In welchem Fall wurde richtig abgerechnet? (1)

1. 96b, 98f
2. 96c, 98g, 98f
3. 96c, 98g, 98h/2
4. 96b, 98g, 98h/2
5. 96b, 98h/2
6. 96c, 3x 98h/1

Lösungsziffer ____________

45. Die nachfolgenden sechs Patienten (A–F) erhalten eine partielle Modellgussprothese. Entscheiden Sie unter Berücksichtigung der folgenden Befunde (hier und auf der nächsten Seite oben), ob eine Verankerung mit Teleskopkronen im Rahmen der Regelversorgung [1] möglich oder [2] nicht möglich ist. (6)

A)

B	f	ew	ew	ew	ww							ww	ew	ew	ew	f
	18	17	16	15	14	13	12	11	21	22	23	24	25	26	27	28

____

B)

	48	47	46	45	44	43	42	41	31	32	33	34	35	36	37	38
B	f	ew	ew	ew	ew	ww						ww	ew	ew		f

____

C)

	48	47	46	45	44	43	42	41	31	32	33	34	35	36	37	38
B	f		x	x		ww			x			ww	x	x		f

____

D)

B	f	x		x			x	x	x	x			x			f
	18	17	16	15	14	13	12	11	21	22	23	24	25	26	27	28

____

→ *Lösungen zu diesen Aufgaben siehe S. 443*

E)

B	f	x		x			x	x	x			x	x			f
	18	17	16	15	14	13	12	11	21	22	23	24	25	26	27	28

F)

	48	47	46	45	44	43	42	41	31	32	33	34	35	36	37	38
B	f		x	x	x	ww		x	x		ww			x		f

46. Welche Verbindungsvorrichtungen sind in der vertragszahnärztlichen Versorgung im Rahmen der Regelversorgung mit einem Zahnersatz [1] abrechenbar oder [2] nicht abrechenbar? (6)

A) Teleskop- und Konuskronen zur Befestigung aller partiellen Modellgussprothesen ____

B) Geschiebe zur Befestigung einer partiellen Modellgussprothese ____

C) Teleskop- und Konuskronen zur Befestigung einer Cover-denture-Prothese ____

D) Geschiebe bei einer Brücke mit disparallelen Pfeilern ____

E) Wurzelstiftkappe zur Befestigung einer Cover-denture-Prothese ____

F) Teleskop- und Konuskronen zur Befestigung einer herausnehmbaren Brücke ____

47. Bei den nachfolgenden sechs Patienten (A–F) wurde jeweils eine prothetische Versorgung begonnen, die ohne Verschulden des Zahnarztes nicht vollendet wurde. Bemühungen des Zahnarztes und der Krankenkasse, die Eingliederung doch noch zu erreichen blieben erfolglos. Ordnen Sie den erbrachten Leistungen die entsprechende Bema-Nr. zu, mit denen der Zahnarzt die Teilleistungen kenntlich macht. (6)

1 = 22
2 = 94 a
3 = 94 b
4 = 99 a bis c

A) Der Patient sollte mit einer partiellen Oberkieferprothese versorgt werden. ____

B) Der Patient sollte eine Brücke im Unterkiefer zum Ersatz des Zahns 46 erhalten. ____

C) Der Patient sollte eine totale Prothese im Unterkiefer erhalten. ____

D) Der Patient sollte eine Krone auf Zahn 11 erhalten. ____

E) Der jugendliche Patient sollte eine Adhäsivbrücke zum Ersatz von Zahn 21 erhalten. ____

F) Der Patient sollte eine Krone mit gegossenen Stiftaufbau auf Zahn 32 erhalten. Der Stiftaufbau wurde eingegliedert. ____

→ Lösungen zu diesen Aufgaben siehe S. 443

48. Welche Aussage zur Abrechenbarkeit von Teilleistungen bei festsitzendem Zahnersatz ist falsch?(1)

1. Wurden zum Ersatz von Zahn 14 nur noch die Brückenpfeiler präpariert, dann ist zweimal die Bema-Nr. 91b zu ½ abrechenbar.
2. Erscheint der Patient nicht zur Eingliederung seiner Frontzahnkrone, dann ist die Bema-Nr. 20b zu ¾ abrechenbar.
3. Erscheint der Patient nicht zum Eingliedern der Brücke, die den Zahn 36 ersetzt, dann ist zweimal ¾ 91a und einmal ¾ 92 abrechenbar.
4. Erscheint der Patient nicht zum Einsetzen der Krone an Zahn 32 für die ein gegossener Stiftaufbau eingegliedert wurde, dann sind die Bema-Nrn. 21, 18b und 19 je einmal vollständig abrechenbar und die Bema-Nr. 20b zu ¾.
5. Erscheint der Patient nicht zum Eingliedern der Adhäsivbrücke zum Ersatz von Zahn 21, dann ist dreimal Bema-Nr. 93 zu ¾ abrechenbar.
6. Wird ein gegossener Stiftaufbau noch hergestellt, aber nicht mehr eingegliedert, dann ist für die Präparation des Zahnes ½ Mal die 18b abrechenbar.

Lösungsziffer ______ ☐

Abrechnungswesen

49. Welche Aussagen zur Abrechnung von Wiederherstellungsmaßnahmen an Kronen nach dem Bema sind [1] richtig oder [6] falsch? (6)

A) Die Bema-Nr. 24a ist abrechenbar für das Wiedereinsetzen einer Facette innerhalb des Mundes. ______ ☐

B) Die Bema-Nr. 24a ist abrechenbar, wenn sich lediglich eine Krone gelockert hat und wieder konventionell befestigt werden muss. ______ ☐

C) Die Bema-Nr.24b ist abrechenbar für das Wiedereinsetzen einer Krone, wenn diese gelöst wurde, um an ihr einen Metalldefekt zu beseitigen. ______ ☐

D) Die Bema-Nr. 24b ist abrechenbar für die Erneuerung einer Facette innerhalb des Mundes. ______ ☐

E) Die Bema-Nr. 24b ist zusammen mit der Bema-Nr. 24a abrechenbar, wenn eine Facette außerhalb des Mundes erneuert wird, der Zahn zwischenzeitlich provisorisch versorgt wird und die in diesem Zusammenhang abgenommene Krone wiedereingesetzt werden muss. ______ ☐

F) Die Bema-Nr. 24a darf nicht für das Wiederbefestigen einer gelockerten provisorischen Krone abgerechnet werden. ______ ☐

50. Welche Aussagen (hier und auf der nächsten Seite oben) zur Abrechnung von Maßnahmen an Brücken nach der Bema-Nr. 95a–c sind richtig? (2)

1. Das Wiedereinsetzen einer Brücke ist nur dann abrechenbar, wenn auch eine Wiederherstellungsmaßnahme erfolgt ist.
2. Für das Wiedereinsetzen einer Brücke mit 2 Ankern ist die Bema-Nr. 95a je Anker einmal abrechenbar.
3. Werden an einer Frontzahnbrücke, die einen fehlenden Zahn ersetzt, alle Verblendschalen im direkten Verfahren erneuert, so kann man dreimal die Bema-Nr. 95c abrechnen.
4. Wird eine gelockerte Brücke mit drei Ankern konventionell wiedereingesetzt, dann ist die Bema-Nr. 95a einmal abrechenbar.

→ *Lösungen zu diesen Aufgaben siehe S. 443*

5. Das Wiedereinsetzen einer provisorischen Brücke mit zwei Ankern ist nach der Bema-Nr. 95 b abrechenbar.
6. Wird an einer Brücke mit zwei Ankern eine Verblendschale im indirekten Verfahren im Labor erneuert, dann ist neben der Bema-Nr. 95 c auch die Bema-Nr. 95 a für das Wiedereinsetzen der Brücke abrechenbar. Voraussetzung ist eine zwischenzeitliche Versorgung des Patienten mit einer provisorischen Brücke.

Lösungsziffern ______ ☐ ☐

51. Welche Aussagen zur Abrechnung der Bema-Nrn. 24 c und 95 d sind richtig? (2)

1. Die Bema-Nr. 95 d ist nur abrechenbar für das Abnehmen und Wiederbefestigen einer provisorischen Brücke mit einer Spanne.
2. Das alleinige Wiederbefestigen einer provisorischen Brücke ist nur bei einem Patienten auf der Durchreise oder im Notdienst abrechenbar.
3. Für das Abnehmen und Widerbefestigen einer provisorischen Stiftkrone ist die Bema-Nr. 24c nur dann abrechenbar, wenn dies in der Gebührenvorausberechnung auf dem HKP beantragt worden ist.
4. Die Bema-Nr. 95 d ist in der gesamten Behandlung höchstens zweimal je Brücke abrechenbar.
5. Die Bema-Nr. 24 c ist höchstens dreimal je provisorischer Krone abrechenbar.
6. Für das Abnehmen und Wiederbefestigen einer provisorischen Brücke mit drei Ankern ist die Bema-Nr. 24 c je Anker einmal abrechenbar.

Lösungsziffern ______ ☐ ☐

52. Welche Aussagen zur Abrechnung von Wiederherstellungsmaßnahmen an herausnehmbarem Zahnersatz nach der Bema-Nr. 100 a sind richtig? (2)

Die Bema-Nr. 100 a ...
1. setzt immer eine Abformung im Mund des Patienten zur Herstellung eines Modells voraus.
2. ist abrechenbar für das Reinigen, Säubern und Polieren der Prothese.
3. ist abrechenbar für das Aktivieren von komplizierten Halte- und Stützvorrichtungen.
4. ist abrechenbar für das Erneuern eines Zahnes an einer Prothese ohne Abformung.
5. ist abrechenbar für das Erneuern eines Kugelknopfankers einer Wurzelstiftkappe, die zur Befestigung einer Cover-denture-Prothese dient.
6. ist neben der Bema-Nr. 98 a abrechenbar.

Lösungsziffern ______ ☐ ☐

53. Welche Wiederherstellungsmaßnahmen (hier und auf der folgenden Seite oben) sind nach der Bema-Nr. 100 b abrechenbar? (2)

1. Sprungbeseitigung an einer totalen Prothese ohne Abformung
2. das Auffüllen eines Sekundärteleskopes mit Kunststoffmassen bei einer Prothesenerweiterung im direkten Verfahren ohne weitergehende Maßnahmen
3. das Aktivieren oder Wiederbefestigen eines Kugelknopfankers bei einer Wurzelstiftkappe, die zur Befestigung einer Cover-denture-Prothese dient
4. Erweiterung einer Teilprothese

→ Lösungen zu diesen Aufgaben siehe S. 443

5. Maßnahmen zur Wiederherstellung von Wurzelstiftkappen einer Cover-denture-Prothese
6. das Wiederbefestigen eines Zahnes an einer Prothese ohne Abformung

Lösungsziffern ______ ☐ ☐

54. Welche Aussagen zur Abrechnung von Wiederherstellungsmaßnahmen an herausnehmbarem Zahnersatz nach der Bema-Nr. 100c und Bema-Nr. 100d sind richtig? (2)

1. Die Teilunterfütterung einer Prothese nach der Bema-Nr. 100c ist nur bei einer partiellen Prothese abrechenbar.
2. Die Teilunterfütterung im direkten Verfahren ist nicht nach dem Bema abrechenbar.
3. Werden Wiederherstellungsmaßnahmen nach den Bema-Nrn. 100c und 100b geplant, so sind beide Nummern abrechenbar, wenn sie nur in zwei Sitzungen durchführbar sind.
4. Die vollständige Unterfütterung nach der Bema-Nr. 100d ist im direkten und indirekten Verfahren abrechenbar.
5. Die vollständige Unterfütterung ist an partiellen Prothesen und totalen Prothesen abrechenbar.
6. Die vollständige Unterfütterung ist nur dann abrechenbar, wenn auch die funktionelle Randgestaltung erfolgt ist.

Lösungsziffern ______ ☐ ☐

55. Ordnen Sie die nachfolgenden Maßnahmen zur Wiederherstellung an herausnehmbarem Zahnersatz der zutreffenden Abrechnungsnummer richtig zu. (6)

1 = 100c
2 = 100d
3 = 100e
4 = 100f
5 = nicht abrechenbar

A) vollständige Unterfütterung einer Oberkieferprothese im indirekten Verfahren einschließlich funktioneller Randgestaltung ______ ☐

B) vollständige Unterfütterung einer Unterkieferprothese im direkten Verfahren ______ ☐

C) Teilunterfütterung einer Prothese im direkten Verfahren ______ ☐

D) vollständige Unterfütterung einer totalen Oberkieferprothese im indirekten Verfahren ______ ☐

E) vollständige Unterfütterung einer Unterkieferprothese im indirekten Verfahren einschließlich funktioneller Randgestaltung ______ ☐

F) Rebasierung einer Cover-denture-Oberkieferprothese im indirekten Verfahren in einem Kiefer mit 2 Zähnen Restzahnbestand mit funktioneller Randgestaltung ______ ☐

→ Lösungen zu diesen Aufgaben siehe S. 443

56. Welche Aussagen zur Abrechnung von Wiederherstellungsmaßnahmen nach der Bema-Nr. 100 sind richtig? (2)

1. Klammern nach der Nr. 98f sind neben den Bema-Nrn. 100a bis f abrechenbar, wenn die Prothese um eine entsprechende Haltevorrichtung erweitert wird oder beim Ersatz eine Neuplanung erforderlich ist.
2. Das Wiederbefestigen einer komplizierten Halte- und Stützvorrichtung kann nicht zusätzlich nach der Bema-Nr. 98h (h/1 oder h/2) abgerechnet werden.
3. Wird eine verformte Klammer in ihrer Funktion wiederhergestellt, dann ist für diese Leistung nur die Bema-Nr. 98f bzw. 98h (h/1 oder h/2) abrechenbar und keine zusätzliche Bema-Nr. 100a oder 100b.
4. Müssen 3 Wochen nach einer Unterfütterung einer Prothese in weiteren Sitzungen Druckstellen beseitigt werden, ist für diese Maßnahme die Bema-Nr. 105 abrechenbar.
5. Erforderliche Nachbehandlungen nach der Wiederherstellung von Prothesen sind in gesonderter Sitzung nach der Bema-Nr. 38 abrechenbar.
6. Eine Funktionsabformung nach der Bema-Nr. 98b ist im Zusammenhang mit der Bema-Nr. 100e abrechenbar.

Lösungsziffern ______________ ☐ ☐

57. Was versteht man unter dem Begriff „Regelversorgung"?

____

____

____

____

____

58. Was versteht man unter einem „gleichartigen Zahnersatz"?

____

____

____

59. Was versteht man unter einem „andersartigen Zahnersatz"?

____

____

____

→ *Lösungen zu diesen Aufgaben siehe S. 443*

60. Was versteht man unter einem „Mischfall"?

61. Erklären Sie, wie der Zahnarzt die Gesamtkosten für eine Regelversorgung mit dem Patienten und der KZV abrechnet.

62. In welchen Fällen stuft das Sozialgesetzbuch einen Patienten als Härtefall ein? Nennen Sie vier Fälle.

63. In welchen Fällen ist auf dem HKP im Behandlungsplan die Zeile TP (Therapieplanung) auszufüllen?

64. In welchen Fällen ist der Befund im Abschnitt I. nicht auszufüllen?

→ *Lösungen zu diesen Aufgaben siehe S. 443*

65. Geben Sie ein Beispiel für nachträgliche Befunde.

66. Muss der Zahnarzt den bereits genehmigten HKP der Krankenkasse erneut vorlegen, wenn ein nachträglicher Befund angefallen ist?

67. Erklären Sie am Beispiel einer provisorischen Versorgung und einer metallischen Vollkrone für Zahn 46, wie der Zahnarzt im Abschnitt III. das Zahnärztliche Honorar unter der Nr. 2 berechnet.

68. In welchen Fällen muss vom Zahnarzt zusätzlich ein HKP Teil 2 erstellt werden?

69. Wie rechnet der Zahnarzt Begleitleistungen, wie Anästhesien und Röntgenaufnahmen, die im Zusammenhang mit einer Regelversorgung angefallen sind ab?

→ Lösungen zu diesen Aufgaben siehe S. 444

70. Nennen Sie drei Gründe, warum der Zahnarzt bei einer Regelversorgung oder einer gleichartigen prothetischen Versorgung nicht nur mit der KZV, sondern auch mit dem Patienten direkt abrechnet.

71. Einem gesetzlich versicherten Patienten wird der Zahn 46 extrahiert. Er wünscht eine sofortige prothetische Versorgung unter Beteiligung seiner Krankenkasse. Warum kann der behandelnde Zahnarzt diesem Wunsch nicht nachkommen?

72. Erklären Sie, in welchen Fällen der Zahnarzt auf dem HKP im Abschnitt V. in der Zeile 8 im freien Feld neben der Spalte Ct ein „D" einträgt.

→ Lösungen zu diesen Aufgaben siehe S. 444

73. Ein Patient soll im Rahmen einer Regelversorgung eine Vollgusskrone am Zahn 45 erhalten. Beim Erstellen des HKP wird im Abschnitt I. versehentlich ein „KV“ am Zahn 45 eingetragen und im Abschnitt III. die Bema-Nr. 20 b. Wie ist der HKP zu korrigieren?

74. Wie viele Zähne dürfen in einem stark reduziertem Restgebiss maximal vorhanden sein, damit ein Funktionsabdruck (Bema-Nr. 98 b bzw. 98 c) abrechenbar ist?

75. Wie werden Funktionsabformungen nach den Bema-Nrn. 98 b bzw. 98 c gekennzeichnet, wenn sie im Zusammenhang von implantatgetragenen totalen Prothesen abgerechnet werden?

76. Ein gesetzlich versicherter Patient erhält je eine Einzelkrone am Zahn 11 und 21. Entscheiden Sie, ob zusätzlich die Bema-Nrn. 7 b, 89 und 98 a abrechenbar sind.

→ *Lösungen zu diesen Aufgaben siehe S. 444*

➡ GOZ/GOÄ

77. Welche Aussagen über die Abrechenbarkeit der GOZ-Nr. 0030 Heil- und Kostenplan sind [1] richtig oder [6] falsch? (6)

Die GOZ-Nr. 0030 ...

A) ist nur abrechenbar für geplante Leistungen aus dem Bereich Prothetik (GOZ Teil F Prothetische Leistungen). ☐

B) ist nur abrechenbar, wenn der Zahnarzt den erstellten Plan auch dem Patienten aushändigt. ☐

C) ist vom Zahnarzt abrechenbar, wenn der Patient eine medizinisch nicht notwendige Leistung verlangt (Verlangensleistung). ☐

D) ist bei einem Patienten zweimal abrechenbar, wenn er z. B. zu einem früheren Zeitpunkt einen Plan erstellt für eine PAR-Behandlung und später einen Plan für Zahnersatz. ☐

E) ist auch abrechenbar, wenn der Zahnarzt Leistungen aus dem Teil G Kfo-Leistungen erstellt. ☐

F) ist zweimal abrechenbar, wenn der Patient eine alternative Versorgung im Rahmen einer prothetischen Behandlung verlangt. ☐

78. Welche Aussagen zur Abrechenbarkeit der GOZ-Nrn. 0050 und 0060 sind falsch? (2)

1. Von beiden GOZ-Nrn. entspricht der Leistungsinhalt der GOZ-Nr. 0050 am ehesten der Bema-Nr. 7b.
2. Beide GOZ-Nrn. sind auch für die Herstellung von zahntechnischen Arbeitsmodellen für die Herstellung von Behandlungsgeräten abrechenbar.
3. Werden Modelle erstellt, deren Auswertung nicht zur Diagnose oder Planung dient, dann sind die beiden GOZ-Nrn. nicht abrechenbar.
4. Die GOZ-Nr. 0060 ist in einer Sitzung nur einmal abrechenbar.
5. Beide GOZ-Nummern sind während einer Therapie mehrfach abrechenbar, wenn das erforderlich sein sollte.
6. Sollte ein Situationsmodell ohne einfache Bissfixierung für beide Kiefer erforderlich sein, dann ist die GOZ-Nr. 0050 zweimal in einer Sitzung abrechenbar.

Lösungsziffern ☐ ☐

79. Welche Aussagen zur Abrechenbarkeit der GOZ-Nr. 0065 Optisch-elektronische Abformung sind falsch? Die GOZ-Nr. 0065 ... (2)

1. ist in derselben Sitzung im selben Gebiet nicht neben den GOZ-Nrn 0050 und 0060 abrechenbar.
2. enthält in ihrem Leistungsumfang nicht die PC gestützte Auswertung der optisch-elektronischen Abformung.
3. ist je Kiefer abrechenbar.
4. kann in einer Sitzung maximal viermal abgerechnet werden.
5. enthält in ihrem Leistungsumfang auch die einfache Bissregistrierung.
6. umfasst in ihrer Leistung nicht die Archivierung, die zusätzlich analog berechnet werden kann.

Lösungsziffern ☐ ☐

→ *Lösungen zu diesen Aufgaben siehe S. 444*

80. Welche Aussagen zur Abrechenbarkeit der GOZ-Nr. 5170 Anatomische Abformung des Kiefers mit individuellem Löffel sind falsch? (2)

Die GOZ-Nr. 5170 ...

1. kann immer nur abgerechnet werden, wenn eine anatomische Besonderheit vorliegt.
2. ist je Kiefer abrechenbar.
3. ist bei der Versorgung mit einer Einzelkrone abrechenbar.
4. ist neben den GOZ-Nrn. 5180 bzw. 5190 abrechenbar, wenn z. B. Kombinationszahnersatz hergestellt wird.
5. kann nicht bei Verwendung eines Konfektionslöffels abgerechnet werden, wenn dieser nur individualisiert worden ist.
6. kann mehrfach abgerechnet (je notwendiger Abformung) werden.

Lösungsziffern ______ ☐ ☐

81. Welche Aussage zur Abrechenbarkeit der GOZ-Nrn. 5180 Funktionsabformung Oberkiefer und 5190 Funktionsabformung Unterkiefer ist falsch? (1)

1. Beide GOZ-Nrn. sind für die funktionelle Abformung mit konfektioniertem Löffel in einem zahnlosen Kiefer abrechenbar.
2. Beide GOZ-Nrn können bei der Versorgung mit einer Deckprothese abgerechnet werden.
3. Beide GOZ-Nrn. können bei der Versorgung mit einer Teilprothese abgerechnet werden.
4. Bei einem reduzierten Restgebiss von 4 Zähnen im OK ist die Nr. 5180 abrechenbar.
5. Beide GOZ-Nrn. sind auch bei der Herstellung einer totalen Interimsprothese abrechenbar.
6. Beide GOZ-Nrn. sind je Kiefer, gegebenenfalls auch mehrfach, abrechenbar.

Lösungsziffer ______ ☐

82. Vergleichen Sie die Aussagen zur Abrechenbarkeit von Abformungen mit individuellem Löffel nach dem Bema (Nr. 98a) mit den Bestimmungen der GOZ (Nr. 5170). (6)

[1] = trifft nur auf die Abrechnung nach dem Bema zu

[2] = trifft nur auf die Bestimmungen der GOZ zu

[3] = trifft auf beide Gebührenordnungen zu

A) Auch ein individualisierter Konfektionslöffel erfüllt die Voraussetzung eines individuellen Löffels. ______ ☐

B) Kann neben Wiederherstellungsmaßnahmen abgerechnet werden. ______ ☐

C) Darf nicht bei einer Einzelkrone abgerechnet werden. ______ ☐

D) Kann neben Kronen und Brücken abgerechnet werden. ______ ☐

E) Kann für denselben Kiefer neben einer Funktionsabformung abgerechnet werden. ______ ☐

F) Kann ausdrücklich auch zur Remontage abgerechnet werden. ______ ☐

→ *Lösungen zu diesen Aufgaben siehe S. 444*

83. Welche Aussagen zur Abrechnung von Einzelkronen nach den GOZ-Nummern 2200-2220 sind falsch? (2)

1. Für die Auswahl der GOZ-Nummer ist die Präparationsart entscheidend.
2. Verblockte Einzelkronen werden wie Brückenanker nach den GOZ-Nrn. 5000-5020 abgerechnet.
3. Kronen im Brückenverband, die nicht direkt mit einem Brückenglied verbunden sind, weil sie mit einem Brückenanker verblockt sind, werden als Einzelkrone abgerechnet.
4. Für adhäsiv befestigte Einzelkronen kann neben den o.a. GOZ-Nrn. die Nr. 2197 zusätzlich berechnet werden.
5. Die GOZ-Nr. 2200 ist abrechenbar, wenn ein Implantat mit einer Einzelkrone versorgt wird.
6. Wird der Zahn zunächst mit einer Aufbaufüllung versehen, so sind dafür je nach Anzahl der Flächen und verwendetem Material die GOZ-Nrn. 2050-2120 abrechenbar.

Lösungsziffern ______ ☐ ☐

84. Rechnen Sie die folgenden Versorgungen mit der richtigen GOZ-Nr. ab. (6)

1 = GOZ-Nr. 2200

2 = GOZ-Nr. 2210

3 = GOZ-Nr. 2220

A) Versorgung eines Zahnes durch eine Teilkrone ______ ☐

B) Versorgung eines Zahnes mit einer Vollkrone, Hohlkehlpräparation ______ ☐

C) Versorgung eines Zahnes mit einer Vollkrone, Tangentialpräparation ______ ☐

D) Versorgung eines Zahnes mit einem Veneer ______ ☐

E) Versorgung eines Zahnes mit einer Vollkrone, Stufenpräparation ______ ☐

F) Versorgung eines Implantates mit einer Krone ______ ☐

85. Welche Aussagen zur Abrechnung einer Vorbereitung eines zerstörten Zahnes durch einen gegossenen Aufbau mit Stiftverankerung (Nr. 2190) bzw. durch einen Schraubenaufbau oder Glasfaserstift (Nr. 2195) sind falsch? (2)

1. Für beide GOZ-Nrn. gilt, dass sie neben der Nr. 2197 abrechenbar sind, wenn der gegossene Aufbau oder der Glasfaserstift adhäsiv befestigt werden.
2. Die Nr. 2190 ist nicht zusammen mit einer Aufbaufüllung (Nr. 2180) abrechenbar.
3. Beide GOZ-Nrn. sind neben der endgültigen Versorgung eines Zahnes mit plastischen Füllungen (GOZ-Nrn. 2050 ff.) abrechenbar.
4. Für beide GOZ-Nrn. gilt, dass sie nur einmal je Zahn abrechenbar sind.
5. Beide GOZ-Nrn. sind neben Einlagefüllungen (Nrn. 2150-2170) abrechenbar.
6. Die GOZ-Nr. 2195 ist neben der Aufbaufüllung (Nr. 2180) abrechenbar.

Lösungsziffern ______ ☐ ☐

⟶ *Lösungen zu diesen Aufgaben siehe S. 444*

Abrechnungswesen

86. Welche Aussagen zur Abrechnung provisorischer Kronen nach den GOZ-Nrn. 2260 und 2270 sind falsch? Beide GOZ-Nummern ... (2)

1. sind abrechenbar, wenn die provisorische Kronen jeweils im direkten Verfahren hergestellt worden ist.
2. sind wiederholt abrechenbar, wenn eine provisorische Krone wegen Zerstörung oder Verlust erneut angefertigt und eingegliedert werden muss.
3. sind nicht für die provisorische Versorgung von Zähnen abrechenbar, die eine Einlagefüllung erhalten.
4. sind auch abrechenbar zum Schutz eines Implantats und zur Sicherung der Kaufunktion.
5. enthalten auch das Abnehmen und Wiederbefestigen der provisorischen Krone.
6. umfassen auch eine provisorische Stiftkrone.

Lösungsziffern ______ ☐ ☐

87. Rechnen Sie die folgenden provisorischen Versorgungen richtig ab. Ordnen Sie den Leistungen die richtige Gebührennummer zu. (6)

1 = GOZ-Nr. 2260
2 = GOZ-Nr. 2270
3 = GOZ-Nr. 7080
4 = Analogberechnung § 6 Abs. 1 GOZ

A) provisorische Krone im direkten Verfahren mit Abformung ______ ☐
B) provisorische Einlagefüllung im direkten Verfahren ohne Abformung _ ☐
C) provisorische Stiftkrone ______ ☐
D) provisorische Krone im indirekten Verfahren (laborgefertigt) mit einer Tragedauer über 3 Monate ______ ☐
E) provisorische Krone im direkten Verfahren ohne Abformung ______ ☐
F) laborgefertigtes Stiftprovisorium mit einer Tragezeit von mindestens 3 Monaten ______ ☐

88. Unterscheiden Sie die Abrechnungsbestimmungen zur Versorgung mit Kronen bzw. provisorischen Kronen nach dem Bema und der GOZ (hier und auf der folgenden Seite oben). Tragen Sie eine [1] in die Lösungsfelder ein, wenn die Aussage auf die Abrechnung nach dem Bema zutrifft und eine [2], wenn die Aussage auf die Bestimmungen der GOZ zutrifft. (6)

1 = Bema
2 = GOZ

A) Kronen und Teilkronen sind in jeder zahntechnischen Ausführung abrechenbar. ______ ☐
B) Das Abnehmen und Wiederbefestigen provisorischer Kronen ist mit einer eigenen Gebührennummer abrechenbar. ______ ☐
C) Das Erneuern einer provisorischen Krone löst jedes Mal erneut die Abrechnung der Gebührennummer aus. ______ ☐
D) Die Präparationstechnik spielt bei dem Ansatz der zur Auswahl stehenden Gebührennummern für die Kronenversorgung keine Rolle. ☐

→ Lösungen zu diesen Aufgaben siehe S. 444

E) Bei der Auswahl der Gebührennummer für provisorische Kronen muss man berücksichtigen, ob bei der Herstellung eine Abformung gemacht worden ist. ______ ☐

F) Teilkronen sind nur im Seitenzahnbereich abrechenbar, wenn es sich um metallische Teilkronen handelt. ______ ☐

89. Welche Aussagen zur Abrechnung von Brückenankern nach der GOZ sind richtig? (2)

1. Tangential präparierte Brückenanker werden nach der GOZ-Nr. 5010 abgerechnet.
2. Einlagefüllungen, die als Brückenanker dienen werden nach der GOZ-Nr. 5020.
3. Brückenanker als Teilkronen werden nach der GOZ-Nr. 5020 abgerechnet.
4. Implantate, die mit einer Krone als Brückenanker versehen werden, rechnet man mit der GOZ-Nr. 5010 ab.
5. Hohlkehlpräparierte Brückenanker werden nach der GOZ-Nr. 5000 abgerechnet.
6. Stufenpräparierte Brückenanker werden nach der GOZ-Nr. 5010 abgerechnet.

Lösungsziffern ______ ☐ ☐

90. Welche Aussage zur Abrechnung der GOZ-Nr. 5030 Wurzelkappe mit Stift bzw. 5040 Teleskopkrone/Konuskrone (als Brücken-/Prothesenanker) ist falsch? (1)

1. Die GOZ-Nr. 5030 ist neben der GOZ-Nr. 5080 Verbindungselement abrechenbar.
2. Beide GOZ-Nrn. können auch neben Füllungen nach den Nrn. 2050ff. abgerechnet werden.
3. Beide GOZ-Nrn. sind im Zusammenhang mit Implantaten berechnungsfähig.
4. Wird ein Verbindungselement in eine Teleskopkrone nachträglich eingefügt, dann ist die GOZ-Nr. 5080 abrechenbar.
5. Für die adhäsive Befestigung kann bei beiden GOZ-Nrn. die Nr. 2197 zusätzlich berechnet werden.
6. Neben einer neu angefertigten Teleskopkrone ist die GOZ-Nr. 5080 als Verbindungselement zusätzlich abrechenbar.

Lösungsziffer ______ ☐

91. Welche Aussagen zur Abrechenbarkeit der GOZ-Nr. 5070 Brückenspanne, Prothesenspanne oder Steg, sind [1] richtig oder [6] falsch? (6)

Die GOZ-Nr. 5070 …

A) ist einmal je Brückenglied abrechenbar. ______ ☐

B) ist einmal je Brückenspanne abrechenbar. ______ ☐

C) ist nicht bei abnehmbaren Brücken abrechenbar. ______ ☐

D) ist bei einer Teil- bzw. Modellgussprothese mit einer Prothesenspanne und zwei Freiendsätteln insgesamt einmal abrechenbar. ______ ☐

E) kann einmal für die Prothesenspanne und einmal für den Steg berechnet werden, wenn sich über einem Steg eine Prothesen- oder Brückenspanne befindet. ______ ☐

F) ist auch bei Freiendbrücken abrechenbar. ______ ☐

⟶ Lösungen zu diesen Aufgaben siehe S. 444

Abrechnungswesen

92. Welche Aussagen zur Abrechenbarkeit der GOZ-Nr. 5080 Verbindungselement sind [1] richtig oder [6] falsch? (6)

Die GOZ-Nr. 5080 …

A) ist je Krone höchstens einmal abrechenbar. ______ ☐

B) ist mehrfach abrechenbar, wenn sich auf einem Steg mehrere Stegreiter befinden. ______ ☐

C) ist abrechenbar, wenn zu einem späteren Zeitpunkt ein Verbindungselement bei einer Teleskop- bzw. Konuskrone angefertigt wird. ______ ☐

D) ist bei einem Verbindungselement, welches aus einer Patrize und einer Matrize besteht zweimal abrechenbar. ______ ☐

E) ist bei Teil- und Modellgussprothesen je gegossene Klammer einmal abrechenbar. ______ ☐

F) ist nicht für die Verschraubung einer Suprakonstruktion mit einem Implantat abrechenbar. ______ ☐

93. Welche Aussagen zur Abrechnung von provisorischen Brücken nach den GOZ-Nrn. 5120 und 5140 sind falsch? (2)

1. Beide Nummern sind nur abrechenbar, wenn die provisorische Brücke im direkten Verfahren mit einer Abformung oder Tiefziehfolie hergestellt wird.
2. Die Nr. 5120 ist nicht abrechenbar, für eine provisorische Ankerkrone mit einem Stift.
3. Die Nr. 5140 kann auch für eine provisorische Freiendbrücke berechnet werden.
4. Beide Nummern sind erneut abrechenbar, wenn eine provisorische Brücke abgenommen und wiedereingesetzt wird.
5. Beide Nummern sind erneut abrechenbar, wenn eine zerstörte provisorische Brücke erneuert wird.
6. Das Entfernen der provisorischen Brücke löst immer zusätzlich die GOZ-Nr. 2290 Entfernung Inlay/Krone oder Trennung Brückenglied o. ä. aus.

Lösungsziffern ______ ☐ ☐

94. Welche Aussagen zur Abrechnung von Totalprothesen oder Deckprothesen nach den GOZ-Nrn. 5220 und 5230 sind falsch? (2)

1. Beide Gebührennummern dürfen nur dann abgerechnet werden, wenn der Kiefer zahnlos ist.
2. Beide Nummern sind sowohl für Interims- als auch Immediatprothesen abrechenbar.
3. Beide Nummern beinhalten in Ihrem Leistungsumfang eine Metallbasis, wenn diese verwendet wird.
4. Deckprothesen sind bis zu einer Restbezahnung von 3 Zähnen je Kiefer nach den angegebenen GOZ-Nrn. abrechenbar.
5. Bei einer Deckprothese, die mit diesen Nummern abgerechnet wird, muss die Basis genauso gestaltet sein, wie bei einer Totalprothese.
6. Beide Gebührennummern dürfen abgerechnet werden, wenn der Kiefer über höchstens 3 Restzähne verfügt.

Lösungziffern ______ ☐ ☐

→ *Lösungen zu diesen Aufgaben siehe S. 444*

95. Welche Aussage zur Abrechnung der GOZ-Nr. 8010 „Stützstiftregistrierung" ist falsch? (1)

1. Die Abrechnung erfolgt je Analyse bzw. Registrat.
2. Die Abrechnung ist in einer Sitzung auf zweimal beschränkt.
3. In weiteren Sitzungen kann die Nr. 8010 erneut abgerechnet werden.
4. Die Registrierung kann mit unterschiedlichen Methoden durchgeführt werden.
5. Die Nr. 8010 ist auch für die einfache Bissnahme (z. B. Quetschbiss) abrechenbar.
6. Material- und Laborkosten können immer gesondert berechnet werden.

Lösungsziffer ______ ☐

96. Vergleichen Sie die Aussagen zu Abrechnungsbestimmungen über totale Prothesen nach dem Bema (Nr. 97a bzw. 97b) mit den Bestimmungen der GOZ (Nr. 5220 bzw. 5230).(6)

[1] = trifft nur auf die Abrechnung nach dem Bema zu

[2] = trifft nur auf die Bestimmungen der GOZ zu

[3] = trifft auf beide Gebührenordnungen zu

A) Eine Deckprothese ist bei einem Restzahnbestand von 1–3 Zähnen abrechenbar. ______ ☐

B) Eine verwendete Metallbasis ist bereits in der Gebührennummer für die totale Prothese enthalten. ______ ☐

C) Eine Stützstiftregistrierung kann mit einer eigenen Gebührennummer zusätzlich berechnet werden. ______ ☐

D) Eine Deckprothese ist nur dann abrechenbar, wenn der Kiefer zahnlos ist. ______ ☐

E) Eine verwendete Metallbasis kann in Ausnahmefällen mit einer eigenen Gebührennummer zusätzlich abgerechnet werden. ______ ☐

F) Die Gebührennummer kann auch für eine totale Interimsprothese oder totale Immediatprothese verwendet werden. ______ ☐

97. Welche Aussagen zur Abrechenbarkeit der GOZ-Nrn. 5200 Teilprothese mit einfachen gebogenen Halteelementen, Kunststoffbasis und Nr. 5210 Modellgussprothese mit gegossenen Halte- und Stützelementen sind [1] richtig oder [6] falsch? (6)

A) Die Nr. 5200 ist für eine Teilprothese abrechenbar, wenn diese als Interimsprothese mit einfachen Halteelementen verwendet wird. ______ ☐

B) Damit die Nr. 5200 abrechenbar ist, darf die Teilprothese nicht über gegossene Halte- und/oder Stützelemente verfügen. ______ ☐

C) Modellgussprothesen zum Ersatz von fehlenden Zähnen im teilbezahnten Kiefer werden bei Verwendung von gegossenen Halte- und Stützvorrichtungen mit der Nr. 5210 abgerechnet. ______ ☐

D) Die gegossenen Klammern und eventuelle Auflagen der Modellgussteilprothese müssen immer an überkronten Pfeilerzähnen anliegen. ______ ☐

E) Partielle Immediatprothesen werden immer nach der Nr. 5200 abgerechnet. ______ ☐

F) Eine Modellgussteilprothese eines ausschließlich mit Implantaten versorgten Kiefers wird mit der Nr. 5210 abgerechnet. ______ ☐

→ *Lösungen zu diesen Aufgaben siehe S. 444*

98. Vergleichen Sie die Aussagen zu Abrechnungsbestimmungen über partielle Prothesen nach dem Bema (Nr. 96a-96c) mit den Bestimmungen der GOZ (Nr. 5200 bzw. 5210). (6)

1 = trifft nur auf die Abrechnung nach dem Bema zu
2 = trifft nur auf die Bestimmungen der GOZ zu

A) Doppelarmige Halte- oder einfache Stützvorrichtungen können zusätzlich zu einer Interimsprothese abgerechnet werden. ______ ☐

B) Provisorische Prothesen (Interimsprothesen) haben eine eigene Gebührennummer. ______ ☐

C) Eine Modellgussprothese wird mit verschiedenen Gebührennummern abgerechnet, je nachdem, wie viele Zähne zu ersetzen sind. ______ ☐

D) Die gegossenen Halte- und Stützvorrichtungen einer Modellgussprothese sind bereits in der Gebührennummer der Modellgussprothese enthalten. ______ ☐

E) Die verwendete Metallbasis kann bei Modellgussprothesen zusätzlich mit einer Gebührennummer abgerechnet werden. ______ ☐

F) Für jeden Schalt- oder Freiendsattel der partiellen Prothese ist eine zusätzliche Gebührennummer abrechenbar. ______ ☐

99. Nennen Sie zwei Fälle, in denen Situationsmodelle nach den GOZ-Nrn. 0050 und 0060 nicht abrechenbar sind.

______

______

______

100. Bei einem Privatpatienten ist ein Frontzahn zu überkronen. Der Zahnarzt erstellt unaufgefordert einen HKP. Anschließen zeigt und erklärt er dem Patienten den HKP am Computerbildschirm. Darf der Zahnarzt die GOZ-Nr. 0030 abrechnen?

______

______

101. Ein Patient soll mit einer Brücke zum Ersatz von Zahn 36 versorgt werden. Der Zahnarzt plant mehrere Sitzungen bis zur endgültigen Eingliederung bzw. Nachkontrolle. Aufgrund anatomischer Besonderheiten muss insgesamt dreimal eine Abformung nach der GOZ-Nr. 5170 genommen werden. Wie oft ist diese abrechenbar?

______

______

→ Lösungen zu diesen Aufgaben siehe S. 444/445

102. Unterscheiden Sie die Abrechenbarkeit provisorischer Kronen nach den GOZ-Nrn. 2260 und 2270.

103. Erklären Sie nach der GOZ die Abrechenbarkeit laborgefertigter Provisorien, die im indirekten Verfahren hergestellt worden sind.

104. Wie werden provisorische Stiftkronen in der GOZ abgerechnet?

105. Nach welchem grundlegenden Kriterium werden die Einzelkronen der Nrn. 2200–2220 in der GOZ unterschieden?

106. Wie werden verblockte Einzelkronen abgerechnet, die sich nicht in einem Brückenverband befinden?

107. Wie werden verblockte Kronen einer Brücke zum Ersatz von vier fehlenden Zähnen abgerechnet, die von Zahn 34-44 (K-KBBBBK-K) reicht?

→ *Lösungen zu diesen Aufgaben siehe S. 445*

108. Wie werden die Brückenglieder einer Brücke zum Ersatz der fehlenden Zähne 46 und 45 KBBK abgerechnet?

1.2.10 Übersicht über GOZ/GOÄ-Leistungen

GOZ	Leistungsbeschreibung
A. Allgemeine zahnärztliche Leistungen	
0010	Eingehende Untersuchung
0030	Heil- und Kostenplan
0040	Heil- und Kostenplan Kiefererthopädie/Funktionsanalyse
0050	Situationsmodell, einschließlich Auswertung u. Diagnose, 1 Kiefer
0060	Situationsmodelle, einschließlich Auswertung u. Diagnose, 2 Kiefer
0065	Optisch-elektronische Abformung, je Kieferhälfte oder Frontzahnbereich (K. o. F.)
0070	Vitalitätsprüfung, je Sitzung
0080	Oberflächenanästhesie, je K. o. F.
0090	Intraorale Infiltrationsanästhesie
0100	Intraorale Leitungsanästhesie
0110	Zuschlag für die Anwendung eines Operationsmikroskops (zu Nr. 2195, 2330, 2340, 2360, 2410, 2440, 3020, 3030, 3040, 3045, 3060, 3110, 3120, 3190, 3200, 4090, 4100, 4130, 4133, 9100, 9110, 9120, 9130 und 9170)
0120	Zuschlag für die Anwendung eines Lasers (zu Nr. 2410, 3070, 3080, 3210, 3240, 4080, 4090, 4100, 4130, 4133 und 9160)
0500	Zuschlag bei nichtstationärer Durchführung von zahnärztlich-chirurgischen Leistungen, die mit Punktzahlen von 250 bis 499 Punkten bewertet sind, oder zu den Leistungen nach den Nummern 4090 oder 4130.
B. Prophylaktische Leistungen	
1000	Mundhygienestatus, Dauer mindestens 25 Min., 1x im Jahr
1010	Mundhygienekontrolle, Dauer mindestens 15 Min., 3x im Jahr
1020	Lokale Fluoridierung, je Sitzung, 4x im Jahr
1030	Medikamententrägerschiene, individuell, je Kiefer
1040	Professionelle Zahnreinigung je Zahn, je Implantat, je Brückenglied

→ *Lösung zu dieser Aufgabe siehe S. 445*

C. Konservierende Leistungen	
2000	Versiegelung kariesfreier Fissuren, auch Glattflächenversiegelung, je Zahn
2010	Behandlung überempfindlicher Zahnflächen, je Kiefer
2020	Temporärer speicheldichter Verschluss, je Kavität
2030	Besondere Maßnahmen beim Präparieren oder Füllen, je K. o. F.
2040	Anlegen von Spanngummi, je K. o. F.
2050	Füllung einflächig
2060	Füllung mit Komposit in Adhäsivtechnik, einflächig
2070	Füllung zweiflächig
2080	Füllung mit Komposit in Adhäsivtechnik, zweiflächig
2090	Füllung dreiflächig
2100	Füllung mit Komposit in Adhäsivtechnik, dreiflächig
2110	Füllung mehr als dreiflächig
2120	Füllung mit Komposit in Adhäsivtechnik, mehr als dreiflächig
2130	Kontrolle/Nachpolieren einer Füllung, in separater Sitzung
2150	Einlagefüllung einflächig
2160	Einlagefüllung zweiflächig
2170	Einlagefüllung mehr als zweiflächig
2180	Vorbereitung eines zerstörten Zahnes mit plastischem Aufbaumaterial zur Aufnahme einer Krone
2190	Vorbereitung eines zerstörten Zahnes durch gegossenen Aufbau mit Stiftverankerung zur Aufnahme einer Krone
2195	Vorbereitung eines zerst. Zahnes durch einen Schraubenaufbau oder Glasfaserstift o.Ä. zur Aufnahme einer Krone
2197	Adhäsive Befestigung (plastischer Aufbau, Stift, Inlay, Krone, Teilkrone, Veneer, etc.)
2200	Versorgung eines Zahnes oder Implantats durch eine Vollkrone (Tangentialpräparation)
2210	Versorgung eines Zahnes durch eine Vollkrone (Hohlkehl- oder Stufenpräparation)
2220	Versorgung eines Zahnes durch eine Teilkrone mit Retentionsrillen oder -kästen oder mit Pinledges einschließlich Rekonstruktion der gesamten Kaufläche, auch Vers. eines Zahnes durch ein Veneer
2230	Teilleistung nach den Nummern 2200 bis 2220 (bis einschließlich Präparation oder der Abformung beim Implantat)
2240	Teilleistung nach den Nummern 2200 bis 2220 (weitere Maßnahmen)
2250	Konfektionierten Krone in der pädiatrischen Zahnheilkunde
2260	Provisorische Krone, direktes Verfahren, ohne Abformung
2270	Provisorische Krone, direktes Verfahren, mit Abformung
2290	Entfernung Inlay/Krone oder Trennung Brückenglied o.Ä.
2300	Entfernung eines Wurzelstiftes

2310	Wiedereingliederung einer Einlagefüllung, einer Teilkrone, eines Veneers oder einer Krone oder Wiederherstellung einer Verblendschale an herausnehmbarem Zahnersatz
2320	Wiederherstellung einer Krone, einer Teilkrone, eines Veneers, eines Brückenankers, einer Verblendschale oder einer Verblendung an festsitzendem Zahnersatz, gegebenenfalls einschließlich Wiedereingliederung und Abformung
2330	Maßnahmen zur Erhaltung der vitalen Pulpa bei Caries profunda (Exkavieren, indirekte Überkappung), je Kavität
2340	Maßnahmen zur Erhaltung der freiliegenden vitalen Pulpa (Exkavieren, direkte Überkappung), je Kavität
2350	Amputation und Versorgung der vitalen Pulpa einschließlich Exkavieren, je Zahn
2360	Exstirpation der vitalen Pulpa einschließlich Exkavieren, je Kanal
2380	Amputation und endgültige Versorgung der avitalen Milchzahnpulpa, je Zahn
2390	Trepanation eines Zahnes, als selbstständige Leistung
2400	Elektrometrische Längenbestimmung eines Wurzelkanals, je Kanal
2410	Aufbereitung eines Wurzelkanals auch retrograd, je Kanal, gegebenenfalls in mehreren Sitzungen
2420	Elektrophysikalisch-chemische Methoden, je Kanal
2430	Medikamentöse Einlage, je Zahn und Sitzung
2440	Füllen eines Wurzelkanals, je Kanal
3000	Entfernung eines einwurzeligen Zahnes/Implantats
3010	Entfernung eines mehrwurzeligen Zahnes
3020	Entfernung eines tief frakturierten/tief zerstörten Zahnes
3030	Entfernung eines Zahnes/Implantats durch Osteotomie
3040	Entfernung eines ret./impakt./verlagerten Zahnes durch Osteotomie
3045	Entfernen eines extrem verl./extrem ret. Zahnes d. Ost. bei gefährdeten Nachbarstrukturen
3050	Stillung einer übermäßigen Blutung im Mund- und/oder Kieferbereich, als selbstständige Leistung
3060	Stillung einer Blutung durch Abbinden oder Umstechen des Gefäßes oder durch Knochenbolzung
3070	Exzision von Schleimhaut oder Granulationsgewebe, als selbstständige Leistung
3080	Exzision einer Schleimhautwucherung größeren Umfangs (z. B. lappiges Fibrom, Epulis)
3090	Plastischer Verschluss einer eröffneten Kieferhöhle
3100	Plastische Deckung im Rahmen einer Wundversorgung einschl. einer Periostschlitzung, je Operationsgebiet
3110	Resektion einer Wurzelspitze an einem Frontzahn
3120	Resektion einer Wurzelspitze an einem Seitenzahn
3130	Hemisektion und Teilextraktion eines mehrwurzeligen Zahnes

3140	Reimplantation eines Zahnes einschließlich einfacher Fixation
3160	Transplantation eines Zahnes einschließlich operativer Schaffung des Knochenbettes
3190	Operation einer Zyste durch Zystektomie in Verbindung mit einer Osteotomie oder Wurzelspitzenresektion
3200	Operation einer Zyste durch Zystektomie, als selbstständige Leistung
3210	Beseitigung störender Schleimhautbänder, je Kieferhälfte oder Frontzahnbereich
3230	Knochenresektion am Alveolarfortsatz zur Formung des Prothesenlagers, als selbstständige Leistung, je Kiefer
3240	Vestibulumplastik oder Mundbodenplastik kleineren Umfangs auch Gingivaextensionsplastik, je Kieferhälfte oder Frontzahnbereich, für einen Bereich bis zu zwei nebeneinander liegenden Zähnen, ggf. auch am zahnlosen Kieferabschnitt
3250	Tuberplastik, einseitig
3260	Freilegen eines retinierten oder verlagerten Zahnes zur orthopädischen Einstellung
3270	Germektomie
3280	Lösen, Verlegen und Fixieren des Lippenbändchens und Durchtrennen des Septums bei echtem Diastema
3290	Kontrolle nach chirurgischem Eingriff, als selbstständige Leistung, je Kieferhälfte oder Frontzahnbereich
3300	Nachbehandlung nach chirurgischem Eingriff (z. B. Tamponieren), als selbstständige Leistung, je Operationsgebiet (Raum einer zusammenhängenden Schnittführung)
3310	Chirurgische Wundrevision (z. B. Glätten des Knochens, Auskratzen, Naht), je Operationsgebiet (Raum einer zusammenhängenden Schnittführung)
4000	Erstellen und Dokumentieren eines Parodontalstatus
4005	Erhebung mindestens eines Gingivalindex und/oder eines Parodontalindex (z. B. des Parodontalen Screening-Index PSI)
4020	Lokalbehandlung von Mundschleimhauterkrankungen gegebenenfalls einschließlich Taschenspülungen, je Sitzung
4025	Subgingivale medikamentöse antibakterielle Lokalapplikation, je Zahn
4030	Beseitigung von scharfen Zahnkanten, störenden Prothesenrändern und Fremdreizen am Parodontium, je Kieferhälfte oder Frontzahnbereich
4040	Beseitigung grober Vorkontakte der Okklusion und Artikulation durch Einschleifen des natürlichen Gebisses oder bereits vorhandenen Zahnersatzes, je Sitzung
4050	Entfernung harter und weicher Zahnbeläge gegebenenfalls einschließlich Polieren an einem einwurzeligen Zahn oder Implantat, auch Brückenglied
4055	Entfernung harter und weicher Zahnbeläge gegebenenfalls einschließlich Polieren an einem mehrwurzeligen Zahn
4060	Kontrolle nach Entfernung harter und weicher Zahnbeläge oder professioneller Zahnreinigung nach der Nummer 1040 mit Nachreinigung einschließlich Polieren, je Zahn, oder Implantat, auch Brückenglied

4070	Parodontalchirurgische Therapie (insbesondere Entfernung subgingivaler Konkremente und Wurzelglättung) an einem einwurzeligen Zahn oder Implantat, geschlossenes Vorgehen
4075	Parodontalchirurgische Therapie (insbesondere Entfernung subgingivaler Konkremente und Wurzelglättung) an einem mehrwurzeligen Zahn, geschlossenes Vorgehen
4080	Gingivektomie, Gingivoplastik, je Parodontium
4090	Lappenoperation, offene Kürettage, einschließlich Osteoplastik an einem Frontzahn, je Parodontium
4100	Lappenoperation, offene Kürettage, einschließlich Osteoplastik an einem Seitenzahn, je Parodontium
4150	Kontrolle/Nachbehandlung nach parodontalchirurgischen Maßnahmen, je Zahn, je Implantat oder Parodontium
5000	Versorgung eines Lückengebisses durch eine Brücke oder Prothese: je Pfeilerzahn oder Implantat als Brücken- oder Prothesenanker mit einer Vollkrone (Tangentialpräparation)
5010	Versorgung eines Lückengebisses durch eine Brücke oder Prothese: je Pfeilerzahn als Brücken- oder Prothesenanker mit einer Vollkrone (Hohlkehl- und Stufenpräparation) oder Einlagefüllung
5020	Versorgung eines Lückengebisses durch eine Brücke oder Prothese: je Pfeilerzahn als Brücken- oder Prothesenanker mit einer Teilkrone mit Retentionsrillen oder -kasten oder mit Pinledges einschließlich Rekonstruktion der Kaufläche
5030	Wurzelkappe mit Stift (als Brücken-/Prothesenanker)
5040	Teleskopkrone/Konuskrone (als Brücken-/Prothesenanker)
5070	Versorgung eines Lückengebisses durch eine Brücke oder Prothese: Verbindung von Kronen oder Einlagefüllungen durch Brückenglieder, Prothesenspannen oder Stege, je zu überbrückende Spanne oder Freiendsattel
5080	Versorgung eines Lückengebisses durch eine zusammengesetzte Brücke oder Prothese, je Verbindungselement
5120	Provisorische Brücke im direkten Verfahren mit Abformung, je Zahn oder Implantat, einschließlich Entfernung
5140	Provisorische Brücke im direkten Verfahren mit Abformung, je Brückenspanne oder Freiendsattel, einschließlich Entfernung
5150	Versorgung eines Lückengebisses mithilfe einer durch Adhäsivtechnik befestigten Brücke, für die erste zu überbrückende Spanne
5160	Versorgung eines Lückengebisses nach der Nummer 5150 für jede weitere zu überbrückende Spanne
5170	Anatomische Abformung des Kiefers mit individuellem Löffel bei ungünstigen Zahnbogen- und Kieferformen und/oder tief ansetzenden Bändern oder spezielle Abformung zur Remontage, je Kiefer
5180	Funktionelle Abformung des Oberkiefers mit individuellem Löffel
5190	Funktionelle Abformung des Unterkiefers mit individuellem Löffel
5200	Teilprothese mit einfachen gebogenen Halteelementen, Kunststoffbasis

5210	Modellgussprothese mit gegossenen Halte- und Stützelementen
5220	Totale Prothese/Deckprothese Oberkiefer, Kunststoffbasis oder Metallbasis
5230	Totale Prothese/Deckprothese Unterkiefer, Kunststoffbasis oder Metallbasis
7080	Versorgung eines Kiefers mit einem festsitzenden laborgefertigten Provisorium (einschließlich Vorpräparation) im indirekten Verfahren, je Zahn oder je Implantat, einschließlich Entfernung
8010	Registrieren der Zentrallage des UK/ auch Stützstiftregistrierung
8100	Systematische subtraktive Maßnahmen am natürlichen Gebiss, am festsitzenden und/oder herausnehmbaren Zahnersatz, je Zahnpaar

Auszug aus der Gebührenordnung für Ärzte GOÄ	
Geb.-Nr.	**Leistungsbeschreibung**
1	Beratung – auch mittels Fernsprecher –
2	Ausstellung von Wiederholungsrezepten und/oder Überweisungen und/oder Übermittlung von Befunden oder ärztlichen Anordnungen – auch mittels Fernsprecher – durch die Arzthelferin und/oder Messung von Körperzuständen (z. B. Blutdruck, Temperatur) ohne Beratung, bei einer Inanspruchnahme des Arztes
3	Eingehende, das gewöhnliche Maß übersteigende Beratung – auch mittels Fernsprecher –
5	Symptombezogene Untersuchung
6	Vollständige körperliche Untersuchung mindestens eines der folgenden Organsysteme: ..., der gesamte HNO-Bereich, das stomatognathe System, ... – gegebenenfalls einschließlich Dokumentation –
A	Zuschlag für außerhalb der Sprechstunde erbrachte Leistungen
B	Zuschlag für in der Zeit zwischen 20 und 22 Uhr oder 6 und 8 Uhr außerhalb der Sprechstunde erbrachte Leistungen
C	Zuschlag für in der Zeit zwischen 22 und 6 Uhr erbrachte Leistungen
D	Zuschlag für an Samstagen, Sonn- oder Feiertagen erbrachte Leistungen
K1	Zuschlag zu Untersuchungen nach den Nummern 5, 6, 7 oder 8 bei Kindern bis zum vollendeten 4. Lebensjahr
70	Kurze Bescheinigung oder kurzes Zeugnis, Arbeitsunfähigkeitsbescheinigung
1508	Entfernung von eingespießten Fremdkörpern aus dem Rachen oder Mund
2007	Entfernung von Fäden oder Klammern
2008	Wund- oder Fistelspaltung
2009	Entfernung eines unter der Oberfläche der Haut oder der Schleimhaut gelegenen fühlbaren Fremdkörpers
2010	Entfernung eines tiefsitzenden Fremdkörpers auf operativem Wege aus Weichteilen und/oder Knochen
2428	Eröffnung eines oberflächlich unter der Haut oder Schleimhaut liegenden Abszesses oder eines Furunkels
2430	Eröffnung eines tiefliegenden Abszesses
2651	Entfernung tiefliegender Fremdkörper oder Sequestrotomie durch Osteotomie aus dem Kiefer
2655	Operation einer ausgedehnten Kieferzyste – über mehr als drei Zähne oder vergleichbarer Größe im unbezahnten Bereich – durch Zystektomie

2656	Operation einer ausgedehnten Kieferzyste – über mehr als drei Zähne oder vergleichbarer Größe im unbezahnten Bereich – durch Zystektomie in Verbindung mit der Entfernung retinierter oder verlagerter Zähne und/oder Wurzelspitzenresektion
2657	Operation einer ausgedehnten Kieferzyste – über mehr als drei Zähne oder vergleichbarer Größe im unbezahnten Bereich – durch Zystostomie
2658	Operation einer ausgedehnten Kieferzyste – über mehr als drei Zähne oder vergleichbarer Größe im unbezahnten Bereich – durch Zystostomie in Verbindung mit der Entfernung retinierter oder verlagerter Zähne und/oder Wurzelspitzenresektion
2670	Operative Entfernung eines Schlotterkammes oder einer Fibromatose, je Kieferhälfte oder Frontzahnbereich, als selbständige Leistung
2675	Partielle Vestibulum- oder Mundbodenplastik oder große Tuberplastik, je Kieferhälfte oder Frontzahnbereich
2676	Totale Mundboden- oder Vestibulumplastik zur Formung des Prothesenlagers mit partieller Ablösung der Mundbodenmuskulatur, je Kiefer
Geb.-Nr.	**Strahlendiagnostik – Auszug aus der GOÄ**
5000	Zähne, je Projektion/Bild
5002	Panoramaaufnahme(n) eines Kiefers
5004	Panoramaschichtaufnahme der Kiefer
5298	Zuschlag zu den Leistungen nach den Nummern 5010 bis 5290 bei Anwendung digitaler Radiographie (Bildverstärker-Radiographie)

1.3 Praxisorganisation und -verwaltung

1.3.1 Aufbauorganisation, Betriebsabläufe und Arbeitsabläufe

1. Welche Aussagen sind richtig? (2)

1. Man spricht von Disposition, wenn in einer Zahnarztpraxis für bestimmte Probleme generelle Regelungen getroffen werden.
2. Man spricht von Improvisation, wenn in einer Zahnarztpraxis für bestimmte Probleme Regelungen von Fall zu Fall getroffen werden.
3. Man spricht von Organisation, wenn in einer Zahnarztpraxis für bestimmte Probleme, die in der Regel unerwartet auftreten, Regelungen getroffen werden.
4. Generelle Regelungen sind dann von Vorteil, wenn sich bestimmte Arbeitsvorgänge immer in der gleichen Art und Weise wiederholen.
5. Fallweise Regelungen sind dann von Vorteil, wenn in einer unvorhergesehenen Situation gehandelt werden muss.
6. Improvisation hat den Vorteil, dass nicht für jede denkbare, aber äußerst unwahrscheinliche Situation eine Regel getroffen werden muss.

Lösungsziffern ______ ☐ ☐

2. Wann handelt es sich in den folgenden Fällen um Disposition? (2)

1. Wenn ein Kind in der Praxis anfängt zu weinen, dann wird es immer von der Erstkraft getröstet.
2. Als die Zahnmedizinische Fachangestellte Birgit einen Tag Urlaub für die goldene Hochzeit ihrer Eltern erhalten möchte, bekommt sie den Urlaub. Ihre Kollegin bekommt aber keinen Urlaub für den Kindergeburtstag ihres 12-jährigen Sohnes.
3. Die Einordnung der Karteikarten in der Zahnarztpraxis erfolgt nach dem alphabetischen System.
4. Die Zahnmedizinische Fachangestellte entscheidet bei der Terminvergabe nach der Dringlichkeit des jeweiligen Falles.
5. Als die kleine Carola zur Belohnung für ihre Tapferkeit einen Ring aus der Geschenkeschachtel des Zahnarztes bekommen soll, stellt dieser überraschenderweise fest, dass nur noch kleine Autos in der Schachtel sind. Carola bekommt ein kleines Auto geschenkt.
6. Wenn die Temperatur in der Zahnarztpraxis im Winter unter 20 Grad sinkt, dann geht die Heizung an.

Lösungsziffern ______ ☐ ☐

3. Welche Aussagen sind richtig? (2)

1. Bei der Aufgabensynthese werden größere Aufgaben in kleinere Teilaufgaben zerlegt.
2. Die Stelle ist die kleinste organisatorische Einheit einer Zahnarztpraxis.
3. Die Aufgaben einer Stelle werden in der Regel für einen längeren Zeitraum festgelegt.
4. Eine Stelle sollte genau so viele Aufgaben umfassen, wie eine überdurchschnittlich leistungsfähige Zahnmedizinische Fachangestellte erledigen kann.
5. Bei der Aufgabenanalyse werden Teilaufgaben zu größeren Bereichen zusammengefasst.
6. Eine Stelle ist immer an eine bestimmte Person gebunden. Wenn diese Person die Praxis verlässt, dann fällt auch ihre Stelle weg.

Lösungsziffern ______ ☐ ☐

→ *Lösungen zu diesen Aufgaben siehe S. 445*

4. Welche Aussage ist falsch? (1)

1. Eine Stellenbeschreibung erleichtert die Einarbeitung einer neuen Zahnmedizinischen Fachangestellten.
2. In einer Stellenbeschreibung ist niemals das Nettogehalt angegeben, das die Stelleninhaberin verdient.
3. In einer Stellenbeschreibung sind die Anforderungen, die an die Stelleninhaberin gestellt werden, festgelegt.
4. Eine Stellenbeschreibung enthält die Aufgaben, die die Stelleninhaberin in der Zahnarztpraxis hat.
5. Mit einer vorliegenden Stellenbeschreibung ist es einfacher festzustellen, ob eine Bewerberin für eine freie Stelle gut mit Patienten umgehen kann.
6. In einer Stellenbeschreibung sind die Kompetenzen der Zahnmedizinischen Fachangestellten festgelegt.

Lösungsziffer ______________ ☐

5. Welche Aussagen zum Einliniensystem sind richtig? (2)

1. Jede Mitarbeiterin hat mehrere direkte Vorgesetzte.
2. Beim Einliniensystem ist eine Erstkraft überflüssig.
3. Die Erstkraft kann ihre Untergebenen gut kontrollieren.
4. Das System eignet sich nur für große Praxen.
5. Es besteht die Gefahr, dass die Anweisungen der unterschiedlichen Vorgesetzten nicht abgesprochen sind.
6. Die Zahnmedizinische Fachangestellte hat nur eine direkte Vorgesetzte.

Lösungsziffern ______________ ☐ ☐

6. Welche Aussagen zu den jeweiligen Führungsstilen sind richtig? (2)

1. Beim autoritären Führungsstil sind alle Mitglieder des Praxisteams an der Entscheidung beteiligt.
2. Beim kooperativen Führungsstil werden die Entscheidungen vom Arzt alleine getroffen.
3. Beim autoritären Führungsstile können Entscheidungen sehr schnell getroffen werden.
4. Beim kooperativen Führungsstil kann die Entscheidungsfindung sehr zeitraubend sein.
5. Beim kooperativen Führungsstile empfinden die Mitarbeiter das Betriebsklima eher als nicht so angenehm.
6. Beim kooperativen Führungsstil können die Fachkenntnisse der Mitarbeiter geringer sein als beim autoritären Führungsstil.

Lösungsziffern ______________ ☐ ☐

→ *Lösungen zu diesen Aufgaben siehe S. 445*

7. Welche Aussagen sind [1] richtig oder [6] falsch? (6)

A) Unter der formalen Organisation versteht man die bewusst geplanten und auf der Aufbauorganisation beruhenden Beziehungen der Mitarbeiter einer Praxis. ______ ☐

B) Unter der informalen Organisation versteht man das Netz der persönlichen Beziehungen zwischen den Mitarbeitern einer Praxis. ______ ☐

C) Die formale Organisation kann durch den Zahnarzt nur wenig beeinflusst werden. ______ ☐

D) Persönliche Beziehungen können die Arbeit in der Praxis fördern. ______ ☐

E) Die informale Organisation hat wesentlichen Einfluss auf das Betriebsklima. ______ ☐

F) Persönliche Beziehungen können die Arbeit in der Praxis stören. ______ ☐

8. Welche Aussagen sind richtig? (2)

1. Die Farbgestaltung einer Praxis ist unwichtig, denn von Farben gehen keine psychologischen Wirkungen auf Patienten und Praxispersonal aus.
2. Ein erhöhter Lärmpegel an der Anmeldung hat keinen Einfluss auf die Konzentration bei der Arbeit.
3. Patienten beurteilen eine Zahnarztpraxis bereits, bevor sie mit dem Zahnarzt Kontakt haben.
4. Im Empfangsbereich ist der Datenschutz nicht so wichtig, der Patient weiß ja, dass hier jeder mithören kann.
5. Durch die Wahl geeigneter Deckenverkleidungen kann der Lärmpegel in der Zahnarztpraxis reduziert werden.
6. Aus hygienischen Gründen dürfen im Wartezimmer einer Zahnarztpraxis niemals Bilder an den Wänden hängen.

Lösungsziffern ______ ☐ ☐

Praxisorganisation und -verwaltung

9. Welche Aussagen sind falsch? (2)

1. Eine Zahnarztpraxis ist im Allgemeinen in die drei Funktionsbereiche interner Bereich, öffentlicher Bereich und Behandlungsbereich eingeteilt.
2. Die Räume einer Zahnarztpraxis sollten so angeordnet sein, dass das Praxispersonal möglichst kurze Wege zurückzulegen hat.
3. Das Wartezimmer sollte nur durch eine Glastür vom Empfangsbereich abgetrennt sein, damit die Mitarbeiterinnen die Patienten im Blickfeld haben.
4. Alle Zugänge zur Zahnarztpraxis sollten möglichst barrierefrei sein.
5. Der interne Bereich einer Zahnarztpraxis sollte sich möglichst neben der Anmeldung befinden, damit die Zahnmedizinische Fachangestellte nicht so weit laufen muss, wenn sie diese Räume aufsuchen möchte.
6. Der Zustand des Patiententoiletten hat keinen Einfluss auf das Urteil der Patienten über die Zahnarztpraxis.

Lösungsziffern ______ ☐ ☐

→ *Lösungen zu diesen Aufgaben siehe S. 445*

10. Die Ziele einer Zahnarztpraxis können in unterschiedlichen Beziehungen zueinander stehen. Erklären Sie die drei unten stehenden Zielbeziehungen und geben Sie jeweils ein Beispiel aus der Praxis.

a) Harmonische Ziele:

b) Neutrale Ziele:

c) Konkurrierende Ziele:

11. Im Rahmen der Aufbauorganisation überträgt der Zahnarzt der Zahnmedizinischen Fachangestellten in der Regel unterschiedliche Befugnisse. Erklären Sie die drei folgenden Arten von Befugnissen und geben Sie jeweils ein Beispiel.

a) Verfügungsbefugnisse:

b) Entscheidungsbefugnisse:

→ Lösungen zu diesen Aufgaben siehe S. 445

c) Anordnungsbefugnisse:

____

____

____

1.3.2 Gesetzliche und vertragliche Bestimmungen der zahnmedizinischen Versorgung

1. Wann kommt kein Behandlungsvertrag zustande? (2)

1. Ein Patient betritt die Praxis, die Zahnmedizinische Fachangestellte führt ihn ins Wartezimmer.
2. Ein Patient bittet telefonisch um einen Termin, die Zahnmedizinische Fachangestellte sagt dem Patienten einen Termin zu.
3. Ein Patient nimmt von sich aus im Wartezimmer Platz und wartet darauf, dass er aufgerufen wird.
4. Ein Patient kommt mit blutendem Mund in die Praxis und deutet auf seine Schneidezähne, der Zahnarzt führt ihn sofort in ein Behandlungszimmer und beginnt mit der Versorgung.
5. Ein Patient fragt, ob im Oktober noch Termine frei sind, die Zahnmedizinische Fachangestellte teilt ihm mit, dass dies der Fall ist.
6. Die Mutter eines 3-jährigen Kindes bittet den Zahnarzt das Kind zu behandeln, der Zahnarzt übernimmt die Behandlung.

Lösungsziffern ____ ☐ ☐

Praxisorganisation und -verwaltung

2. Herr Meyer, der keinen Termin hat, kein Notfall ist und auch bisher nicht in der Zahnarztpraxis in Behandlung ist, betritt die Zahnarztpraxis. Am Empfang teilt er der Zahnmedizinischen Fachangestelltenmit, dass er eine Vorsorgeuntersuchung durchführen lassen möchte. Genau in diesem Moment klingelt das Telefon und die Zahnmedizinische Fachangestellte sagt: „Einen Moment bitte", und geht ans Telefon. Ist ein Behandlungsvertrag zustande gekommen? (1)

1. Ja, weil ein Behandlungsvertrag ein einseitiges empfangsbedürftiges Rechtsgeschäft ist und die Zahnmedizinische Fachangestellte den Wunsch von Herrn Meyer gehört hat.
2. Ja, weil ein Behandlungsvertrag ein einseitiges nicht empfangsbedürftiges Rechtsgeschäft ist. Die Zahnmedizinische Fachangestellte hat den Wunsch von Herrn Meyer gehört, aber das wäre gar nicht notwendig gewesen, damit ein Behandlungsvertrag zustande kommt.
3. Nein, weil ein Behandlungsvertrag zwar ein zweiseitiges Rechtsgeschäft ist, aber er muss schriftlich abgeschlossen werden.
4. Nein, weil ein Behandlungsvertrag ein zweiseitiges Rechtsgeschäft ist und die Zahnmedizinische Fachangestellte den Antrag von Herrn Meyer noch nicht angenommen hat.
5. Nein, weil ein Behandlungsvertrag zwar ein zweiseitiges Rechtsgeschäft ist, aber er kann nur durch konkludentes Handeln angenommen werden.
6. Nein, weil für Vorsorgeuntersuchungen immer extra Termine vergeben werden müssen und Patienten nie sofort drankommen.

Lösungsziffer ____ ☐

→ *Lösungen zu diesen Aufgaben siehe S. 445/446*

3. Welche Aussagen zu den Pflichten aus dem Behandlungsvertrag sind [1] richtig oder [6] falsch? (6)

A) Ein Kassenpatient hat die Pflicht, vor der ersten Inanspruchnahme eines Zahnarztes im Quartal, seine Gesundheitskarte vorzulegen. ____ ☐

B) Der Patient muss bei dem einmal gewählten Zahnarzt in Behandlung bleiben, auch wenn das Vertrauensverhältnis zum Zahnarzt schwer erschüttert ist. ____ ☐

C) Der Zahnarzt hat die Pflicht, nach dem neusten Stand der zahnmedizinischen Wissenschaft zu behandeln. ____ ☐

D) Bei fehlerfreier Behandlung muss ein Privatpatient das Honorar des Zahnarztes bezahlen. ____ ☐

E) Der Zahnarzt muss die zahnärztlichen Pflichten beachten. ____ ☐

F) Der Patient ist verpflichtet, die zahnärztlichen Anweisungen zu befolgen. ☐

Praxisorganisation und -verwaltung

4. Welche Aussagen zur Beendigung des Behandlungsvertrages sind [1] richtig oder [6] falsch? (5)

A) Ein Behandlungsvertrag endet nicht durch den Tod des Zahnarztes, sondern gilt automatisch für den Praxisnachfolger weiter. ____ ☐

B) Ein Vertragszahnarzt hat das Recht, einen Behandlungsvertrag mit einem Kassenpatienten zu kündigen, wenn das Vertrauensverhältnis zum Patienten zerstört ist, kein Notfall vorliegt und die notwendige medizinische Behandlung des Patienten sichergestellt ist. ____ ☐

C) Kassenversicherte sollen den Vertragszahnarzt innerhalb eines Kalendervierteljahres nur bei Vorliegen eines wichtigen Grundes wechseln. ____ ☐

D) Ein Behandlungsvertrag endet durch den Abschluss der Behandlung. ☐

E) Wenn ein Privatpatient den Zahnarzt wechselt, weil das Vertrauensverhältnis zum Zahnarzt gestört ist, dann braucht er die bisher in Anspruch genommenen Leistungen nicht zu bezahlen. ____ ☐

5. In welchen Fällen ist die Sorgfaltspflicht aus dem Behandlungsvertrag verletzt? (2)

1. Der Zahnarzt bietet seinem Patienten keine kosmetischen Leistungen an.
2. Der Zahnarzt bezahlt die Überstunden seiner Zahnmedizinischen Fachangestellten nicht, sondern gewährt nur einen Ausgleich durch Freizeit.
3. Der Zahnarzt stellt einem Privatpatienten, der nicht zu einer vereinbarten Behandlung erschienen ist, für die entstandenen Kosten eine Rechnung aus.
4. Der Zahnarzt überwacht nicht regelmäßig, ob seine medizinischen Geräte auch richtig funktionieren.
5. Der Zahnarzt überprüft nicht, ob seine Auszubildende die Berufsschule regelmäßig besucht.
6. Der Zahnarzt bildet sich nicht regelmäßig fort.

Lösungsziffern ____ ☐ ☐

→ *Lösungen zu diesen Aufgaben siehe S. 446*

6. Welche Aussagen sind [1] richtig oder [6] falsch? (6)

A) Der Zahnarzt ist grundsätzlich zur persönlichen Leistungserbringung verpflichtet. ______ ☐

B) An Auszubildende zur Zahnmedizinischen Fachangestellten dürfen zahnärztliche Leistungen delegiert werden. ______ ☐

C) Die Entscheidung, ob und an wen der Zahnarzt eine Leistung delegiert, muss der Zahnarzt unter anderem von der förmlichem und persönlichen Qualifikation des jeweiligen Mitarbeiters abhängig machen. ______ ☐

D) Die Untersuchung eines Patienten ist eine sogenannte höchstpersönliche Leistung des Zahnarztes und kann nicht an Zahnmedizinische Fachangestellte übertragen werden. ______ ☐

E) Wenn nicht-zahnärztliche Mitarbeiter delegierbare Leistungen erbringen, dann ist der Zahnarzt verpflichtet, die Ausführung der Leistung zu beaufsichtigen. ______ ☐

F) Förmliche Qualifikation bedeutet eine bestimmte Qualifikation durch erfolgreiches Absolvieren einer einschlägigen Ausbildungs- oder Fortbildungsprüfung zu erlangen. ☐

7. Welche Aussagen zur Schweigepflicht sind richtig? (2)

1. Die Schweigepflicht des Zahnarztes gilt nicht gegenüber einem Gericht.
2. Ein Patient kann den Zahnarzt nicht von seiner Schweigepflicht entbinden.
3. Die Schweigepflicht gilt nicht mehr, wenn der Patient verstorben ist.
4. Wenn höherwertige Rechtsgüter gefährdet sind, dann darf der Zahnarzt seine Schweigepflicht brechen.
5. Bestimmte Aufgaben des Zahnarztes wie z. B. die Erstellung von Gutachten bringen von vornherein eine Einschränkung der Schweigepflicht mit sich.
6. Die Schweigepflicht des Zahnarztes gilt zwar für Befunde und Diagnosen, nicht aber für die persönlichen Lebensumstände des Patienten.

Lösungsziffern ______ ☐ ☐

8. Welche Aussage zur Dokumentationspflicht ist falsch? (1)

1. Zahnärzte sind zur Dokumentation der bei einem Patienten gemachten Feststellungen und getroffenen Maßnahmen verpflichtet.
2. Bei einem Rechtsstreit dienen die zahnärztlichen Aufzeichnungen als Beweismittel.
3. Vertragszahnärzten dienen die ärztlichen Aufzeichnungen als Grundlage für die Quartalsabrechnung mit der KZV.
4. Die zahnärztlichen Aufzeichnungen dürfen nicht in elektronischer Form erfolgen.
5. Der Patient hat grundsätzlich das Recht, die über ihn angefertigten zahnärztlichen Unterlagen einzusehen.
6. Auch die Aufklärung des Patienten über die Behandlung muss dokumentiert werden.

Lösungsziffer ______ ☐

→ *Lösungen zu diesen Aufgaben siehe S. 446*

9. Welche Aussage zur Aufklärungspflicht ist falsch? (1)

1. Grundsätzlich gilt, je dringlicher ein Eingriff ist, desto ausführlicher und umfassender muss aufgeklärt werden.
2. Bei der Aufklärung eines nicht deutschsprachigen Patienten muss eine Person dolmetschen, die der deutschen Sprache und der Sprache des Patienten mächtig ist, sofern der Zahnarzt die Sprache des Patienten nicht selber spricht.
3. Die Aufklärung eines Patienten ist eine sogenannte höchstpersönliche Leistung des Zahnarztes und kann nicht an Zahnmedizinische Fachangestellte übertragen werden.
4. Die Aufklärung über eine zahnärztliche Behandlung muss dem Patienten verständlich sein.
5. Aufklärungsformulare können das Aufklärungsgespräch zwar vorbereiten, sie können jedoch kein Aufklärungsgespräch ersetzen.
6. Der Patient muss über Behandlungsalternativen aufgeklärt werden, wenn außer der vom Zahnarzt gewählten Methode andere Methoden mit anderen Heilungschancen oder anderen Risiken möglich sind.

Lösungsziffer ______________ ☐

10. Welche Aussage zur Einwilligungspflicht ist falsch? (1)

1. Unter der Einwilligungspflicht versteht man, dass der Zahnarzt grundsätzlich vor der Behandlung eines Patienten dessen Zustimmung zur Behandlung benötigt.
2. Unter Einsichtsfähigkeit versteht man die Fähigkeit eines Patienten, die Notwendigkeit, die Tragweite und mögliche Folgen der geplanten Behandlung zu verstehen.
3. Bei minderjährigen Patienten muss im Falle der fehlenden Einsichtsfähigkeit auf jeden Fall die Zustimmung zur Behandlung durch die erziehungsberechtigten Personen erfolgen.
4. Die Einwilligung des Patienten zu einer Behandlung muss grundsätzlich schriftlich erfolgen.
5. Bei Bewusstlosen ist auch eine Behandlung durch den Zahnarzt ohne Einwilligung des Patienten erlaubt.
6. Voraussetzung für eine rechtswirksame Einwilligung in die zahnärztliche Behandlung ist grundsätzlich auch eine sachgemäße Aufklärung des Patienten.

Lösungsziffer ______________ ☐

11. An wen muss eine Berufskrankheit gemeldet werden? (1)

1. Robert-Koch-Institut
2. Gesundheitsamt
3. Berufsschule
4. Krankenkasse
5. Berufsgenossenschaft
6. Pflegeversicherung

Lösungsziffer ______________ ☐

12. Welche der folgenden Aussagen (A–F) sind [1] richtig oder [6] falsch? (6)

A) Wenn ein Zahnarzt gegen die anerkannten Regeln der zahnärztlichen Wissenschaft verstößt, dann liegt ein Behandlungsfehler vor. ______ ☐

B) Der Zahnarzt haftet aus dem Behandlungsvertrag, wenn er bei einem Patienten einen Behandlungsfehler begeht. ______ ☐

→ Lösungen zu diesen Aufgaben siehe S. 446

C) Der Zahnarzt haftet wegen unerlaubter Handlung, wenn er bei einem Patienten einen Behandlungsfehler begeht. ______ ☐

D) Der Zahnarzt haftet wegen unterlassener Hilfeleistung, wenn er in einem Notfall eine Hilfeleistung unterlässt. ______ ☐

E) Die Haftung für eine Körperverletzung nennt man auch Delikthaftung. ______ ☐

F) Für die prothetische Behandlung kann ein Zahnarzt die Haftung für Behandlungsfehler vertraglich ausschließen. ______ ☐

13. Welche Aussagen sind [1] richtig oder [6] falsch? (6)

A) Bei einem Behandlungsfehler muss der Zahnarzt nach Möglichkeit die Ausgangsituation wieder herstellen, wie sie vor dem Behandlungsfehler bestanden hat. ______ ☐

B) Auch wenn der Zahnarzt einen Fehler bei der Abrechung seiner Leistungen macht, liegt ein Behandlungsfehler vor. ______ ☐

C) Wenn ein Zahnarzt einen Behandlungsfehler begeht, dann hat der Patient aus dem Behandlungsvertrag immer einen Schmerzensgeldanspruch. ______ ☐

D) Bei einem Behandlungsfehler haftet der Zahnarzt wegen der Deliktshaftung auch für den entgangenen Arbeitslohn des Patienten. ______ ☐

E) Wenn der Zahnarzt bei einem Behandlungsfehler wegen unerlaubter Handlung haftet, dann hat der Patient auch einen Anspruch auf Schmerzensgeld. ______ ☐

F) Nur Privatpatienten haben bei einem Behandlungsfehler Anspruch auf Schmerzensgeld.______ ☐

14. Welche Aussage zum Behandlungsvertrag ist falsch? (1)

1. Wenn eine Zahnmedizinische Fachangestellte einen Behandlungsfehler aus Fahrlässigkeit begangen hat, dann haftet der Zahnarzt grundsätzlich dafür, als hätte er den Behandlungsfehler selbst begangen.
2. Der Zahnarzt haftet nicht für Behandlungsfehler seiner Zahnmedizinischen Fachangestellten, die diese aus Fahrlässigkeit begangen hat, wenn er seine Zahnmedizinische Fachangestellte sorgfältig ausgewählt hat, alle Vorrichtungen und Geräte in ordnungsgemäßem Zustand waren, er die Leistungen und Kenntnisse der Zahnmedizinischen Fachangestellten überprüft hat, sie bei ihrer Arbeit überwacht hat und der Behandlungsfehler trotzdem eingetreten ist.
3. Die Zahnmedizinische Fachangestellte haftet für Behandlungsfehler, die sie mit Absicht begangen hat.
4. Es besteht die Möglichkeit für den Zahnarzt, seine Zahnmedizinischen Fachangestellten über seine Berufs-Haftpflichtversicherung gegen die finanziellen Folgen eines Behandlungsfehlers mit zu versichern.
5. Wenn eine Zahnmedizinische Fachangestellte einen Behandlungsfehler aus Fahrlässigkeit begangen hat, dann haftet sie immer selbst.
6. Auch eine Zahnmedizinische Fachangestellte in Ausbildung haftet für Behandlungsfehler, die sie mit Absicht begangen hat.

Lösungsziffer ______ ☐

→ *Lösungen zu diesen Aufgaben siehe S. 446*

15. Welche Aussage ist falsch? (1)

1. Bei einem Behandlungsfehler verjähren die Ansprüche aus dem Behandlungsvertrag nach 10 Jahren.
2. Bei einem Behandlungsfehler verjähren die Ansprüche wegen unerlaubter Handlung nach 3 Jahren.
3. Bei dem Verdacht auf einen Behandlungsfehler kann sich ein Patient an die Gutachterstellen bei den Zahnärztekammern wenden.
4. Ziel der Schlichtungsstellen bei den Zahnärztekammern ist eine außergerichtliche Streitbeilegung über mögliche Behandlungsfehler.
5. Bei einem Zahnarzthaftungsprozess wird vor Gericht geklärt, ob der Zahnarzt einen Behandlungsfehler gemacht hat und wieweit er dafür haftet.
6. Grundsätzlich liegt die Beweislast bei einem Zahnarzthaftungsprozess beim Patienten.

Lösungsziffer ______________________ ☐

16. Eine zahnärztlichen Gemeinschaftspraxis mit 3 Zahnärzten erwirtschaftet einen Gewinn von 315 000,00 €. Der Gewinn wird nach den Kapitalanteilen verteilt. Zahnarzt 1 hält einen Anteil von 120 000,00 €, Zahnarzt 2 von 160 000,00 € und Zahnarzt 3 von 140 000,00 €. Wie hoch ist der Gewinnanteil von Zahnarzt 3?

☐

17. Ein Zahnarzt verkauft seine Praxis aus Altersgründen. Er erhält einen Erlös von 240 000,00 €. Von diesem Erlös behält er ein Drittel für sich, jeweils ein Viertel erhalten seine beiden Kinder, den Rest spendet er dem Kinderhilfswerk. Wie hoch ist die Spende für das Kinderhilfswerk?

☐

18. Nennen Sie jeweils die beiden Hauptpflichten, die sich für einen Zahnarzt und einen Patienten aus dem Abschluss eines Behandlungsvertrages ergeben.

____

____

____

____

____

____

→ Lösungen zu diesen Aufgaben siehe S. 446

1.3.3 Arbeiten im Team

1. Welche Aussagen sind [1] richtig oder [6] falsch? (6)

A) Unter einem Team versteht man im Allgemeinen eine Gruppe von Menschen, die das gleiche Ziel verfolgt. ______ ☐

B) Wer welche Aufgabe in einem Team übernimmt, ergibt sich immer zufällig. ______ ☐

C) Bei einem Team tragen die Teammitglieder mit ihren jeweiligen Kenntnissen und Fähigkeiten zur Erreichung der Teamziele bei. ______ ☐

D) In einem Team muss jedes Teammitglied für jede Arbeit gleich gut geeignet sein. ______ ☐

E) Anhand einer Stellenbeschreibung kann festgelegt werden, welche Anforderungen ein neues Teammitglied zu erfüllen hat. ______ ☐

F) Ein Team hat immer eine formale und eine informale Organisation. ______ ☐

2. Welche Aussage zu den Regeln in einem Praxisteam ist richtig? (1)

1. In einem Praxisteam ist es immer hilfreich, wenn man auf seinen persönlichen Ansichten besteht.
2. In einem Praxisteam sollte man keine eigene Meinung haben, denn das stört die Arbeit im Team.
3. Zuverlässigkeit ist in einem Praxisteam nicht wichtig, da ja ein anderes Teammitglied für einen selbst einspringen kann.
4. In einem Praxisteam sollte darauf geachtet werden, dass alle Mitglieder möglichst gleichmäßig viel zu tun haben.
5. Für die Arbeit in einem Praxisteam ist es nicht wichtig, dass jeder den anderen achtet.
6. Die Arbeit in einem Praxisteam verläuft immer konfliktfrei.

Lösungsziffer ______ ☐

3. Welche Aussage zu den Zielen von Teamsitzungen ist falsch? (1)

1. Teamsitzungen sollen dem Zahnarzt in erster Linie dazu dienen, den Mitarbeitern klar zu zeigen, wer in der Zahnarztpraxis das Sagen hat.
2. Teamsitzungen haben den Zweck, die Zusammenarbeit im Team zu verbessern.
3. Es ist sinnvoll Teamsitzungen dazu zu nutzen, aufgetretene Fehler im Behandlungsablauf zu besprechen, um diese in Zukunft zu vermeiden.
4. Auf Teamsitzungen können organisatorische Fragen besprochen werden.
5. Teamsitzungen können dazu dienen, sich gegenseitig fachlich auszutauschen.
6. Teamsitzungen sollten in möglichst regelmäßigen Abständen stattfinden.

Lösungsziffer ______ ☐

→ *Lösungen zu diesen Aufgaben siehe S. 446*

4. Welche Aussage zu Teambesprechungen ist richtig? (1)

1. Man sollte seinen Gesprächspartner gelegentlich ansehen, damit dieser sich nicht missachtet fühlt.
2. Man sollte viel über die Sachäußerungen der anderen Teammitglieder lachen, denn das schafft eine vertrauensvolle Atmosphäre.
3. Wenn man in Teambesprechungen Kompromisse macht, dann ist das immer ein Zeichen von Schwäche.
4. Um zu zeigen, was man kann, sollte man bei Teambesprechungen möglichst viele Fremdwörter benutzen, auch wenn man nicht genau weiß, was diese bedeuten.
5. Man sollte oftmals laut schimpfen, um zu zeigen, dass einem das Thema wichtig ist.
6. Man sollte neue Teammitglieder in den ersten Teamsitzungen möglichst nicht zu Wort kommen lassen, da diese sowieso die Praxis noch nicht kennen und damit nichts Wesentliches zu sagen haben.

Lösungsziffer ______ ☐

5. Welche Aussagen hinsichtlich der Durchführung von Teamsitzungen sind falsch? (2)

1. Damit eine Teamsitzung zum Erfolg wird, ist eine gute Vorbereitung wichtig.
2. Es empfiehlt sich einen Rückblick auf die vorherige Sitzung zu geben und die umgesetzten Punkte zu würdigen, denn dies führt zu neuer Motivation.
3. Längere Sprechbeiträge der Teammitglieder sollte die Sitzungsleiterin zusammenfassen.
4. Es ist Sache der Sitzungsleiterin, die Beteiligung aller Anwesenden zu fördern, denn auch eher schüchterne Teammitglieder haben eventuell gute Ideen.
5. Von Teamsitzungen sollte kein Protokoll angefertigt werden, denn das ist für die Zahnmedizinische Fachangestellte, die das Protokoll führen soll, immer eine unangenehme Arbeit.
6. Auszubildende können keine wertvollen Beiträge zu Teamsitzungen leisten und sollten deshalb an Teamsitzungen erst gar nicht teilnehmen.

Lösungsziffern ______ ☐ ☐

6. Welche Aussagen zur Personaleinsatzplanung sind richtig? (2)

1. Die Arbeitzeit der Zahnmedizinischen Fachangestellten entspricht immer den Öffnungszeiten der Praxis.
2. Bei einem Personalausfall ist es gesetzlich gesehen kein Problem, eine Auszubildende nicht in die Berufsschule zu schicken, sondern als Ersatz für die ausgefallene Zahnmedizinische Fachangestellte in der Praxis arbeiten zu lassen.
3. Für den Personaleinsatz wäre es optimal, wenn eine Ersatz-Zahnmedizinische Fachangestellte immer auf Abruf zur Verfügung stehen würde, falls eine Zahnmedizinische Fachangestellte einmal ausfällt.
4. Der Urlaubsplan zeigt an, zu welchen Stunden eine Zahnmedizinische Fachangestellte Dienst in der Praxis hat.
5. Bei der Terminplanung muss Rücksicht auf die Personaleinsatzplanung gelegt werden.
6. Um einen Personaleinsatzplan graphisch darzustellen, eignet sich besonders ein Kreisdiagramm.

Lösungsziffern ______ ☐ ☐

→ *Lösungen zu diesen Aufgaben siehe S. 446*

7. Welche Aussage zu Konflikten in der Praxis ist falsch? (1)

1. Von einem Konflikt spricht man dann, wenn Wertvorstelllungen oder Zielsetzungen von Personen unvereinbar sind.
2. Bei Konflikten unterscheidet man unter anderem zwischen Sachkonflikten, bei denen es um die Sache selbst geht, und Beziehungskonflikten, bei denen es um die gegenseitige Wertschätzung geht.
3. Durch Nachgeben kann ein Konflikt gelöst werden, es besteht aber die Gefahr, dass die eigenen Interessen zu kurz kommen.
4. Wichtig für die Lösung von Konflikten ist, dass das Problem verständlich und klar definiert ist.
5. Vorschläge zur Lösung eines Konfliktes müssen immer von den am Konflikt beteiligten Personen kommen.
6. Wenn Konflikte dauerhaft nicht gelöst werden können, kann es unter seelischen Gesichtspunkten das Beste für eine Konfliktpartei sein, zu kündigen.

Lösungsziffer ____________ ☐

8. Welche Aussagen zu Arbeitzeitmodellen sind falsch? (2)

1. Teilzeitarbeit ist für Mütter bzw. Väter mit kleinen Kindern besonders attraktiv.
2. Auch die sogenannte geringfügige Beschäftigung ist eine Form der Teilzeitarbeit.
3. Unter Schichtarbeit versteht man, dass ein Arbeitnehmer am gleichen Tag morgens und nachmittags arbeiten muss.
4. Während der Elternzeit ist es einer Zahnmedizinischen Fachangestellten gesetzlich nicht erlaubt zu arbeiten.
5. Von Vollzeitbeschäftigung spricht man, wenn ein Arbeitnehmer die volle tarifvertraglich vorgesehene Wochenarbeitszeit leistet.
6. Unter Gleitzeit versteht man, dass man in einem gewissen Rahmen seine tägliche Arbeitzeit selbst bestimmen kann.

Lösungsziffern ____________ ☐ ☐

9. Im Kommunikationsmodell von Schulz von Thun werden vier Seiten einer Nachricht unterschieden. Nennen Sie die vier Seiten und beschreiben Sie diese kurz.

____

____

____

____

10. Was versteht man unter sogenannten Ich-Botschaften?

____

____

____

→ *Lösungen zu diesen Aufgaben siehe S. 446*

1.3.4 Kommunikation und Information (Marketing)

1. Welche Aussagen zum Umgang mit Patienten sind falsch? (2)

1. Ein Patient ist in der Regel nicht in der Lage die Qualität der medizinischen Leistung des Zahnarztes sicher zu beurteilen, er bemerkt aber genau, wie das Praxispersonal mit ihm umgeht.
2. Es ist für eine Zahnmedizinische Fachangestellte niemals möglich, einen über Jahre aufgebauten positiven Eindruck beim Patienten in kurzer Zeit zu zerstören.
3. Ein professionelles Verhalten der Zahnmedizinischen Fachangestellten gegenüber den Patienten ist auch deshalb besonders wichtig, weil es Patienten gibt, die wesentlich mehr Zeit mit den Zahnmedizinischen Fachangestellten verbringen als mit dem Zahnarzt selbst.
4. Ein Patient merkt sich fast immer einen unfreundlichen Umgang mit ihm besser als einen freundlichen, deshalb sollte eine Zahnmedizinische Fachangestellte auch unter schwierigen Umständen freundlich bleiben.
5. Bei der Behandlung von Kindern sollten sich weder der Zahnarzt noch die Zahnmedizinische Fachangestellte mit dem Kind unterhalten.
6. Bereits auf dem Weg zum Empfang gewinnt ein Patient einen ersten gefühlsmäßigen Eindruck von der Praxis, deshalb ist es wichtig, schon in dieser Zeit einen guten Eindruck zu machen.

Lösungsziffern ______________________ ☐ ☐

Praxisorganisation und -verwaltung

2. Welche Aussagen sind falsch? (2)

1. Der erste Eindruck von einer Praxismitarbeiterin ist deshalb besonders wichtig, weil er die weitere Wahrnehmung unmerklich, aber entscheidend beeinflusst.
2. Der erste Eindruck wird hauptsächlich durch nonverbale Eindrücke geprägt.
3. Auch Make-up, Schmuck, Frisur, Haarfarbe und Haarschnitt gehören zur nonverbalen Kommunikation.
4. Ein negativer erster Eindruck lässt sich niemals korrigieren.
5. Der letzte Eindruck, den eine Praxismitarbeiterin hinterlässt, hat eine so wichtige Funktion, weil Menschen Informationen und Eindrücke, die sie zuletzt aufgenommen haben, besser im Gedächtnis behalten als frühere.
6. Bei der Kontaktaufnahme zu einer anderen Person spielt der Blickkontakt keine Rolle.

Lösungsziffern ______________________ ☐ ☐

3. Welche Aussagen zur verbalen Kommunikation sind richtig? (2)

1. Eine Zahnmedizinische Fachangestellte sollte in möglichst langen Sätzen sprechen, um dem Patienten zu zeigen, wie gut sie die deutsche Sprache beherrscht.
2. Eine Zahnmedizinische Fachangestellte sollte bei Erklärungen darauf achten, dass sie viele Fremdwörter und Fachbegriffe benutzt, damit der Patient merkt, wie fachkundig sie ist.
3. Eine Zahnmedizinische Fachangestellte sollte, wenn sie dem Patienten etwas erklärt, angemessene Sprechpausen einlegen, damit der Patient das Gesagte gedanklich nachvollziehen kann.
4. Wenn eine Zahnmedizinische Fachangestellte einem Patienten etwas erklärt, dann sollte sie nicht monoton sprechen, sondern bewusst ihre Stimme in Lautstärke und Stimmhöhe verändern.

→ *Lösungen zu diesen Aufgaben siehe S. 446*

5. Wenn sich eine Zahnmedizinische Fachangestellte über das Verhalten eines Patienten ärgert, dann sollte sie besonders laut mit dem Patienten sprechen.
6. Eine Zahnmedizinische Fachangestellte sollte in einer Zahnarztpraxis mit jedem Patienten möglichst leise sprechen, um so dem Datenschutz gerecht zu werden.

Lösungsziffern ______ ☐ ☐

4. Welche Aussagen zur nonverbalen Kommunikation sind falsch? (2)

1. Eine Zahnmedizinische Fachangestellte am Empfang sollte einen Patienten nicht ansehen, wenn sie ihn anredet. Der Patient könnte sonst verunsichert werden.
2. Unter Gestik versteht man das Mienenspiel und den Gesichtsausdruck von Personen.
3. Es kann vorkommen, dass die Mimik die Gefühle oder die Schmerzen eines Patienten besser zeigt, als das, was er sagt. Eine erfahrende Zahnmedizinische Fachangestellte sollte deshalb insbesondere bei Behandlungen auf die Mimik eines Patienten achten.
4. Eine Zahnmedizinische Fachangestellte sollte in einem angemessenen Umfang Gestik einsetzen, um die Bedeutung dessen, was sie sagt, zu unterstreichen.
5. Bei Gesprächen ist es wichtig, die persönliche Distanzzone eines Menschen zu achten. Sie hängt im Wesentlichen von der Vertrautheit ab, die wir gegenüber einem Menschen haben.
6. Die Berufskleidung der Zahnmedizinischen Fachangestellten dient nicht nur hygienischen Zwecken.

Lösungsziffern ______ ☐ ☐

5. Welche Aussage ist falsch? (1)

1. Kommunikation hat immer eine Sachebene und eine Beziehungsebene.
2. Unter dem Sachinhalt einer Nachricht versteht man, worüber man informiert.
3. Unter dem Beziehungsinhalt versteht man, wie Sender und Empfänger zueinander stehen.
4. Unter dem Selbstoffenbarungsinhalt einer Nachricht versteht man, was die Nachricht über den Sender aussagt.
5. Eine Nachricht wird unabhängig vom Empfänger immer gleich aufgenommen.
6. Wenn eine Nachricht einen Appell enthält, dann möchte der Sender den Empfänger zu etwas Bestimmten veranlassen.

Lösungsziffer ______ ☐

6. Welche Aussagen sind falsch? (2)

1. Als Empathie bezeichnet man die Fähigkeit eines Menschen, sich in andere und deren Situation einfühlen zu können.
2. Empathie hilft, die Situation des anderen besser zu verstehen.
3. Empathie bedeutet, dass man das Denken und Handeln des anderen persönlich richtig findet.
4. Durch Empathie schafft man es einfacher, eine positive Beziehung zu dem Patienten herzustellen.
5. Aktive Zuhören ist für den Patienten ein Zeichen von Empathie.
6. Empathie kann man nicht lernen, sondern man hat sie oder man hat sie nicht.

Lösungsziffern ______ ☐ ☐

⟶ *Lösungen zu diesen Aufgaben siehe S. 446*

Praxisorganisation und -verwaltung

7. Welche Aussagen zur Erstellung einer Patienteninformationsschrift sind richtig? (2)

1. Auf Beispiele sollte in einer Patienteninformationsschrift auf jeden Fall verzichtet werden, sie verwirren die Patienten.
2. Auch bei längeren Texten sollte man auf eine Zusammenfassung verzichten, da man sich sonst wiederholt und das unprofessionell wirkt.
3. In einer Patienteninformationsschrift sollte dem Patienten immer der Nutzen vor Augen geführt werden, den er von der Information hat.
4. Bei einer Patienteninformationsschrift sollte man ganz auf Bilder verzichten, da sie nur von der Sache ablenken.
5. Fremdwörter dürfen in einer Patienteninformationsschrift verwendet werden, sollten aber erklärt werden.
6. Eine Patienteninformationsschrift sollte möglichst viele grelle Farben enthalten, um sie interessant zu machen.

Lösungsziffern ______ ☐ ☐

8. Welche Aussagen zum richtigen Telefonieren sind falsch? (2)

1. Man sollte, wenn man angerufen wird, den Hörer nach dem achten bis neunten Klingelton abnehmen.
2. Man sollte sich bei einem Anruf mit dem Namen der Praxis, dem eigenen Namen und einem Gruß melden.
3. Man sollte, wenn man den Telefonhörer abhebt, möglichst lächeln, damit man einen möglichst freundlichen Tonfall in seine Stimme bekommt.
4. Man sollte sich auf das Telefonat konzentrieren und nebenher keine anderen Tätigkeiten verrichten.
5. Wenn man sich nicht sicher ist, wie dringend ein Anrufer Hilfe benötigt, sollte man zum Zahnarzt durchstellen.
6. Da man oft unter Zeitdruck ist, sollte man während des Telefonats noch andere Tätigkeiten verrichten, wie z. B. desinfizieren.

Lösungsziffern ______ ☐ ☐

9. Welche Aussage beschreibt den Begriff Recall richtig? (1)

1. Recall ist ein Vermerk in der Patientenkarteikarte, dass der Patient im laufenden Quartal die Gesundheitskarte noch nicht vorgelegt hat.
2. Recall ist eine Liste, auf der die auszustellenden Rezepte vermerkt werden.
3. Recall ist eine Bezeichnung dafür, dass der Patient an regelmäßige oder bestimmte Behandlungstermine erinnert werden möchte.
4. Recall ist eine Liste, auf der alle Anrufer vermerkt sind, die den Zahnarzt zurückrufen sollen.
5. Recall ist eine Weiterentwicklung der E-Mail.
6. Recall ist eine Liste der täglich geführten Telefongespräche.

Lösungsziffer ______ ☐

→ *Lösungen zu diesen Aufgaben siehe S. 446*

10. Welche Aussagen zu einer funktionierenden Corporate Identity in einer Zahnarztpraxis sind falsch? (2)

1. Die Mitarbeiter der Zahnarztpraxis haben die gleichen Wertvorstellungen wie z. B. Ehrlichkeit, Hilfsbereitschaft und Empathie.
2. Die Mitarbeiter haben alle eine gleich lange Arbeitszeit.
3. Die Mitarbeiter haben einen sehr ausgeprägtes Wir-Gefühl.
4. Die Mitarbeiter drücken ihre Zusammengehörigkeit durch einheitliche Kleidung aus.
5. Die Mitarbeiter legen sich alle die gleiche Haarfarbe zu.
6. Die Mitarbeiter benutzen bei Gesprächen mit einem Patienten einheitliche Argumente.

Lösungsziffern ______________________________ ☐ ☐

11. Nennen Sie fünf Inhalte, die eine Praxishomepage haben sollte.

12. Nennen Sie sechs Inhalte, die ein Patientenfragebogen haben sollte.

→ *Lösungen zu diesen Aufgaben siehe S. 446*

1.3.5 Datenverwaltung in der Zahnarztpraxis

1. Welche Angabe wird auf der elektronischen Gesundheitskarte nicht bei allen Versicherten zwingend gespeichert? (1)

1. die Bezeichnung der ausstellenden Krankenkasse
2. Familienname und Vorname des Versicherten mit Anschrift
3. Geburtsdatum
4. Geschlecht
5. Lichtbild
6. Versichertenstatus

Lösungsziffer ______ ☐

2. Welche Aussage zu den Datenarten ist falsch? (1)

1. Unter Stammdaten versteht man Daten, die sich selten oder nie ändern.
2. Bewegungsdaten ändern sich häufig oder entstehen immer wieder neu.
3. Der Wohnort eines Patienten zählt zu den Bewegungsdaten.
4. Die Diagnosen bei den Patienten zählen zu den Bewegungsdaten.
5. Bei chronischen Krankheiten kann eine Diagnose auch ein Stammdatum sein.
6. Der Geburtstag eines Patienten zählt zu den Stammdaten.

Lösungsziffer ______ ☐

3. Welche Aussagen zur Hardware sind richtig? (2)

1. Die einzelnen Bestandteile einer Zentraleinheit sind über Busse miteinander verbunden.
2. Ein Scanner ist ein Gerät zum Schreiben von Daten auf die Festplatte eines Computers.
3. Der Prozessor eines Computers befindet sich auf der Hauptplatine.
4. Ein Modem ist ein Gerät zum Beschreiben von CDs.
5. Eine Grafikkarte dient dazu, mehrere Computer miteinander zu verbinden.
6. Die Hauptplatine führt die Rechenbefehle des Steuerwerks aus.

Lösungsziffern ______ ☐ ☐

4. Welche Aussagen zu Druckern sind richtig? (2)

1. Zur Bedruckung von Formularen mit mehreren Durchschlägen benötigt man Laserdrucker.
2. Je mehr dpi ein Drucker drucken kann, desto schärfer ist der Ausdruck.
3. Tintenstrahldrucker können nur schwarz-weiß drucken.
4. Das Papierformat A4 ist größer als das Papierformat A3.
5. Nadeldrucker sind beim Drucken besonders leise.
6. Laserdrucker haben ein schöneres Schriftbild als Nadeldrucker.

Lösungsziffern ______ ☐ ☐

→ *Lösungen zu diesen Aufgaben siehe S. 447*

5. Welche Aussagen zu Speichermedien sind richtig? (2)

1. Eine CD ist nicht zur Speicherung großer Datenmengen geeignet.
2. Eine DVD ist ein magnetischer Speicher.
3. Ein Streamer eignet sich zur Datensicherung.
4. Der Arbeitsspeicher eines Computers ist ein sogenannter Festspeicher.
5. Ein USB-Stick ist ein externer Speicher.
6. Bei einem flüchtigen Speicher geht der Speicherinhalt nicht verloren, wenn man ihn ausschaltet.

Lösungsziffern ______ ☐ ☐

6. Welche Aussagen zu TFT-Monitoren sind richtig? (2)

1. Die Bildschirmgröße eines Monitors wird in Zoll von links oben nach rechts oben gemessen.
2. Der Kontrast gibt an, aus wie vielen Bildpunkten sich das Monitorbild zusammensetzt.
3. Die Bildauflösung gibt an, wie stark ein Monitor von außen einfallendes Licht reflektiert.
4. Für die Qualität des Monitorbildes ist auch die Qualität der Grafikkarte wichtig.
5. Die Bildwiederholfrequenz eines Monitors wird in Megabytes gemessen.
6. Wenn ein Monitor entspiegelt ist, dann reflektiert er kein einfallendes Licht.

Lösungsziffern ______ ☐ ☐

7. Welche Aussagen zu den Hardwarebestandteilen einer Computeranlage sind richtig? (2)

1. Die Maus ist ein Eingabegerät
2. Die Festplatte ist ein Ausgabegerät.
3. Der Arbeitsspeicher ist ein externer Speicher.
4. Der USB-Stick ist ein Eingabegerät.
5. Die Tastatur ist ein interner Speicher.
6. Der Monitor ist ein Ausgabegerät.

Lösungsziffern ______ ☐ ☐

8. In der Zahnarztpraxis kommt unterschiedliche Software zum Einsatz. Welche Aussagen sind richtig? (2)

1. Oftmals ist es notwendig, Software upzudaten.
2. Als Software bezeichnet man die Bestandteile eines Computers, die besonders preiswert sind.
3. Zur Software zählen diejenigen Datenträger, die man aus einem Computer herausnehmen kann.
4. Unter Software versteht man die Gesamtheit aller Programme einer Computeranlage.
5. Zur Software eines Computers zählen alle Stecker, die man in einen Computer stecken kann.
6. Als Software bezeichnet man die Gesamtheit aller Bestandteile einer Computeranlage.

Lösungsziffern ______ ☐ ☐

→ *Lösungen zu diesen Aufgaben siehe S. 447*

9. Welche Aussagen sind falsch? (2)

1. Unter Systemsoftware versteht man die Gesamtheit aller Programme und Dateien, die die Abläufe beim Betrieb eines Computers steuern.
2. Das Betriebssystem Windows gehört zur Anwendersoftware
3. Das Textverarbeitungsprogramm Word gehört zur Standardsoftware.
4. Das Tabellenkalkulationsprogramm Excel zählt zur Branchensoftware.
5. Branchensoftware ist Anwendersoftware, die für Betriebe des gleichen Wirtschaftszweiges entwickelt wurde.
6. Das Zahnarztprogramm Z1 zählt zur Branchensoftware.

Lösungsziffern ______________ ☐ ☐

10. Welche Aussagen zum Internet sind richtig? (2)

1. Die Geschwindigkeit eines Internetanschlusses wird in kbit/s gemessen.
2. Eine Suchmaschine gehört zur Hardware eines Computers.
3. Das Internet ist eine weltweite Vernetzung von Computern, die über Datenleitungen miteinander verbunden sind.
4. Ein Provider ist ein spezielles Computerprogramm, um Webseiten im Internet betrachten zu können.
5. Ein Browser ist ein Unternehmen, mit dem man einen Vertrag über einen Internetzugang abschließt.
6. DSL ist eine Abkürzung für ein Gerät, das man benötigt, um ins Internet zu kommen.

Lösungsziffern ______________ ☐ ☐

11. Welche Aussagen zu einem Computernetzwerk sind richtig? (2)

1. Computerviren können sich in Computernetzwerken besonders gut ausbreiten.
2. Wenn man seine Computer über ein Praxis-Netzwerk angeschlossen hat, dann kann man sie nicht auch noch an das Internet anschließen.
3. Um ein Computernetzwerk in der Praxis einzurichten, benötigen die angeschlossenen Computer keine spezielle Hardware.
4. Wenn man in der Praxis ein Computernetzwerk hat, dann muss man sämtliche Daten an jedem Netzwerkcomputer neu eingeben, damit man sie auch überall abrufen kann.
5. Die Netzwerkkarte überträgt die Daten von der Tastatur zur Zentraleinheit.
6. Der Zentralrechner eines Computernetzwerkes heißt auch Server.

Lösungsziffern ______________ ☐ ☐

→ *Lösungen zu diesen Aufgaben siehe S. 447*

12. Welche Aussage ist falsch? (1)

1. Ein Mehrplatzsystem besteht aus einem Zentralrechner und mehreren angeschlossenen Arbeitsplatzgeräten.
2. Bei einem Mehrplatzsystem sind die einzelnen Arbeitsgeräte immer per Funk miteinander verbunden.
3. Bei einem Mehrplatzsystem können die Arbeitsplatzgeräte aus einem Bildschirm und einer Tastatur bestehen oder aber aus einem eigenen Computer mit Bildschirm und Tastatur.
4. Ein Einplatzsystem ist an keinen Zentralrechner angeschlossen und besteht aus einem Computer mit Bildschirm und Tastatur.
5. An einem Mehrplatzsystem braucht ein Softwareupdate nur einmal am Zentralrechner zu erfolgen.
6. Ein anderes Wort für Mehrplatzsystem ist auch Multi-User-System.

Lösungsziffer ______ ☐

13. Welche Aussage zu E-Mails ist richtig? (1)

1. Jede E-Mail-Adresse enthält das folgende Zeichen: €
2. Dateianhänge von E-Mails können niemals Computerviren enthalten.
3. E-Mails eignen sich insbesondere unter dem Gesichtspunkt der Sicherheit nicht zum Versand von Befunden.
4. Der Versand von E-Mails dauert normalerweise mehrere Tage.
5. Unter einem Dateidownload versteht man das Versenden von E-Mails.
6. Zum Versenden von E-Mail benötigt man immer ein spezielles Computerprogramm.

Lösungsziffer ______ ☐

14. Welche Aussagen sind richtig? (2)

1. Die Internetadresse einer Homepage endet in der Regel mit den folgenden drei Buchstaben: www
2. Über eine Suchmaschine können Zahnarzthomepages im Internet nicht gefunden werden.
3. Auf einer Zahnarzthomepage darf aus Gründen der Werbebeschränkung für Zahnärzte niemals eine Wegbeschreibung zur Praxis angegeben werden.
4. Eine Zahnarzthomepage kann ein wichtiger Bestandteil der Corporate Identity sein.
5. Eine Zahnarzthomepage darf nur aufgerufen werden, wenn ein Behandlungsvertrag besteht.
6. Auf einer Zahnarzthomepage können die Leistungen der Praxis beschrieben werden.

Lösungsziffern ______ ☐ ☐

→ *Lösungen zu diesen Aufgaben siehe S. 447*

15. Welche Aussagen zu den grundlegenden Funktionen einer Telefonanlage sind falsch? (2)

1. Beim Makeln wird abwechselnd zwischen zwei Gesprächen hin- und hergeschaltet.
2. Wenn ein Apparat besetzt ist, dann kann durch sogenanntes Anklopfen dem gewünschten Gesprächspartner signalisiert werden, dass ein zweiter Anrufwunsch besteht.
3. Bei der Funktion Rückruf erhält der angerufene Apparat automatisch eine Ansage auf seine Mailbox, dass ein Anruf erfolgt ist, während besetzt war.
4. Mit der Funktion Rufumleitung können eingehende Anrufe an einen anderen Apparat umgeleitet werden.
5. Eine Telefonanlage ermittelt immer automatisch die angefallenen Gesprächsgebühren.
6. Bei der Rufweiterschaltung klingelt zuerst der angewählte Apparat. Wenn nicht abgehoben wird, dann wird der Anruf zu einem anderen Apparat weitergeleitet.

Lösungsziffern ______ ☐ ☐

16. Nennen Sie neun Gesichtspunkte, auf die man beim Kauf eines neuen Druckers achten sollte.

______

______

______

______

______

17. Nennen Sie neun Gesichtspunkte, auf die man beim Kauf eines neuen Monitors achten sollte.

______

______

______

______

______

→ Lösungen zu diesen Aufgaben siehe S. 447

1.3.6 Maßnahmen der Qualitätssicherung

1. Wer ist nach § 135a Sozialgesetzbuch V verpflichtet ein Qualitätsmanagement einzuführen? (1)

1. alle Zahnärzte
2. alle niedergelassenen Zahnärzte
3. alle Zahnärzte, die ausschließlich Privatpatienten behandeln
4. alle Zahnärzte, die an der vertragsärztlichen Versorgung teilnehmen
5. alle Zahnmedizinischen Fachangestellten
6. alle Berufsschulen

Lösungsziffer ______ ☐

2. Welche Aussagen sind richtig? (2)

1. Vertragszahnärzte können das Qualitätsmanagement für ihre Praxis grundsätzlich individuell entwickeln.
2. Unter Qualitätsmanagement versteht man grundsätzlich, dass das Gesundheitsministerium einer Zahnarztpraxis verbindliche Ziele hinsichtlich der Organisation einer Zahnarztpraxis vorgibt, die der Zahnarzt dann umsetzten muss.
3. Qualitätsmanagement hat zur Folge, dass in einer Zahnarztpraxis nur noch ausgelernte Zahnmedizinische Fachangestellte arbeiten dürfen.
4. Ein Qualitätsmanagementsystem ist ein Computerprogramm zur Vermeidung von Abrechnungsfehlern.
5. Unter Qualitätsmanagement in einer Zahnarztpraxis versteht man grundsätzlich alle organisierten Maßnahmen, die der Verbesserung der Leistungen einer Zahnarztpraxis dienen.
6. Qualitätsmanagement bedeutet grundsätzlich, dass die Leistungen aller Zahnarztpraxen einer bestimmten Fachrichtung vereinheitlicht werden müssen.

Lösungsziffern ______ ☐ ☐

3. Welche Aussagen zum Qualitätsmanagement sind falsch? (2)

1. Die Einführung eines praxisinternen Qualitätsmanagements dient der ständigen Verbesserung der Qualität der zahnmedizinischen Versorgung.
2. Durch Qualitätsmanagement in der Zahnarztpraxis können alle Behandlungsfehler vermieden werden.
3. Qualitätsmanagement soll die Arbeitszufriedenheit der Praxismitarbeiter erhöhen.
4. Qualitätsmanagement ist Aufgabe aller Mitarbeiter einer Zahnarztpraxis.
5. In bestimmten Bereichen kann die Qualität der zahnmedizinischen Versorgung auch gemessen werden.
6. Auszubildende können in das Qualitätsmanagement nicht eingebunden werden.

Lösungsziffern ______ ☐ ☐

→ *Lösungen zu diesen Aufgaben siehe S. 447*

4. Welche der folgenden Handlungen von Dr. Meyer zählt nicht zu einem praxisinternen Qualitätsmanagement? (2)

1. Dr. Meyer behandelt seine Patienten entsprechend dem aktuellen Stand der zahnmedizinischen Wissenschaft.
2. Dr. Meyer stellt von einem Bestellsystem auf ein Sprechstundensystem um.
3. Dr. Meyer legt Wert auf eine gute Patientenmitwirkung bei der Behandlung.
4. Dr. Meyer hat in seiner Praxis schriftlich festgelegt, welcher Mitarbeiter wofür zuständig ist.
5. Alle Mitarbeiter von Dr. Meyer nehmen jährlich mindestens an zwei Fortbildungen teil.
6. Dr. Meyer gewährt seinen Mitarbeitern den gesetzlichen Mindesturlaub.

Lösungsziffern ______ ☐ ☐

5. Welche Aussagen sind [1] richtig oder [6] falsch? (6)

Zu den Instrumenten eines praxisinternen Qualitätsmanagements zählt ...

A) die Einführung regelmäßiger, strukturierter Teambesprechungen. ______ ☐
B) die übertarifliche Bezahlung der Mitarbeiter. ______ ☐
C) die Verwendung von Checklisten. ______ ☐
D) die Nutzung von Fehlern zur Einleitung von Verbesserungen. ______ ☐
E) die Durchführung von Patientenbefragungen. ______ ☐
F) die Festlegung von Zielen für die Praxis. ______ ☐

6. Welche der folgenden Handlungen zählt nicht zum praxisinternen Qualitätsmanagement? (1)

1. Dr. Müller erstellt eine genaue Anleitung für alle Arbeitsschritte zur Sterilisation der benutzten Instrumente.
2. Dr. Müller hat nach einer Teambesprechung schriftlich festgelegt, wie viel Prozent der Anteil der Privatpatienten in seiner Praxis dieses Jahr wachsen soll.
3. Dr. Müller hat ein Organigramm erstellt, in dem genau festgehalten ist, wer wem Weisungen erteilen darf.
4. Dr. Müller hat eine Checkliste zur Reinigung der Behandlungszimmers nach der Behandlung eines Patienten erstellt.
5. Dr. Müller hat einen Ablaufplan zum Beschwerdemanagement schriftlich festgelegt.
6. Dr. Müller hat ein Handbuch für das Notfallmanagement erstellt.

Lösungsziffer ______ ☐

→ Lösungen zu diesen Aufgaben siehe S. 447

7. Welche Aussage ist falsch? (1)

1. Unter der Strukturqualität einer Zahnarztpraxis versteht man die personellen Gegebenheiten, die technische Ausstattung und die räumlichen Gegebenheiten.
2. Unter der Prozessqualität einer Zahnarztpraxis versteht man, wie gut diagnostische und therapeutische Maßnahmen in der Zahnarztpraxis durchgeführt werden.
3. Eine gute Strukturqualität und eine schlechte Prozessqualität führen zu einer schlechten Ergebnisqualität.
4. Unter Prozessqualität versteht man, wie gut der Behandlungserfolg in einer Zahnarztpraxis ist.
5. Um die Ergebnisqualität in einer Zahnarztpraxis zu erhöhen, kann man den PDCA-Zyklus einsetzen.
6. Auch der Ausbildungsstand der Mitarbeiterinnen einer Zahnarztpraxis zählt zur Strukturqualität.

Lösungsziffer ______ ☐

8. Welche Maßnahme führt nicht zur Erhöhung der Strukturqualität in einer Zahnarztpraxis? (1)

1. Die Zahnmedizinische Fachangestellte Silke Sanders nimmt an einer Fortbildung in Abrechnungswesen teil.
2. Dr. Meyer ersetzt sein altes Röntgengerät durch ein neues.
3. Dr. Meyer lässt einen Praxisraum speziell für Prophylaxebehandlung umbauen.
4. Dr. Meyer richtet eine Homepage mit Informationen über seine Praxis ein.
5. Dr. Meyer erhöht den Anteil von Patienten, die eine professionelle Zahnreinigung in Anspruch nehmen.
6. Dr. Meyer schafft eine neue Computeranlage an.

Lösungsziffer ______ ☐

9. Welche Aussage ist falsch? (1)

1. Patientenbefragungen dienen unter anderem dazu, die Arbeit in der Zahnarztpraxis noch stärker an die Bedürfnisse der Patienten anzupassen.
2. Eine Mitarbeiterbefragung kann dazu dienen, Probleme in der Praxis aufzudecken, die dann anschließend beseitigt werden können.
3. Das Fehlermanagement hat die Aufgabe, den für den Fehler Verantwortlichen ausfindig zu machen, um ihn angemessen bestrafen zu können.
4. In einem funktionierenden Qualitätsmanagement kann eine Patientenbeschwerde Anlass für eine Verbesserung der Prozessqualität sein.
5. Patientenbeschwerden sollten auf der nächsten Teambesprechung besprochen werden.
6. Wenn Patienten gut in die Behandlung eingebunden werden, dann erhöht sich ihre Compliance.

Lösungsziffer ______ ☐

→ *Lösungen zu diesen Aufgaben siehe S. 447*

10. Welche Aussage ist falsch? (1)

1. Eine Checkliste ist eine Sammlung von Arbeiten und Aufgaben, die in einem bestimmten Aufgabenbereich anfallen.
2. Eine Checkliste darf nur vom Praxisinhaber selbst erstellt werden.
3. Eine Checkliste kann für die Einarbeitung einer neuen Mitarbeiterin sehr hilfreich sein.
4. Eine Checkliste soll verhindern, dass wichtige Arbeiten vergessen werden.
5. Eine Checkliste unter scheidet sich von einer To-do-Liste dadurch, dass eine To-do-Liste genau fest hält, welche Aufgaben anstehen und bis wann die Aufgaben erledigt sein müssen.
6. Eine Checkliste kann auch von einer Auszubildenden erstellt werden.

Lösungsziffer ______________________ ☐

11. Welche englischen Wörter stehen hinter der Abkürzung PDCA im PDCA-Zyklus und was ist damit gemeint?

____

____

____

12. Was versteht man im Qualitätsmanagement unter Ergebnisqualität? Geben Sie ein Beispiel anhand einer Kampagne zur Erhöhung der Anzahl von Kindern, die sich regelmäßig mindestens zweimal am Tag die Zähne putzen.

____

____

____

Praxisorganisation und -verwaltung

1.3.7 Verwaltungsarbeiten/Zahlungsverkehr

1. Welche Aussagen zur Postbearbeitung sind richtig? (2)

1. Irrläufer müssen aussortiert werden.
2. Persönliche Post des Arztes darf von jedem Praxismitarbeiter geöffnet werden.
3. Unter Falzen versteht man das Aufkleben einer Briefmarke.
4. Frankieren ist das Knicken eines Schriftstücks.
5. Man wiegt Briefe, damit man kein Strafporto zahlen muss.
6. Alle Briefe, die versendet werden, erhalten einen Eingangsstempel.

Lösungsziffern ______________________ ☐ ☐

→ *Lösungen zu diesen Aufgaben siehe S. 447*

2. Welche Aussage zum Überweisungsverkehr ist richtig? (1)

1. Daueraufträge eignen sich besonders für unterschiedlich hohe Zahlungsbeträge.
2. Ein Dauerauftrag wird beim Zahlungsempfänger in Auftrag gegeben.
3. Wenn man nicht mehr am Lastschriftverfahren teilnehmen will, dann muss man bei seiner Bank das Lastschriftverfahren kündigen.
4. Daueraufträge eigenen sich für unregelmäßige Zahlungen in gleicher Höhe.
5. Wenn sich die Bankverbindung des Zahlungsempfängers ändert, dann muss man den Dauerauftrag auch ändern.
6. Daueraufträge können nur monatlich ausgeführt werden.

Lösungsziffer ______ ☐

3. Welche Aussagen zu den Sendungsarten und Versendungsformen von Post sind richtig? (2)

1. Ein Einschreiben eigenhändig muss von dem auf dem Einschreiben genannten Absender eigenhändig am Postschalter aufgegeben werden.
2. Ein Einschreiben Einwurf braucht nicht am Postschalter aufgegeben zu werden, sondern kann in jeden Postbriefkasten geworfen werden.
3. Die Zusatzleistung Rückschein bedeutet, dass das Einschreiben an den Absender zurückgeschickt wird, wenn der Postbote den Empfänger nicht antreffen konnte.
4. Bei einem Einschreiben erhält der Absender einen Einlieferungsbeleg über die Abgabe seines Einschreibens am Postschalter.
5. Einschreiben eigenhändig dürfen von jedem Mitarbeiter bzw. jeder Mitarbeiterin der Zahnarztpraxis angenommen werden.
6. Ein Einschreiben, das an die Zahnarztpraxis adressiert ist, kann auch von der Auszubildenden angenommen werden.

Lösungsziffern ______ ☐ ☐

4. Welche Aussage zu den Sendungsarten und Versendungsformen von Post ist richtig? (1)

1. Die Zusatzleistung Nachnahme ist immer mit einer Scheckzahlung durch den Empfänger des Nachnahmebriefes verbunden.
2. Beim Einschreiben Einwurf muss der Absender des Einschreibens die Abgabe des Einschreibens am Postschalter quittieren.
3. Ein Brief wird dann als Einschreiben eigenhändig versandt, wenn sein Inhalt nicht so wichtig ist.
4. Bei einem Einschreiben wird der Absender durch die Post schriftlich benachrichtigt, wenn das Einschreiben beim Empfänger angekommen ist.
5. Der Erhalt eines Einschreibens Einwurf muss vom Empfänger quittiert werden.
6. Bei der Zusatzleistung Nachnahme erhält der Postbote immer Bargeld.

Lösungsziffer ______ ☐

⟶ *Lösungen zu diesen Aufgaben siehe S. 447*

5. Welche Aussage ist falsch? (1)

1. Bei einem Einschreiben wird der Einschreibe-Brief am Postschalter abgegeben.
2. Durch ein Einschreiben kann der Absender beweisen, dass er ein bestimmtes Schriftstück an den Empfänger gesendet hat.
3. Das Einschreiben Einwurf gleicht dem normalen Einschreiben, wird aber in den Briefkasten des Empfängers geworfen.
4. Bei der Zusatzleistung Rückschein erhält der Auftraggeber eine Empfangsbestätigung mit der Originalunterschrift des Empfängers/Empfangsberechtigten, die den Erhalt der Sendung dokumentiert.
5. Bei einem Einschreiben kann festgestellt werden, ob der Einschreibebrief vom Absender auch tatsächlich beim Empfänger angekommen ist.
6. Ein Einschreiben kostet ein höheres Porto als ein normaler Brief.

Lösungsziffer ______ ☐

6. Welche Aussage zur Versendungsform Nachnahme ist falsch? (1)

1. Die Zusatzleistung Nachnahme wird gewählt, wenn man Waren oder Dokumente verschicken will, die der Empfänger direkt bezahlen soll.
2. Ein Nachnahmebrief wird nur dann an dem Empfänger ausgehändigt, wenn dieser den Nachnahmebetrag an den Postboten in bar bezahlt.
3. Bei einer Nachnahmesendung erhält der Absender das vom Postboten eingezogene Geld auf sein Konto überwiesen.
4. Die Zusatzleistung Nachnahme kann für Warensendungen bis 5000,00 € eingesetzt werden.
5. Die Zusatzleistung Nachnahme kann sowohl für Briefe als auch für Pakete verwendet werden.
6. Die Zusatzleistung Nachnahme kostet extra Porto.

Lösungsziffer ______ ☐

7. Welche Aussagen sind richtig? (2)

1. Für Päckchen der Deutschen Post gibt es hinsichtlich der Abmessungen keine Unter- und Obergrenzen.
2. Für Päckchen der Deutschen Post erhält man einen Einlieferungsschein.
3. Päckchen der Deutschen Post sind nicht gegen Verlust versichert.
4. Päckchen der Deutschen Post kann man auch mit der Zusatzleistung Rückschein versenden.
5. Päckchen der Deutschen Post dürfen ein Gewicht von max. 2000 g haben.
6. Für Päckchen der Deutschen Post gibt es auch die Zusatzleistung Nachnahme.

Lösungsziffern ______ ☐ ☐

→ Lösungen zu diesen Aufgaben siehe S. 447

8. Welche Aussage ist falsch? (1)

1. Für Pakete der Deutschen Post erhält man einen Einlieferungsschein.
2. Es gibt auch andere Anbieter als die Deutsche Post, über die man Pakete versenden kann.
3. Pakete der Deutschen Post kann man auch mit der Zusatzleistung Express versenden, dann werden sie am nächsten Tag zugestellt.
4. Für Pakete kann eine Transportversicherung gegen Verlust und Beschädigung abgeschlossen werden.
5. Ohne extra abgeschlossene Transportversicherung sind Pakete nicht gegen Verlust versichert.
6. DHL-Pakete können bis zu einem Gewicht von 31,5 kg versandt werden.

Lösungsziffer ______ ☐

9. Welche Aussagen zum Schriftgut sind falsch? (2)

1. Schriftgut mit Tageswert ist Schriftgut mit Informationen ohne bleibenden Wert. Es kann nach Kenntnisnahme vernichtet werden.
2. Schriftgut mit Prüfwert ist immer Schriftgut von Vorgängen, das die Zahnärztekammer noch überprüfen muss.
3. Schriftgut mit Gesetzeswert ist Schriftgut, das aufgrund gesetzlicher Bestimmungen mindestens eine genau festgelegte Frist aufbewahrt werden muss.
4. Schriftgut mit Tageswert muss wegen seiner Wichtigkeit immer geschreddert werden.
5. Schriftgut mit Dauerwert ist Schriftgut, das für die Zahnarztpraxis langfristige Bedeutung hat.
6. Schriftgut mit Prüfwert ist Schriftgut von Vorgängen, die sich in Bearbeitung befinden und deshalb eine gewisse Zeit aufbewahrt werden.

Lösungsziffern ______ ☐ ☐

10. Bei welchen der folgenden Schriftstücke handelt es sich nicht um Schriftgut mit Gesetzeswert? (2)

1. Dr. Müller erhält eine Werbebroschüre über ein neues Röntgengerät.
2. Dr. Müller dokumentiert die Behandlung seines Patienten, Herrn Schaller, der wegen Zahnschmerzen zu ihm gekommen ist.
3. Dr. Müller erhält ein angefordertes Angebot über eine neue Garderobe für sein Wartezimmer.
4. Dr. Müller verschreibt seiner Patientin Ilse Meyer ein starkes Schmerzmittel auf einem BTM-Rezept.
5. Dr. Müller erstellt eine Rechnung für den Privatpatienten Herrn Dahlmann.
6. Die Praxis von Dr. Müller erhält eine Rechnung für den neuen Praxiscomputer.

Lösungsziffern ______ ☐ ☐

→ *Lösungen zu diesen Aufgaben siehe S. 447*

11. Welche Aussagen zur liegenden Ablage sind falsch? (2)

1. Die Hefter oder Mappen werden in Regalen oder Schränken übereinanderliegend gestapelt.
2. Die Anschaffungskosten für die Hefter bzw. Mappen sind sehr hoch.
3. Die Raumausnutzung ist gut, da der vorhandene Raum in den Regalen oder Schränken fast vollständig mit den Heftern oder Mappen gefüllt werden kann.
4. Die Übersicht ist bei dieser Registraturform sehr gut, da man die Mappen gut beschriften kann.
5. Das Entnehmen und Einfügen des Schriftgutes ist sehr zeitaufwändig.
6. Man muss immer den ganzen Stapel bewegen, wenn man einen einzelnen Hefter oder eine einzelne Mappe entnehmen oder ablegen will.

Lösungsziffern ________________ ☐ ☐

12. Welche Aussage zur Vorlagefrist für in Deutschland ausgestellte Schecks ist richtig? (1)

1. Sie beträgt 1 Monat.
2. Sie beträgt 8 Tage.
3. Sie beträgt 14 Tage.
4. Sie beträgt 20 Tage.
5. Sie beträgt 40 Tage.
6. Sie beträgt 70 Tage.

Lösungsziffer ________________ ☐

13. Welche Aussage ist richtig, wenn ein Scheck nach Ablauf der Vorlegungsfrist eingereicht wird? (1)

1. Der Scheck darf nur noch vom Kontoinhaber persönlich eingereicht werden.
2. Er verliert seine rechtliche Gültigkeit.
3. Das Geldinstitut ist weiterhin zur Einlösung verpflichtet.
4. Das Geldinstitut darf den Scheck nicht mehr einlösen, auch wenn er nicht gesperrt ist.
5. Das Geldinstitut darf den Scheck noch einlösen, muss aber nicht.
6. Er muss auch eingelöst werden, wenn er gesperrt wurde.

Lösungsziffer ________________ ☐

14. Welche Aussagen zum Scheck sind richtig? (2)

1. Die Bezeichnung Scheck ist ein gesetzlicher Bestandteil.
2. Die Wiederholung des Scheckbetrages in Ziffern ist ein gesetzlicher Bestandteil.
3. Die Kontonummer des Ausstellers ist ein gesetzlicher Bestandteil.
4. Der Name des Geldinstituts ist ein gesetzlicher Bestandteil.
5. Die Bankleitzahl des Ausstellers ist ein gesetzlicher Bestandteil.
6. Der Zahlungsort ist ein kaufmännischer Bestandteil.

Lösungsziffern ________________ ☐ ☐

→ *Lösungen zu diesen Aufgaben siehe S. 447*

15. Dr. Müller hat sich in einem bisher wenig genutzten Raum in seiner Praxis einen Schreibtisch eingerichtet. Er überlegt, welche Registraturform er für das Zimmer wählen soll. Die Registratur soll folgende Anforderungen erfüllen: Sie soll eine gute Übersicht bieten, eine hohe Flexibilität aufweisen und ein schnelles Einfügen und entnehmen von Schriftgut ermöglichen. Nicht so wichtig ist Dr. Müller die Raumausnutzung. Welche Registraturform sollte Dr. Müller wählen? (1)

1. Die stehende Ablage in Ordnern.
2. Die liegende Ablage in Heftern.
3. Die stehende Ablage in Stehsammlern.
4. Die hängende Ablage in einer Hängeregistratur.
5. Die liegende Ablage in Mappen.
6. Die hängende Ablage in einer Pendelregistratur.

Lösungsziffer ______ ☐

16. Welche Aussagen zu Ordnungssystemen sind falsch? (2)

1. Bei der alphabetischen Ordnung sind die Ordnungsmittel der Anfangsbuchstabe und die Folgebuchstaben der Ordnungswörter.
2. Bei der numerischen Ordnung sind die Ordnungsmittel Zahlenwerte.
3. Die chronologische Ordnung ist eine Kombination aus nummerischer und mnemotechnischer Ordnung.
4. Bei der mnemotechnischen Ordnung sind die Ordnungsmittel Tages-, Monats- oder Jahresdaten, die nach ihrer zeitlichen Reihenfolge sortiert werden.
5. Die sachlogische Ordnung ist eine Ordnung nach sinnstiftenden Stichwörtern.
6. Die alphanumerische Ordnung ist eine Kombination aus numerischer und alphabetischer Ordnung. Ordnungsmittel ist hier eine Kombination aus Buchstaben und Zahlen.

Lösungsziffern ______ ☐ ☐

17. Welche Aussagen sind richtig? (2)

1. Der besondere Vorteil der alphanumerischen Ordnung ist, dass man durch sie zu lange Zahlenfolgen vermeiden kann und dass der Buchstabenteil oftmals eine Bedeutung hat, die bei der Erinnerung hilft.
2. Der besondere Vorteil der alphabetischen Ordnung ist, dass man entsprechend dem Zeitverlauf sortieren kann.
3. Der besondere Vorteil der numerischen Ordnung ist, dass sie 26 unterschiedliche Zeichen verwenden kann.
4. Der besondere Vorteil der chronologischen Ordnung liegt darin, dass durch sie Personennamen sinnvoll sortiert werden können.
5. Der besondere Vorteil der mnemotechnischen Ordnung ist, dass die gewählten Stichwörter schon etwas über das aussagen, was geordnet wurde.
6. Der besondere Vorteil der sachlogischen Ordnung ist, dass sie sehr gut zusammen mit einem Computer eingesetzt werden kann.

Lösungsziffern ______ ☐ ☐

⟶ *Lösungen zu diesen Aufgaben siehe S. 447*

18. Welche Aussagen zur Sortierung von Namen nach der alphabetischen Ordnung sind [1] richtig oder [6] falsch? (6)

A) Familiennamen ohne Vornamen stehen nach Familiennamen mit Vornamen. ☐

B) Die Umlaute ä, ö und ü werden wie ae, oe und ue behandelt. ☐

C) Gibt es Namen mit ae, oe, ue und ss, dann werden sie nach gleichen Namen mit ä, ö, ü und ß eingeordnet. ☐

D) Vorsatzwörter wie von, van, von der, zur, de, du und Akzente bleiben bei der Sortierung unberücksichtigt. Ebenso werden akademische Grade nicht berücksichtigt. ☐

E) Sonderzeichen stehen am Anfang der Sortierung. ☐

F) Der Buchstabe ß wird wie sz behandelt. ☐

19. Welche Aussagen zum Aufbau einer Karteikarte sind richtig? (2)

1. Der Karteikartenrumpf befindet sich zwischen Karteikartenkopf und Karteikartenfuß.
2. Der Karteikartenrumpf, zu dem auch die Innenseite einer Karteimappe zählt, enthält die Stammdaten eines Patienten.
3. Der Karteikartenkopf enthält die sogenannten Bewegungsdaten eines Patienten.
4. Die Karteikartenleiste befindet sich am oberen Rand der Karteikarte.
5. Auf dem Karteikartenfuß sind häufig die Buchstaben des Alphabets aufgedruckt.
6. Der Karteikartenfuß wird auf den unteren Rand der Karteikarte aufgesteckt.

Lösungsziffern ☐ ☐

Praxisorganisation und -verwaltung

20. Welche Aussage zu den Eigenschaften von Karteien bzw. Karteikarten sind falsch? (2)

1. Mehrere Karteikarten bzw. Karteimappen, die sich in einem Behältnis befinden und geordnet sind, nennt man eine Datei.
2. Karteien werden in einer Zahnarztpraxis gern eingesetzt, weil sie nur relativ wenig Platz benötigen und sehr preiswert in der Anschaffung sind.
3. Karteikarten lassen sich verhältnismäßig einfach in einen Schrank oder eine Schublage einfügen.
4. Karteikarten kann man gut und preiswert archivieren.
5. Karteikarten kann man schnell und einfach nach den jeweils sinnvollen Gesichtspunkten sortieren.
6. Eine Karteikarte bietet mehr Platz für Eintragungen als eine Karteimappe.

Lösungsziffern ☐ ☐

→ Lösungen zu diesen Aufgaben siehe S. 447

21. Welche Aussagen zu den Eigenschaften von Karteien bzw. Karteikarten sind richtig? (2)

1. Karteikarten können individuell bedruckt werden.
2. Neue Karteikarten können schnell in das bestehende System einsortiert werden. Dies nennt man schalten.
3. Alte, nicht mehr benötigte Karteikarten können schnell aus einer Kartei aussortiert werden. Dies nennt man verjüngen.
4. Der Transport von Karteikarten ist sehr aufwendig, da sie immer einzeln transportiert werden müssen.
5. Für Karteien gibt es besondere Karteimöbel, in Zahnarztpraxen sind es entweder Regale mit Einlegeböden oder spezielle Hängeregisterschränke.
6. In einer Kartei kann man die gesuchte Karteikarte schnell finden, schnell herausnehmen aber auch schnell wieder einsortieren. Dies nennt man dehnen.

Lösungsziffern ______ ☐ ☐

22. Welche Aussagen zu Ordnungsmitteln für Karteikarten sind falsch? (2)

1. Bei der farblichen Markierung von Karteikarten mit alphabetischer Karteileiste wird empfohlen, den ersten und zweiten Buchstaben des Nachnamens und den ersten Buchstaben des Vornamens in jeweils unterschiedlichen Farben zu markieren.
2. Reiter kann man auf die Karteikarte oder Leitkarte aufstecken. Sie unterteilen die Kartei sinnvoll.
3. Leitkarten sind Karten aus Kunststoff oder starkem Karton, auf denen ein Inhaltsverzeichnis der Kartei steht.
4. Ein Karteikartentab sieht aus wie ein Reiter, ist aber fest mit der Karteikarte oder Leitkarte verbunden.
5. Die Ordnungsmittel für eine Karteikarte werden immer am Karteikartenkopf befestigt.
6. Als Gegenteil eines Tabs kann man eine Kerbe bezeichnen. Sie wird in die Karte mit einer besonderen Zange hineingestanzt.

Lösungsziffern ______ ☐ ☐

23. Welche Aussagen sind [1] richtig oder [6] falsch? (6)

A) „Digitale Karteikarte" ist die Bezeichnung für die Erfassung der Patientendaten einer Papierkarteikarte auf dem PC. Dabei ähnelt das PC-Bild dem Aufbau der Papierkarteikarte. ______ ☐

B) Eine digitale Karteikarte kann auch zusätzlich zu den üblichen Patientendaten Röntgenbilder enthalten. ______ ☐

C) Wenn Zahnarztbriefe nicht in digitaler Form vorliegen, dann müssen sie für die digitale Karteikarte mit einem Scanner erfasst und dem jeweiligen Patienten zugeordnet werden. ______ ☐

D) Röntgenbilder in einer digitalen Karteikarte können nur schwarz-weiß ausgedruckt werden. ______ ☐

E) Es ist gesetzlich vorgeschrieben, dass eine Praxis, die mit digitalen Karteikarten arbeitet, sicherheitshalber auch noch eine Papierkartei führen muss. ______ ☐

F) Zum Führen einer digitalen Kartei benötigt man eine schriftliche Erlaubnis der Zahnärztekammer. ______ ☐

→ *Lösungen zu diesen Aufgaben siehe S. 447*

24. Welche Aussagen sind falsch? (2)

1. Von einer digitalen Karteikarte aus können auch Röntgenbilder aufgerufen und ausgedruckt werden.
2. Wenn eine Praxis nur mit einer digitalen Karteikarte arbeitet, dann darf nur der Zahnarzt selbst Daten in die digitale Karteikarte eingeben.
3. Durch eine digitale Karteikarte sind für den Zahnarzt die erfassten Daten auf Tastendruck sichtbar.
4. Wenn digitale Karteikarten zum ersten Mal eingerichtet werden, dann ist es gesetzlich vorgeschrieben, dass die ursprüngliche Karteikarte zusätzlich eingescannt wird.
5. Die Datensicherung ist bei der ausschließlichen Verwendung von digitalen Karteikarten besonders wichtig.
6. Durch den Einsatz von digitalen Karteikarten hat der Zahnarzt von jedem Praxisraum mit angeschlossenem PC-Zugriff auf die digitale Karteikarte.

Lösungsziffern ______ ☐ ☐

25. Welche Aussage ist falsch? (1)

1. Medizinprodukte im Sinne des Medizinproduktegesetzes sind unter anderem alle verwendeten Instrumente, die vom Hersteller zur Anwendung für Menschen zum Zwecke der Behandlung von Krankheiten bestimmt sind.
2. Zu den Medizinprodukten im Sinne des Medizinproduktegesetztes gehören z. B. Dentalmaterialien und Zahnkronen.
3. Auch die Einrichtung des Wartezimmers einer Zahnarztpraxis zählt zu den Medizinprodukten.
4. Das Medizinproduktegesetz soll unter anderem gewährleisten, dass die verwendeten Medizinprodukte so weit wie möglich die Gesundheit des Patienten nicht gefährden.
5. Wenn ein Zahnarzt Medizinprodukte nach den Anlagen 1 und 2 der Medizinproduktebetreiberverordnung betreibt, dann muss er Medizinproduktebücher führen.
6. Medizinprodukte dürfen grundsätzlich nur in Betrieb genommen werden, wenn sie über eine CE-Kennzeichnung verfügen.

Lösungsziffer ______ ☐

26. Welche Aussagen (A–F auf dieser und der folgenden Seite) über ein Medizinproduktebuch sind [1] richtig oder [6] falsch? (6)

A) In ein Medizinproduktebuch sind die Bezeichnung und sonstige Angaben zur Identifikation des Medizinproduktes einzutragen. ______ ☐

B) In ein Medizinproduktebuch sind die Namen aller Personen einzutragen, die Zutritt zu dem Raum haben, in dem das Medizinprodukt aufgestellt bzw. gelagert ist. ______ ☐

C) In ein Medizinproduktebuch ist das Datum von Instandhaltungen sowie der Name der verantwortlichen Person oder der Firma, die diese Maßnahme durchgeführt hat, einzutragen. ______ ☐

→ *Lösungen zu diesen Aufgaben siehe S. 447*

D) In ein Medizinproduktebuch sind Datum, Art und Folgen von Funktionsstörungen und wiederholten gleichartigen Bedienungsfehlern einzutragen. ______ ☐

E) In ein Medizinproduktebuch sind Meldungen von besonders schwerwiegenden Vorkommnissen an Behörden einzutragen. ______ ☐

F) Nach der Außerbetriebnahme des Medizinproduktes ist das Medizinproduktebuch noch drei Jahre aufzubewahren. ______ ☐

27. Welche Aussage zu einem Medizinprodukte-Bestandsverzeichnis sind falsch? (2)

1. In das Bestandsverzeichnis sind unter anderem die Bezeichnung und das Anschaffungsjahr des Medizinproduktes einzutragen.
2. In das Bestandsverzeichnis sind alle Firmen im Umkreis von 50 km einzutragen, die das Medizinprodukt bei einem Ausfall reparieren können.
3. In das Bestandsverzeichnis ist der Standort des Medizinproduktes einzutragen.
4. Für das Bestandsverzeichnis sind alle Datenträger zulässig, sofern die erforderlichen Angaben innerhalb einer angemessenen Frist lesbar gemacht werden können.
5. Auf Verlangen ist der zuständigen Behörde jederzeit Einsicht in das Bestandsverzeichnis zu gewähren.
6. In das Bestandsverzeichnis ist aus der Kaufpreis des Medizinproduktes einzutragen.

Lösungsziffern ______ ☐ ☐

28. Welche Aussagen zu Belegen aus dem Zahlungsverkehr sind richtig? (2)

1. Eine Liquidationsdurchschrift ist ein Ausgabebeleg.
2. Ein Quittungsoriginal ist ein Einnahmebeleg.
3. Eine quittierte Rechnung ist ein Ausgabebeleg.
4. Ein Kontoauszug mit einer Lastschrift ist ein Einnahmebeleg.
5. Ein Kontoauszug mit einer Überweisungsgutschrift ist ein Einnahmebeleg.
6. Ein Überweisungsdurchschrift ist ein Einnahmebeleg.

Lösungsziffern ______ ☐ ☐

29. Welche der folgenden Angaben müssen nicht auf einer Rechnung stehen? (2)

1. Datum der Zahlung
2. Kontoverbindung des Zahlungsempfängers
3. Rechnungsnummer
4. Zahlungsempfänger
5. Zahlungspflichtiger
6. Betrag der Zahlung

Lösungsziffern ______ ☐ ☐

⟶ *Lösungen zu diesen Aufgaben siehe S. 447*

30. Welche Aussagen zu Ersatzbelegen sind falsch? (2)

1. Ersatzbelege können ausgestellt werden, wenn ein vorhandener Beleg nicht den Anforderungen des Finanzamts entspricht.
2. Ersatzbelege können ausgestellt werden, wenn im normalen Praxisbetrieb kein Beleg angefallen ist.
3. Ersatzbelege können ausgestellt werden, wenn der ursprüngliche Beleg verloren gegangen ist.
4. Ein Ersatzbeleg muss auf einem besonderen Vordruck angefertigt werden.
5. Ein Ersatzbeleg braucht den Anlass und das Datum der Zahlung nicht enthalten.
6. Ein Ersatzbeleg kann auch handschriftlich erstellt werden.

Lösungsziffern ______ ☐ ☐

31. Welche Aussagen sind richtig? (2)

1. Ein Barscheck gehört zur bargeldlosen Zahlung.
2. Eine Zahlung mit Western Union Banktransfer gehört zur halbbaren Zahlung.
3. Eine Zahlung mit Zahlschein gehört zur halbbaren Zahlung.
4. Eine Zahlung mit Verrechnungsscheck gehört zur halbbaren Zahlung.
5. Eine Zahlung mit Überweisung gehört zur Barzahlung.
6. Eine Zahlung mit Dauerauftrag gehört zur bargeldlosen Zahlung.

Lösungsziffern ______ ☐ ☐

32. Welche Aussagen zum Homebanking sind falsch? (2)

1. Zum Homebanking benötigt man einen Internetanschluss oder einen Telefonanschluss.
2. Zum Homebanking benötigt man eine Kontoverbindung bei einem Kreditinstitut.
3. Zum Homebanking benötigt man eine PIN, um sich einloggen zu können.
4. Wenn man seinen Kontostand abfragen möchte, dann benötigt man eine TAN.
5. Mit dem Homebanking kann man auch Überweisungen in andere europäische Länder tätigen.
6. Homebanking darf man nur betreiben, wenn man schon mindestens ein Jahr Kunde einer Bank/Sparkasse ist.

Lösungsziffern ______ ☐ ☐

33. Was bedeutet das nebenstehende Zeichen an einer Kasse? (2)

1. An der Kasse kann man mit Giro-Karte und PIN bezahlen.
2. An der Kasse kann man mit Visa-Karte bezahlen.
3. An der Kasse kann man mit Giro-Karte und Unterschrift bezahlen.
4. An der Kasse kann man mit Mastercard und PIN bezahlen.
5. An der Kasse kann man mit Mastercard und Unterschrift bezahlen.
6. An der Kasse kann man nur mit Bargeld bezahlen.

MasterCard

Lösungsziffern ______ ☐ ☐

→ *Lösungen zu diesen Aufgaben siehe S. 447*

34. Welche Aussagen zur Schufa sind falsch? (2)

1. Die Schufa speichert die Eröffnung eines Girokontos.
2. Man hat das Recht, Auskunft über die eigenen bei der Schufa gespeicherten Daten zu erhalten.
3. Die Schufa speichert die Daten von Minderjährigen, wenn diese ein Konto eröffnen.
4. Die Schufa speichert die frühere Anschrift von Kreditnehmern.
5. Die Schufa speichert auch Daten zum Einkommen.
6. Hauptzweck der Schufa ist es, ihre Mitglieder vor Zahlungsausfällen zu schützen.

Lösungsziffern ______________________ ☐ ☐

35. Nennen Sie fünf verschiedene Ordnungssysteme.

36. Welche Kosten müssen bei der Anschaffung eines Systems zur Schriftgutablage berücksichtigt werden?

→ Lösungen zu diesen Aufgaben siehe S. 447

1.3.8 Zeitmanagement

1. Welche der folgenden Maßnahmen dient nicht zu einer Verminderung der Wartezeiten der Patienten? (1)

1. Einführung einer Telefonsprechstunde mit festen Uhrzeiten.
2. Einteilung der Patienten in Fallklassen.
3. Sofortige Behandlung von Notfallpatienten.
4. Berücksichtigung von Pufferzeiten bei der Terminvergabe.
5. Freundlicher Hinweis an unpünktliche Patienten, in Zukunft den vereinbarten Termin einzuhalten.
6. Einhaltung der Zeitvorgaben für die einzelnen Patienten.

Lösungsziffer ______ ☐

2. Eine Zahnmedizinische Fachangestellte muss in der Lage sein, wichtige und dringende Aufgaben von weniger wichtigen und weniger dringenden Aufgaben zu unterscheiden. Welche der folgenden Aufgaben sind [1] wichtig und dringend und welche nicht [6]? (6)

A) Die Patientin Irene Schulze kommt mit einem gerade ausgeschlagenen Zahn in die Praxis. Die neue Auszubildende Ulrike bittet sie zu warten, in einer halben Stunde sei der Zahnarzt mit der gerade begonnenen Prophylaxebehandlung bei einem Privatpatienten fertig. ______ ☐

B) Um 11:00 Uhr weist die Erstkraft die Auszubildende Sandra darauf hin, dass sie heute die Post wegbringen muss und ein Einschreiben dabei ist. Die Postannahmestelle schließt um 16:00 Uhr. ______ ☐

C) Die Erstkraft hat festgestellt, dass nur noch 4 Packungen Tupfer vorrätig sind. Die Auszubildende Sandra soll sofort in die Apotheke gehen und Tupferpackungen holen. Pro Tag wird in Sandras Praxis höchstens ein halbes Paket Tupfer verbraucht. ______ ☐

D) Ein Patient klagt über starke, drückende Brustschmerzen, gerät in Atemnot und bricht zusammen. ______ ☐

E) Die Erstkraft muss noch die Rechnungen für die Privatpatienten fertig machen, sie hat diese Arbeit nun schon zwei Tage aufgeschoben. ______ ☐

F) Im Wartezimmer ist die Uhr stehen geblieben. Sandra soll sofort in die Apotheke gehen und eine neue Batterie kaufen. ______ ☐

3. Dr. Gutenberg überlegt, ob er sein Sprechstundensystem beibehalten oder auf ein Bestellsystem umstellen soll. Welche der folgenden Aussagen (hier und auf der folgenden Seite) trifft nicht auf ein reines Sprechstundensystem zu? (1)

1. Der Zahnarzt und das Praxisteam können sich auf die Behandlungen vorbereiten.
2. Die Terminplanung entfällt, der Zahnarzt spart die für die Terminplanung zuständige Mitarbeiterin ein.
3. Das Praxisteam hat keinen Ärger mit unzuverlässigen Patienten, die ihren Termin nicht einhalten.
4. Innerhalb der Sprechstundenzeiten kann der Patient jederzeit in die Sprechstunde kommen.

⟶ *Lösungen zu diesen Aufgaben siehe S. 447*

5. Der Patient muss im Wartezimmer unter Umständen mehrere Stunden auf seine Behandlung warten.
6. Es kann vorkommen, das zu bestimmten Sprechzeiten kein Patient behandelt wird, da kein Patient die Sprechstunde aufgesucht hat.

Lösungsziffer ______ ☐

4. Dr. Gutenberg überlegt, ob er sein Sprechstundensystem beibehalten oder auf ein Bestellsystem umstellen soll. Welche der folgenden Aussagen trifft nicht auf ein reines Bestellsystem zu? (1)

1. Der Zahnarzt hat eine genau eingeplante Zeit, die er nur dem Patienten widmen kann.
2. Bei der Terminplanung ist das Praxisteam zwar bemüht sich nach den Wünschen der Patienten zu richten, dennoch bekommen die Patienten nicht immer ihren Wunschtermin.
3. Allen Beteiligten, insbesondere der Zahnarzt, müssten sehr diszipliniert arbeiten.
4. Für jeden Patienten muss eine klare Zeitvorgabe festgelegt werden.
5. Wenn der Patient nicht zu dem vereinbarten Termin erscheint, dann erhält er in jedem Fall am nächsten Arbeitstag einen Ersatztermin.
6. Viele Behandlungen können gut vorbereitet werden, da man in der Regel weiß, welche Behandlung beim jeweiligen Patienten vorgenommen werden muss.

Lösungsziffer ______ ☐

5. Welche Aussagen zur Terminplanung sind falsch? (2)

1. Es muss berücksichtigt werden, wie viel Personal zu welcher Uhrzeit zur Verfügung steht.
2. Für jeden Patienten kann die gleiche Behandlungsdauer eingeplant werden.
3. Die Zahnmedizinische Fachangestellte sollte schon am Telefon so genaue Angaben über den Patienten und seine Beschwerden erfragen, wie möglich. Eventuell muss sie den Patienten an den Zahnarzt durchstellen.
4. Patienten ohne Termin sollten immer länger warten als Patienten mit Termin, Notfälle ausgenommen.
5. Durch die Einplanung von Pufferzeiten können Zeitverschiebungen ausgeglichen werden, wenn ein Patient einmal länger behandelt werden muss als eingeplant.
6. Es ist grundsätzlich gesetzlich verboten, Termine mehr als 6 Wochen im Voraus zu vergeben.

Lösungsziffern ______ ☐ ☐

6. Welche Aussagen zur Führung eines Terminbuchs sind richtig? (2)

1. Das Terminbuch sollte einen festen Platz in der Praxis haben.
2. Die vergebenen Termine brauchen nicht sofort eingetragen zu werden, da man oftmals etwas Wichtigeres zu tun hat, als Termine einzutragen.
3. Es reicht völlig, den Nachnamen des Patienten einzutragen, damit das Terminbuch übersichtlicher bleibt.
4. Das Terminbuch sollte für jedes Behandlungszimmer eine Spalte haben, damit man die vorhandenen Räume optimal ausnutzt.
5. Das Terminbuch sollte möglichst klein sein, damit es möglichst wenig Platz wegnimmt.
6. Man sollte die Eintragungen mit Kugelschreiber vornehmen, damit niemand bei Eintragungsfehlern einfach etwas wegradieren kann.

Lösungsziffern ______ ☐ ☐

→ *Lösungen zu diesen Aufgaben siehe S. 447*

7. Welche Aussagen zur EDV-gestützten Terminplanung sind falsch? (2)

1. Ein Vorteil der EDV-gestützten Terminplanung ist, dass man von allen Räumen mit angeschlossenem PC auf sie zugreifen kann.
2. Die freien Termine kann man sich sehr schnell anzeigen lassen.
3. Es muss täglich eine Übersicht über die per EDV vergebenen Termine ausgedruckt und 5 Jahre lang aufbewahrt werden.
4. Ein Nachteil der EDV-gestützten Terminplanung ist, dass bereits vergangene Termine automatisch gelöscht werden und man so nicht sehen kann, welche Termine ein Patient bereits hatte.
5. Pufferzeiten und Pausen können im Programm zu jeder Zeit vorgesehen werden.
6. Es ist sehr leicht Termine wiederzufinden, wenn ein Patient anruft, weil er seinen genauen Termin vergessen hat.

Lösungsziffern ______________________ ☐ ☐

8. Welche Aussagen zum Mischsystem sind falsch? (2)

1. Unter einem Mischsystem versteht man eine Mischung aus Bestellsystem und Sprechstundensystem.
2. Für den Zahnarzt bietet sich dann ein Mischsystem an, wenn man sehr häufig Schmerzpatienten hat, die morgens ohne Termin kommen.
3. Für einen Zahnarzt, der viele prothetische Behandlungen durchführt, ist ein Bestellsystem gut geeignet, weil er seine Patientenzahl pro Tag sehr gut selber steuern kann.
4. Beim Mischsystem empfiehlt es sich, für gut planbare Behandlungen, z. B. kurze Nachuntersuchungen, Termine zu vergeben, um Stoßzeiten zu vermeiden.
5. Insbesondere für Vorsorgeuntersuchungen sollte man keine Termine vergeben, damit die Patienten sich die Zeit selber aussuchen können, in der sie in die Sprechstunde kommen.
6. Beim Einsatz eines Mischsystems haben die Zahnmedizinischen Fachangestellten immer pünktlich Feierabend.

Lösungsziffern ______________________ ☐ ☐

9. Erklären Sie kurz, was man unter einem Gleitzeitsystem versteht.

____

____

____

____

____

____

→ *Lösungen zu diesen Aufgaben siehe S. 447*

10. Welche Vorteile bietet eine EDV-gestützte Terminplanung gegenüber einer Terminplanung mit Terminkalender?

____

____

____

____

____

____

1.3.9 Datenschutz und Datensicherheit

Praxisorganisation und -verwaltung

1. Welche Aussagen zur Datensicherung sind richtig? (2)

1. Zu den organisatorischen Maßnahmen zählt die Zutrittskontrolle.
2. Zu den programmtechnischen Maßnahmen zählt die unterbrechungsfreie Stromversorgung.
3. Zu den technischen Maßnahmen zählt der Einbau von Alarmanlagen.
4. Zu den technischen Maßnahmen zählt Plausibilitätsprüfung.
5. Zu den programmtechnischen Maßnahmen zählt die Protokollierung der Benutzeraktivitäten.
6. Zu den technischen Maßnahmen zählt der Virenschutz.

Lösungsziffern ______________________________ ☐ ☐

2. Welche der folgenden Maßnahmen zählt zu den organisatorischen Maßnahmen des Datenschutzes? (2)

1. Vergabe von Passwörtern
2. Verwahrung von Datenträgern im feuersicheren Tresor
3. Einschränkung der Datennutzungsberechtigung auf „Nur Lesen"
4. Erstellung von Sicherungskopien
5. Ernennung eines Datenschutzbeauftragen
6. Einbau von Türsicherungen

Lösungsziffern ______________________________ ☐ ☐

→ *Lösungen zu diesen Aufgaben siehe S. 448*

3. Welche Aussagen zum Datenschutzbeauftragten sind richtig? (2)

1. Jede Zahnarztpraxis muss unabhängig von ihrer Größe eine Datenschutzbeauftragte bestellen.
2. Nur die Erstkraft darf zur Datenschutzbeauftragten ernannt werden.
3. Die Datenschutzbeauftragte achtet auf die Einhaltung der Datenschutzgrundverordnung (DSGVO) und anderer Vorschriften zum Datenschutz.
4. Um Datenschutzbeauftragte werden zu können muss man eine Prüfung vor der Zahnärztekammer ablegen.
5. Eine Datenschutzbeauftragte muss immer ernannt werden, wenn die Praxis einen Internetzugang hat.
6. Die Datenschutzbeauftragte muss die gesetzlichen Regelungen zum Datenschutz kennen und anwenden können.

Lösungsziffern ______ ☐ ☐

4. Welche Aussagen sind falsch? (2)

1. Eltern dürfen die Aufzeichnungen ihrer Kinder einsehen, bis diese 18 Jahre alt sind.
2. Ein Patient kann von seinem Zahnarzt Auskunft verlangen, an welche Empfänger seine persönlichen Daten weitergegeben wurden.
3. Ein Patient kann von seinem Zahnarzt Auskunft über den Zweck der Speicherung seiner persönlichen Daten verlangen.
4. Wünscht ein Patient Auskunft über seine persönlichen Daten, dann kann der Zahnarzt ihn in seine Aufzeichnungen Einblick gewähren.
5. Bei der Auskunftserteilung über die gespeicherten persönlichen Daten von Patienten handelt es sich um eine Zusatzleistung, die nach GOZ abrechnet werden kann.
6. Ein Patient kann, von wenigen Ausnahmen abgesehen, von seinem Zahnarzt Auskunft über die zu seiner Person gespeicherten Daten verlangen.

Lösungsziffern ______ ☐ ☐

5. Welche Aussagen zum Umgang mit personenbezogenen Daten gemäß Datenschutzgrundverordnung (DSGVO) sind falsch? (2)

1. Ein Patient hat das Recht, dass seine Daten berichtigt werden, wenn sie unrichtig sind.
2. Personenbezogene Daten dürfen nicht von Auszubildenden eingesehen werden.
3. Ein Patient hat das Recht, dass seine Daten gesperrt werden, wenn er der Meinung ist, dass die Daten falsch sind, und sich weder die Richtigkeit noch die Unrichtigkeit der Daten feststellen lässt.
4. Ein Patient hat das Recht, dass auch Verdachtsdiagnosen, die sich nicht bewahrheitet haben, gelöscht werden.
5. Personenbezogene Daten einer Zahnarztpraxis dürfen nicht gelöscht werden, wenn ihre gesetzlich vorgeschriebene Aufbewahrungsfrist noch nicht abgelaufen ist.
6. Ein Patient hat das Recht, dass seine Daten gelöscht werden, wenn ihre Speicherung nicht erlaubt ist.

Lösungsziffern ______ ☐ ☐

→ *Lösungen zu diesen Aufgaben siehe S. 448*

6. Welche Aussagen sind falsch? (2)

1. Unter Datensicherung versteht man alle Verfahren, die sich gegen den Verlust oder die Verfälschung von Daten durch menschliche, technische oder sonstige Ursachen richten.
2. Ein besonders wichtiges Verfahren der Datensicherung für eine Zahnarztpraxis ist die regelmäßige Anfertigung von Sicherungskopien des zu sichernden Datenbestandes.
3. Der Zahnarzt muss grundsätzlich nur 5 Jahre lang in der Lage sein, elektronisch abgespeicherte Patientendokumentationen wieder lesbar zu machen.
4. Benutzte Datenträger, die weggeworfen werden sollen, müssen unter Beachtung des Datenschutzes fachgerecht unbrauchbar gemacht werden.
5. Datenträger, die zur Datensicherung benutzt werden, sollte man möglichst im gleichen Raum aufbewahren, in dem der Computer steht, damit man sie bei Bedarf möglichst schnell zur Hand hat.
6. Der Zahnarzt muss auch darauf achten, dass das Personal, das von Fremdfirmen kommt, um die Computeranlage in der Zahnarztpraxis zu warten, den Datenschutz strikt beachtet.

Lösungsziffern ______ ☐ ☐

7. Welche Aussagen sind richtig? (2)

1. Ein besonders gutes Passwort für ein Computerprogramm sollte nicht länger als 4 Zeichen sein und möglichst aus persönlichen Daten bestehen, damit man es sich leicht merken kann.
2. Ein gutes Passwort sollte auch Sonderzeichen und Großbuchstaben enthalten.
3. Wenn man sich ein gutes Passwort ausgedacht hat, dann kann man das über mehrere Jahre behalten, damit man nicht immer neu nachdenken muss.
4. Damit man sein Passwort nicht vergisst, sollte man es an einem geheimen Ort aufschreiben, z. B. hinter dem Monitor.
5. Man sollte auf dem Computer die Möglichkeit „Speicherung von Passwörtern" deaktivieren.
6. Falls eine Kollegin vom eigenen Passwort Kenntnis erlangt, dann sollte man sein Passwort in den nächsten Tagen ändern.

Lösungsziffern ______ ☐ ☐

8. Welche Aussagen (auf dieser und der nächsten Seite oben) sind richtig? (2)

1. Ein Virenschutzprogramm auf einem Praxis-PC ist nur dann erforderlich, wenn man mehr als eine halbe Stunde pro Tag im Internet surft.
2. Ein Virenschutzprogramm sollte möglichst einmal im Monat aktualisiert werden.
3. Wenn Virenschutzprogramme immer auf dem aktuellen Stand sind, dann bieten sie einen hundertprozentigen Schutz vor Computerviren.

→ *Lösungen zu diesen Aufgaben siehe S. 448*

4. Eine besonders gute Schutzmaßnahme für Patientendaten ist es, wenn die Rechner in der Praxis, die einen Internetzugang haben, keine Verbindung zu den Rechnern haben, die für die Erfassung und Abspeicherung von Patientendaten genutzt werden.
5. Ein Computervirus ist nur in der Lage, Patientendaten zu löschen, sie über das Internet versenden, kann er nicht.
6. Wenn man in der Praxis ein Computer-Netzwerk hat, dann muss ein Virenschutz für alle angeschlossenen Computer vorhanden sein.

Lösungsziffern ______________ ☐ ☐

9. Welche Aussagen zur Datensicherung sind falsch? (2)

1. Eine Datensicherung mit Bandlaufwerk hat den Nachteil, dass die Bänder in der Regel nur eine geringe Aufnahme-Kapazität und eine kurze Haltbarkeit haben.
2. Eine Datensicherung im Netzwerk muss für jeden PC einzeln erfolgen.
3. Nachteilig bei einer Datensicherung durch eine wiederbeschreibbare DVD ist die Anfälligkeit für Kratzer.
4. Bei einer Datensicherung mit einem USB-Stick besteht die große Gefahr, dass man den USB-Stick verliert, weil dieser so klein ist.
5. Unter bestimmten Bedingungen dürfen Patientendaten auch in einer Cloud gesichert werden.
6. Bei einer Datensicherung durch eine externe Festplatte können Stöße und unsachgemäße Behandlung zum Defekt und damit zum Datenverlust führen.

Lösungsziffern ______________ ☐ ☐

Praxisorganisation und -verwaltung

10. Welche Aussagen zur Datensicherung sind richtig? (2)

1. Das Großvater-Vater-Sohn-Prinzip gewährleistet, dass der Zahnarzt bei Datenverlust immer vier funktionsfähige Kopien der Computerdaten hat.
2. Durch eine Zugriffskontrolle wird sichergestellt, dass nur bestimmte Personen Zutritt zu den Räumen mit Rechnern haben.
3. Bei einer Protokollierung der Benutzeraktivitäten wird von einer Zahnmedizinischen Fachangestellten genau festgehalten, wer welche Eingaben am PC gemacht hat.
4. Durch eine Zugangskontrolle soll sichergestellt werden, dass nur berechtigte Personen sich auf dem Rechner anmelden können.
5. Durch eine Zutrittskontrolle wird sichergestellt, dass ein Benutzer nur auf die Daten zugreifen darf, die er für seine tägliche Arbeit benötigt.
6. Mit der Zugriffskontrolle gibt man verschiedenen Nutzern des PCs unterschiedliche Rechte, z. B. Daten nur zu lesen oder sie auch zu verändern.

Lösungsziffern ______________ ☐ ☐

→ *Lösungen zu diesen Aufgaben siehe S. 448*

11. Welche der folgenden Maßnahmen dienen nicht der Datensicherung? (2)

1. Aufbewahrung der Sicherungskopien in einem einbruchssicheren, feuerfesten Raum
2. Einbau einer Alarmanlage in der Praxis
3. Verpflichtung der Zahnmedizinischen Fachangestellten, die Schweigepflicht zu beachten
4. Einbau einer speziellen Türsicherung in die Praxisaußentür
5. Zerstörung nicht mehr benötigter Datenträger durch einen Shredder
6. Verwendung von Schlüsselschaltern, sodass ein Computer nur eingeschaltet werden kann, wenn man den dazu erforderlichen Schlüssel besitzt

Lösungsziffern ____ ☐ ☐

12. Beurteilen Sie das Verhalten der Zahnmedizinischen Fachangestellten Sandra hinsichtlich des Einhaltens des Datenschutzes. Welches Verhalten von Sandra ist nicht korrekt? (1)

1. Sandra bittet einen schwerhörigen Patienten in ein Behandlungszimmer, um ihm auf Anweisung des Zahnarztes einen Befund mitzuteilen.
2. Sandra achtet darauf, dass an der Anmeldung die anderen Patienten die Daten des Patienten, den sie gerade bedient, nicht mithören oder sehen können.
3. Um einem Patienten auf Anweisung des Zahnarztes einen Befund am Telefon mitzuteilen, geht Sandra in ein Sprechzimmer.
4. Ein Mann betritt die Praxis und sagt, dass er das Rezept für seine Frau abholen will. Der Mann hat keine Vollmacht dabei. Sandra weigert sich, dem Mann das Rezept mitzugeben.
5. Sandra erhält einen Anruf. Der Anrufer behauptet von der Techniker Krankenkasse zu sein und möchte den Grund der Krankschreibung des Patienten Hilbert Meyer wissen. Sandra gibt bereitwillig Auskunft, da der Anrufer ja gesagt hat, dass er von der Techniker Krankenkasse ist und sie weiß, dass Krankenkassen bestimmte Auskunftsrechte haben.
6. Sandra achtet darauf, dass der Techniker, der die Computeranlage repariert, nicht mehr Einblick in Patientendaten hat, als es zur Erfüllung seiner Aufgabe notwendig ist.

Lösungsziffer ____ ☐

Praxisorganisation und -verwaltung

13. Erklären Sie kurz, was man unter sogenannten Trojanischen Pferden bei Computerviren versteht.

____

____

____

____

⟶ *Lösungen zu diesen Aufgaben siehe S. 448*

14. Was versteht man unter einer sogenannten Plausibilitätsprüfung?

____

____

____

____

1.3.10 Materialbeschaffung und -verwaltung

1. Welche Aussagen zu einer Anfrage sind falsch? (2)

1. Auf eine Anfrage muss auf dem gleichen Weg geantwortet werden, wie man sie erhalten hat.
2. Als Antwort auf eine Anfrage kann man allgemeine Informationen oder auch ein Angebot bekommen.
3. Eine Anfrage ist rechtlich gesehen immer unverbindlich.
4. Eine Anfrage für Praxisbedarf kann nur vom Zahnarzt selber vorgenommen werden, sonst ist sie ungültig.
5. Durch eine Anfrage können auch schon Informationen zu den Lieferungs- und Zahlungsbedingungen erbeten werden.
6. Bei einer Anfrage bittet der Zahnarzt um Informationen zu Waren oder Dienstleistungen, die der Zahnarzt beschaffen bzw. in Anspruch nehmen möchte.

Lösungsziffern ______________ ☐ ☐

2. Welche Aussagen zu einem Angebot sind [1] richtig oder [6] falsch? (6)

A) Ein Angebot ist eine an den Käufer gerichtete Willenserklärung. ______ ☐

B) Ein Angebot muss immer schriftlich erfolgen. ______ ☐

C) Ein Angebot darf einem möglichen Käufer nicht unverlangt zugesendet werden. ______ ☐

D) Durch ein Angebot verpflichtet sich der Verkäufer, die im Angebot genannte Ware zu den festgelegten Bedingungen zu liefern. ______ ☐

E) Prospekte und Kataloge sind keine Angebote im rechtlichen Sinn. ______ ☐

F) Ein Angebot ist immer verbindlich, auch wenn es Freizeichnungsklauseln enthält. ______ ☐

→ *Lösungen zu diesen Aufgaben siehe S. 448*

3. Welche Aussagen zu einem Angebotsvergleich sind richtig? (2)

1. Man sollte nur nach dem Endpreis schauen.
2. Auch die Garantiezeit ist bei einem Kauf wichtig.
3. Die Lieferzeit eines gekauften Gutes spielt keine Rolle.
4. Durch die Gewährung von Skonto kann der tatsächlich zu zahlende Kaufpreis sinken.
5. Im Listenpreis ist immer schon die Umsatzsteuer enthalten.
6. Alle gekauften Waren werden immer frei Haus geliefert.

Lösungsziffern ______ ☐ ☐

4. Welche Aussagen zum Angebotsvergleich sind richtig? (2)

1. Der Rabatt erhöht den Endpreis.
2. Die Umsatzsteuer senkt den Endpreis.
3. Der Verkaufspreis netto enthält noch keine Umsatzsteuer.
4. Der Verkaufspreis brutto enthält die Lieferkosten.
5. Der Endpreis ist immer niedriger als der Listenpreis.
6. Skonto kann den Endpreis erhöhen.

Lösungsziffern ______ ☐ ☐

5. Welche Aussagen sind falsch? (2)

1. Wenn ein Angebot befristet ist, dann kann es nur innerhalb der angegebenen Frist angenommen werden. Nach Fristablauf gilt es nicht mehr.
2. Ein unbefristetes Angebot erlischt niemals.
3. Ein unter Anwesenden gemachter Antrag kann nur sofort angenommen werden. Dies gilt auch für Telefonate.
4. Wenn ein Angebot nicht fristgerecht angenommen wird, dann gilt eine verspätete Annahme des Angebots als neuer Antrag auf Abschluss des Kaufvertrags zu den im Angebot genannten Bedingungen.
5. Ein Angebot ist immer verbindlich, es sei denn, der Käufer hat die Verbindlichkeit ganz oder teilweise ausgeschlossen.
6. Man kann die Verbindlichkeit bei unbefristeten Angeboten nicht ausschließen.

Lösungsziffern ______ ☐ ☐

6. Welche Aussagen sind falsch? (2)

1. Wenn der Käufer den Antrag zum Abschluss eines Kaufvertrags stellt, dann nennt man das eine Bestellung.
2. Wenn der Verkäufer den Antrag zum Abschluss eines Kaufvertrags stellt, dann nennt man das ein Angebot.
3. Wenn der Verkäufer den Antrag zum Abschluss eines Kaufvertrags annimmt, dann nennt man das eine Auftragsbestätigung.
4. Wenn der Käufer den Antrag zum Abschluss eines Kaufvertrags annimmt, dann nennt man das eine Auftragsbestätigung.
5. Ein Kaufvertrag kommt durch Anfrage und Angebot zustande.
6. Ein Kaufvertrag kommt durch Antrag und Annahme zustande.

Lösungsziffern ______ ☐ ☐

→ *Lösungen zu diesen Aufgaben siehe S. 448*

7. Welche Aussagen zu den Pflichten aus dem Verpflichtungsgeschäft eines Kaufvertrags sind falsch? (2)

1. Der Verkäufer hat die Pflicht, die Ware mangelfrei zu liefern.
2. Der Verkäufer ist verpflichtet, die Ware fristgemäß zu liefern.
3. Der Verkäufer hat die Pflicht, den Besitz an der Ware zu übertragen.
4. Der Käufer ist verpflichtet, den Kaufpreis fristgemäß zu zahlen.
5. Der Käufer ist verpflichtet, den Kaufpreis per Überweisung zu bezahlen.
6. Der Käufer ist verpflichtet, die von ihm gekaufte Ware anzunehmen.

Lösungsziffern ______ ☐ ☐

8. Welche Aussage ist falsch? (1)

1. In den Lieferungsbedingungen wird bestimmt, wer die Kosten für die Verpackung der Ware zu tragen hat.
2. In den Lieferungsbedingungen wird bestimmt, wer die Kosten für den Transport der Ware zu tragen hat.
3. Wenn die Lieferzeit in den Lieferungsbedingungen nicht festgelegt wurde, dann kann der Käufer die Lieferung der Ware sofort verlangen.
4. Wenn keine Vereinbarungen in den Lieferungsbedingungen getroffen worden sind, dann hat der Verkäufer die Kosten für den Transport der Ware zum Käufer zu tragen.
5. Wenn in den Lieferungsbedingungen ein genauer Liefertermin vereinbart wurde, dann spricht man von einem Fixkauf.
6. Der Verkäufer muss die Ware an seinem Erfüllungsort bereitstellen.

Lösungsziffer ______ ☐

9. Welche Aussagen sind richtig? (2)

1. Die Inanspruchnahme eines Skontos kann sich auch dann lohnen, wenn man dafür einen Kredit aufnehmen muss.
2. Skonto wird dafür gewährt, dass der Käufer eine große Menge einer Ware kauft.
3. Ein Treuerabatt wird dafür gewährt, dass der Käufer regelmäßig beim Verkäufer bestellt.
4. Sonderrabatt nennt man einen Preisnachlass, der dafür gewährt wird, dass der Verkäufer eine bestimmte Zeit vor dem festgelegten Zahlungszeitpunkt zahlt.
5. Ein Mengenrabatt wird gewährt aus besonderen Anlässen wie z. B. einem Firmenjubiläum.
6. Ab einer bestimmten Abnahmemenge muss der Verkäufer einen Rabatt gewähren.

Lösungsziffern ______ ☐ ☐

10. Welche der folgenden Aussagen (auf dieser und der nächsten Seite oben) sind falsch? (2)

1. Der Erfüllungsort ist der Ort, an dem der Käufer bzw. der Verkäufer seine Pflichten aus dem Kaufvertrag zu erfüllen hat.
2. Wenn nichts anderes vereinbart ist, dann ist der Wohn- oder Geschäftssitz des Verkäufers auch sein Erfüllungsort.
3. Der Erfüllungsort kann zwischen Käufer und Verkäufer nicht frei vereinbart werden, sondern ist immer der Geschäftssitz des Verkäufers.

→ *Lösungen zu diesen Aufgaben siehe S. 448*

4. Wenn kein besonderer Erfüllungsort vereinbart wurde, dann sind Warenschulden sogenannte Bringschulden.
5. Wenn kein besonderer Erfüllungsort vereinbart wurde, dann sind Geldschulden sogenannte Schickschulden.
6. Bei Schickschulden muss der Käufer dem Verkäufer das Geld auf seine Kosten übermitteln, z. B. durch eine Überweisung.

Lösungsziffern ____________ ☐ ☐

11. Dr. Gutenberg, der seine Praxis in seinem Wohnhaus in Hamburg hat, möchte eine neue Praxiseinrichtung bei der Möbelhandlung Freytag in München kaufen. Zum Gerichtsstand liegen keine vertraglichen Vereinbarungen vor. Welche Aussagen sind falsch? (2)

1. Der Gerichtsstand ist der Ort, an dem das Gericht seinen Sitz hat, an dem Dr. Gutenberg gegen den Verkäufer klagen kann, wenn der Verkäufer seine Pflichten aus dem Kaufvertrag nicht erfüllt.
2. Dr. Gutenberg kann den Gerichtstand für den Kaufvertrag über die Praxiseinrichtung frei wählen.
3. Die Möbelhandlung Freytag müsste Dr. Gutenberg in Hamburg verklagen, wenn Dr. Gutenberg nicht zahlt.
4. Dr. Gutenberg müsste die Möbelhandlung Freytag in München verklagen, wenn diese die Ware nicht mangelfrei liefert.
5. Wenn Dr. Gutenberg Angst haben sollte, dass er wegen des Möbelkaufs in Süddeutschland vor Gericht klagen muss, dann sollte er unter diesem Gesichtspunkt die Möbel bei einem Geschäft in der Nähe kaufen.
6. Dr. Gutenberg könnte den Gerichtsstand frei wählen, wenn er für sich als Privatperson Möbel kaufen würde.

Lösungsziffern ____________ ☐ ☐

Praxisorganisation und -verwaltung

12. Welcher wichtige Gesichtspunkt für den Kauf einer Ware kann bei einem Angebotsvergleich nicht durch den Vergleich der schriftlichen Angebote herausgefunden werden? (1)

1. der Preis der Ware
2. der Gerichtsstand des Verkäufers
3. die Zuverlässigkeit des Anbieters
4. die voraussichtliche Lieferzeit
5. die Zahlungsbedingungen
6. die Garantiedauer

Lösungsziffer ____________ ☐

13. Dr. Gutenberg kauft 10 neue Latexhandschuhe Modell „handfreundlich" bei einem neuen Lieferanten, um sie auszuprobieren. Welche Aussage ist richtig? (1)

1. Es handelt sich um einen Kauf zur Probe, weil nur eine kleine Menge gekauft wird, um sie auszuprobieren.
2. Es handelt sich um einen Kauf auf Probe, weil die 10 Handschuhe eine Probe darstellen und Dr. Gutenberg später entsprechend der Probe eventuell weitere kaufen möchte.
3. Es handelt sich um einen Kauf nach Probe, weil Dr. Gutenberg bei diesem Kauf das Recht hat, die gebrauchten Handschuhe zurückzugeben, wenn sie ihm nicht gefallen.
4. Es handelt sich um einen Gattungskauf, da die Handschuhe extra für Dr. Gutenberg angefertigt werden.

→ *Lösungen zu diesen Aufgaben siehe S. 448*

5. Es handelt sich um einen Stückkauf, da die Handschuhe eine sogenannte vertretbare Sache sind, sie also nach Anzahl, Maß oder Gewicht gekauft wird.
6. Es handelt sich um einen Ratenkauf, da Dr. Gutenberg mehr als ein Stück kauft.

Lösungsziffer ________ ☐

14. Welche Aussage ist richtig? (1)

1. Bei einem Bürgerlichen Kauf wird eine Ware von einem Unternehmer an eine Privatperson verkauft.
2. Bei einem zweiseitigen Handelskauf sind beide Vertragspartner Privatpersonen.
3. Bei einem Verbrauchsgüterkauf sind beide Vertragspartner Unternehmer.
4. Bei einem Terminkauf wird eine bestimmte Lieferfrist vereinbart.
5. Bei einem Zielkauf muss die Rechnung sofort bezahlt werden.
6. Bei einem einseitigen Handelskauf verkauft der eine Vertragspartner immer über das Internet.

Lösungsziffer ________ ☐

15. Dr. Gutenberg möchte eine neue Wartezimmereinrichtung kaufen, der Verkäufer möchte beim Vertragabschluss seine AGBs verwenden. Welche Aussagen zur Gültigkeit der AGBs sind falsch? (2)

1. Die AGBs werden nur dann Bestandteil des Kaufvertrages, wenn der Verkäufer ausdrücklich auf sie hinweist.
2. Wenn eine AGB-Bestimmung ungültig ist, dann sind es in der Regel die anderen auch.
3. Die AGBs werden nur dann Bestandteil des Kaufvertrages, wenn Dr. Gutenberg ausdrücklich mit der Geltung der AGBs einverstanden ist.
4. Die AGBs des Verkäufers haben Vorrang vor persönlichen Absprachen zwischen Dr. Gutenberg und dem Verkäufer.
5. Die AGBs werden nur dann Bestandteil des Kaufvertrages, wenn sie für Dr. Gutenberg in verständlicher Form formuliert sind.
6. Die AGBs werden nur dann Bestandteil des Kaufvertrages, wenn Dr. Gutenberg in zumutbarer Weise von den AGBs Kenntnis nehmen kann.

Lösungsziffern ________ ☐ ☐

16. Welche Aussagen zu den AGB (auf dieser und der nächsten Seite oben) sind falsch? (2)

1. Allgemeine Geschäftsbedingungen sind für eine Vielzahl von Verträgen vorformulierte Geschäftsbedingungen.
2. Wenn AGBs überraschende Klauseln enthalten, dann sind die überraschenden Klauseln ungültig.
3. AGBs müssen vom zuständigen Verbraucherschutzministerium genehmigt werden, damit sie gelten.
4. Wenn ein Verkäufer AGBs verwendet, die unklar oder mehrdeutig abgefasst sind, dann hat bei Streitigkeiten über diese AGB-Klauseln der Verkäufer automatisch Unrecht.
5. Wenn AGBs älter als fünf Jahre sind, dann dürfen sie in Verträgen nicht mehr verwendet werden.

→ *Lösungen zu diesen Aufgaben siehe S. 448*

6. Wenn AGBs absolut verbotene Klauseln beinhalten, dann bleibt der zugrunde liegende Vertrag trotzdem gültig, allerdings ohne diese Klauseln.

Lösungsziffern ____________________

17. Welche Aussage ist falsch? (1)

1. Ratenkaufverträge über 200,00 € und mehr kann der Kreditnehmer innerhalb von 4 Wochen widerrufen.
2. Ratenkaufverträge müssen grundsätzlich schriftlich abgeschlossen werden.
3. Ratenkaufverträge müssen den Barzahlungspreis beinhalten.
4. Im Ratenkaufvertrag muss der effektive Zins angegeben werden.
5. Im Ratenkaufvertrag muss die Höhe der einzelnen Raten angegeben werden.
6. Ratenkaufverträge müssen den Teilzahlungspreis beinhalten.

Lösungsziffer ____________________

18. Welche Aussage zum Verbrauchsgüterkauf ist falsch? (1)

1. Bei einem Verbrauchsgüterkauf muss eine Garantieerklärung einfach und verständlich sein.
2. Wenn bei einem Verbrauchsgüterkauf die Ware einen Mangel hat, dann muss der Verkäufer in den ersten neun Monaten nach Kauf bzw. Lieferung beweisen, dass die gekaufte Sache beim Kauf bzw. der Lieferung mangelfrei war.
3. Beim Verbrauchsgüterkauf darf der Verkäufer die gesetzliche Sachmängelhaftung nicht einschränken.
4. Bei einem Verbrauchsgüterkauf darf die gesetzliche Gewährleistungsfrist von zwei Jahren nicht verkürzt werden, wenn es sich um neue Ware handelt.
5. Wenn die gekaufte Ware auf Wunsch des Käufers an den Käufer versendet wird, dann muss der Verkäufer das Risiko der Beschädigung der Ware während des Versands tragen.
6. Ein Verbrauchsgüterkauf liegt vor, wenn ein Verbraucher bei einem Unternehmer eine bewegliche Sache kauft.

Lösungsziffer ____________________

19. Welche Aussagen zur Nicht-Rechtzeitig-Lieferung (Lieferungsverzug) sind falsch? (2)

1. Beim Fixkauf ist keine Mahnung erforderlich, damit der Verkäufer in Verzug gerät.
2. Wenn der Verkäufer die Lieferung verweigert, dann ist eine Mahnung erforderlich, damit der Verkäufer in Verzug gerät.
3. Wenn die Lieferung nicht kalendermäßig bestimmt ist, dann ist eine Mahnung erforderlich, damit der Verkäufer in Verzug kommt.
4. Beim Gattungskauf gerät der Lieferer auch ohne Verschulden in Verzug, wenn die sonstigen Voraussetzungen erfüllt sind.
5. Beim Stückkauf kommt der Lieferer nur in Verzug, wenn er vorsätzlich oder fahrlässig handelt.
6. Bevor der Käufer vom Verkäufer Schadensersatz verlangen kann, muss er ihn vor Gericht verklagen.

Lösungsziffern ____________________

→ *Lösungen zu diesen Aufgaben siehe S. 448*

20. Welche der folgenden Rechte bei Schlechtleistung (mangelhafte Lieferung) sind vorrangige Rechte des Käufers? (2)

1. Minderung
2. Ersatz vergeblicher Aufwendungen
3. Nachbesserung
4. Rücktritt vom Vertrag
5. Neulieferung
6. Schadensersatz statt Leistung

Lösungsziffern ______________ ☐ ☐

21. Bei einer Privatliquidation fehlt jegliche Angabe zur Fälligkeit. Wann gerät der Schuldner in Verzug? (1)

1. Er gerät sofort in Verzug.
2. Er gerät erst nach einer Mahnung in Verzug.
3. Er gerät nach dreißig Tagen ab Rechnungsdatum in Verzug.
4. Er gerät dreißig Tage nach Zugang der Rechnung in Verzug.
5. Er gerät dreißig Tage nach Beendigung der Behandlung in Verzug.
6. Er gerät 14 Tage ab Rechnungsdatum in Verzug.

Lösungsziffer ______________ ☐

22. Welche Aussage zu den Rechten des Verkäufers bei Annahmeverzug ist falsch? (1)

1. Der Verkäufer kann den Käufer auf Abnahme verklagen.
2. Der Käufer trägt das Risiko der Wertminderung der Ware ab dem Zeitpunkt der Verweigerung der Annahme der Ware.
3. Der Verkäufer kann vom Vertrag zurücktreten
4. Der Verkäufer kann den Selbsthilfeverkauf durchführen.
5. Der Verkäufer kann bei jeder Art von Ware einen Notverkauf durchführen.
6. Bei einem Selbsthilfeverkauf muss der Käufer die normalerweise anfallenden Mindererlöse bezahlen.

Lösungsziffer ______________ ☐

23. Welche Aussagen sind falsch? (2)

1. Bei Garantien handelt es sich stets um eine freiwillige Leistung des Verkäufers oder des Herstellers einer Sache.
2. Die Gewährleistung bzw. Haftung für Sachmängel ist gesetzlich geregelt und bei Verbrauchsgüterkäufen eine Pflichtleistung des Verkäufers.
3. Eine fehlende Garantie hat keine Auswirkungen auf die gesetzlichen Gewährleistungsrechte des Käufers bei einem Verbrauchsgüterkauf.
4. Die Garantiefrist für eine Ware muss bei einem Verbrauchsgüterkauf immer mindestens drei Jahre betragen.

→ *Lösungen zu diesen Aufgaben siehe S. 448*

5. Kulanz ist eine freiwillige Reparatur-, Service- oder sonstige Leistung des Verkäufers, ohne dass der Käufer ein gesetzliches oder vertragliches Recht auf diese Leistungen hat.
6. Wenn man auf seine gesetzlichen Gewährleistungsrechte verzichtet, dann darf der Verkäufer die Ware dem Kunden billiger verkaufen.

Lösungsziffern ______ ☐ ☐

24. Welche Aussagen zum Versandhandelskauf sind [1] richtig oder [6] falsch? (6)

A) Der Verkäufer muss den Käufer über seine genaue Adresse informieren. ______ ☐

B) Der Verkäufer muss die wesentlichen Merkmale der Ware beschreiben. ______ ☐

C) Der Verkäufer muss den Käufer über den Zeitpunkt, zudem der Vertrag zustande kommt, informieren. ______ ☐

D) Der Verkäufer muss dem Käufer den Endpreis der Ware mitteilen. ______ ☐

E) Der Verkäufer muss den Käufer über das Widerrufs- und Rückgaberecht informieren. ______ ☐

F) Zum Versandhandelskauf zählen keine Käufe per SMS. ______ ☐

25. Welche Aussage ist falsch? (1)

1. Der Mindestbestand ist die untere Bestandsgrenze bei der Lagerhaltung eines Artikels.
2. Der Mindestbestand dient der Überbrückung von Lieferungsausfällen.
3. Der Meldebestand ist diejenige Lagerbestandsmenge, bei deren Erreichen oder Unterschreiten eine Bestellung erfolgen sollte.
4. Der Meldebestand ist so festzulegen, dass er für den während der Beschaffungszeit anfallenden Materialverbrauch ausreicht.
5. Die Beschaffungszeit umfasst die Zeit von der Bedarfsmeldung bis zu dem Zeitpunkt, an dem die zu beschaffende Ware geliefert wird.
6. Der Mindestbestand ist immer höher als der Meldebestand.

Lösungsziffer ______ ☐

26. Dr. Gutenberg bekommt von seinem Lieferanten Praxisbedarf in seine Praxis geliefert. Die Zahnmedizinische Fachangestellte Sandra nimmt die Ware an. Was sollte Sandra noch in Anwesenheit des Lieferers tun? (1)

1. die Übereinstimmung von Bestellung und Lieferschein überprüfen
2. den Skonto ausrechnen, wenn man früher als notwendig zahlt
3. die Ware auspacken
4. die Verpackung auf äußere Beschädigungen überprüfen
5. die beigefügte Rechnung mit einem Eingangsstempel versehen
6. den Karton ins Lager bringen

Lösungsziffer ______ ☐

→ *Lösungen zu diesen Aufgaben siehe S. 448*

27. Welche Aussagen zur Lagerhaltung sind falsch? (2)

1. Wenn der Lagerbestand zu hoch ist, dann kann es vorkommen, dass man Ware wegen Ablauf des Mindesthaltbarkeitsdatums wegwerfen muss.
2. Eine große Bestellmenge führt in der Regel zu höheren Transportkosten pro gekaufter Einheit.
3. Ein hoher Lagerbestand schützt eine gewisse Zeit vor Preiserhöhungen.
4. Ein hoher Lagerbestand kann dadurch entstehen, das derjenige, der bestellt, gerne Rabatte ausnutzen möchte.
5. Die Kosten der Lagerhaltung bestehen nur aus den Kosten für die gelagerte Ware.
6. Eine hohe Lagerumschlagshäufigkeit führt dazu, dass man schneller Produktneuheiten einsetzen kann.

Lösungsziffern ______________________________ ☐ ☐

28. Welche Aussagen zur Lagerhaltung sind falsch? (2)

1. Lagerbücher und Lagerkarteien dürfen aus gesetzlichen Gründen nicht mit einem Computer geführt werden.
2. Man sollte regelmäßig das Haltbarkeitsdatum der eingelagerten Ware überprüfen.
3. Betäubungsmittel müssen einbruchssicher eingelagert werden.
4. Man sollte immer zuerst die neu gelieferte Ware verbrauchen, damit man im Lager nicht so viel umräumen muss.
5. Zu- und Abgänge von Betäubungsmitteln müssen in einem gesonderten Buch erfasst werden.
6. Praxisbedarf, der in das Lager kommt, sollte in einer Lagerkartei eingetragen werden.

Lösungsziffern ______________________________ ☐ ☐

29. Dr. Gutenberg möchte einen neuen Schreibtisch kaufen. Wodurch könnte er mögliche Bezugsquellen herausfinden?

____

____

____

____

____

____

⟶ Lösungen zu diesen Aufgaben siehe S. 448

30. Nennen Sie sechs übliche Inhalte eines Angebots.

31. Nennen Sie vier Rechte bei Nicht-rechtzeitig-Lieferung (Lieferungsverzug).

32. Nennen Sie sechs Sachmängelarten.

33. Nennen Sie drei Rechte des Gläubigers bei Zahlungsverzug.

⟶ Lösungen zu diesen Aufgaben siehe S. 448

1.4 Wirtschafts- und Sozialkunde

1.4.1 Rechtliche Grundlagen

1. Welche Aussagen sind [1] richtig oder [6] falsch? (6)

A) Rechtsfähigkeit ist die Fähigkeit von natürlichen Personen, Träger von Rechten und Pflichten zu sein. ______ ☐

B) Die Rechtsfähigkeit beginnt mit der Vollendung der Geburt. ______ ☐

C) Die Rechtsfähigkeit endet mit dem Tod. ______ ☐

D) Man kann natürlichen Personen ihre Rechtsfähigkeit entziehen, wenn sie zu einer Gefängnisstrafe von mehr als zwei Jahren verurteilt worden sind. ______ ☐

E) Auch juristische Personen besitzen Rechtsfähigkeit. ______ ☐

F) Personen, die geistig verwirrt sind, besitzen keine Rechtsfähigkeit. ______ ☐

2. Die 8-jährige Tabea möchte in der Apotheke eine Tube Zahnpasta kaufen. Welche Aussagen sind [1] richtig oder [6] falsch? (6)

A) Tabea benötigt zu diesem Kauf unbedingt die Zustimmung ihrer Eltern. ☐

B) Wenn sie die Tube Zahnpasta ohne vorherige Erlaubnis ihrer Eltern (Einwilligung) kauft, dann ist der Kaufvertrag trotzdem gültig, wenn die Eltern nachträglich einverstanden sind (Genehmigung). ______ ☐

C) Wenn die Eltern mit dem Kauf der Zahnpasta im Voraus einverstanden sind, dann ist der Kauf von Anfang an gültig. ______ ☐

D) Wenn Tabea die Zahnpasta ohne Einwilligung der Eltern kauft, dann muss ein Elternteil noch zur Apotheke gehen und sagen, dass sie mit dem Kauf einverstanden sind. ______ ☐

E) Wenn Tabea die Zahnpasta von ihrem Taschengeld bezahlt, dann ist der Kauf voll gültig. ______ ☐

F) Tabea darf die Zahnpasta noch gar nicht selbst kaufen, da sie mit 8 Jahren noch geschäftsunfähig ist. ______ ☐

3. Die 16-jährige Schülerin Susanne möchte den Gesetzestext zur Geschäftsfähigkeit im Internet nachlesen, weil sie einen Ausbildungsvertrag abschließen will. Welches Stichwort sollte sie in die Suchmaschine eingeben? (1)

1. Jugendarbeitsschutzgesetz
2. Berufsbildungsgesetz
3. Jugendschutzgesetz
4. Bürgerliches Gesetzbuch
5. Tarifvertrag
6. Mutterschutzgesetz

Lösungsziffer ______ ☐

→ *Lösungen zu diesen Aufgaben siehe S. 449*

4. Die 17-jährige Auszubildende Sarah kauft sich ohne Einwilligung der Eltern von ihrer Ausbildungsvergütung für 400,00 € ein neues Handy (ohne Vertragsbindung). Die Eltern haben ihr erlaubt, von der Ausbildungsvergütung 80,00 € als Taschengeld zu behalten, den Rest muss sie an die Eltern abgeben. Welche Aussagen sind richtig? (2)

1. Der Kaufvertrag ist schwebend unwirksam, denn ab einem Kaufpreis von 100,00 € benötigt jeder Kauf, den eine Minderjährige tätigt, automatisch die Zustimmung der Erziehungsberechtigten.
2. Der Kaufvertrag ist gültig, weil Sarah schon älter als 16 Jahre und damit voll geschäftsfähig ist.
3. Der Kaufvertrag ist schwebend unwirksam, die Eltern können den Kauf jedoch noch genehmigen.
4. Der Kaufvertrag ist nichtig, da Sarah zwar mit ihrer Ausbildungsvergütung bezahlt, diese jedoch nicht mit ihrem Taschengeld gleichzusetzen ist
5. Der Kaufvertrag ist gültig, da die Eltern Sarah ja die Aufnahme der Ausbildung gestattet haben und somit jede minderjährige Auszubildende automatisch selbst darüber bestimmen kann, was sie mit ihrer Ausbildungsvergütung machen will.
6. Der Kaufvertrag ist schwebend unwirksam, die Eltern können den Kauf rückgängig machen.

Lösungsziffern ______________ ☐ ☐

5. Welche Aussagen zu Rechtsgeschäften sind richtig? (2)

1. Ein Schenkungsvertrag ist ein einseitiges, nicht empfangsbedürftiges Rechtsgeschäft.
2. Eine Kündigung ist ein einseitiges, empfangsbedürftiges Rechtsgeschäft.
3. Ein Ausbildungsvertrag ist ein einseitiges, nicht empfangsbedürftiges Rechtsgeschäft.
4. Ein Kaufvertrag ist ein einseitiges, empfangsbedürftiges Rechtsgeschäft.
5. Ein Mietvertrag ist ein zweiseitiges Rechtsgeschäft.
6. Ein Testament ist ein einseitiges, empfangsbedürftiges Rechtsgeschäft.

Lösungsziffern ______________ ☐ ☐

6. Welches Rechtsgeschäft kann eine 17-jährige Auszubildende ohne Zustimmung der Eltern wirksam vornehmen? (1)

1. Abschluss eines Ausbildungsvertrags
2. Aufnahme eines Kredits bei einer Bank
3. Kauf eines Handys auf Ratenzahlung und Bezahlung mit dem Taschengeld
4. Mieten einer eigenen Wohnung
5. Annahme eines wertvollen Schmuckstücks als Geschenk
6. Kündigung des Ausbildungsvertrages

Lösungsziffer ______________ ☐

→ *Lösungen zu diesen Aufgaben siehe S. 449*

7. Welche der folgenden Rechtsgeschäfte sind schwebend unwirksam? (2)

1. Die 8-jährige Amelie hat von ihren Eltern 8,50 € für den Kauf einer CD von Benjamin Blümchen erhalten, sie kauft sich für den gleichen Preis stattdessen aber eine CD von Pippi Langstrumpf.
2. Die 19-jährige Vanessa kauft ohne Einwilligung der Eltern einen sehr teuren Sportwagen.
3. Der 10-jähriger Jonas kauft im Auftrag seines Vaters auf dem Flohmarkt ein Buch.
4. Die 17-jährige Charlotte kauft gegen den Willen ihrer Eltern und nicht vom Taschengeld im Internet eine Konzertkarte für ein Hip-Hop-Konzert.
5. Der 11-jährige Florian bekommt von seinem Onkel 20,00 € zum Geburtstag geschenkt.
6. Der 6-jährige Lukas kauft sich ohne Wissen der Eltern von seinem Taschengeld im Freibad ein Eis für 0,50 €.

Lösungsziffern ____________________ ☐ ☐

8. Welche Aussagen zur Form von Rechtsgeschäften sind richtig? (2)

1. Notarielle Beglaubigung bedeutet, dass ein Rechtsgeschäft bei einem Notar abgeschlossen wird. Der Notar liest den Personen, die das Rechtsgeschäft abschließen wollen, den Vertragstext vor. Diese müssen mit dem Text einverstanden sein, anschließend unterschreiben alle den Text, auch der Notar.
2. Wenn ein Vertrag durch konkludentes Handeln zustande kommt, dann bedeutet das, dass die vertragsschließenden Personen lediglich schlüssig gehandelt haben, etwas gesprochen oder geschrieben haben sie nicht.
3. Notarielle Beurkundung bedeutet, dass ein Notar die Echtheit der Unterschriften bei einem Rechtsgeschäft überprüft.
4. Ein mündlich abgeschlossenes Rechtsgeschäft muss, wenn eine Vertragpartei das verlangt, immer auch schriftlich abgeschlossen werden.
5. Grundsätzlich gilt in Deutschland, dass Rechtsgeschäfte formlos abgeschlossen werden können.
6. Rechtsgeschäfte, die über das Internet abgeschlossen werden, sind immer schwebend unwirksam.

Lösungsziffern ____________________ ☐ ☐

9. Wann handelt es sich um einen Kauf auf Probe? (2)

1. Karin kauft einen neuen Drucker mit einem Rückgaberecht von zwei Wochen.
2. Dr. Zahn kauft erst eine Packung der neuen Sorte Schutzhandschuhe, als sein Praxisteam mit den Handschuhen zufrieden ist, kauft er mehr.
3. Dr. Zahn sieht sich in einem Tapetenbuch neue Tapeten an. Daraufhin kauft er neue Tapeten für seine Praxis.
4. Karin kauft bei ihrem Einkauf erst 50 g einer neuen Käsesorte. Als er ihr schmeckt kauft sie beim nächsten Einkauf 200 g.
5. Karin sieht sich in einem Baumarkt auf einer Farbtafel Wandfarben an. Sie entscheidet sich für das schöne pink und kauft davon 10 Liter.
6. Ein Vertreter überredet Dr. Zahn ein neues Praxisfernsehgerät zu kaufen. Wenn er nicht zufrieden ist, darf er es zurückgeben.

Lösungsziffern ____________________ ☐ ☐

→ *Lösungen zu diesen Aufgaben siehe S. 449*

10. Bei welchem der folgenden Rechtsgeschäfte ist keine Schriftform vorgeschrieben? (1)

1. Abschluss eines Kaufvertrages über ein Auto
2. Kündigung des Ausbildungsvertrages
3. Abschluss eines Ausbildungsvertrages
4. Abschluss eines Ratenkaufvertrages für Verbraucher
5. Abschluss eines Mietvertrages von mehr als einem Jahr Dauer
6. Abschluss eins befristeten Arbeitsvertrages

Lösungsziffer ______ ☐

11. Welche Aussagen sind [1] richtig oder [6] falsch? (6)

A) Ein nichtiges Rechtsgeschäft ist von Anfang an ungültig. ______ ☐

B) Ein anfechtbares Rechtsgeschäft ist erst voll gültig. Wenn es angefochten wird, dann wird es rückwirkend ungültig. ______ ☐

C) Eine Anfechtung ist ein Vertrag, der die Gültigkeit eines Rechtsgeschäfts widerruft. ______ ☐

D) Jeder Kaufvertrag darf zum Schutz des Käufers 14 Tage lang angefochten werden. ______ ☐

E) Sowohl Käufer als auch Verkäufer können einen Kaufvertrag anfechten, wenn ein gesetzlicher Anfechtungsgrund vorliegt. ______ ☐

F) Nur schriftlich abgeschlossene Verträge können angefochten werden. ______ ☐

12. Entscheiden Sie, welche Rechtsgeschäfte nichtig sind. (2)

1. Die Zahnmedizinische Fachangestellte Jacqueline vertippt sich bei einer Internetbestellung von neuen Tupfern und bestellt statt 50 Kisten 500 Kisten Tupfer.
2. Der 6-jährige Franz kauft sich im Supermarkt ein Eis für 1,00 €.
3. Herr Sondermann hat Herrn Meyer ein Grundstück verkauft. Der Kaufvertrag wurde aber nicht notariell beurkundet.
4. Die Zahnmedizinische Fachangestellte Sandra kauft in einem Kaufhaus einen Pullover für 90,00 €. Zehn Minuten später sieht sie den gleichen Pullover in einem anderen Geschäft für 65,00 €.
5. Der Handyvertrag der Zahnmedizinischen Fachangestellten Jennifer sieht vor, dass 5 % Verzugszinsen über dem Basiszinssatz zu zahlen sind, wenn sie ihre monatliche Rate nicht pünktlich zahlt.
6. Die Zahnmedizinische Fachangestellte Jana kauft sich neue Schuhe. Nach zwei Tagen bricht der Absatz vom linken Schuh ab.

Lösungsziffern ______ ☐ ☐

⟶ Lösungen zu diesen Aufgaben siehe S. 449

13. Entscheiden Sie, welche Rechtsgeschäfte anfechtbar sind. Welche Aussagen sind [1] richtig oder [6] falsch? (6)

A) Die Zahnmedizinische Fachangestellte Svenja kauft ein Auto, bei dem der Kilometerstandsanzeiger 40 000 km anzeigt, in Wirklichkeit ist das Auto aber 140 000 km gefahren. Der Verkäufer hat diesen Umstand gewusst, Svenja aber nicht mitgeteilt. ______ ☐

B) Der Arbeitgeber der Zahnmedizinischen Fachangestellten Janina kündigt ihr, weil sie sich weigert, seine Wohnung zu putzen. ______ ☐

C) Die Zahnmedizinische Fachangestellte Daniela bestellt aus Versehen 10 Kisten Mullbilden bei einem anderen Lieferanten, als sie eigentlich wollte. ______ ☐

D) Die Zahnmedizinische Fachangestellte Ulrike kauft Aktien an der Börse in der Erwatung, dass die Aktienkurse steigen werden. In Wirklichkeit fallen jedoch die Aktienkurse. ______ ☐

E) Die 6-jährige Tochter der Zahnmedizinischen Fachangestellten Svetlana verschenkt ihre Murmeln an ihre Freundin Annalena. ______ ☐

F) Der Türsteher von Lauras Lieblingsdisco droht Laura damit, dass sie nicht mehr in die Disco eingelassen wird, wenn sie nicht ein Sondereintrittsgeld von 10,00 € an ihn zahlt. ______ ☐

14. Die Zahnmedizinische Fachangestellte Irena leiht sich von ihrem Arbeitgeber einige Zeitschriften aus. Welche Aussage ist richtig? (1)

1. Der Zahnarzt bleibt Besitzer der Fachzeitschriften, weil der Besitz die rechtliche Herrschaft über eine Sache ist.
2. Beide sind nun Eigentümer der Zeitschriften, sie teilen sich das Eigentum.
3. Mit der Übergabe der Zeitschriften wird Irena Eigentümerin der Zeitschriften, weil Eigentum die tatsächliche Herrschaft über eine Sache ist.
4. Irena wird Besitzerin der Zeitschriften, der Zahnarzt bleibt aber Eigentümer.
5. Wenn der Zahnarzt vergisst, dass er Irena die Zeitschriften geliehen hat, dann wird sie automatisch Eigentümerin der Zeitschriften.
6. Der Zahnarzt bleibt Besitzer der Zeitschriften, Irena wird Eigentümerin der Zeitschriften.

Lösungsziffer ______ ☐

15. Wann handelt es sich um einen Werkvertrag? (2)

1. Der Zahnarzt Dr. Stadermann führt bei einem Patienten eine Paradontalbehandlung durch.
2. Der Patient Arne Asmussen fährt mit dem Taxi zur Praxis von Dr. Stadermann.
3. Dr. Stadermann zieht der Patientin Luise Voss einen Zahn.
4. Dr. Stadermann erstellt für die Patientin Frauke Frisch einen Prothesenplan.
5. Dr. Stadermann beauftragt den Künstler Remondo ein Gemälde seiner Frau anzufertigen.
6. Dr. Stadermann nimmt einen Kieferabdruck seiner Patientin Sonja Schulz.

Lösungsziffern ______ ☐ ☐

Wirtschafts- und Sozialkunde

→ Lösungen zu diesen Aufgaben siehe S. 449

16. In welchen Fällen liegt eine Geschäftsführung ohne Auftrag vor? (2)

1. Die Zahnmedizinische Fachangestellte Susanne fährt morgens als erste in der Praxis die PCs hoch, obwohl ihr das der Zahnarzt nicht ausdrücklich gesagt hat.
2. Der Patient Hubert Müller fällt in der Praxis von Dr. Meyer in Ohnmacht, die Zahnmedizinische Fachangestellte Natalie leistet Erste Hilfe.
3. Die Zahnmedizinische Fachangestellte Claudia hilft der 80-jährigen Frau Reimann beim Ausfüllen des Anamnesebogens.
4. Die Zahnmedizinische Fachangestellte Kirstin gießt aus eigenem Antrieb die Blumen in der Praxis, als sie sieht, dass diese anfangen welk zu werden.
5. Die Zahnmedizinische Fachangestellte Lara nimmt für die Praxis die Post an.
6. Die Zahnmedizinische Fachangestellte Nina wohnt mit ihrer Freundin Sabrina zusammen. Sabrina ist im Urlaub. Es klingelt an der Haustür und der Postbote bringt für Sabrina ein Paket mit Nachnahme von einer Versandhausbestellung. Nina weiß zwar nichts von dieser Bestellung, nimmt das Paket aber an und zahlt die Nachnahme.

Lösungsziffern ______________________________ ☐ ☐

17. Welche Aussagen sind richtig? (2)

1. Unter Deliktsfähigkeit versteht man, dass eine Person für einen Schaden, den sie vorsätzlich oder fahrlässig verursacht hat, haften muss.
2. Jeder, der noch nicht 21 Jahre alt ist, muss für einen Schaden, den er einem anderen zufügt, dann nicht haften, wenn er noch nicht die erforderliche Einsicht hatte.
3. Jede Person, die noch nicht 8 Jahre alt ist, ist nicht deliktsfähig.
4. Wenn Erziehungsberechtigte ihre Aufsichtspflicht verletzen, dann haften sie unter Umständen für die Schäden, die ihre Kinder anrichten.
5. Erziehungsberechtigte haften auch immer dann für den von ihren Kindern angerichteten Schaden, wenn sie ihrer Aufsichtspflicht nachgekommen sind und der Schaden trotzdem eingetreten ist.
6. Wenn von korrekt beaufsichtigten Kindern unter 7 Jahren ein Schaden angerichtet wird, dann haftet immer der Staat.

Lösungsziffern ______________________________ ☐ ☐

18. Der fünfzehnjährige Jens stiehlt aus der Praxis seines Hausarztes ein Betäubungsmittelrezept, das an der Anmeldung liegt. Die Medizinische Fachangestellte Melina sieht dies und sagt sofort dem Arzt Bescheid. Dieser ruft die Polizei. Jens wird kurz darauf verhaftet, das gestohlene Betäubungsmittelrezept wird bei ihm gefunden. Welche der folgenden sechs Aussagen sind richtig? (2)

1. Jens ist noch nicht strafmündig, da er noch keine 16 Jahre alt ist.
2. Wenn Jens strafmündig ist, dann bedeutet dies, dass er für die Folgen seiner Handlungen strafrechtlich zur Verantwortung gezogen werden kann.
3. Jens ist nur dann strafrechtlich verantwortlich, wenn er zum Tatzeitpunkt von ihrer Entwicklung her reif genug sind, das Unrecht seiner Tat einzusehen.
4. Für Jens gilt aufgrund seines Alters schon das Erwachsenenstrafrecht und nicht das Jugendstrafrecht.

→ *Lösungen zu diesen Aufgaben siehe S. 449*

5. Auch wenn Jens bei Tat schon 22 Jahre alt gewesen wäre, hätte für ihn noch nach Prüfung seines Reifezustands das Jugendstrafrecht gelten können.
6. Wenn Jens wegen dieser Straftat verurteilt wird, dann muss er zwingend ins Gefängnis.

Lösungsziffern ______ ☐ ☐

19. Welche Aussagen zur Verjährung sind [1] richtig oder [6] falsch? (6)

A) Verjährung bedeutet, dass der Schuldner nach Ablauf der Verjährungsfrist nicht mehr leisten muss, aber noch leisten darf. ______ ☐

B) Wenn die Verjährung gehemmt ist, dann ist die Verjährung angehalten. Die Verjährungsfrist verlängert sich um den Zeitraum der Hemmung. ______ ☐

C) Bei einem Neustart der Verjährung beginnt die gesamte Verjährungsfrist neu zulaufen. ______ ☐

D) Leistet ein Schuldner, obwohl die Forderung verjährt ist, dann darf er das nach der Verjährung gezahlte Geld jederzeit zurück verlangen. ______ ☐

E) Es gibt Verjährungsfristen, die beginnen, wenn ein bestimmtes Ereignis stattgefunden hat. ______ ☐

F) Bestimmte Verjährungsfristen beginnen erst am Ende eines Kalenderjahres. ______ ☐

20. Ein Privatpatient hat eine Zahnarztrechnung, die er vor 2 Jahren und 4 Monaten erhalten hat, immer noch nicht bezahlt. Durch welche Ereignisse beginnt die Verjährungsfrist neu zu laufen? (2)

1. Zahlung eines Teils der Rechnung durch den Patienten
2. Mahnschreiben des Zahnarztes an den Patienten
3. schriftliche Drohung an den Patienten, einen Rechtsanwalt einzuschalten
4. Antrag auf Zustellung eines Mahnbescheids an den Patienten
5. Klage vor dem Gericht gegen den Patienten
6. Zahlung der Verzugszinsen durch den Patienten

Lösungsziffern ______ ☐ ☐

21. Welche Verjährungsfrist beträgt 2 Jahre? (1)

1. Ansprüche auf Zahlung einer Rechnung aus einem Kaufvertrag
2. Ansprüche, für die es keine gesonderte Regelung gibt
3. Ansprüche aufgrund eines Gerichtsurteils
4. Ansprüche auf Gewährleistung aus einem Kaufvertrag
5. Ansprüche auf Zahlung der Rechnung aus einem Werkvertrag
6. Anspruch auf eine Erbschaft

Lösungsziffer ______ ☐

→ Lösungen zu diesen Aufgaben siehe S. 449

22. Wann kommt es zu einem Neustart der Verjährung? (2)

1. Der Gläubiger erhebt Klage gegen den Schuldner vor einem Gericht.
2. Der Gläubiger beantragt einen Mahnbescheid beim Amtsgericht.
3. Der Gläubiger stundet die Forderung für einen gewissen Zeitraum.
4. Der Schuldner bittet um Stundung.
5. Der Schuldner leistet eine Abschlagzahlung.
6. Der Schuldner verweigert die Zahlung aus einem berechtigten Grund.

Lösungsziffern ______________________ ☐ ☐

23. Welche Aussage zur Verjährung ist falsch? (1)

1. Nach Ablauf der Verjährung hat der Schuldner das Recht, seine Leistung zu verweigern.
2. Mängelansprüche beim Kauf einer beweglichen Sache (Verbrauchsgüterkauf) verjähren innerhalb von 5 Jahren.
3. Forderungen, die durch einen Gerichtsbeschluss festgestellt worden sind, verjähren in dreißig Jahren.
4. Für die Dauer der Hemmung wird die Verjährungsfrist angehalten.
5. Durch eine Abschlagszahlung beginnt die Verjährungsfrist neu zu laufen.
6. Durch eine Bitte um Stundung beginnt die Verjährungsfrist neu zu laufen.

Lösungsziffer ______________________ ☐

24. Welche Aussage zum gerichtlichen Mahnverfahren ist richtig? (1)

1. Das gerichtliche Mahnverfahren ist kostenlos.
2. Das gerichtliche Mahnverfahren setzt automatisch ein, wenn die Zahlungsfrist nicht eingehalten wird.
3. Durch die Beantragung eines Mahnbescheids beginnt die Verjährung neu zu laufen.
4. Nachdem ein Mahnbescheid beantragt worden ist, kann der Gläubiger nicht mehr wegen der Forderung vor einem Gericht klagen.
5. Wenn der Schuldner nach einem Vollstreckungsbescheid nicht reagiert, dann kommt es zu einer Zwangsvollstreckung.
6. Das gerichtliche Mahnverfahren ist beim Landgericht zu beantragen.

Lösungsziffer ______________________ ☐

25. Wie muss ein Gerichtsvollzieher gepfändete Sachen verwerten? (1)

1. öffentlich versteigern
2. bei E-Bay verkaufen
3. vernichten
4. an Freunde oder Verwandte verkaufen
5. im Second Hand laden verkaufen
6. ins Ausland verkaufen

Lösungsziffer ______________________ ☐

⟶ *Lösungen zu diesen Aufgaben siehe S. 449*

26. Eine Rechnung über 6 000,00 € ist nicht bezahlt. Bei welchem Gericht muss der Gläubiger Klage erheben? (1)

1. Amtsgericht
2. Sozialgericht
3. Landgericht
4. Strafgericht
5. Verwaltungsgericht
6. Arbeitsgericht

Lösungsziffer ____ ☐

27. Welche Aussagen zum gerichtlichen Mahnverfahren sind richtig? (2)

1. Es muss erfolgen, bevor man vor Gericht klagen darf.
2. Es ist bei jeder nicht gezahlten Rechnung vorgeschrieben.
3. Es darf nur von Rechtsanwälten vorgenommen werden.
4. Es kann auch über das Internet beantragt werden.
5. Es darf nur eingeleitet werden, wenn der fehlende Rechnungsbetrag mindestens 100,00 € beträgt.
6. Es kann ohne Gerichtsurteil in einer Zwangsvollstreckung enden.

Lösungsziffern ____ ☐ ☐

28. Welche Verfahren gehören nicht zum außergerichtlichen Mahnverfahren? (2)

1. Beantragung eines Mahnbescheids
2. Erhebung der Klage
3. Zusendung einer zweiten Liquidation
4. Zustellung einer Postnachnahme
5. Zusendung einer Mahnung
6. Androhung eines Mahnbescheids

Lösungsziffern ____ ☐ ☐

29. Ein Patient, der arbeitslos geworden ist und in eine andere Stadt verzogen ist, hat dem Zahnarzt für eine Rechnung von 150,00 € nur 140,00 € überwiesen. Was sollte der Zahnarzt jetzt aus wirtschaftlichen Überlegungen tun? (1)

1. Er sollte einen Mahnbescheid beantragen, da dieser kostenlos ist.
2. Er sollte vor Gericht Klage erheben, da bei einem Gerichtsurteil immer sicher ist, dass man sein Geld auch tatsächlich bekommt.
3. Er sollte auf die 10,00 € verzichten, da der Patient arbeitslos geworden und weggezogen ist.
4. Er sollte einen Rechtsanwalt einschalten, da dieser in solchen Fällen kostenlos arbeitet.
5. Er sollte dem Patienten mindestens 3 Mahnungen per Einschreiben Rückschein zukommen lassen, damit er vor Gericht beweisen kann, dass er den Patienten tatsächlich gemahnt hat.
6. Er sollte für den Patienten das Verbraucherinsolvenzverfahren beantragen.

Lösungsziffer ____ ☐

⟶ *Lösungen zu diesen Aufgaben siehe S. 449*

30. Welche Maßnahmen gehören nicht zu einer Zwangsvollstreckung? (2)

1. Pfändung
2. Zwangsversteigerung
3. Bürgschaft
4. Zwangsverwaltung
5. Schenkung
6. Pfändungs- und Überweisungsbeschluss

Lösungsziffern ______________________

31. Welche Aussagen zum außergerichtlichen Mahnverfahren sind richtig? (2)

1. Das außergerichtliche Mahnverfahren ist Pflicht, damit man ein gerichtliches Mahnverfahren einleiten kann.
2. Die erste Erinnerung an eine versäumte Zahlung muss immer schriftlich erfolgen.
3. Zuerst sollte der Patient höflich an die offene Rechnung erinnert werden.
4. Durch die erste Mahnung sollte dem Patienten ein Zahlungstermin gesetzt werden, sofern dies nicht bereits erfolgt ist.
5. Nach der dritten Mahnung tritt automatisch des gerichtliche Mahnverfahren in Kraft.
6. Mahnungen müssen immer per Einschreiben versandt werden.

Lösungsziffern ______________________

32. Ein Zahnarzt kauft für 2700,00 € am 17.07. ein medizinisches Gerät. Die Zahlungsbedingungen lauten: 20 Tage Zahlungsziel. Er bezahlt das Gerät erst am 31.08. Der Verzugszinssatz wird entsprechend den üblichen Regelungen berechnet (Eurozinsmethode), der Basiszinssatz beträgt 0,5%. Wie hoch sind die Verzugszinsen in Euro?

33. Ein Zahnarzt kauft am 01.08. ein Röntgengerät für 120000,00 €, zahlbar innerhalb von 30 Tagen. Er zahlt die Rechnung am 28.08. In der Zeit vom Kauf bis zur Bezahlung legt der Zahnarzt das für den Kauf des Röntgengerätes vorgesehene Geld für 1,8% p.a. bei seiner Bank an. Wie hoch ist sein Zinsgewinn?

34. Eine Zahnmedizinische Fachangestellte zahlt am 1. Januar 200,00 € auf ihr Sparkonto ein, am 1. Februar 140,00 € und am 1. März 220,00 €. Das Sparkonto wird mit 1,2% p.a. verzinst. Wie hoch ist die Abhebung, wenn sie den gesamten ersparten Betrag einschließlich Zinsen am 31. März abhebt?

→ *Lösungen zu diesen Aufgaben siehe S. 449*

35. Die Zahnmedizinische Fachangestellte Mandy möchte sich unbedingt ein neues Handy für 450,00 € kaufen. Am 2.2. schaut sie auf ihren Kontoauszug und sieht, dass ihr Konto bereits um 120,00 € überzogen ist. Trotzdem kauft sie das Handy am gleichen Tag, denn sie weiß, dass ihr Gehalt von 1400,00 € regelmäßig am 1.3. auf ihrem Konto ist. Wie hoch sind die zusätzlichen Überziehungszinsen für den Handykauf, wenn Mandys Bank einen Zinssatz von 14,8 % p.a. berechnet?

36. Wann beginnt und wann endet die Rechtsfähigkeit von natürlichen Personen?

37. Nennen Sie die drei Stufen der Geschäftsfähigkeit einschließlich der jeweiligen Altersgrenzen.

38. Willenserklärungen können in unterschiedlichen Formen abgegeben werden, z.B. mündlich. Nennen Sie vier weitere Formen, in denen Willenerklärungen abgegeben werden können.

39. Erklären Sie, was man unter einer notariellen Beurkundung versteht.

40. Wodurch unterscheidet sich ein empfangsbedürftiges Rechtsgeschäft von einem nicht empfangsbedürftigen Rechtsgeschäft?

Wirtschafts- und Sozialkunde

→ *Lösungen zu diesen Aufgaben siehe S. 449/450*

41. Was unterscheidet ein anfechtbares Rechtsgeschäft von einem nichtigen Rechtsgeschäft?

42. Nennen Sie vier Handlungen des Schuldners, die zu einem Neubeginn der Verjährung führen.

43. Was versteht man unter der Hemmung einer Verjährung und was passiert mit der Zeit, in der die Verjährung gehemmt war?

1.4.2 Schulische und betriebliche Ausbildung

1. Susanne hat gehört, dass man als Zahnmedizinische Fachangestellte im dualen System der Berufsausbildung ausgebildet wird. Welche Aussagen sind richtig? (2)

1. Das duale System der Berufsausbildung heißt so, weil es zwei Orte gibt, an denen man ausgebildet wird, nämlich die Berufsschule und den Ausbildungsbetrieb.
2. In der Berufsschule werden in erster Linie die praktischen Fertigkeiten, Kenntnisse und Fähigkeiten vermittelt, über die eine Zahnmedizinische Fachangestellte verfügen muss.
3. In der Berufsschule soll eine umfassende berufliche, gesellschaftliche und private Handlungskompetenz vermittelt werden.
4. In der Berufsschule hat man als Auszubildende zur Zahnmedizinischen Fachangestellten keine allgemeinbildenden Fächer.
5. Was man in der Berufsschule lernen soll, steht im sogenannten Ausbildungsplan.
6. Was man in der Ausbildungspraxis lernen soll, steht im Rahmenlehrplan.

Lösungsziffern ______ ☐ ☐

→ *Lösungen zu diesen Aufgaben siehe S. 450*

2. Claudia möchte wissen, welche Inhalte der Berufsausbildung in der Ausbildungsordnung zur Zahnmedizinischen Fachangestellten stehen. Welche Aussagen sind [1] richtig oder [6] falsch? (6)

A) In der Ausbildungsordnung steht die Bezeichnung des Ausbildungsberufs ______ ☐

B) In der Ausbildungsordnung steht das Ausbildungsgehalt. ______ ☐

C) In der Ausbildungsordnung steht das Ausbildungsberufsbild. ______ ☐

D) In der Ausbildungsordnung stehen die Prüfungsgebiete der Zwischenprüfung. ______ ☐

E) In der Ausbildungsordnung stehen die Prüfungsanforderungen für die Abschlussprüfung. ______ ☐

F) In der Ausbildungsordnung steht die Ausbildungsdauer. ______ ☐

3. Nachdem Claudia die Ausbildungsordnung kennt, möchte sie sich über den Ausbildungsrahmenplan informieren. Welche Aussagen zum Ausbildungsrahmenplan für Zahnmedizinische Fachangestellte sind richtig? (2)

1. Nur ausbildende Zahnärzte dürfen den Ausbildungsrahmenplan einsehen.
2. Der Ausbildungsrahmenplan enthält eine sachliche Gliederung der Ausbildung in der Praxis.
3. Der Ausbildungsrahmenplan schreibt vor, was eine Auszubildende zur Zahnmedizinischen Fachangestellten in der Berufsschule zu lernen hat.
4. Der Ausbildungsrahmenplan ist nur ein Vorschlag für die Inhalte der Ausbildung, denn jeder Zahnarzt darf für seine Auszubildenden die Inhalte der Ausbildung selber festlegen.
5. Das Ausbildungsberufsbild ist ausführlicher gegliedert als der Ausbildungsrahmenplan.
6. Auf der Grundlage des Ausbildungsrahmenplans ist der Zahnarzt verpflichtet, für seine Auszubildende einen auf die Praxis zugeschnittenen Ausbildungsplan zu erstellen.

Lösungsziffern ______ ☐ ☐

4. Welche Aussagen zum Rahmenlehrplan für die Zahnmedizinische Fachangestellte sind richtig? (2)

1. Der Rahmenlehrplan gilt für die betriebliche Ausbildung in der Praxis.
2. Der Rahmenlehrplan wird von der Zahnärztekammer erlassen.
3. Der Rahmenlehrplan gilt nur für die allgemeinbildenden Fächer der Berufsausbildung.
4. Der Rahmenlehrplan legt fest, was die Schülerinnen in der Berufsschule lernen sollen.
5. Für den Ausbildungsberuf Zahnmedizinische Fachangestellte gibt es einen bundeseinheitlichen Rahmenlehrplan.
6. Der Rahmenlehrplan schreibt die Inhalte der Abschlussprüfung verbindlich vor.

Lösungsziffern ______ ☐ ☐

→ *Lösungen zu diesen Aufgaben siehe S. 450*

5. Die 16-jährige Schülerin Claudia Meyer möchte bei Dr. Meyer eine Ausbildung zur Zahnmedizinischen Fachangestellten beginnen. Welche Aussagen zum Abschluss des Ausbildungsvertrages sind richtig? (2)

1. Sie benötigt die schriftliche Zustimmung ihrer Eltern.
2. Sie benötigt die schriftliche Zustimmung der KZV.
3. Sie benötigt die mündliche Zustimmung ihrer Eltern.
4. Sie benötigt grundsätzlich die schriftliche Zustimmung des Jugendamtes.
5. Sie benötigt die nur die mündliche Zustimmung von Dr. Meyer.
6. Sie benötigt die schriftliche Zustimmung von Dr. Meyer.

Lösungsziffern ______________________ ☐ ☐

6. Sabrina Hoffmeister (18 Jahre alt) hat am 1. August ihre Ausbildung zur Zahnmedizinischen Fachangestellten begonnen. Am 6. Dezember wird ihr schriftlich gekündigt mit der Begründung, dass sie sich noch in der Probezeit befinde. Laut ihrem Ausbildungsvertrag gilt die längste erlaubte Kündigungsfrist für die Probezeit gemäß BBiG. Sabrina hat seit dem 1. August vier Tage (mit AU entschuldigt) in ihrer Praxis gefehlt, sonst wurde die Ausbildung nicht aus einem anderen Grunde unterbrochen. Welche Aussage ist richtig? (1)

1. Die Kündigung ist gültig, weil sie innerhalb der erlaubten 6 Monate Probezeit erfolgt.
2. Die Kündigung ist gültig, weil sie schriftlich erfolgt.
3. Die Kündigung ist nicht gültig, weil sie nicht innerhalb der erlaubten 4 Monate Probezeit erfolgt.
4. Die Kündigung ist gültig, weil Sabrina vier Tage in der Praxis gefehlt hat und dies in der Probezeit nicht erlaubt ist.
5. Die Kündigung ist nicht gültig, weil Sabrinas Eltern nicht informiert wurden.
6. Die Kündigung wird erst gültig, wenn die KZV zustimmt.

Lösungsziffer ______________________ ☐

7. Stefanie muss einen Ausbildungsnachweis (Berichtsheft) in ihrer Ausbildung zur Zahnmedizinischen Fachangestellten führen. Welche Aussagen sind richtig? (2)

1. Das Führen eines Berichtshefts ist für die Zahnmedizinischen Fachangestellten freiwillig.
2. Das Berichtsheft darf während der Ausbildungszeit in der Praxis geführt werden.
3. Das Berichtsheft muss dem Zahnarzt einmal jährlich zur Unterschrift vorgelegt werden.
4. Die Tätigkeitsbeschreibungen im Berichtsheft sollen möglichst umfangreich sein.
5. Das Berichtsheft dient der Kontrolle, ob die Ausbildung vorschriftsmäßig durchgeführt wird.
6. Die Zahnärztekammer darf das Berichtsheft nicht einsehen.

Lösungsziffern ______________________ ☐ ☐

→ *Lösungen zu diesen Aufgaben siehe S. 450*

8. Ayse hat keine Lust, das Berichtsheft zu führen. Über ein Jahr lang schreibt sie kein einziges Wort in ihr Berichtsheft. Welche Aussage ist richtig? (1)

1. Das kann eigentlich gar nicht sein, da der ausbildende Zahnarzt das Berichtsheft regelmäßig durchsehen und abzeichnen muss.
2. Das kann eigentlich gar nicht sein, da der Lehrer in der Berufsschule das Berichtsheft regelmäßig durchsehen und abzeichnen muss.
3. Das ist völlig in Ordnung, Berichtshefte muss man ja erst zur Abschlussprüfung vollständig fertig haben.
4. Das ist völlig in Ordnung, solange der ausbildende Zahnarzt nichts sagt.
5. Das kann eigentlich gar nicht sein, da ein Mitarbeiter der Zahnärztekammer das Berichtsheft regelmäßig durchsehen und abzeichnen muss.
6. Das ist völlig in Ordnung, da das Berichtsheft nur der persönlichen Kontrolle dient, ob man alles in der Schule gelernt hat, was man für die Prüfung wissen muss.

Lösungsziffer ______________________ ☐

9. Feride liest in ihrem Ausbildungsvertrag auch etwas von der Abschlussprüfung, die in zwei auseinanderfallenden Teilen durchgeführt wird (Gestreckte Abschlussprüfung Teil I und Teil II). Welche Aussagen zur Gestreckten Abschlussprüfung (GAP) sind richtig? (2)

1. Die Teilnahme an der GAP Teil I ist freiwillig.
2. Wenn eine der beiden schriftlichen Noten der GAP Teil I mangelhaft oder ungenügend ist, dann muss man den Teil I wiederholen.
3. Der schriftliche Prüfungsteil der GAP I besteht aus den Bereichen „Durchführen von Hygienemaßnahmen und Aufbereiten von Medizinprodukten“ und dem Bereich „Empfangen und Aufnehmen von Patientinnen und Patienten“.
4. Wer an der GAP I nicht teilgenommen hat, darf auch nicht an der GAP II teilnehmen.
5. Teil I der GAP wird immer 3 Monate vor Teil II der GAP durchgeführt.
6. Wer in beiden schriftlichen Prüfungsteilen der GAP I die Note sehr gut erhält, dessen Ausbildungsdauer verkürzt sich automatisch um eine halbes Jahr.

Lösungsziffern ______________________ ☐ ☐

Wirtschafts- und Sozialkunde

10. Hanans GAP II zur Zahnmedizinischen Fachangestellten steht bevor. Welche Aussagen sind richtig? (2)

1. Die GAP II besteht aus einem schriftlichen und einem praktischen Teil.
2. Der schriftliche Teil der Prüfung besteht nur aus dem Bereich Wirtschafts- und Sozialkunde.
3. Für die Abschlussprüfung ist nur der Lehrstoff der Berufsschule relevant.
4. Wenn Prüfungsleistungen in einem Prüfungsbereich der GAP II mit „ungenügend“ bewertet werden, dann ist die Abschlussprüfung nicht bestanden.
5. Eine nicht bestandene Abschlussprüfung darf dreimal wiederholt werden.
6. Bei der Ermittlung des Ergebnisses der Abschlussprüfung hat der Teil I ein größeres Gewicht als der Teil II.

Lösungsziffern ______________________ ☐ ☐

→ *Lösungen zu diesen Aufgaben siehe S. 450*

11. Natalie hat nicht viel gelernt und ist deshalb das erste Mal durch die Abschlussprüfung zur Zahnmedizinischen Fachangestellten gefallen. Sie möchte daraufhin die Ausbildung um ein Jahr verlängern, denn dann findet die nächste Abschlussprüfung statt. Welche Aussage ist richtig? (1)

1. Das ist nicht gestattet, sie darf laut BBiG nur um ein halbes Jahr verlängern.
2. Das ist gestattet, eine Verlängerung des Ausbildungsvertrages bis zur nächsten Abschlussprüfung muss auf das Verlangen der Auszubildenden erfolgen, wenn diese zum ersten Mal durch die Abschlussprüfung gefallen ist.
3. Das ist nicht gestattet, da sie zu wenig gelernt hat. Eine Wiederholung der Abschlussprüfung ist nur erlaubt, wenn man für die erste Prüfung bereits fleißig gelernt hatte.
4. Das ist gestattet, da jede Abschlussprüfung beliebig oft wiederholt werden kann.
5. Das ist nur gestattet, wenn auch Natalies Chef einverstanden ist.
6. Das ist gestattet, allerdings kann sie sich bei beim zweiten Mal höchstens auf die Note ausreichend verbessern, da sie ja schon einmal durchgefallen war.

Lösungsziffer ______ ☐

12. Die Zahnärztekammer hat in Bezug auf die Berufsausbildung mehrere Aufgaben. Welche der folgenden Aufgaben gehören [1] dazu oder [6] nicht? (6)

A) Vermittlung bei Streitigkeiten zwischen Zahnarzt und Auszubildender ______ ☐

B) Überwachung der Ausbildung hinsichtlich der Einhaltung der gesetzlichen Vorschriften ______ ☐

C) Durchführung der Zwischenprüfung ______ ☐

D) Durchführung der Abschlussprüfung ______ ☐

E) Erstellung des Ausbildungszeugnisses ______ ☐

F) Überprüfung der eingereichten Arbeitsunfähigkeitsbescheinigungen bei Fehlen in der Praxis ______ ☐

13. Welche Aussagen zum Berufsbildungsgesetz sind [1] richtig oder [6] falsch? (6)

A) Das Berufsbildungsgesetz legt Pflichten des Auszubildenden während seiner Ausbildung fest. ______ ☐

B) Das Berufsbildungsgesetz gilt nur für Auszubildende, die jünger als 18 Jahre sind. ______ ☐

C) Das Berufsbildungsgesetz legt fest, wann die monatliche Ausbildungsvergütung spätestens zu zahlen ist. ______ ☐

D) Das Berufsbildungsgesetz legt Pflichten des Ausbildenden während der Ausbildung fest. ______ ☐

E) Das Berufsbildungsgesetz legt die Höchst-Dauer der Probezeit in der Ausbildung fest. ☐

F) Das Berufsbildungsgesetz legt die Mindestinhalte eines Ausbildungsvertrages fest. ______ ☐

→ *Lösungen zu diesen Aufgaben siehe S. 450*

14. Welche Inhalte muss ein Berufsausbildungsvertrag gemäß Berufsbildungsgesetz haben? (2)

1. Der Berufsausbildungsvertrag muss die Dauer der monatlichen Ausbildungszeit enthalten.
2. Der Berufsausbildungsvertrag muss die Dauer der regelmäßigen täglichen Ausbildungszeit enthalten.
3. Der Berufsausbildungsvertrag muss die zu besuchende Berufsschule festlegen.
4. Der Berufsausbildungsvertrag muss die Höhe der Vergütung nach bestandener Abschlussprüfung enthalten.
5. Der Berufsausbildungsvertrag muss die Dauer des Urlaubs enthalten.
6. Der Berufsausbildungsvertrag muss das Datum der Abschlussprüfung enthalten.

Lösungsziffern ______________________ ☐ ☐

15. Eine Auszubildende zur Zahnmedizinischen Fachangestellten hat in ihrer Ausbildung viele Pflichten gemäß Berufsbildungsgesetz. In welchem der folgenden Fälle verstößt die Auszubildende Azemine nicht gegen die Pflichten aus dem Berufsbildungsgesetz? (1)

1. Azemine hat mittwochs und freitags Berufsschulunterricht. Da sie die Fächer, die sie mittwochs hat, nicht interessieren, kommt sie mittwochs nicht in den Unterricht.
2. Azemine hat jeden Montag keine Lust auf die Arbeit in der Praxis. Aus diesem Grund führt sie den Terminkalender sehr unordentlich.
3. Grundsätzlich gehorcht Azemine den Weisungen ihrer Erstkraft nicht, da sie glaubt, nur der Zahnarzt selber könne ihr Anweisungen geben. Der Zahnarzt hat aber ausdrücklich die Erstkraft mit der Ausbildung von Azemine beauftragt.
4. Da Azemine am Dienstagnachmittag nichts zu tun hat in der Praxis, soll sie dem Zahnarzt zu Hause die Wohnung putzen. Azemine weigert sich.
5. Da Azemine sich wieder einmal über die Erstkraft ärgert, tritt sie als es keiner sehen mit voller Wucht gegen den Karteikartenschrank.
6. Als Azemine am Wochenende ausgeht, erzählt sie ihrer Freundin, die Auszubildende zur Zahnmedizinischen Fachangestellten ist, die lustigsten Geschichten mit ihren Patienten.

Lösungsziffer ______________________ ☐

16. Welche der folgenden Pflichten (auf dieser und der folgenden Seite oben) sind keine Pflichten der Auszubildenden gemäß Berufsbildungsgesetz? (2)

1. Pflicht, die Ausbildungsmittel, die zur Berufsausbildung und zum Ablegen von Zwischen- und Abschlussprüfungen, notwendig sind, auf eigene Kosten zu beschaffen
2. Pflicht, die berufliche Handlungsfähigkeit zu erwerben, die zum Erreichen des Ausbildungsziels erforderlich ist

→ *Lösungen zu diesen Aufgaben siehe S. 450*

3. Pflicht, nach bestandener Abschlussprüfung auf Wunsch des Arbeitgebers noch mindestens ein Jahr in der Praxis zu arbeiten
4. Pflicht, die für die Ausbildungsstätte geltende Ordnung zu beachten
5. Pflicht, Werkzeuge, Maschinen und sonstige Einrichtungen pfleglich zu behandeln
6. Pflicht, über Betriebs- und Geschäftsgeheimnisse Stillschweigen zu wahren

Lösungsziffern ______ ☐ ☐

17. Ein Ausbildender, der Zahnmedizinische Fachangestellte ausbildet, hat viele Pflichten gemäß Berufsbildungsgesetz. In welchen der folgenden Fälle verstößt der ausbildende Zahnarzt Dr. Leichtfertig nicht gegen die Pflichten aus dem Berufsbildungsgesetz? (2)

1. Auch nach einem Jahr Arbeit hat Azemine bei Doktor Leichtfertig nur Geräte desinfiziert und die Praxis geputzt.
2. Da jeden ersten Mittwoch im Monat in der Praxis viel los ist, erscheint Azemine mit Wissen von Dr. Leichtfertig mittwochs immer eine Stunde zu spät zum Unterricht.
3. Da manchmal kurz vor Ende der Sprechstundenzeit Notfälle behandelt werden müssen, hat Azemine im Halbjahr schon Überstunden machen müssen, diese aber gemäß Tarifvertrag vergütet bekommen.
4. Nach Abschluss der Ausbildung möchte Azemine gern ein Arbeitszeugnis haben. Dr. Leichtfertig hält das allerdings für überflüssigen Verwaltungsaufwand und will ihr keins ausstellen.
5. Im Ausbildungsvertrag von Azemine steht, dass sie im ersten bis zum dritten Ausbildungsjahr das gleiche Gehalt pro Monat verdient.
6. Das Ausbildungsgehalt zahlt Dr. Leichtfertig immer erst am letzten Arbeitstag des Monats.

Lösungsziffern ______ ☐ ☐

18. Welche der folgenden Pflichten ist keine Pflicht des Ausbildenden gemäß Berufsbildungsgesetz? (1)

1. Der Ausbildende muss alle minderjährigen Auszubildenden vor Aufnahme der Berufsausbildung ärztlich untersuchen lassen.
2. Ausbildende haben Auszubildenden kostenlos die Ausbildungsmittel, die zur Berufsausbildung und zum Ablegen von Zwischen- und Abschlussprüfungen erforderlich sind, zur Verfügung zu stellen.
3. Ausbildende haben Auszubildende zum Besuch der Berufsschule anzuhalten.
4. Ausbildende haben Auszubildende zum Führen von schriftlichen Ausbildungsnachweisen anzuhalten und diese durchzusehen.
5. Ausbildende haben Auszubildende nur Aufgaben zu übertragen, die dem Ausbildungszweck dienen.

Lösungsziffer ______ ☐

⟶ *Lösungen zu diesen Aufgaben siehe S. 450*

19. Welche der folgenden Pflichten ist keine Pflicht des Ausbildenden gemäß Berufsbildungsgesetz? (1)

1. Ausbildende haben Auszubildende für die Teilnahme am Berufsschulunterricht freizustellen.
2. Ausbildende haben den Auszubildenden bei Beendigung des Berufsausbildungsverhältnisses ein schriftliches Zeugnis auszustellen.
3. Ausbildende haben Auszubildende an dem Tag, der der Abschlussprüfung vorausgeht, von der Ausbildung freizustellen.
4. Ausbildende haben Auszubildenden eine angemessene Vergütung zu gewähren, die mindestens jährlich ansteigt.
5. Eine über die vereinbarte regelmäßige tägliche Ausbildungszeit hinausgehende Beschäftigung ist besonders zu vergüten oder durch entsprechende Freizeit auszugleichen.
6. Ausbildende haben dafür zu sorgen, dass Auszubildende charakterlich gefördert werden.

Lösungsziffer ______________________________ ☐

20. In der Praxis von Dr. Meyer kann die berufliche Handlungsfähigkeit, die zum Erreichen des Ausbildungszieles erforderlich ist, nicht vollständig vermittelt werden. Welche Aussage ist richtig? (1)

1. Die Berufsschule ist verpflichtet, das an beruflicher Handlungsfähigkeit zu vermitteln, was in der Praxis von Dr. Meyer nicht vermittelt werden konnte.
2. Die Schülerin muss sich die vollständige berufliche Handlungsfähigkeit selber aneignen (= beibringen).
3. Wenn das Ausbildungsziel nicht ganz erreicht wird, dann ist das nicht so schlimm, ein paar Lücken hat man ja immer.
4. Das geht auf keinen Fall, Dr. Meyer sollte verboten werden, Auszubildende einzustellen.
5. Dr. Meyer als Ausbilder muss dafür sorgen, dass die vollständige berufliche Handlungsfähigkeit außerhalb seiner eigenen Praxis vermittelt wird.
6. Dr. Meyer sollte seiner Auszubildenden die Ausbildung um ein halbes Jahr verkürzen, da sie ja weniger gelernt hat.

Lösungsziffer ______________________________ ☐

21. Die volljährige Auszubildende Nuran befindet sich noch in der Probezeit. Schon seit einigen Wochen versteht sie sich mit ihrem Chef nicht mehr. Am heutigen Freitag kommt es zum Streit in der Praxis. Nuran sagt daraufhin zu ihren Chef: „Ich kündige!" Sie verlässt die Praxis und nimmt alle ihre Sachen mit. Welche der folgenden sechs Aussagen ist richtig? (1)

1. Nuran hat das Ausbildungsverhältnis wirksam gekündigt, da sie alle ihre Sachen mitgenommen hat.
2. Nuran hat das Ausbildungsverhältnis wirksam gekündigt, muss aber noch 4 Wochen in der Arztpraxis weiterarbeiten, da die Kündigungsfrist in der Probezeit 4 Wochen beträgt.
3. Nuran hat das Ausbildungsverhältnis nicht wirksam gekündigt, da ihre Eltern der Kündigung nicht zugestimmt haben und auch nicht wünschen, dass Nuran dann ohne Ausbildung wäre.
4. Nuran hat das Ausbildungsverhältnis nicht wirksam gekündigt, da das Ausbildungsverhältnis auch in der Probezeit nur schriftlich gekündigt werden kann.

→ Lösungen zu diesen Aufgaben siehe S. 450

5. Nuran hat das Ausbildungsverhältnis nicht wirksam gekündigt, da dass Ausbildungsverhältnis in der Probezeit nur schriftlich gekündigt werden kann und ein Kündigungsgrund angegeben werden muss.
6. Nuran hat das Ausbildungsverhältnis wirksam gekündigt, muss aber noch 2 Wochen in der Zahnarztpraxis weiterarbeiten, da die Kündigungsfrist in der Probezeit 2 Wochen beträgt.

Lösungsziffer ____ ☐

22. Die neue Auszubildende Sonja (19 Jahre alt) hat ihre Probezeit bestanden. Nach Ablauf der Probezeit erwischt Doktor Brinkmann Sonja als sie Betäubungsmittelrezepte aus der Praxis stehlen will. Drei Wochen nach diesen Vorfall kündigt er ihr schriftlich ohne Angabe des Kündigungsgrundes und ohne den Eltern von Sonja dies mitzuteilen. Welche Aussagen sind richtig? (2)

1. Die Kündigung ist wirksam, da Dr. Brinkmann ihr schriftlich gekündigt hat und die Kündigung innerhalb der vorgeschriebenen vier Wochen erfolgt ist.
2. Die Kündigung ist unwirksam, da er ihr zwar schriftlich gekündigt hat, die Kündigung aber zu spät erfolgt ist.
3. Die Kündigung ist unwirksam, da Dr. Brinkmann ihr nicht sofort nach der Tat gekündigt hat.
4. Die Kündigung ist unwirksam, da Sonja sich nicht mehr in der Probezeit befindet.
5. Die Kündigung ist unwirksam, da in einem so wichtigen Fall die Eltern von Sonja nicht informiert worden sind.
6. Die Kündigung ist unwirksam, da er ihr zwar schriftlich gekündigt hat, aber den Kündigungsgrund nicht angegeben hat.

Lösungsziffern ____ ☐ ☐

23. Nach einem Jahr Ausbildung in der Praxis des Zahnarztes Dr. Yilmaz möchte die 19-jährige Auszubildende Tansu das Ausbildungsverhältnis kündigen. Bei der Kündigung müssen bestimmte Vorschriften eingehalten werden. Welche Aussagen sind [1] richtig oder [6] falsch? (6)

A) Tansu muss die Berufsausbildung aufgeben oder sich für eine andere Berufstätigkeit ausbilden lassen wollen. ____ ☐

B) Tansu muss sich mit dem Zahnarzt oder einer Kollegin gestritten haben. ____ ☐

C) Tansu muss eine Kündigungsfrist von vier Wochen einhalten. ____ ☐

D) Tansu muss schriftlich kündigen. ____ ☐

E) Tansu muss den Kündigungsgrund angeben. ____ ☐

F) Tansu muss während der Kündigungsfrist arbeiten, ohne dass sie Ausbildungsgehalt erhält. ____ ☐

24. Ayse möchte ihren Ausbildungsplatz wechseln. Welche Aussagen sind richtig? (2)

1. Dies ist kein Problem, solange sie sich in der Probezeit befindet.
2. Sie sollte etwas stehlen, damit sie gekündigt bekommt.
3. Sie sollte selbst kündigen.
4. Sie sollte mit dem Zahnarzt einen Aufhebungsvertrag machen.
5. Sie sollte den Doktor bitten, ihr zu kündigen.
6. Ein Praxiswechsel nach Ablauf der Probezeit ist gar nicht erlaubt. Sie kann die Ausbildungsstelle gar nicht wechseln.

Lösungsziffern ____ ☐ ☐

→ *Lösungen zu diesen Aufgaben siehe S. 450*

25. In welchen der folgenden Fälle verhält sich der ausbildende Zahnarzt nach dem Jugendarbeitsschutzgesetz [1] korrekt oder [6] nicht korrekt? (6)

A) Die gesamte Ausbildungszeit einschließlich Berufsschule beträgt für die 17-jährige Saloua 45 Stunden pro Woche. ______ ☐

B) Da in der Praxis von Dr. Lieb bereits freitags um 14:00 Uhr statt um 16:00 Uhr schließt, soll die neue Auszubildende Gudrun (16 Jahre alt) montags bis donnerstags achteinhalb Stunden arbeiten, damit sie auf eine Gesamtwochenstundenzahl von 40 Stunden einschließlich Berufsschule kommt. ______ ☐

C) Jasmin (16 Jahre alt) hat jeden Dienstag ab 9:45 Uhr Berufsschule. Da die Praxis genau neben der Berufsschule in der Kölnstraße liegt, besteht ihr Chef darauf, dass sie vor dem Berufsschulunterricht in der Praxis zur Ausbildung erscheint. ______ ☐

D) Sonja (16 Jahre alt) muss jeden Dienstag nachmittags in die Praxis, obwohl Sie von 8:00 bis 12:20 Uhr fünf Unterrichtsstunden Berufsschule hat. ______ ☐

E) Silke (17 Jahre alt) hat am Mittwoch, dem 12. April, Abschlussprüfung. Am Dienstag davor soll sie in die Praxis zur Ausbildung kommen. ______ ☐

F) Gabi (17 Jahre alt) muss einmal im Monat jeweils am Samstag zu Ausbildungszwecken am Notdienst teilnehmen. ______ ☐

26. In welchen der folgenden Fälle verhält sich der ausbildende Zahnarzt nach dem Jugendarbeitsschutzgesetz [1] korrekt oder [6] nicht korrekt? (6)

A) Khadija (16 Jahre alt) beginnt ihren Ausbildungstag um 7:00 Uhr, hat drei Stunden Pause und erst um 18:00 Uhr Feierabend. ______ ☐

B) Ulrike (16 Jahre alt) muss jeden Donnerstag bis um 20:30 Uhr zur Ausbildung in der Praxis bleiben. ______ ☐

C) Claudia (17 Jahre alt) hat an den Tagen, an denen sie 8 Stunden in der Praxis ausgebildet wird, nur insgesamt 60 Minuten Pause. ______ ☐

D) Aynur (17 Jahre alt) muss einmal im Monat jeweils am Sonntag zu Ausbildungszwecken am Notdienst teilnehmen. Trotzdem muss sie in der gleichen und in der darauffolgenden Woche von Montag bis Freitag arbeiten. ______ ☐

E) Veronika (17 Jahre) soll Silvester den ganzen Tag lang zu Ausbildungszwecken am Notdienst teilnehmen. ______ ☐

F) Am 20.01.2021 plant die Praxis von Dr. Zweimann den Urlaub für das Praxisteam. Die Auszubildende Irina (geb. 22.02.2003) soll insgesamt 27 Tage Jahresurlaub bekommen. ______ ☐

27. Welche Aussagen zum Jugendarbeitsschutzgesetz sind falsch? (2)

1. Das Jugendarbeitsschutzgesetz gilt für Auszubildende, die noch keine 18 Jahre alt sind.
2. Die tägliche Arbeitszeit unter Hinzurechnung der Ruhepausen nennt man Schichtzeit.
3. Bei der Berechnung der täglichen Arbeitszeit im Ausbildungsbetrieb werden die Pausen mitgerechnet.

→ *Lösungen zu diesen Aufgaben siehe S. 450*

4. Grundsätzlich dürfen Jugendliche nicht mehr als acht Stunden täglich und nicht mehr als 40 Stunden wöchentlich beschäftigt werden.
5. An Samstagen dürfen Jugendliche im ärztlichen Notdienst beschäftigt werden, mindestens drei Samstage im Monat sollen aber beschäftigungsfrei bleiben.
6. Wenn an einzelnen Werktagen die Arbeitszeit auf weniger als acht Stunden verkürzt ist, dürfen Jugendliche an den übrigen Werktagen derselben Woche achteinhalb Stunden beschäftigt werden.

Lösungsziffern ______________________ ☐ ☐

28. Welche Aussagen zum Jugendarbeitsschutzgesetz sind falsch? (2)

1. Jugendliche dürfen an einem Berufsschultag mit mehr als fünf Unterrichtsstunden von mindestens je 45 Minuten Dauer einmal in der Woche nach der Berufsschule nicht mehr beschäftigt werden.
2. Berufsschultage mit mehr als 5 Unterrichtsstunden werden einmal in der Woche auf die Arbeitszeit mit der durchschnittlichen täglichen Arbeitszeit angerechnet.
3. In der Berufsschule werden die Pausen auch auf die Arbeitszeit angerechnet.
4. Der Arbeitgeber hat den Jugendlichen an dem Arbeitstag, der der schriftlichen Abschlussprüfung unmittelbar vorangeht, freizustellen.
5. Die Ruhepausen für Jugendliche müssen grundsätzlich mindestens 20 Minuten bei einer Arbeitszeit von mehr als viereinhalb bis zu sechs Stunden betragen.
6. Nach Beendigung der täglichen Arbeitszeit dürfen Jugendliche grundsätzlich nicht vor Ablauf einer ununterbrochenen Freizeit von mindestens 10 Stunden beschäftigt werden.

Lösungsziffern ______________________ ☐ ☐

29. Die 16-jährige Nevroz möchte eine Ausbildung zur Zahnmedizinischen Fachangestellten beginnen. Welche Aussagen sind falsch? (2)

1. Nevroz muss sich vor Beginn der Ausbildung von einem Arzt gemäß Jugendarbeitsschutzgesetz untersuchen lassen.
2. Über die erfolgte Untersuchung gemäß Jugendarbeitsschutzgesetz muss der untersuchende Arzt eine Bescheinigung ausstellen. Der ausbildende Zahnarzt darf Nevroz nur beschäftigen, wenn ihm diese Bescheinigung vorliegt.
3. Nevroz darf sich höchstens zwei Monate vor Beginn der Ausbildung gemäß Jugendarbeitschutzgesetz untersuchen lassen.
4. Nevroz muss die Untersuchung gemäß Jugendarbeitsschutzgesetz von einem Arzt für Betriebsmedizin durchführen lassen.
5. Ein Jahr nach Beginn ihrer Ausbildung muss sich der Arbeitgeber von Nevroz die Bescheinigung eines Arztes darüber vorlegen zu lassen, dass sie gemäß Jugendarbeitsschutzgesetz nachuntersucht worden ist.
6. Nevroz kann sich von ihrem Hausarzt gemäß Jugendarbeitsschutzgesetz untersuchen lassen.

Lösungsziffern ______________________ ☐ ☐

⟶ *Lösungen zu diesen Aufgaben siehe S. 450*

30. Claudia ist durch ihre Abschlussprüfung zur Zahnmedizinischen Fachangestellten gefallen. Welche Aussage ist richtig? (1)

1. Claudia darf die Abschlussprüfung insgesamt zweimal wiederholen.
2. Claudia darf die Abschlussprüfung insgesamt viermal ablegen.
3. Claudia darf die Abschlussprüfung insgesamt zweimal ablegen.
4. Claudias Arbeitgeber entscheidet, wie oft sie die Abschlussprüfung wiederholen darf.
5. Claudia darf die Abschlussprüfung beliebig oft wiederholen, wenn sie die Prüfungsgebühr selber zahlt.

Lösungsziffer ☐

31. Welche Aussage zum Ausbildungszeugnis ist falsch? (1)

1. Ausbildende haben den Auszubildenden bei Beendigung des Berufsausbildungsverhältnisses ein schriftliches Zeugnis auszustellen.
2. Das Ausbildungszeugnis darf nicht in elektronischer Form ausgestellt werden.
3. Das Zeugnis muss Angaben enthalten über Art, Dauer und Ziel der Berufsausbildung.
4. Das Zeugnis muss Angaben enthalten über die erworbenen beruflichen Fertigkeiten, Kenntnisse und Fähigkeiten der Auszubildenden.
5. Auf Verlangen des Auszubildenden sind auch Angaben über Verhalten und Leistung aufzunehmen.
6. Das Zeugnis darf nichts Negatives über die Auszubildende enthalten, auch wenn dies wahr sein sollte.

Lösungsziffer ☐

32. Die 19-jährige Liane, Auszubildende zur Zahnmedizinischen Fachangestellten, ist schwanger. Welche Aussagen sind [1] richtig oder [6] falsch? (6)

A) Liane darf nicht beschäftigt werden, soweit nach ärztlichem Zeugnis Leben oder Gesundheit von Mutter oder Kind bei Fortdauer der Beschäftigung gefährdet ist. ☐

B) Liane darf in den letzten sechs Wochen vor dem ärztlich errechneten Entbindungstermin nicht beschäftigt werden, es sei denn, dass sie damit ausdrücklich einverstanden ist. ☐

C) Liane soll dem Arbeitgeber ihre Schwangerschaft und den mutmaßlichen Tag der Entbindung mitteilen, sobald sie von der Schwangerschaft weiß. ☐

D) Liane darf während ihrer Schwangerschaft und drei Monate danach nicht gekündigt werden. ☐

E) Liane darf keinen Kontakt mehr mit möglicherweise infektiösem Material haben, dazu zählen auch benutzte Instrumente. ☐

F) Liane darf keine Tätigkeiten mehr ausführen, bei denen eine erhöhte Unfall- oder Verletzungsgefahr besteht. ☐

→ *Lösungen zu diesen Aufgaben siehe S. 450*

33. Die 18-jährige Ursula, Auszubildende zur Zahnmedizinischen Fachangestellten, befindet sich in der siebten Woche ihrer viermonatigen Probezeit, als sie gekündigt bekommt. Genau eine Woche später stellt ihr Frauenarzt fest, dass sie in der vierten Woche schwanger ist. Sie hätte eigentlich gerne in der Zahnarztpraxis ihre Ausbildung fortgesetzt. Welche Aussage ist richtig? (1)

1. Die Kündigung ist wirksam, da sie in der Probezeit erfolgt ist und der Zahnarzt nicht gewusst hat, dass Ursula schwanger ist.
2. Die Kündigung ist wirksam, da sie in der Probezeit erfolgt ist. Selbst wenn der Zahnarzt wüsste, dass Ursula schwanger ist, wäre die Kündigung wirksam, da sie in der Probezeit erfolgt.
3. Die Kündigung wird rückwirkend unwirksam, wenn Ursula innerhalb der nächsten Woche zum Zahnarzt geht und die Rücknahme der Kündigung verlangt.
4. Die Kündigung ist wirksam, denn für Auszubildende gilt das Mutterschutzgesetz bei Kündigungen nicht.
5. Die Kündigung ist unwirksam, weil sich die Probezeit bei Schwangerschaft auf 4 Wochen verkürzt und diese vier Wochen bereits um sind.
6. Die Kündigung ist wirksam, allerdings hat Ursula Anspruch auf eine Abfindung in Höhe des Dreifachen ihres Monatsgehalts.

Lösungsziffer ______ ☐

34. Welche Aussage zum Mutterschutzgesetz ist richtig? (1)

1. Bei normalen Einlingsgeburten beträgt die Mutterschutzfrist 6 Wochen nach dem tatsächlichen Geburtstermin.
2. Bei Zwillingsgeburten beträgt die Mutterschutzfrist 12 Wochen nach dem errechneten Geburtstermin.
3. Bei Zwillingsgeburten beträgt die Mutterschutzfrist 8 Wochen nach dem tatsächlichen Geburtstermin.
4. Bei einer Geburt vor dem errechneten Termin verfällt die nicht genutzte Mutterschutzfrist.
5. Nach einer Lebendgeburt darf eine Frau in der Mutterschutzfrist nicht beschäftigt werden, auch nicht auf eigenen Wunsch.
6. Die Mutterschutzfrist vor dem errechneten Geburtstermin beträgt bei Zwillingen 10 Wochen.

Lösungsziffer ______ ☐

35. Welche Aussagen (A–F) zum Arbeitszeitgesetz sind [1] richtig oder [6] falsch? (6)

A) Arbeitszeit ist die Zeit vom Beginn bis zum Ende der Arbeit ohne die Ruhepausen. ______ ☐

B) Grundsätzlich darf die werktägliche Arbeitszeit der Arbeitnehmer acht Stunden nicht überschreiten. ______ ☐

C) Der Arbeitgeber ist verpflichtet, die über die werktägliche Arbeitszeit von 9 Stunden hinausgehende Arbeitszeit der Arbeitnehmer aufzuzeichnen. ______ ☐

→ *Lösungen zu diesen Aufgaben siehe S. 450*

D) Die Arbeit ist grundsätzlich durch im Voraus feststehende Ruhepausen von mindestens 30 Minuten bei einer Arbeitszeit von mehr als sechs bis zu neun Stunden zu unterbrechen. ______ ☐

E) Der Arbeitgeber ist verpflichtet, einen Abdruck dieses Gesetzes an geeigneter Stelle im Betrieb zur Einsichtnahme auszulegen oder auszuhängen. ______ ☐

F) Für die Arbeitszeiten von jugendlichen Arbeitnehmern und Auszubildenden gilt das Jugendarbeitsschutzgesetz. ______ ☐

36. Welche Aussagen zur Jugend- und Auszubildendenvertretung in einer Zahnarztpraxis sind richtig? (2)

1. Jugendvertretungen können in jedem Betrieb gewählt werden, wenn er mindestens vier Arbeitnehmer beschäftigt, die noch keine 18 Jahre alt sind.
2. Eine Jugendvertretung kann nur dann gebildet werden, wenn in der Praxis auch ein Betriebsrat besteht.
3. Die regelmäßigen Wahlen zur Jugend- und Auszubildendenvertretung findet alle vier Jahre statt.
4. Der Betriebsrat hat die Jugend- und Auszubildendenvertretung zu Besprechungen zwischen Arbeitgeber und Betriebsrat dazuzuziehen, wenn Angelegenheiten der betreffenden Gruppen vom Betriebsrat behandelt werden.
5. Jugendvertretungen können in jedem Betrieb gewählt werden, wenn er mindestens drei Auszubildende beschäftigt, die unter 25 Jahren alt sind.
6. Die Anzahl der Mitglieder in der Jugend- und Auszubildendenvertretung ist in allen Betrieben gleich hoch.

Lösungsziffern ______ ☐ ☐

37. Welche Aussagen zu den Aufgaben der Zahnärztekammer sind falsch? (2)

1. Beratung der Mitglieder in allen Fragen der Berufsausübung
2. Förderung der beruflichen Fort- und Weiterbildung
3. Abrechnung der Leistungen für Kassenpatienten
4. Förderung der Qualitätssicherungsmaßnahmen in der Zahnarztpraxis
5. Überwachung der Berufsordnung der Zahnärzte
6. Aufstellung des zahnärztlichen Notdienstes

Lösungsziffern ______ ☐ ☐

38. Welche Aussagen zu den Aufgaben der Zahnärztekammer sind falsch? (2)

1. Vertretung der Interessen der Zahnärzte gegenüber der Öffentlichkeit
2. Abrechnung der Leistungen für Privatpatienten
3. Schlichtung von Streitigkeiten zwischen Zahnärzten untereinander
4. Schlichtung von Streitigkeiten zwischen Zahnärzten und Patienten
5. Sicherstellung der vertragszahnärztlichen Versorgung
6. Überwachung der Berufsausbildung der Zahnmedizinischen Fachangestellten

Lösungsziffern ______ ☐ ☐

→ Lösungen zu diesen Aufgaben siehe S. 450

39. Welche der folgenden Aufgaben sind keine Aufgaben von Ausbildungsberatern? (2)

1. Kontrolle der Schulnoten einer Auszubildenden
2. Information der Eltern von Auszubildenden über die Regelungen zum Jugendarbeitsschutz
3. Kontrolle, ob in der Zahnarztpraxis des Ausbilders der Hygieneplan der Bundeszahnärztekammer eingehalten wird
4. Information der Auszubildenden über die Zwischen- und Abschlussprüfung
5. Information der Ausbilder über eine Neuordnung des Ausbildungsberufs
6. Beratung der Auszubildenden bei Problemen, die während der Ausbildung im Betrieb auftreten

Lösungsziffern ____________ ☐ ☐

40. In einer Klassenarbeit der Klasse ZMFU3 gibt es folgenden Notenspiegel: Dreimal sehr gut, fünfmal gut, achtmal befriedigend, siebenmal ausreichend, viermal mangelhaft und einmal ungenügend. Wie ist der Notendurchschnitt der Klasse?

☐

41. Die KZV zahlt einem Zahnarzt die folgenden Quartalshonorare.
1. Quartal 30 222,10 € 2. Quartal 32 438,60 €
3. Quartal 31 845,30 € 4. Quartal 35 857,80 €
Wie hoch ist der durchschnittliche Monatsverdienst des Zahnarztes?

☐ €

42. Eine große Zahnarztpraxis bestelle letztes Jahr dreimal Heizöl.
– am 14. Februar 2000 l zu 0,65 €/l
– am 20. Juni 4000 l zu 0,59 €/l
– am 10. Dezember 2000 l zu 0,61 €/l
Wie hoch war der durchschnittliche Bezugspreis pro Liter?

☐ €

43. Ein Zahnarzt lässt den Bodenbelag seiner Zahnarztpraxis erneuern. Er hat folgende Kosten:

Eingangsbereich mit Anmeldung	**22,8 m^2 zu 32,40 €/m^2**
Wartezimmer	**28,4 m^2 zu 38,20 €/m^2**
Behandlungsräume	**42,6 m^2 zu 34,60 €/m^2**
Sozialraum	**21,2 m^2 zu 42,80 €/m^2**

Wie hoch ist der durchschnittliche Preis pro m^2?

☐ € (auf zwei Stellen hinter dem Komma gerundet)

→ *Lösungen zu diesen Aufgaben siehe S. 450*

Wirtschafts- und Sozialkunde

44. Welche sind die nach dem Berufsbildungsgesetz vorgeschriebenen Mindestinhalte eines Berufsausbildungsvertrages?

45. Welche Pflichten gemäß Berufsbildungsgesetz haben die Auszubildenden während der Berufsausbildung?

→ *Lösungen zu diesen Aufgaben siehe S. 450/451*

46. Welche Pflichten gemäß Berufsbildungsgesetz haben die Ausbildenden während der Berufsausbildung?

47. Was unterscheidet eine Kündigung von einem Aufhebungsvertrag?

→ Lösungen zu diesen Aufgaben siehe S. 451

48. Wie ist die Pausenregelung nach dem Jugendarbeitsschutzgesetz?

49. Wie wird nach dem Jugendarbeitsschutzgesetz die Berufsschulzeit auf die Arbeitzeit angerechnet?

50. Wie ist die Urlaubsregelung nach dem Jugendarbeitsschutzgesetz?

→ Lösungen zu diesen Aufgaben siehe S. 451

51. Was enthält eine Ausbildungsordnung für Zahnmedizinische Fachangestellte?

52. Was unterscheidet den Ausbildungsrahmenplan vom Ausbildungsplan?

53. Welche Regelungen gelten hinsichtlich der Jugendarbeitsschutzuntersuchung für eine 16-jährige Auszubildende?

→ *Lösungen zu diesen Aufgaben siehe S. 452*

1.4.3 Die Arbeitswelt der Zahnmedizinischen Fachangestellten

1. Welche Aussagen zum Verband medizinischer Fachberufe e.V. sind richtig? (2)

1. Der Verband medizinischer Fachberufe ist nur für Zahnmedizinische Fachangestellte da.
2. Der Verband medizinischer Fachberufe kann Tarifverträge für Zahnmedizinische Fachangestellte mit den zuständigen Arbeitgeberverbänden abschließen.
3. Der Verband medizinischer Fachberufe wird von Zahnärzten geleitet.
4. Nur ausgelernte Zahnmedizinische Fachangestellte können Mitglied des Verbandes medizinischer Fachberufe werden.
5. Für Mitglieder leistet der Verband medizinischer Fachberufe kostenlose Beratung zu arbeitsrechtlichen Fragen, z. B. zum Kündigungsschutz.
6. Die Mitgliedschaft im Verband medizinischer Fachberufe ist kostenlos.

Lösungsziffern ______ ☐ ☐

2. Welche der folgenden Informationsquellen eignet sich nicht für die Stellensuche einer Zahnmedizinischen Fachangestellten? (1)

1. Internet
2. Zeitung
3. Personal-Service-Agentur
4. Arbeitsagentur
5. Bekannte
6. Headhunter

Lösungsziffer ______ ☐

3. Die folgenden Inhalte sollte die Bewerbungsmappe einer Bewerberin mit abgeschlossener Berufsausbildung haben – [1] richtig oder [6] falsch? (6)

A) Anschreiben ______ ☐

B) polizeiliches Führungszeugnis ______ ☐

C) Lebenslauf ______ ☐

D) letztes Zeugnis Berufsschule ______ ☐

E) Arbeitszeugnis des letzten Arbeitgebers ______ ☐

F) Prüfungszeugnis über bestandene Abschlussprüfung ______ ☐

→ *Lösungen zu diesen Aufgaben siehe S. 452*

4. Susanne Weyer ist zu einem Vorstellungsgespräch für eine Stelle zur Zahnmedizinischen Fachangestellten eingeladen. Welche der folgenden Fragen in ihrem Vorstellungsgespräch müssen nicht wahrheitsgemäß beantwortet werden? (2)

1. Wie ist ihr bisheriger beruflicher Werdegang?
2. Mit welcher Note haben Sie die Abschlussprüfung zur Zahnmedizinischen Fachangestellten bestanden?
3. Sind Sie schwanger?
4. Leiden Sie unter einer Latex-Allergie?
5. Möchten Sie demnächst heiraten?
6. Haben Sie den Röntgen-Schein?

Lösungsziffern ______________________ ☐ ☐

5. Frau Susanne Weyer (21 Jahre) hat eine Zusage bekommen und soll zusammen mit ihrem künftigen Chef den Arbeitsvertrag aushandeln. Dabei sind einige gesetzliche Regelungen zu beachten. Welche Aussagen sind richtig? (2)

1. Das Arbeitszeitgesetz ist für den Abschluss eines Arbeitsvertrages von Bedeutung, weil es die tägliche Höchstarbeitszeit festlegt.
2. Das Jugendarbeitsschutzgesetz ist für den Abschluss eines Arbeitsvertrages von Bedeutung, weil es die Weiterbildung der Zahnmedizinischen Fachangestellten regelt.
3. Das Bundesurlaubsgesetz ist für den Abschluss eines Arbeitsvertrages von Bedeutung, weil des die Höchstdauer des Urlaubsanspruchs festlegt.
4. Das bürgerliche Gesetzbuch ist für den Abschluss eines Arbeitsvertrages von Bedeutung, weil es die Mindest-Kündigungsfristen festlegt.
5. Das Entgeltfortzahlungsgesetz ist für den Abschluss eines Arbeitsvertrages von Bedeutung, da es die Höhe des Mindest-Urlaubgeldes regelt.
6. Das Berufsbildungsgesetz ist für den Abschluss eines Arbeitsvertrages von Bedeutung, weil es die Höhe der erlaubten Überstunden regelt.

Lösungsziffern ______________________ ☐ ☐

6. Welche Aussage zu einem Minijob ist richtig? (2)

1. Für Minijobs besteht kein Anspruch auf Entgeltfortzahlung im Krankheitsfall.
2. Beschäftigte, die einen neuen Minijob annehmen, sind niemals in der gesetzlichen Rentenversicherung versichert.
3. Auch wer eine versicherungspflichtige Hauptbeschäftigung ausübt, kann mehrere Minijobs haben.
4. Minijobs sind für den Arbeitnehmer lohnsteuerpflichtig.
5. Für den Minijob muss der Arbeitgeber Beiträge in die gesetzliche Krankenversicherung und in die gesetzliche Rentenversicherung entrichten.
6. Für weibliche Minijobber gilt auch das Mutterschutzgesetz.

Lösungsziffern ______________________ ☐ ☐

→ *Lösungen zu diesen Aufgaben siehe S. 452*

7. Welche Aussagen zur Teilzeitarbeit sind falsch? (2)

1. Wenn man weniger arbeitet, dann muss man auch weniger Steuern zahlen.
2. Wenn mehrer Personen von Vollzeit auf Teilzeit gehen, dann kann eventuell ein Stellenabbau vermieden werden.
3. Teilzeit ist besonders dann geeignet, wenn man kleinere Kinder hat.
4. Gesetzlich gesehen dürfen nur Frauen in Teilzeit arbeiten.
5. Die eigenen Rentenansprüche sinken, wenn man von Vollzeit auf Teilzeit umstellt und dadurch weniger verdient.
6. Wer in Teilzeit arbeitet, der ist nicht mehr gesetzlich pflegeversichert.

Lösungsziffern ______________ ☐ ☐

8. Welche Aussagen zur Kündigung sind richtig? (2)

1. Eine Kündigung ist ein zweiseitiges Rechtsgeschäft.
2. Eine Kündigung ist immer empfangsbedürftig.
3. Nur der Arbeitnehmer kann kündigen.
4. Eine Kündigung muss immer schriftlich erfolgen.
5. Außerordentliche Kündigungen sind verboten.
6. Einer Kündigung muss immer eine Abmahnung vorausgehen.

Lösungsziffern ______________ ☐ ☐

9. Eine Auszubildende will nach erfolgreichem Abschluss ihrer Ausbildung in eine andere Praxis wechseln. Wann muss sie kündigen? (1)

1. Eine Kündigung ist nicht erforderlich, da der Ausbildungsvertrag zeitlich befristet ist oder mit Bestehen der Prüfung endet.
2. Zwei Monate vor Ablauf der Ausbildungszeit.
3. Ein Monat vor Ablauf der Ausbildungszeit.
4. Unmittelbar nach dem Bestehen des letzten Prüfungsteils der Abschlussprüfung.
5. Unmittelbar nach dem Ablegen des letzten Prüfungsteils der Abschlussprüfung.
6. Entweder zum 1. 2. oder zum 1. 8. eines Jahres, da dies die neuen Einstellungstermine für Auszubildende sind.

Lösungsziffer ______________ ☐

10. Welche Aussagen zu den Kündigungsfristen sind falsch? (2)

Für eine Kündigung durch den Arbeitgeber beträgt die gesetzliche Kündigungsfrist, wenn das Arbeitsverhältnis in dem Betrieb oder Unternehmen …

1. drei Jahre bestanden hat, einen Monat zum Ende eines Kalendermonats.
2. fünf Jahre bestanden hat, zwei Monate zum Ende eines Kalendermonats.
3. acht Jahre bestanden hat, drei Monate zum Ende eines Kalendermonats.
4. zehn Jahre bestanden hat, vier Monate zum Ende eines Kalendermonats.
5. 15 Jahre bestanden hat, fünf Monate zum Ende eines Kalendermonats.
6. 20 Jahre bestanden hat, sechs Monate zum Ende eines Kalendermonats.

Lösungsziffern ______________ ☐ ☐

→ *Lösungen zu diesen Aufgaben siehe S. 452*

11. Die Zahnmedizinische Fachangestellte Julia Szepaniak ist 26 Jahre alt und arbeitet seit einem Jahr in Praxis von Dr. Sommer. Dort fühlt sie sich aber nicht wohl und möchte am 31.03. in der Praxis aufhören. Es gilt die gesetzliche Kündigungsfrist. An welchem Datum muss Frau Szepaniak spätestens kündigen? (1)

1. am 01.02.
2. am 15.02.
3. am 01.03.
4. am 02.03.
5. am 03.03.
6. am 04.03.

Lösungsziffer ______

12. Welche Aussagen zu Kündigungen sind richtig? (2)

1. Während einer vereinbarten Probezeit, längstens für die Dauer von sechs Monaten, kann das Arbeitsverhältnis mit einer Frist von zwei Tagen gekündigt werden.
2. Die einfache gesetzliche Kündigungsfrist sieht vor, dass das Arbeitsverhältnis eines Arbeitnehmers mit einer Frist von sechs Wochen zum Fünfzehnten oder zum Ende eines Kalendermonats gekündigt werden kann.
3. Bei einer fristlosen Kündigung wird das Arbeitsverhältnis ohne Einhaltung einer Kündigungsfrist zum 15. oder zum Ende eines Monats beendet.
4. Einer verhaltensbedingten ordentlichen Kündigung muss in der Regel eine Abmahnung vorausgehen, in der das Fehlverhalten des Arbeitgebers beschrieben und für den Wiederholungsfall mit einer Kündigung gedroht wird.
5. Bei befristeten Arbeitsverträgen ist eine Kündigung zum Ende des Vertrages nicht notwendig.
6. Befristete Arbeitsverträge können niemals gekündigt werden.

Lösungsziffern ______

13. Welche Aussagen zum Kündigungsschutzgesetz sind richtig? (2)

1. Das Kündigungsschutzgesetz beschränkt die Kündigungsmöglichkeit von Arbeitgebern auf sozial gerechtfertigte Kündigungen.
2. Das Kündigungsschutzgesetz gilt nur für Zahnarztpraxen mit mehr als 12 Arbeitnehmern, die Vollzeit beschäftigt sind.
3. Auszubildende werden beim Kündigungsschutz auch als Arbeitnehmer gezählt.
4. Bei der Ermittlung der Anzahl der Teilzeitarbeitnehmerinnen werden Teilzeitkräfte als Vollzeitkräfte gezählt.
5. Bei einer sozial gerechtfertigten Kündigung muss der Arbeitgeber die Dauer der Praxiszugehörigkeit, das Lebensalter und bestehende Unterhaltsverpflichtungen berücksichtigen.
6. Bei einer Sozialauswahl gilt grundsätzlich, dass zuerst ältern Mitarbeitern zu kündigen ist.

Lösungsziffern ______

→ *Lösungen zu diesen Aufgaben siehe S. 452*

14. Welche Aussage zu Arbeitszeugnissen ist falsch? (1)

1. Der Arbeitnehmer hat bei Beendigung eines Arbeitsverhältnisses das Recht auf ein schriftliches Zeugnis von seinem Arbeitgeber.
2. Das Zeugnis muss mindestens Angaben zu Art und Dauer der Tätigkeit enthalten.
3. Der Arbeitnehmer kann verlangen, dass das Zeugnis auch Angaben über Leistung und Verhalten im Arbeitsverhältnis macht.
4. Das Zeugnis muss wohlwollend formuliert sein.
5. Negative Gesichtspunkte dürfen im Zeugnis nicht erwähnt werden, auch wenn sie schwerwiegend sind.
6. Das Zeugnis darf keine Formulierungen enthalten, die etwas anderes meinen als sie sagen.

Lösungsziffer ______________ ☐

15. Welche Aussagen zum Arbeitsgericht sind richtig? (2)

1. Arbeitsgerichte sind zuständig für Streitigkeiten zwischen Arbeitgeber und Arbeitnehmer.
2. Alle Verfahren des Arbeitsgerichts sind kostenpflichtig.
3. Ein Verfahren vor dem Arbeitsgericht beginnt mit einer Güteverhandlung.
4. Bei einer Güteverhandlung versucht der Richter immer den Arbeitnehmer zum Nachgeben zu bewegen.
5. Ein Arbeitgericht ist mit einem Richter und zwei Arbeitgebervertretern besetzt.
6. Gegen die Urteile von Arbeitsgerichten ist eine Berufung beim nächsthöheren Gericht nicht möglich.

Lösungsziffern ______________ ☐ ☐

16. Welche der folgenden Bestandteile sind nicht zwingend in einer Gehaltsabrechnung eines einkommensteuerpflichtigen Arbeitnehmers enthalten, der ein Bruttogehalt unter der Versicherungspflichtgrenze der gesetzlichen Krankenkasse verdient? (2)

1. Höhe der Lohnsteuer
2. Höhe der Kirchensteuer
3. Höhe des Beitrages zur gesetzlichen Krankenversicherung
4. Höhe des Beitrages zur gesetzlichen Rentenversicherung
5. Höhe des Beitrages zur gesetzlichen Arbeitslosenversicherung
6. Höhe der vermögenswirksamen Leistungen

Lösungsziffern ______________ ☐ ☐

Wirtschafts- und Sozialkunde

17. Welche der folgenden sechs Aussagen zu den Lohnsteuerklassen sind richtig? (2)

1. Lohnsteuerklasse 1 gilt für verheiratete Arbeitnehmer.
2. Lohnsteuerklasse 2 gilt für ledige Arbeitnehmer mit Kind, für das sie Kindergeld beziehen.
3. Lohnsteuerklasse 3 gilt für eine weitere Lohnsteuerkarte, wenn der Arbeitnehmer noch einen lohnsteuerpflichtigen Zweitjob hat.

→ *Lösungen zu diesen Aufgaben siehe S. 452*

4. Lohnsteuerklasse 4 kann von verheirateten Arbeitnehmern gewählt werden, wenn beide lohnsteuerpflichtig arbeiten.
5. Lohnsteuerklasse 5 gilt für verheiratete Arbeitnehmer, wenn der Ehepartner in Lohnsteuerklasse 2 eingestuft ist.
6. Lohnsteuerklasse 6 gilt für verheiratete Arbeitnehmer, wenn ein Arbeitnehmer einen 450-Euro-Job hat.

Lösungsziffern ______

18. Welche Aussagen zur Lohnsteuer sind falsch? (2)

1. Die Höhe der zu zahlenden Lohnsteuer richtet sich nach dem Nettoverdienst.
2. Das sogenannte Existenzminimum ist lohnsteuerfrei.
3. Wenn der Verdienst das Existenzminimum überschreitet, dann wird der überschreitende Teil zuerst progressiv besteuert und ab einem bestimmten Verdienst proportional.
4. Ab einem bestimmten Gehalt muss man auch den Solidaritätszuschlag bezahlen.
5. Wer mehr verdient, der muss grundsätzlich eine höhere Lohnsteuer bezahlen.
6. Die Lohnsteuer wird vom Arbeitnehmer an die Bundesknappschaft abgeführt.

Lösungsziffern ______

19. Welche Aussagen zum Einkommen aus nichtselbstständiger Arbeit sind falsch? (2)

1. Jeder Bürger der Bundesrepublik Deutschland erhält eine lebenslange Steuer-Identifikationsnummer, anhand derer er vom Finanzamt eindeutig identifiziert werden kann.
2. Zu Beginn des Folgejahres erhält man vom Arbeitgeber eine elektronische Lohnsteuerbescheinigung über die im abgelaufenen Jahr an das Finanzamt gezahlte Lohnsteuer.
3. Durch die Abgabe einer Einkommensteuererklärung kann man zu viel gezahlte Lohnsteuer zurück erhalten.
4. Bei 450-Euro-Jobs fällt für den Arbeitnehmer keine Lohnsteuer an.
5. Arbeitgeber und Arbeitnehmer teilen sich die Lohnsteuer je zur Hälfte.
6. Sonderzahlungen wie z. B. das Weihnachtsgeld sind von der Lohnsteuer befreit.

Lösungsziffern ______

20. Welche Aussagen zu den Werbungskosten sind richtig? (2)

1. Werbungskosten sind Ausgaben des Arbeitnehmers, die der Arbeitnehmer tätigt, um Einnahmen zu erhalten.
2. Der Beitrag für die Mitgliedschaft in einer Gewerkschaft zählt zu den Werbungskosten.
3. Für Werbungskosten von Arbeitnehmern berücksichtigt das Finanzamt keinen Werbungskostenpauschbetrag.
4. Die Kosten für Arbeits- und Dienstkleidung zählen nicht zu den Werbungskosten.
5. Die Ausgaben für eine private Unfallversicherung zählen zu den Werbungskosten.
6. Die Ausgaben für die gesetzliche Arbeitslosenversicherung zählen zu den Werbungskosten.

Lösungsziffern ______

→ *Lösungen zu diesen Aufgaben siehe S. 452*

21. Welche Aussagen zu den Sonderausgaben und außergewöhnlichen Belastungen sind falsch? (2)

1. Zu den Sonderausgaben zählen Ausgaben, die ein Arbeitnehmer zur privaten Vorsorge tätigt.
2. Die Beiträge zur gesetzlichen Rentenversicherung zählen nicht zu den Sonderausgaben.
3. Alle Sonderausgaben können in voller Höhe auf das zu versteuernde Einkommen angerechnet werden.
4. Die gezahlte Kirchensteuer zählt zu den Sonderausgaben.
5. Außergewöhnliche Belastungen sind Ausgaben, die Arbeitnehmern durch besondere Umstände entstehen, die der Gesetzgeber als besondere Härte ansieht.
6. Bestimmte Arztkosten zählen zu den außergewöhnlichen Belastungen.

Lösungsziffern ____________ ☐ ☐

22. Welche Aussagen zu den vermögenswirksamen Leistungen sind richtig? (2)

1. Es ist gesetzlich vorgeschrieben, dass jeder Arbeitgeber seinen Arbeitnehmern vermögenswirksamen Leistungen zahlt.
2. Vermögenswirksame Leistungen können nur für bestimmte Anlageformen gezahlt werden.
3. Vermögenswirksame Leistungen werden nicht an Auszubildende gezahlt.
4. Für bestimmte vermögenswirksame Leistungen zahlt der Staat eine Arbeitnehmersparzulage, wenn ein bestimmtes Jahreseinkommen nicht überschritten wird.
5. Der Arbeitgeber bestimmt die Anlageform für vermögenswirksame Leistungen.
6. Vermögenswirksame Leistungen dürfen nicht auf Bausparverträge eingezahlt werden.

Lösungsziffern ____________ ☐ ☐

23. Welche Aussagen zum Kindergeld sind richtig? (2)

1. Kindergeld wird bei der Familienkasse beantragt.
2. Das Kindergeld ist für alle Kinder einer Familie gleich hoch.
3. Kinder, die eine Berufsausbildung machen, erhalten kein Kindergeld sondern Berufsausbildungsbeihilfe.
4. Man erhält für seine Kinder nur Kindergeld, wenn mindestens ein Elternteil arbeitet.
5. Unter bestimmten Umständen wird auch Kindergeld für Kinder, die das 18. Lebensjahr vollendet haben, gezahlt.
6. Wer seine Kinder nicht an den Kindervorsorgeuntersuchungen teilnehmen lässt, erhält das Kindergeld gekürzt.

Lösungsziffern ____________ ☐ ☐

→ Lösungen zu diesen Aufgaben siehe S. 452

24. Welche Aussage zum Elterngeld ist falsch? (1)

1. Das Elterngeld beträgt grundsätzlich 76 % des bisherigen Nettoeinkommens.
2. Elterngeld wird unter bestimmten Bedingungen für höchstens 14 Monate gezahlt.
3. Elterngeld ist steuerfrei.
4. Wer Pflichtmitglied einer gesetzlichen Krankenkasse war, bleibt dort während des Bezuges von Elterngeld beitragsfrei weiterversichert.
5. Auch Personen, die nicht erwerbstätig waren, haben Anspruch auf Elterngeld.
6. Grundsätzlich soll Elterngeld dazu beitragen, dass die niedrige Geburtenzahl in Deutschland wieder ansteigt.

Lösungsziffer ____ ☐

25. Welche Aussagen zur Sozialhilfe sind richtig? (2)

1. Träger der Sozialhilfe sind die Bundesländer.
2. Die Hilfe zur Pflege ersetzt bei Sozialhilfeempfängern die Pflegeversicherung.
3. Die Hilfe zum Lebensunterhalt besteht in der finanziellen Unterstützung von Personen, die ihren Lebensunterhalt nicht selbst durch Arbeit, anderes Einkommen oder Vermögen bestreiten können.
4. Sozialhilfeempfänger sind automatisch bei der AOK krankenversichert.
5. Personen, die mindestens 65 Jahre alt sind und ihren Lebensunterhalt nicht selbst bestreiten können, erhalten als Sozialhilfe die Grundsicherung im Alter.
6. Sozialhilfe ist eine andere Bezeichnung für Bürgergeld.

Lösungsziffern ____ ☐ ☐

26. Welche Aussagen sind [1] richtig oder [6] falsch? (6)

A) Unter einer Tarifverhandlung versteht man das Aushandeln des Gehalts zwischen Zahnarzt und Zahnmedizinischer Fachangestellter. ____ ☐

B) Die IG Metall vertritt grundsätzlich die Zahnmedizinischen Fachangestellten bei Tarifverhandlungen. ____ ☐

C) Unter Tarifautonomie versteht man das im Grundgesetz verankerte Recht, Tarifverträge ohne Eingriffe des Staates abschließen zu können. ____ ☐

D) Das Bundesarbeitsministerium kann Tarifverträge für allgemeinverbindlich erklären, sodass sie auch für Arbeitnehmer gelten, die nicht Mitglied einer Gewerkschaft sind. ____ ☐

E) Ein Tarifvertrag ist ein Vertrag zwischen Gewerkschaft und Arbeitgeberverbänden bzw. einzelnen Arbeitgebern, der die Inhalte, den Abschluss und die Beendigung von Arbeitsverhältnissen regelt. ____ ☐

F) Ein Manteltarifvertrag regelt die allgemeinen Arbeitsbedingungen. ____ ☐

→ *Lösungen zu diesen Aufgaben siehe S. 452*

27. Welche Aussagen zum Betriebsverfassungsgesetz sind richtig? (2)

1. In den Betriebsrat können alle Wahlberechtigten gewählt werden, die acht Monate dem Betrieb angehören.
2. Bei der Ermittlung der Arbeitnehmeranzahl für den Betriebsrat werden die Auszubildenden nicht mitgezählt.
3. Eine Voraussetzung für die Wahl eines Betriebsrats in einer Zahnarztpraxis ist es, dass dort wenigstens sechs wahlberechtigte Arbeitnehmer ständig beschäftigt sind.
4. Der Betriebsrat besteht in Betrieben mit in der Regel 5 bis 20 wahlberechtigten Arbeitnehmern aus zwei Personen.
5. Die regelmäßige Amtszeit des Betriebsrats beträgt vier Jahre.
6. Der Betriebsrat hat darüber zu wachen, dass die zugunsten der Arbeitnehmer geltenden Vorschriften auch beachtet werden.

Lösungsziffern ______ ☐ ☐

28. Welche Aussagen zu einem Bausparvertrag sind richtig? (2)

1. Nur Arbeitnehmer können einen Bausparvertrag abschließen.
2. Ein Bausparvertrag erfordert eine bestimmte Mindestsparleistung und eine bestimmte Bewertungszahl, damit er zugeteilt werden kann.
3. Das Bauspardarlehen kann frei verwendet werden.
4. Der Zuteilungszeitpunkt eines Bausparvertrages ist immer im Voraus genau bekannt.
5. Ein Bausparer kann auch auf die Zuteilung seines Bauspardarlehens verzichten.
6. Bausparen wird nicht staatlich gefördert.

Lösungsziffern ______ ☐ ☐

29. Welche Aussagen zu privaten Versicherungen sind richtig? (2)

1. Die Lebensversicherung ist eine Personenversicherung.
2. Die Haftpflichtversicherung ist eine Sachversicherung.
3. Die Unfallversicherung ist eine Vermögensversicherung.
4. Die Rechtschutzversicherung ist eine Vermögensversicherung.
5. Die Hausratversicherung ist eine Personenversicherung.
6. Die Kfz-Vollkaskoversicherung ist eine Vermögensversicherung.

Lösungsziffern ______ ☐ ☐

30. Nennen Sie vier Fortbildungsmaßnahmen für Zahnmedizinische Fachangestellte.

______

______

______

______

→ Lösungen zu diesen Aufgaben siehe S. 452

31. Was unterscheidet eine Risikolebensversicherung von einer Kapitallebensversicherung?

32. Was versteht man unter einer Berufsunfähigkeitsversicherung?

33. Erklären Sie, was man unter einer Bürgschaft versteht.

34. Was gehört zu den Gewinneinkünften und wie werden sie ermittelt?

→ Lösungen zu diesen Aufgaben siehe S. 452

35. Was gehört zu den Überschusseinkünften und wie werden sie ermittelt?

____

____

____

____

____

____

1.4.4 Sozialversicherung

1. Welche Aussagen zur gesetzlichen Krankenversicherung sind [1] richtig oder [6] falsch? (6)

A) Der Beitragssatz ist für alle Mitglieder gleich hoch. ______ ☐

B) Familienangehörige sind grundsätzlich beitragsfrei mitversichert, wenn sie ein bestimmtes Einkommen nicht überschreiten. ______ ☐

C) Alle Mitglieder zahlen den gleichen Beitrag. ______ ☐

D) Rentner sind kostenlos mitversichert. ______ ☐

E) Die Pflichtleistungen sind für alle Versicherten gleich. ______ ☐

F) Die Höhe des Beitragssatzes steigt mit dem Einkommen. ______ ☐

2. Welche Aussagen zur gesetzlichen Krankenversicherung sind richtig? (2)

1. Wer einen höheren Beitrag zahlt, bekommt auch mehr Leistungen.
2. Wer bei Eintritt in die gesetzliche Krankenversicherung einen schlechten Gesundheitszustand aufweist, der muss einen höheren Beitrag zahlen.
3. In der gesetzlichen Krankenversicherung gilt das Risikoprinzip.
4. Wenn sich der Gesundheitszustand eines Mitgliedes verschlechtert, dann muss er auch einen höheren Beitrag bezahlen.
5. Für bestimmte Leistungen sind Zuzahlungen fällig.
6. Leistungen für Schwangerschaft und Mutterschaft sind beitragsfrei mitversichert.

Lösungsziffern ______ ☐ ☐

→ *Lösungen zu diesen Aufgaben siehe S. 453*

3. Wer zählt nicht zu den Pflichtversicherten in der gesetzlichen Krankenversicherung? (2)

1. Arbeiter und Angestellte, deren Monatsverdienst die Versicherungspflichtgrenze nicht überschreitet
2. Arbeitlose, die Arbeitslosengeld beziehen
3. Beamte
4. Richter
5. Auszubildende
6. Arbeitlose, die Bürgergeld beziehen

Lösungsziffern ______ ☐ ☐

4. Welche Aussage zur gesetzlichen Krankenversicherung ist falsch? (1)

1. Für die Beitragsberechnung werden nur die Einkünfte bis zur Beitragsbemessungsgrenze berücksichtigt.
2. Auch Selbständige können freiwillig Mitglied einer gesetzlichen Krankenversicherung sein.
3. Die Beiträge für Rentner werden grundsätzlich je zur Hälfte von den Rentnern und vom Rentenversicherungsträger getragen.
4. Die Bundesagentur für Arbeit und der Bund tragen die Beiträge zur gesetzlichen Krankenversicherung für Bezieher von Arbeitslosengeld.
5. Pflichtmitglieder der gesetzlichen Krankenversicherung müssen für jedes mitversicherte Kind einen zusätzlichen Beitrag bezahlen.
6. Bei Kindern, die wegen einer körperlichen, geistigen oder seelischen Behinderung außerstande sind ein ausreichendes Einkommen zu erzielen, besteht die Familienversicherung ohne Altersgrenze.

Lösungsziffer ______ ☐

5. Welche Aussagen zur Beitragsbemessungsgrenze und Versicherungspflichtgrenze der gesetzlichen Krankenversicherung sind richtig? (2)

1. Pflichtversicherte müssen nur bis zur Beitragsbemessungsgrenze Beitrag zahlen.
2. Freiwillig Versicherte müssen bis zur Versicherungspflichtgrenze Beitrag zahlen.
3. Die Beitragsbemessungsgrenze ist höher als die Versicherungspflichtgrenze.
4. Die Versicherungspflichtgrenze wird von jeder Krankenkasse selbst festgelegt.
5. Wer einmal die gesetzliche Krankenversicherung verlassen hat, um in die private Krankenversicherung zu wechseln, kann jederzeit wieder zurück in die gesetzliche gehen.
6. Die Bundesregierung legt die Beitragsbemessungsgrenze jedes Jahr neu fest.

Lösungsziffern ______ ☐ ☐

→ *Lösungen zu diesen Aufgaben siehe S. 453*

6. Welche Leistung ist keine Pflichtleistung der gesetzlichen Krankenversicherung? (1)

1. Jährliche Krebsfrüherkennungsuntersuchung bei Frauen ab dem vollendeten 18. Lebensjahr.
2. Gesundheitsuntersuchung (Check-up 35) ab dem vollendeten 35. Lebensjahr.
3. Durchführung von zahnärztlichen Kinder-Früherkennungsuntersuchungen zur Erkennung von Zahn-, Mund- und Kieferkrankheiten und der Vorbeugung von Karies und Gingivitis.
4. Psychotherapeutische Behandlung.
5. Gewährung eines befundbezogenen Festzuschusses für medizinisch notwendigen Zahnersatz.
6. Zahlung von Krankengeld für 78 Wochen innerhalb von 3 Jahre bei derselben Krankheit in Höhe von 90 % des Nettolohns.

Lösungsziffer ______ ☐

7. Welche Aussagen sind [1] richtig oder [6] falsch? (6)

A) Pflichtmitglieder der gesetzlichen Pflegeversicherung sind alle Pflichtmitglieder der gesetzlichen Krankenkassen. ______ ☐

B) Auch Auszubildende sind Pflichtmitglieder der gesetzlichen Pflegeversicherung. ______ ☐

C) Privat versicherte Personen müssen Mitglied einer privaten Pflegeversicherung sein. ______ ☐

D) Der Beitragssatz der gesetzlichen Pflegeversicherung ist für kinderlose Mitglieder ab Vollendung des 23. Lebensjahres grundsätzlich niedriger als für Mitglieder mit Kindern. ______ ☐

E) Rentner müssen keinen Beitrag zur gesetzlichen Pflegeversicherung zahlen. ______ ☐

F) Für die gesetzliche Pflegeversicherung gilt dieselbe Beitragsbemessungsgrenze wie für die gesetzliche Krankenversicherung. ______ ☐

8. Welche Aussage zur gesetzlichen Pflegeversicherung ist richtig? (1)

1. Der Beitragssatz ist für alle Mitglieder gleich hoch.
2. Die Leistungen sind abhängig vom Grad der Pflegebedürftigkeit.
3. Alle Mitglieder zahlen den gleichen Beitrag.
4. Die Höhe des Beitragssatzes steigt mit dem Einkommen.
5. Rentner sind kostenlos mitversichert.
6. Je höher das Risiko pflegebedürftig zu werden, desto höher ist der Beitrag.

Lösungsziffer ______ ☐

→ *Lösungen zu diesen Aufgaben siehe S. 453*

9. Welche Aussagen zur gesetzlichen Pflegeversicherung sind richtig? (2)

1. Privat krankenversicherte Personen müssen keine Pflegeversicherung abschließen.
2. Als Pflichtmitglied einer gesetzlichen Krankenkasse wird man automatisch Mitglied der Pflegekasse dieser Krankenkasse.
3. Wenn man freiwillig in einer gesetzlichen Krankenkasse versichert ist, dann hat man die Wahl zwischen gesetzlicher und privater Pflegeversicherung.
4. Beamte müssen bei einer gesetzlichen Pflegeversicherung versichert sein.
5. Alle Ehepartner, die kein eigenes Einkommen haben, müssen eine private Pflegeversicherung abschließen.
6. Wer als gesetzlich Versicherter seine Krankenkasse wechselt, der darf in seiner bisherigen Pflegekasse bleiben.

Lösungsziffern ______________________ ☐ ☐

10. Welche Aussage zu den Leistungen der gesetzlichen Pflegeversicherung ist falsch? (1)

1. Zu den Leistungen zählt die sogenannte ambulante Sachleistung. Dies bedeutet, dass ein Pflegedienst zu der pflegebedürftigen Person nach Hause kommt.
2. Zu den Leistungen zählt das Pflegegeld. In diesem Fall organisieren die Pflegebedürftigen ihre Pflege selbst, z. B. durch Angehörige oder andere ehrenamtlich tätige Personen.
3. Zu den Leistungen zählt die sogenannte Verhinderungspflege. In diesem Fall macht die private Pflegeperson Urlaub oder ist krank und eine andere Pflegeperson übernimmt für eine begrenzte Zeit die Pflege auf Kosten der gesetzlichen Pflegeversicherung.
4. Zu den Leistungen zählen Pflegehilfsmittel. Darunter versteht man Geräte und Sachmittel, die zur häuslichen Pflege notwendig sind, wie z. B. spezielle Pflegebetten.
5. Zu den Leistungen zählt ein Zuschuss für die Wohnungsanpassung, z. B. durch Türverbreiterungen für Rollstühle.
6. Zu den Leistungen zählt die vollstationäre Pflege. Die Pflegeversicherung übernimmt die gesamten Kosten für eine Pflege des Pflegebedürftigen in einem Pflegeheim einschließlich Unterkunfts- und Verpflegungskosten.

Lösungsziffer ______________________ ☐

11. Welche der folgenden Leistungen der Pflegeversicherung zählt nicht zur sogenannten Grundpflege? (2)

1. Waschen
2. Nahrungszubereitung
3. Ankleiden
4. Einkaufen
5. Putzen
6. Baden

Lösungsziffern ______________________ ☐ ☐

→ *Lösungen zu diesen Aufgaben siehe S. 453*

12. Welche Aussagen zu den Pflegegraden sind [1] richtig oder [6] falsch? (6)

A) Der Pflegegrad ist allein ausschlaggebend für die Höhe der Pflegeleistungen. Er wird mithilfe eines Punktesystems ermittelt. Der höchste erreichbare Punktwert beträgt 100 Punkte. ______ ☐

B) Bei der Beurteilung der Pflegebedürftigkeit werden fünf Lebensbereiche (Module) unterschieden, einer davon ist die Gestaltung des Alltagslebens und der sozialen Kontakte. ______ ☐

C) Die Pflegegrade reichen von Pflegegrad 1 (geringe Beeinträchtigung) bis zu Pflegegrad 5 (schwerste Beeinträchtigung mit besonderen Anforderungen an die pflegerische Versorgung). ______ ☐

D) Zu den Leistungen bei Pflegegrad 1 zählt unter anderem die Pflegeberatung, die Versorgung mit Pflegehilfsmitteln, Pflegekurse für Angehörige und ehrenamtliche Pflegepersonen sowie die vollstationäre Pflege. ______ ☐

E) Pflegebedürftige der Pflegegrade 2 bis 5 haben Anspruch auf körperbezogene Pflegemaßnahmen, pflegerische Betreuungsmaßnahmen und Hilfen bei der Haushaltsführung. ______ ☐

F) Pflegebedürftige des Pflegegrades 1 haben Anspruch auf häusliche Pflege bei Verhinderung der Pflegeperson durch Urlaub, Krankheit oder aus anderen Gründen. ______ ☐

13. Welche Personen sind in der gesetzlichen Arbeitslosenversicherung pflichtversichert? (2)

1. Richter
2. Auszubildende
3. Beamte
4. Arbeiter und Angestellte unter 65 Jahren
5. Schüler
6. Selbstständige

Lösungsziffern ______ ☐ ☐

14. Welche Aussagen zur gesetzlichen Arbeitslosenversicherung sind richtig? (2)

1. Auch für die gesetzliche Arbeitslosenversicherung gibt es eine Versicherungspflichtgrenze.
2. Die Versicherungspflichtgrenze der gesetzlichen Arbeitslosenversicherung ist genauso hoch wie die Versicherungspflichtgrenze der gesetzlichen Krankenversicherung.
3. Der Beitrag zur gesetzlichen Arbeitslosenversicherung wird grundsätzlich je zur Hälfte von Arbeitgeber und Arbeitnehmer gezahlt.
4. Man kann auch freiwillig Mitglieder der gesetzlichen Arbeitslosenversicherung werden.
5. Der Beitragssatz zur gesetzlichen Arbeitslosenversicherung wird per Gesetz festgelegt.
6. Die Höhe des Beitragssatzes richtet sich nach dem Bruttoverdienst.

Lösungsziffern ______ ☐ ☐

→ Lösungen zu diesen Aufgaben siehe S. 453

15. Welche der folgenden Leistungen zählt nicht zu den Leistungen der gesetzlichen Arbeitslosenversicherung? (1)

1. Zahlung von Arbeitslosengeld an Berechtigte
2. Förderung der Arbeitsaufnahme
3. Arbeitsvermittlung
4. Zahlung einer Rente wegen Erwerbsunfähigkeit
5. Berufsberatung
6. Förderung der beruflichen Bildung

Lösungsziffer ______ ☐

16. Welche Voraussetzungen müssen erfüllt sein, um Arbeitslosengeld zu erhalten? (2)

1. Man muss sich persönlich bei der Arbeitsagentur arbeitslos gemeldet haben.
2. Man muss bedürftig sein.
3. Man muss die Anwartschaftszeit erfüllt haben.
4. Man muss deutscher Staatsbürger sein.
5. Man muss älter als 20 Jahre sein.
6. Man darf nicht älter als 60 Jahre sein.

Lösungsziffern ______ ☐ ☐

17. Welche Aussagen zum Bürgergeld sind [1] richtig oder [6] falsch? (6)

A) Um Bürgergeld zu erhalten, muss man erwerbsfähig sein. ______ ☐

B) Um Bürgergeld zu erhalten, muss man bedürftig sein. ______ ☐

C) Um Bürgergeld zu erhalten, darf das anrechenbare Vermögen die gesetzlichen Grenzen nicht überschreiten. ______ ☐

D) Bürgergeld-Empfänger müssen zumutbare Arbeit annehmen. ______ ☐

E) Um Bürgergeld zu erhalten, muss man mindestens 18 Jahre alt sein. ______ ☐

F) Um Bürgergeld zu erhalten, darf das Einkommen des Ehepartners/Lebenspartners nicht den Bedarf überschreiten. ______ ☐

18. Welche Aussagen zur gesetzlichen Rentenversicherung sind richtig? (2)

1. Nur Arbeitnehmer können sich versichern.
2. Berufstätige Mütter und Väter, die sich in der Elternzeit befinden, sind pflichtversichert.
3. Bezieher von Arbeitslosengeld sind nicht versichert.
4. Bezieher von Bürgergeld sind nicht versichert.
5. Man kann grundsätzlich auch freiwillig Mitglied werden.
6. Auch Beamte und Richter sind pflichtversichert.

Lösungsziffern ______ ☐ ☐

→ *Lösungen zu diesen Aufgaben siehe S. 453*

19. Welche Aussagen zur gesetzlichen Rentenversicherung sind richtig? (2)

1. Träger der gesetzlichen Rentenversicherung ist die Rentenversicherungsanstalt Deutschlands.
2. Für die gesetzliche Rentenversicherung gilt auch die Beitragsbemessungsgrenze der gesetzlichen Krankenversicherung.
3. Die Höhe der Rente hängt u. a. von der Höhe des Beitragssatzes ab.
4. Arbeitnehmer und Arbeitgeber teilen sich den Beitrag zur Hälfte.
5. Die Höhe der späteren Rente hängt u. a. vom über die Beitragsdauer erzielten Bruttogehalt ab.
6. Für die gesetzliche Rentenversicherung gibt es auch eine Versicherungspflichtgrenze, sie ist allerdings höher als die der gesetzlichen Krankenversicherung.

Lösungsziffern ______________ ☐ ☐

20. Welche Aussagen zur gesetzlichen Rentenversicherung sind richtig? (2)

1. Die eingezahlten Beiträge der Versicherten werden auf dem Rentenkonto angespart und bei Rentenbeginn ausgezahlt.
2. Die eingezahlten Beiträge der heutigen Beitragszahler werden nach dem Umlageverfahren an die heutigen Rentner ausgezahlt.
3. Zum Generationenvertrag der Rentenversicherung gehört die Erwartung, dass die heutigen Beitragszahler auch selber genügend Kinder haben, die ihre Renten dann bezahlen.
4. Alle Rentner haben Anspruch auf eine gesetzliche Mindestrente in Höhe von 500,00 Euro, die ab dem 65. Lebensjahr gezahlt wird.
5. Die eingezahlten Beiträge der heutigen Beitragszahler werden teilweise gespart, teilweise ausgezahlt, je nachdem, wie viel Geld die Rentenversicherung gerade in der Kasse hat.
6. Die Altersgrenze für die Regelaltersrente bleibt auch in den kommenden Jahren bei einem Alter von 65 Jahren.

Lösungsziffern ______________ ☐ ☐

21. Welche der folgenden Leistungen sind keine Leistungen der gesetzlichen Rentenversicherung? (2)

1. Altersrente
2. Erwerbsminderungsrente
3. Vorgezogenen Rente mit Abschlag
4. Medizinische Rehabilitation
5. Riester-Rente
6. Krankengeld

Lösungsziffern ______________ ☐ ☐

→ Lösungen zu diesen Aufgaben siehe S. 453

22. Welche Aussagen zur gesetzlichen Unfallversicherung sind richtig? (2)

1. Die wichtigste Aufgabe der gesetzlichen Unfallversicherung ist die Verhütung von Arbeitsunfällen und Berufskrankheiten.
2. Die Beiträge zur gesetzlichen Unfallversicherung zahlen Arbeitgeber und Arbeitnehmer jeweils zur Hälfte.
3. Zu dem versicherten Personenkreis der gesetzlichen Unfallversicherung zählen auch die Schüler von Berufsschulen.
4. Auch Beamte sind in der gesetzlichen Unfallversicherung pflichtversichert.
5. Die gesetzliche Unfallversicherung zahlt auch für Sportunfälle von Privatpersonen.
6. Auch niedergelassene Zahnärzte sind in der gesetzlichen Unfallversicherung pflichtversichert.

Lösungsziffern ______ ☐ ☐

23. Wie heißt die Berufsgenossenschaft, bei der eine Zahnmedizinische Fachangestellte, die bei einem Vertragszahnarzt ihre Ausbildung macht, versichert ist? (1)

1. Berufsgenossenschaft für Gesundheitsdienst und Wohlfahrtspflege
2. Berufsgenossenschaft für Gesundheit
3. Knappschaft
4. Berufsgenossenschaft für Gesundheitsdienst und Wohlfahrt
5. Berufsgenossenschaft für Gesundheitspflege und Wohlfahrtsdienst
6. Berufsgenossenschaft für Zahnmedizinische Fachangestellte

Lösungsziffer ______ ☐

24. In welchen Fällen ist das Sozialgericht zuständig? (2)

1. Der Arbeitgeber der Zahnmedizinischen Fachangestellten Corinna Döring hat ihr gekündigt. Dagegen möchte Frau Döring klagen.
2. Der Privatpatient Rainer Sondermann zahlt die Privatliquidation des Zahnarztes Dr. Franken nicht. Dr. Franken möchte gegen Herrn Sondermann klagen.
3. Der Rentner Herr Meyer hat vor der Praxis seines Zahnarztes im Parkverbot geparkt und dafür vom Ordnungsamt einen Strafzettel bekommen. Er hält das für unsozial und möchte dagegen klagen.
4. Frau Schliering ist der Meinung, dass ihre Mutter pflegebedürftig nach Pflegegrad 1 ist. Der zuständige Medizinische Dienst der Krankenkassen hat eine Einstufung in Pflegegrad 1 aber abgelehnt. Dagegen möchte Frau Schliering klagen.
5. Der Arbeitgeber der Zahnmedizinischen Fachangestellten Nevroz Öztürk zahlt ihr die Überstunden nicht. Frau Öztürk hat daraufhin gekündigt und möchte die Bezahlung der Überstunden vor Gericht einklagen.
6. Herr Meyer hatte einen schweren Arbeitsunfall und ist der Meinung, dass er erwerbsunfähig ist. Die zuständige Unfallversicherung hält ihn aber weiterhin für erwerbsfähig. Dagegen möchte Herr Meyer klagen.

Lösungsziffern ______ ☐ ☐

→ *Lösungen zu diesen Aufgaben siehe S. 453*

25. Wie können sich Personen versichern, deren Einkommen die Versicherungspflichtgrenze der gesetzlichen Krankenversicherung überschreitet?

26. Was unterscheidet bei der Pflegeversicherung das Pflegegeld von der Pflegesachleistung?

27. Erklären Sie, was man unter dem Generationenvertrag der gesetzlichen Rentenversicherung versteht.

→ *Lösungen zu diesen Aufgaben siehe S. 453*

28. Nennen Sie die fünf Voraussetzungen, um Bürgergeld zu erhalten.

29. Nennen Sie sechs Personengruppen, die in der gesetzlichen Unfallversicherung pflichtversichert sind.

→ *Lösungen zu diesen Aufgaben siehe S. 453*

Teil 2: Praktische Prüfung/Praxisfälle

1. Endodontie (Kind)

Thomas Klein ist fünf Jahre alt. Er kommt mit Zahnschmerzen in die Praxis. Die Inspektion zeigt eine ausgeprägte kariöse Läsion am Zahn 55. Die Vitalitätsprobe ist positiv. Nach dem Exkavieren zeigt sich eine etwa 2 mm große, punktförmige Pulpaeröffnung.

1. Welche Therapieverfahren könnten bei diesem Kind infrage kommen?
2. Der Zahnarzt entscheidet sich, eine Röntgenaufnahme des kariösen Zahnes zu machen. Welche Röntgenaufnahme wäre in diesem Fall sinnvoll?
3. Thomas hat allein im Röntgenraum Angst und schreit. Es ist nicht möglich unter diesen Umständen eine Röntgenaufnahme zu machen. Wie wird in einem solchen Fall fachgerecht vorgegangen?
4. Beschreiben Sie den Behandlungsverlauf beginnend mit der Anästhesie.
5. Im Anschluss an die Behandlung bespricht der Zahnarzt, dass zur Vermeidung von weiterer Kariesbildung eine Prophylaxesitzung notwendig ist. Welche Maßnahmen sollten in einer solchen Sitzung durchgeführt werden?
6. Auf der Karteikarte von Thomas wurden die folgenden Leistungen dokumentiert. Bestimmen Sie, welche Leistungen nach dem Bema bzw. nach der GOZ/GOÄ abrechenbar sind:

Datum	Zahn	Leistungen	Bema-Nr. ggf. Anzahl	GOZ/GOÄ ggf. Anzahl
03.10. (9:00)		Thomas kommt mit starken Schmerzen in die Notdienstsprechstunde.		
		Untersuchung an 55 Beratung der Mutter des Patienten		
	55	Vitalitätsprobe, <u>Befund:</u> positiv		
		Röntgen <u>Befund:</u> keine Wurzelresorption		
		Infiltrationsanästhesie		
		Beseitigen störenden Zahnfleisches beim Präparieren		
		Exkavieren, Pulpenkavum mehr als punktförmig eröffnet		
		Amputation der Kronenpulpa, Spülung und Blutstillung, Wundverband mit calciumhydroxidhaltigem Medikament		
		Anlegen einer Matrize		
		Füllung mesial-okklusal-bukkal in Adhäsivtechnik		
		Beratung der Mutter wegen zukünftiger Prophylaxemaßnahmen		
		Terminvereinbarung mit der Zahnmedizinischen Fachangestellten		

→ *Lösungen zu diesem Praxisfall ab S. 454*

7. Welche Prophylaxe- bzw. IP-Leistungen können bei Thomas nach dem Bema abgerechnet werden, wenn die beiden ersten Molaren im UK bereits durchgebrochen sind?

8. Die Mutter von Thomas wünscht auch eine Versiegelung der übrigen Milchzahnmolaren. Wie ist hier bei einem Kassenpatienten abzurechnen?

9. Angenommen der Zahnarzt muss die Behandlung von Thomas mit einem provisorischen Verschluss abbrechen, weil Thomas nicht mehr auf dem Behandlungsstuhl still sitzen will. Welche Änderungen ergeben sich dann im Abrechnungsfall von Nr. 6 nach dem Bema?

10. Wie häufig ist die FLA abrechenbar, wenn Thomas über ein erhöhtes Kariesrisiko verfügt?

11. Die Mutter von Thomas hat gehört, dass ihr Sohn Thomas ab dem 6. Geburtstag Anspruch auf weitere IP-Leistungen hat, die über die Krankenkasse abgerechnet werden können. Nennen und erklären Sie Frau Klein kurz die noch fehlenden IP-Leistungen.

Nach Sprechstundenschluss beraten die Mitarbeiter der Praxis über die Anschaffung einer neuen, ergonomischen Computeranlage. Insbesondere sollen neue Monitore angeschafft werden.

12. Was versteht man unter Ergonomie?

13. Nennen Sie vier Gesichtspunkte, die bei der Einrichtung eines ergonomischen Bildschirmarbeitsplatzes unbedingt berücksichtigt werden müssen.

14. Für die Beurteilung der Qualität eines Monitors gibt es unterschiedliche Gesichtspunkte.
    a) Was versteht man unter der Bildwiederholfrequenz eines Monitors und warum ist diese wichtig?
    b) Wie und in welcher Einheit wird die Bildschirmgröße eines Monitors gemessen?
    c) Was versteht man unter dem Kontrast eines Monitors? Warum ist er wichtig?

→ *Lösungen zu diesem Praxisfall ab S. 454*

2. Modellgussprothese: Klammer

Herr Hempel ist 67 Jahre alt. Sein Gebiss ist in einem recht gepflegten Zustand, 14, 15, 26, 27, 28 fehlen. Herr Hempel wünscht aus Kostengründen eine klammergetragene Modellgussprothese.

1. Herr Hempel ist sehr besorgt hinsichtlich der Strahlenbelastung, der er für den Röntgenstatus ausgesetzt wird.
   a) Erklären Sie ob Röntgenaufnahmen in diesem Fall unbedingt notwendig sind.
   b) Erläutern Sie in welchem Rahmen sich die vorgesehene Strahlenbelastung bewegt im Vergleich zu diagnostischen oder natürlichen Strahlenbelastungen.
   c) Welche Möglichkeit könnte man anbieten, da Herr Hempel die geringst mögliche Strahlenbelastung fordert.
2. Beschreiben Sie in Stichworten den Ablauf der 5 (6) Sitzungen für die Herstellung der Modellgussprothese.
3. Beschreiben Sie die Prothese für Herrn Hempel hinsichtlich der Anordnung im Lückengebiss und hinsichtlich der Abstützung.
4. Ein wichtiger Punkt für Träger von herausnehmbaren Zahnersatz ist die richtige Prothesenpflege. Erklären Sie.
5. Tragen Sie den Befund (siehe Beginn des Praxisfalls) des gesamten Gebisses und den Behandlungsplan im Abschnitt I. des HKP ein. Die Verankerung der Prothese erfolgt an den Zähnen 16, 13 und 25 mit gegossenen komplizierten Halte- und Stützvorrichtungen.

R																
B																
	18	17	16	15	14	13	12	11	21	22	23	24	25	26	27	28
	48	47	46	45	44	43	42	41	31	32	33	34	35	36	37	38
B																
R																

6. Bestimmen Sie bitte die abrechenbaren Bema-Nrn., die im HKP im Teil III. Kostenplanung einzutragen sind:
7. Mit welchen Festzuschüssen beteiligt sich die Krankenkasse an den Kosten der prothetischen Behandlung von Herrn Hempel?
8. Herr Hempel möchte wissen, um wie viel Prozent sich der Festzuschuss erhöht, wenn er für die letzten 12 Jahre eine lückenlose Teilnahme an den Vorsorgeuntersuchungen im Bonusheft nachweisen kann.
9. Angenommen Herr Hempel würde zunächst nur eine Interimsprothese erhalten. Welche Bema-Nrn. wären dann abrechenbar?
10. Erläutern Sie die Abrechenbarkeit von partiellen Immediatprothesen nach dem Bema.

→ Lösungen zu diesem Praxisfall ab S. 456

Herr Hempel ist durch Zeitungsmeldungen sehr besorgt um die bei seinem Zahnarzt gespeicherten Daten und wünscht Aufklärung über die Sicherung seiner Daten, den Schutz seiner Daten vor Viren und über die Rechte, die ihm als Patienten hinsichtlich seiner Daten zustehen. Auch möchte er über die zahnärztliche Nutzung des Internets aufgeklärt werden.

11. Was versteht man unter Datensicherung?
12. Nennen Sie zwei Maßnahmen der Datensicherung, die beim Einsatz eines Zahnarztprogramms in der Zahnarztpraxis regelmäßig vorgenommen werden sollten.
13. Was sind Computerviren?
14. Was ist beim Einsatz eines Virenschutzprogramms besonders zu beachten?
15. Wenn in der Zahnarztpraxis Patientendaten auf Computer gespeichert werden, dann stehen dem Patienten nach Datenschutzgrundverordnung (DSGVO) gewisse Rechte zu. Nennen Sie drei Rechte des Patienten.
16. Welchen Nutzen hat das Internet aus zahnmedizinischer Sicht für den Patienten? Nennen Sie zwei Gesichtspunkte.

→ *Lösungen zu diesem Praxisfall ab S. 456*

3. Modellgussprothese: Doppelkronen

Frau Kiesel ist 55 Jahre alt. Ihr Gebiss ist in einem zufrieden stellenden Zustand. 16, 17, 18, 24, 25, 26, 27, 28 fehlen. 15 ist wurzelgefüllt, aber nicht mehr erhaltungswürdig. Frau Kiesel leidet unter Herzrhythmusstörungen, die medikamentös behandelt werden. Sie wünscht eine möglichst feste Verankerung, die von der Kasse umfangreich erstattet werden soll.

1. Welche Röntgenaufnahmen sind für die Behandlung von Frau Kiesel (Extraktion und prothetische Versorgung) sinnvoll, begründen Sie.
2. Welche Anästhesieform ist unter Berücksichtigung der Anamnese für die Extraktion angebracht?
3. Wie viele Sitzungen werden für Frau Kiesel notwendig sein? Beschreiben Sie kurz den Ablauf der Sitzungen.
4. Beschreiben Sie die Prothese für Frau Kiesel, hinsichtlich der Anordnung im Lückengebiss und hinsichtlich der Abstützung.

Sie werden von Ihrem Chef beauftragt vor dem Behandlungsbeginn von Frau Kiesel einen HKP zu erstellen. Da Frau Kiesel eine möglichst feste Verankerung wünscht, die von der Kasse umfangreich erstattet werden soll, erhält sie eine Teleskopprothese.

5. Tragen Sie den Befund (siehe Beginn des Praxisfalls) des gesamten Gebisses und den Behandlungsplan im Abschnitt I. des HKP ein. Die Verankerung der Prothese erfolgt auf den Zähnen 14 und 23 mithilfe von Teleskopkronen.

R																
B																
	18	17	16	15	14	13	12	11	21	22	23	24	25	26	27	28
	48	47	46	45	44	43	42	41	31	32	33	34	35	36	37	38
B																
R																

6. Bestimmen Sie bitte die abrechenbaren Bema-Nrn. die im HKP im Teil III. Kostenplanung einzutragen sind.
7. Mit welchen Festzuschüssen beteiligen sich die Krankenkassen an den Kosten der prothetischen Behandlung von Frau Kiesel?
8. Frau Kiesel möchte wissen, um wie viel Prozent sich der Festzuschuss erhöht, wenn sie für die letzten 8 Jahre eine lückenlose Teilnahme an den Vorsorgeuntersuchungen im Bonusheft nachweisen kann.
9. Angenommen Frau Kiesel würde Hilfe zum Lebensunterhalt beziehen: Welche Änderung würde sich dann bei der Bezuschussung der Festzuschüsse ergeben?
10. Angenommen Frau Kiesel würde Hilfe zum Lebensunterhalt beziehen: Wie werden die Röntgenaufnahmen und die Anästhesien, die im Rahmen der Regelversorgung vom Zahnarzt erbracht wurden, abgerechnet?

→ *Lösungen zu diesem Praxisfall ab S. 458*

In der Mittagspause unterhalten sich zwei Zahnmedizinische Fachangestellte der Praxis über die Vorteile einzelner Datenträger und über die Funktion eines Servers.

11. Was versteht man unter der Speicherkapazität eines Datenträgers?
12. Was versteht man unter mittlere Zugriffgeschwindigkeit?
13. Was versteht man unter der Datenübertragungsrate?
14. Was versteht man unter einem WLAN-Netzwerk?
15. Welche Funktion hat ein Server in einem Netzwerk?
16. Nennen Sie zwei Maßnahmen, die man aufgrund der Bedrohung eines Servers durch Computerviren ergreifen sollte.

→ *Lösungen zu diesem Praxisfall ab S. 458*

4. Wurzelkanalbehandlung

Herr Schreiber ist ein 62-jähriger Patient. Er leidet seit Jahren an Bluthochdruck und erlitt vor einem Jahr einen Herzinfarkt. Seitdem hat er häufiger Luftnot bei größeren Anstrengungen. Im Zahn 14 wurde bei Herrn Schreiber vor sechs Monaten eine Wurzelkanalbehandlung durchgeführt, die bereits zweimal revidiert wurde. Herr Schreiber hatte immer wieder Beschwerden, die er aber mit Schmerzmitteln seiner Hausapotheke behandeln konnte. Er kommt nun mit starken Schmerzen. Die radiologische Untersuchung zeigt eine deutliche Aufhellung apikal und einen verbreiterten Parodontalspalt.

1. Der bei Herrn Schreiber angefertigte konventionelle Röntgenfilm ist zu dunkel geraten, so dass Frau Dr. Fritz darauf die Prozesse nicht ausreichend beurteilen kann. Das Röntgenbild muss erneut angefertigt werden, Frau Dr. Fritz ist nicht zufrieden. Geben Sie je eine Fehlermöglichkeit, die zu einem zu dunklen Film führen kann auf der Film-, der Belichtungs- und der Entwicklungsebene an.
2. Aufgrund der umfangreichen Vorerkrankungen von Herrn Schreiber entscheidet sich die Zahnärztin Frau Dr. Fritz zunächst für eine besonders schonende Notfallbehandlung, die Schröder-Lüftung. Erklären Sie, was man unter diesem Verfahren versteht und erklären Sie in Stichworten, wie diese durchgeführt wird.
3. In einer nächsten Sitzung soll eine Wurzelspitzenresektion und retrograde Füllung des Wurzelkanals erfolgen. Erklären Sie in Stichworten das Verfahren.
4. Nach dem Eingriff müssen die Instrumente fachgerecht desinfiziert werden. Geben Sie die Schritte des chemischen Desinfektionsvorgangs im Desinfektionsbad in der richtigen Reihenfolge an und begründen Sie die Reihenfolge.
5. Die Auszubildende Lilly ist heute für die Desinfektion und Sterilisation zuständig. Zusammen mit den Instrumenten, die bei Herrn Schreiber benutzt wurden, soll sie auch die Instrumente aus dem anderen Behandlungsraum desinfizieren. Diese Instrumente stammen von Herrn Metzger, der HIV positiv ist. Lilly möchte daher bei der Desinfektion auf „Nummer sicher" gehen und setzt die Desinfektionslösung stärker konzentriert an und lässt die Instrumente doppelt so lange in der Wanne. Beurteilen Sie dieses Verfahren.
6. Frau Dr. Fritz lässt Sie am PC mit einem Abrechnungsprogramm die nachfolgenden Leistungen abrechnen. Dazu müssen Sie für die Leistungen, die auf der Karteikarte eingetragen wurden, die entsprechenden Bema-Nrn. bestimmen. Zur Übung sollen Sie auch eine Abrechnung nach der GOZ/GOÄ vornehmen:

Datum	Zahn	Leistung	Bema-Nr. ggf. Anzahl	GOZ/GOÄ ggf. Anzahl
14.03. (17:30)		Notdienst am Samstag (keine Sprechstunde). Herr Schreiber hat Beschwerden an 14. Untersuchung und Beratung durch die Zahnärztin.		
	14	Vitalitätsprüfung (–)		
		Röntgenaufnahme, <u>Befund:</u> apikale Aufhellung, zwei Kanäle		
		Kofferdam		
		Trepanation des Zahnes		
		Wurzelkanalaufbereitungen		
		Röntgenaufnahme, <u>Befund:</u> Nadelmessaufnahme		
		Medikamentöse Einlage		
		Provisorischer speicheldichter Verschluss		

→ Lösungen zu diesem Praxisfall ab S. 459

14.03. (20:01)		Nach telefonischem Anruf und einer kurzen Beratung durch die ZA wegen erneuter Beschwerden kommt der Patient wieder in die Praxis		
14.03. (20:30)	14	Erneute Kanalaufbereitungen wegen eines besonders stark gekrümmten Wurzelkanals (schwierige anatomischen Situation)		
		Anwendung einer anerkannten physikalisch-chemischen Methode		
		Erneute medikamentöse Einlage		
		Provisorischer speicheldichter Verschluss		
		Rezept über ein Antibiotikum		
20.03.	15–13	Drei Infiltrationsanästhesien		
	14	Wurzelkanalfüllungen		
		Röntgenaufnahme, Befund: 14 Kontrolle der Wurzelfüllungen		
		Arbeitsunfähigkeitsbescheinigung für 2 Tage		
		Provisorischer speicheldichter Verschluss mit Phosphatzement (mesial- okklusal)		
24.03.	14	Nähte entfernt		
		Eingehende Untersuchung und Beratung, Befund: f: 18, 28, 38, 48		
15.04.	14	Patient kommt erneut mit starken Schmerzen an 14 in die Praxis. Röntgen und		
		anschließende Beratung über die weitere Vorgehensweise		
	14	Infiltrations- und Leitungsanästhesie zur Schmerzausschaltung		
		Trepanation des Kieferknochens		
		Legen eines Drains		
16.04.	14	Wundkontrolle und Wechsel der Drainage		
17.04.	14	Wurzelspitzenresektionen durch einen Zugang		
		und retrograde Verschlüsse.		

7. Erläutern Sie die Abrechenbarkeit von Wurzelspitzenresektionen nach dem Bema an einem Frontzahn und an einem Seitenzahn.

Nach der Behandlung von Herrn Schreiber muss seine Karteikarte wieder in den Karteikartenschrank einsortiert werden.

8. Welche Aufgaben hat die von Frau Dr. Fritz verwendete Karteikarte?
9. Wie ist eine Karteikarte aufgebaut?
10. Welche Ordnungsmittel werden bei Karteikarten häufig eingesetzt?
11. Nach welchem Ordnungssystem sind Karteikarten oftmals sortiert? Nennen Sie 4 weitere Ordnungssysteme.

→ *Lösungen zu diesem Praxisfall ab S. 459*

5. Gangrän

Herr Ludwig ist ein 38-jähriger Patient mit einer bekannten Alkoholabhängigkeit. Er kommt in die Praxis, da er in der letzten Zeit häufiger starke Probleme mit seinem „Backenzahn" im Unterkiefer hatte. Alles habe ihm Schmerzen bereitet, eine Zeit lang habe er nichts Heißes mehr trinken können ohne starke Zahnschmerzen zu bekommen. Dies sei jetzt besser geworden, aber spontan würden immer wieder Schmerzen auftreten. Der durchgeführte Sensibilitätstest ist negativ, im Röntgenbild sieht man Veränderungen um den Apex.
Sobald die Pulpa eröffnet ist, ist ein unangenehmer Geruch „wie faule Eier" wahrzunehmen.

1. Erklären Sie die Durchführung und die Aufgabe des Sensibilitätstests.
2. Welche Erkrankung hat Herr Ludwig wahrscheinlich?
3. Herr Ludwig hätte am liebsten, „dass die Sache in einem Durchgang" erledigt wird; begründen Sie ob dies grundsätzlich möglich ist.
4. Geben Sie in Grundzügen die Behandlung an, die Herrn Ludwig bevorsteht.
5. Erklären Sie wie sich die Wurzelfüllung im Röntgenbild darstellt.
6. Sie sollen der neuen Auszubildenden den Abrechnungsweg von konservierend-chirurgischen Leistungen bei Kassenpatienten erläutern. Welche „Institutionen" wirken mit, damit der Zahnarzt sein Honorar erhält?
7. Übertragen Sie die bei Herrn Ludwig erbrachten Leistungen von der Karteikarte für die Quartalsabrechnung am PC. Bestimmen Sie hierzu die entsprechenden Bema-Nummern. Zur Übung sollen Sie auch eine Abrechnung nach der GOZ/GOÄ vornehmen:

Datum	Zahn	Leistung	Bema-Nr. ggf. Anzahl	GOZ/GOÄ ggf. Anzahl
25.05. (18:30)		Herr Ludwig kommt am Dienstag außerhalb der Sprechstunde in die Praxis. Kurze Untersuchung und Beratung wegen Schmerzen		
	36	Sensibilitätsprüfung (–)		
		Röntgenaufnahme, Befund: apikale Aufhellung		
		Leitungsanästhesie		
		Trepanation		
		Wurzelkanalaufbereitungen		
		Medikamentöse Einlage		

→ *Lösungen zu diesem Praxisfall ab S. 461*

01.06. (18:00)		Patient hat Termin für 16:30 Uhr. Er erscheint erst um 18:00 Uhr außerhalb der Sprechstunde, da er auf dem Weg in die Praxis in einen Verkehrsunfall verwickelt war.		
	36	Chemische Reinigung und Desinfektion des Wurzelkanalsystems mit NaOCl ultraschallaktiviert		
		Medikamentöse Einlage		
		Provisorischer speicheldichter Verschluss		
08.06.	36	Medikamentöse Einlage		
		Provisorischer speicheldichter Verschluss		
11.06.		Beratung		
	36	Elektrometrische Längenbestimmungen der Wurzelkanäle		
		Wurzelkanalfüllungen		
		Stillung einer übermäßigen Papillenblutung beim Präparieren,		
		Anlegen einer Matrize		
		Dreiflächige Kompositfüllung in Adhäsivtechnik mod		
		Röntgenkontrollaufnahmen, zwei Projektionen wegen individueller anatomischer Verhältnisse		

8. Erläutern Sie die wichtigsten Abrechnungsregeln zur Bema-Nummer 34. Welche Bedingung muss gegeben sein, damit die Bema-Nr. 34 im Zusammenhang mit der Bema-Nr. 31 abrechenbar ist?
9. Angenommen die Wurzelkanäle im Zahn 36 von Herrn Ludwig werden in der Sitzung am 01.06. erneut aufbereitet. Sie sollen dies zusätzlich abrechnen. Nehmen Sie zur wiederholten Abrechenbarkeit der Bema-Nr. 32 Stellung.

In der Mittagspause erhält die neu eingestellte Auszubildende Susanne Großmann von der Erstkraft erste Hinweise zur Postbearbeitung.

10. Beschreiben Sie den Weg der ausgehenden Post.
11. Beschreiben Sie den Weg eines Einschreibens vom Absender zum Empfänger.
12. Was ist das Besondere am Einschreiben Einwurf?
13. Was bedeutet der Zusatz eigenhändig?

→ *Lösungen zu diesem Praxisfall ab S. 461*

6. MAV

Lena Zacharias ist eine 17-jährige Jugendliche. Lena hat seit ihrem vierten Lebensjahr einen Diabetes mellitus Typ 1. Lena kontrolliert den Blutzucker selbstständig und spritzt auch das Insulin selbst. Bei ihr soll im Rahmen der kieferorthopädischen Behandlung der Zahn 17 gezogen werden. Sie kommt mit ihrer Mutter, Frau Zacharias, in die Praxis Dr. Seitz. Die radiologische Untersuchung zeigt, dass der Zahn 17 impaktiert ist. Lenas Mutter ist besorgt, nachdem Sie das Röntgenbild gesehen hat. Wie kann man den Zahn denn entfernen, wenn er so liegt, fragt sie. Außerdem macht sie sich Sorgen, ob es nicht wieder Probleme bei der Operation aufgrund des Diabetes mellitus ihrer Tochter geben könnte.

1. Worauf muss bei chirurgischen Eingriffen bei Patienten mit Diabetes mellitus geachtet werden?

2. Dr. Seitz ordnet eine Panoramaschichtaufnahme und anschließend einen Zahnfilm an. Geben Sie für beide Aufnahmetypen das Fachwort für die Lage des Films an.

3. In der Praxis Dr. Seitz wird der Zahnfilm mittels der direkten digitalen Röntgentechnik aufgenommen. Erklären Sie diese Technik und geben Sie jeweils drei Vor- und Nachteile der digitalen Röntgentechnik an.

4. Beschreiben Sie in Stichworten das Verfahren zur Entfernung des impaktierten Zahns.

5. Bei der Entfernung des Zahns kommt es zu einer Mund-Antrum-Verbindung. Was versteht man unter einer Mund-Antrum-Verbindung? Geben Sie zwei Verfahren an, wie man diese feststellt und erklären Sie in Stichworten, wie man diese behandelt.

6. Lena wird zwei Tage nach dem Eingriff zur Wundkontrolle bestellt. Welche Maßnahmen sollte Lena bis dahin ergreifen, um das Infektionsrisiko zu vermindern?

7. Die neue Auszubildende hat mit Ihnen bereits die Leistungen für drei verschiedene Kassenpatienten abgerechnet. Jetzt möchte Sie von Ihnen wissen, warum in einigen Fällen eine Ä1 nicht abgerechnet wurde, obwohl Dr. Seitz die Patienten beraten hat.

   Begründen Sie, warum in den folgenden Fällen, die Bema-Nr. Ä1 nicht abrechenbar ist:

   a) Der Zahnarzt berät einen Patienten, der den Austausch intakter Füllungen wünscht.

   b) Der Zahnarzt berät die Mutter eines dreijährigen Kindes im Rahmen einer FU 2 über einer Verbesserung der Mundhygiene.

   c) Der Zahnarzt berät einen 19-jährigen über Individualprophylaxe.

8. Übertragen Sie die an Lena erbrachten Leistungen von der Karteikarte für die Abrechnung am Computer. Bestimmen Sie hierzu die entsprechenden Bema-Nummern. Zur Übung sollen Sie auch eine Abrechnung nach der GOZ/GOÄ vornehmen:

→ Lösungen zu diesem Praxisfall ab S. 464

Datum	Zahn	Leistung	Bema-Nr. ggf. Anzahl	GOZ/GOÄ ggf. Anzahl
01.03.		Lena kommt am Montag in die Praxis. Eingehende Untersuchung der Patientin zur Feststellung von Zahn-, Mund- und Kieferkrankheiten		
	OK und UK	Panoramaschichtaufnahme		
	17	Röntgenaufnahme, <u>Befund:</u> 17 impaktiert		
		Beratung der Mutter durch den Zahnarzt		
	17	Infiltrationsanästhesie		
		Entfernung nach Aufklappung		
		Kieferhöhle eröffnet, Knopfsondentest positiv		
	17	Leitungsanästhesie		
		Plastischer Verschluss der eröffneten Kieferhöhle		
		Nähte gelegt		
03.03.	17	Wundkontrolle. Entzündung, es muss ein Streifen mit einem Antibiotikum gelegt werden		
		und Beratung der Patientin zur Hygiene		
05.03.	17	Streifen entfernen		
11.03.	17	Oberflächenanästhesie und Entfernung der Nähte		
		Beratung wegen Überweisung an den Kieferorthopäden		

9. Erläutern Sie die Abrechnungsbestimmungen zur Bema-Nr. 41a im Oberkiefer.

10. In welchen Fällen ist der plastische Verschluss als Bema-Nr. 51a abrechenbar?

Am heutigen Morgen erhalten Sie die Aufgabe die eingehende Post zu bearbeiten.

11. Beschreiben Sie den Weg der eigehenden Post.

12. Eine Sendung kam am heutigen Morgen kam per Nachnahme. Beschreiben Sie, was man darunter versteht.

13. Der Zahnarzt bewahrt die eingehende Post je nach Wertigkeitsstufe unterschiedlich lange auf. Nennen und beschreiben Sie die vier Wertigkeitsstufen.

→ *Lösungen zu diesem Praxisfall ab S. 464*

7. Alveolitis

Herr Verdoridis ist ein 55-jähriger Patient. Er arbeitet als Redakteur bei einer Zeitung, hat stark mit Stress zu kämpfen, er raucht viel und trinkt pro Tag mehr als 1 Liter Kaffee. Bei Herrn Verdoridis wurde vor 2 Tagen der nicht mehr erhaltungswürdige Zahn 23 extrahiert. Aufgrund eines für ihn wichtigen Telefonanrufs wollte Herr Verdoridis nach der Extraktion möglichst schnell die Praxis verlassen.
Nun ist Herr Verdoridis mit starken Zahnschmerzen im Bereich des Zahns 23 in der Praxis Dr. Reitz vorstellig, weiterhin ist ein starker Mundgeruch bemerkbar. Herr Verdoridis hat die Schmerzen zunächst mit den Schmerztabletten, die Dr. Reitz mitgegeben hatte, behandelt und dann, als diese aufgebraucht waren, auf Acetylsalicylsäure (Aspirin) aus seiner Hausapotheke zurückgegriffen. Herr Verdoridis ist ein sehr gewissenhafter Patient, der nun sehr verunsichert ist, weil der extrahierte Zahn erneut Beschwerden macht.
Herr Verdoridis wird entsprechend chirurgisch behandelt, wobei stärkere Blutungen auftreten und ein kleines Gefäß verödet werden muss.
Am Folgetag kommt Herr Verdoridis erneut mit Schmerzen in die Praxis.

1. Welche Erkrankung ist aufgrund der o. g. Anamnese wahrscheinlich?
2. Geben Sie zwei Gründe an, wie es zu der o. g. Erkrankung kommen kann.
3. Beschreiben Sie die chirurgische Therapie, die bei dieser Erkrankung durchgeführt wird.
4. Welche konservative Therapie schließt sich an, falls die in Nr. 3 genannte operative Therapie nicht zum Erfolg führt.
5. Erklären Sie aufgrund der Medikamenteneinnahme die stärkere Blutung während der chirurgischen Intervention bei Herrn Verdoridis.
6. Im Laufe der Behandlung erfährt Dr. Reitz, dass Herr Verdoridis nach dem Telefonanruf nicht mehr aufnahmefähig für die Verhaltensmaßnahmen nach einer Extraktion war. Er beschließt daher, dass für die Praxis ein Merkblatt für die Patienten nach einer Extraktion erstellt werden soll. Welche Maßnahmen sollten aufgenommen werden?
7. Dr. Reitz lässt Sie am PC mit einem Abrechnungsprogramm die nachfolgenden Leistungen abrechnen. Dazu müssen Sie für die Leistungen, die auf der Karteikarte eingetragen wurden, die entsprechenden Bema-Nrn. bestimmen. Zur Übung sollen Sie auch eine Abrechnung nach der GOZ/GOÄ vornehmen:

Datum	Zahn	Leistung	Bema-Nr. ggf. Anzahl	GOZ/GOÄ ggf. Anzahl
29.10.		Herr Verdoridis erscheint am Mittwoch um 12:30 Uhr in der Mittagspause außerhalb der Sprechstunde mit Beschwerden an 23, Untersuchung, <u>Befund:</u> 23 zerstört		
		Beratung		
	23	Vitalitätsprüfung, <u>Befund</u> (+)		
		Röntgenaufnahme <u>Befund:</u> beherdet, vertikaler Knochenabbau		
		Intraligamentäre Anästhesie		
		Entfernung des einwurzeligen Zahnes		
		Zwei Nähte zur Stillung einer übermäßigen Blutung als selbstständige Leistung		

Praxisfälle

→ Lösungen zu diesem Praxisfall ab S. 466

31.10.	23	Chirurgische Wundrevision		
		Stillung einer übermäßigen Blutung		
		Rezept über ein Schmerzmittel. Anwendungsberatung und Hinweise auf Nebenwirkungen durch den Zahnarzt		
01.11.		Patient kommt erneut mit Schmerzen in die Praxis (Bereitschaftsdienst)		
		Eingehende Untersuchung, Befund: f: 18, 23, 28, 38, 48; c: 13, 24; Zahnstein und Gingivitis vorhanden		
		Ausführliche Beratung über Zahnpflegemaßnahmen		
	35–45	Oberflächenanästhesie und		
		Entfernen harter Zahnbeläge		
	14–22, 24	Entfernen weicher Zahnbeläge		
	35–45	Mundschleimhaut mit Salbe versorgt		
	13, 24	Vitalitätsprüfungen, Befund: beide Zähne (+)		
	13	Infiltrationsanästhesie		
		Beseitigen von störendem Zahnfleisch mesial durch Kauterisation		
		Kompositfüllung mesial-labial in Adhäsivtechnik		
	24	Leitungsanästhesie		
		Papillektomie		
		Separieren beim Präparieren		
		Matrize zur Formung der Füllung angelegt		
		Freiliegende Pulpa mit Kalziumhydroxidpräparat abgedeckt		
		Kompositfüllung mesial-okklusal-distal in Adhäsivtechnik		

8. Nennen Sie je 3 Leistungen, die nach der Bema-Nr. 38 und nach der Bema-Nr. 46 abrechenbar sind.
9. Wie wird die Bema-Nr. 38 und wie wird die Bema-Nr. 46 abgerechnet?
10. Erläutern Sie zwei weitere Situationen in denen die Bema-Nr. 12 abrechenbar ist.

In der Mittagspause erhalten Sie vom Zahnarzt den Auftrag nachzusehen, ob noch alle erforderlichen Materialien in ausreichender Menge im Lager vorhanden sind.

11. Welche Kosten fallen für die Lagerhaltung an?
12. Wodurch lassen sich bei Bestellungen von Materialien Kosten einsparen?
13. Erläutern Sie, was man bei der Lagerhaltung unter Höchstbestand, Meldebestand und Mindestbestand versteht.

→ *Lösungen zu diesem Praxisfall ab S. 466*

8. Endodontie (Erwachsener)

Gudrun Peterson ist im siebten Monat schwanger. Sie kommt am Sonntagvormittag in die Zahnarztpraxis wegen starken Zahnschmerzen am Zahn 16. Insbesondere das Trinken von heißen Getränken verursacht bei ihr große Schmerzen. Frau Peterson ist eine sehr ängstliche und schmerzempfindliche Patientin.
Die Inspektion zeigt eine kariöse Läsion, die Vitalitätsprobe ist positiv.

1. Welche Besonderheiten müssen bei der Lagerung einer Schwangeren beachtet werden?
2. Bei Frau Peterson wird ein Röntgenbild des betreffenden Zahns angefertigt. Erklären Sie die Besonderheiten der Anfertigung eines Röntgenbildes bei einer Schwangeren.
3. Welche Art der Anästhesie wäre bei Frau Peterson angebracht?
4. Bei der Aufbereitung müssen Maßnahmen zur Vermeidung der Aspiration von Instrumenten getroffen werden. Erklären Sie was man darunter versteht und geben Sie zwei Maßnahmen zur Vermeidung an.
5. Beschreiben Sie die Wurzelkanalaufbereitung, das radiologische Vorgehen zum Bestimmen der Wurzelkanallängen und die Wurzelkanalfüllung unter Angabe der entsprechenden Instrumente.
6. Übertragen Sie die an Frau Peterson erbrachten Leistungen von der Karteikarte für die Abrechnung am PC. Bestimmen Sie hierzu die entsprechenden Bema-Nummern. Nehmen Sie zur Übung auch eine Abrechnung nach der GOZ/GOÄ vor:

Datum	Zahn	Leistung	Bema-Nr. ggf. Anzahl	GOZ/GOÄ ggf. Anzahl
31.03. (14:00)		Frau Peterson kommt Mittwochmittag außerhalb der Sprechstunde in die Praxis.		
		Untersuchung an 16		
	16	Vitalitätsprüfung, Befund (+)		
		Digitale Röntgenaufnahme, Befund: apikal o. B.		
		Aufklärung und Beratung der Patientin. Patientin willigt in die Behandlung ein.		
	16	Infiltrationsanästhesie		
		Anlegen von Kofferdam,		
		Eröffnung des Zahnes und Schaffung eines Zugangs zum Kanalsystem,		
		Vitalexstirpation		
		Beratung der Patientin hinsichtlich der Vorteile einer elektrometrischen Längenbestimmung anstelle einer Röntgenaufnahme		
		Elektrometrische Längenbestimmung der Wurzelkanäle		
		Wurzelkanalerweiterungen		
		Medikamentöse Einlage		
		Provisorischer, speicheldichter Verschluss		

Praxisfälle

→ Lösungen zu diesem Praxisfall ab S. 468

06.04.	16	Entfernung des provisorischen Verschlusses		
		Wurzelkanalfüllungen		
		Röntgenkontrollaufnahme		
		Kompositfüllung mesial-okklusal-distal in Adhäsivtechnik		

7. Erklären Sie, warum im Abrechnungsfall von Nr. 6 eine zusätzliche Beratung am 06.04. nicht abrechenbar ist, obwohl es sich um die 1. Sitzung im zweiten Quartal handelt.
8. Im Zusammenhang mit endodontischen Behandlungen sind häufig Röntgenaufnahmen in unterschiedlichen klinischen Situationen erforderlich. Erklären Sie deren Abrechnung.
9. Nach den Richtlinien für die vertragszahnärztliche Versorgung müssen bestimmte Gründe vorliegen, damit die Wurzelkanalbehandlung von Molaren angezeigt ist. Nennen Sie mindestens zwei Gründe:
10. Angenommen Frau P. wird auch noch in einer Sitzung, die nach dem 06.04. erfolgt, beraten. Unter welcher Voraussetzung ist dann die Ä1 nur noch abrechenbar?

Nach Ende der Sprechstunde unterstützen Sie den Zahnarzt bei der Bearbeitung von Rechnungen. Insbesondere ärgert es den Zahnarzt, dass er alle regelmäßigen Zahlungen noch per Überweisung tätigt.

11. Erläutern Sie den Ablauf einer Zahlung der Überweisung.
12. Wie läuft eine Zahlung mit Dauerauftrag ab und wofür eignet sich ein Dauerauftrag besonders?
13. Wie läuft eine Zahlung mit Lastschrift ab und wofür eignet sich eine Lastschrift besonders?
14. Erläutern Sie den Ablauf einer Zahlung mit Zahlschein.

→ *Lösungen zu diesem Praxisfall ab S. 468*

9. Niereninsuffizienz

> Die Auszubildende Petra ist in die Praxis Dr. Feigzug gewechselt. Herr Dr. Feigzug achtet ganz besonders auf die Qualität der zahnärztlichen Leistungen, gemäß dem Praxismotto „Nur Qualität für den Mund". Heute soll Petra zum ersten Mal beim „Chef" assistieren.
> Bei Frau Riemann soll eine zweiflächige Kompositfüllung gelegt werden. In der Anamnese hat Frau Riemann angegeben, dass sie zweimal in der Woche zur Dialyse muss, weil ihre Nieren nicht richtig funktionieren. Es wird ein Kofferdam gelegt, 16 wird separiert und die durchsichtige Matrize mittels eines lichtstreuenden Keils fixiert.

1. Geben Sie das Fachwort für die Arbeit mittels Kofferdam an.
2. Nennen Sie zwei Indikationen, bei denen die Arbeit mit Kofferdam sinnvoll ist und begründen Sie diese.
3. Geben Sie die beiden möglichen Aushärtungsmechanismen von Kompositfüllungen an.
4. Erklären Sie die Schritte „Ätzen" und „Bonding" einer Kompositfüllung.
5. Erklären Sie warum die Arbeit mit durchsichtigen Matrizen und lichtstreuenden Keilen bei einer zweiflächigen Füllung im Seitenzahnbereich sinnvoll ist.
6. Obwohl Frau Riemann sozialversichert ist, führt der Zahnarzt eine Kompositfüllung durch. Begründen Sie (zahn)-medizinisch, warum dieses Vorgehen bei Frau Riemann trotzdem sinnvoll ist?
7. Übertragen Sie die an Frau Riemann erbrachten Leistungen von der Karteikarte für die Abrechnung am Computer. Bestimmen Sie hierzu die entsprechenden Bema-Nummern. Nehmen Sie zur Übung auch eine Abrechnung nach der GOZ/GOÄ vor:

Datum	Zahn	Leistung	Bema-Nr. ggf. Anzahl	GOZ/GOÄ ggf. Anzahl
28.04. (11:00)		Eingehende Untersuchung von Frau Riemann		
		und Beratung <u>Befund:</u> 11, 21 Schmelz-Dentin-Frakturen 16, 15 Karies Gingivitis vorhanden; **Niereninsuffizienz**		
		Sensibilitätsprüfung aller Zähne (+)		
	11, 21 16, 15	2 Röntgenaufnahmen <u>Befund:</u> alle Zähne apikal o.B. 16 pulpennahe Karies 15 Karies, 11, 21 Dentinfraktur		
	16	Infiltrationsanästhesie		
	15,16	Kofferdam legen, Säubern und Reinigen des Zahnes		
	16	Präparation der Kavitäten und Entfernen der Karies		
		Anlegen einer durchsichtigen Matrize, Lichtkeile		
		Direkte Überkappung in der distalen Kavität		
		Restauration okklusal-distal mit Kompositmaterialien, in Adhäsivtechnik		
		Direkte Überkappung in der mesialen Kavität		
		Restauration mesial-okklusal mit Kompositmaterialien, in Adhäsivtechnik		
		Ausarbeitung mit Finierdiamant und Politur der Füllungen		

→ *Lösungen zu diesem Praxisfall ab S. 470*

	15	Infiltrationsanästhesie		
		Stillung einer übermäßigen Papillenblutung beim Präparieren		
		Anlegen einer durchsichtigen Matrize, Lichtkeile		
		Stiftverankerung mit einem parapulpären Stift		
		Stiftkosten 2,60 € pro Stift		
		Restauration okklusal-distal mit Kompositmaterialien, in Adhäsivtechnik		
	OK, UK	Behandlung der Gingivitis		
	13,23 33,43	Behandlung freiliegender Zahnhälse mittels Fluoridierungslack		
05.05.	11,21	2 Infiltrationsanästhesien		
		Kofferdam legen, Säubern und Reinigen der Zähne		
	11	Restaurationen mesial-palatinal und distal-palatinal mit Kompositmaterialien, in Adhäsivtechnik		
	21	Indirekte Überkappung mesial		
		Eckenaufbau mesial mit Kompositmaterialien in Adhäsivtechnik		
		Indirekte Überkappung distal		
		Stiftverankerung mit 1 parapulpären Sift distal		
		Stillung einer übermäßigen Papillenblutung bei der Präparation		
		Verwendung einer Kunststoffhülse zur Füllungsformung		
		Eckenaufbau distal mit Kompositmaterialien in Adhäsivtechnik		
		Stiftkosten 2,50 € je Stift		
	OK, UK	Behandlung der Gingivitis		
30.05.	16	Kontrolle der Restaurationen, Nachpolitur		
	36, 46	Jeweils, entfernen einer scharfen Kante an zwei älteren Füllungen		
		Kurze Beratung zur Zahnpflege		

8. Erläutern Sie allgemein die Abrechenbarkeit von Kompositfüllungen nach dem Bema im Seitenzahnbereich.

Der Zahnarzt möchte, dass alle seine Patienten die Möglichkeit erhalten, Ihre Privatrechnungen direkt in der Praxis mit einer Karte zu bezahlen.

9. Was versteht man unter dem elektronischen Lastschriftverfahren?

10. Was versteht man unter dem Electronic-Cash-Verfahren?

11. Was versteht man unter der Zahlung mit Geldkarte?

12. Was versteht man unter der Zahlung mit Kreditkarte?

→ *Lösungen zu diesem Praxisfall ab S. 470*

10. Prophylaxe

Frau Ehnert ist eine bekannte Patientin in der Praxis von Dr. Saller. Heute ist sie mit ihrem Sohn Tommy gekommen. Tommy hatte in der letzten Zeit häufig Zahnschmerzen, vor allem nach dem Verzehr von Süßem. Frau Ehnert berichtet weiterhin, dass sie es nicht so recht schafft, mit Tommy eine regelmäßige Zahnhygiene durchzuführen, und auch mit einer zahngesunden Ernährung klappt es nicht immer.
Die zahnärztliche Untersuchung zeigt einen kariösen Befall aller Molaren. Herr Dr. Saller bespricht das Vorgehen mit Frau Ehnert. Zunächst soll in zwei Sitzungen die Karies entfernt werden. Anschließend sollen mehrere Prophylaxesitzungen folgen, in denen ein Fluoridlack aufgetragen, die Zähne versiegelt sowie eine Ernährungsberatung durchgeführt werden sollen.

1. Geben Sie alle kariösen Zähne im FDI-Schema an und erklären Sie Ihre Entscheidung.
2. a) Nennen Sie die Stellen, die im kindlichen Gebiss bevorzugt von Karies befallen sind.
   b) Wie nennt man diese Stellen mit dem Fachwort?
   c) Welche weiteren Stellen können im (Erwachsenen-) Gebiss häufig von Karies befallen werden?
3. Nennen Sie endgültige Füllungsmaterialien, die Sie für Tommys Füllungstherapie bereitstellen.
4. Wozu dient die Versiegelung, wie wird diese durchgeführt?
5. Tommys Mutter ist hinsichtlich der Anzahl der kariösen Zähne überrascht. Sie berichtet, dass sie ihrem Sohn vor allem „zuckerfreie" Produkte anbietet. Klären Sie Frau Ehnert auf und schlagen Sie sinnvolle Alternativen vor.
6. Übertragen Sie die an Tommy erbrachten Leistungen von der Karteikarte für die Abrechnung am Computer. Bestimmen Sie hierzu die entsprechenden Bema-Nummern. Nehmen Sie zur Übung auch eine Abrechnung nach der GOZ/GOÄ vor:

Datum	Zahn	Leistung	Bema-Nr. ggf. Anzahl	GOZ/GOÄ ggf. Anzahl
08.07.		Eingehende Untersuchung des **sieben** Jahre alten Tommy Ehnert, Befund: Wechselgebiss		
	54, 55, 16, 64, 65, 26 74, 75, 36, 84, 85, 46	Bissflügelaufnahmen, <u>Befund:</u> c: alle Molaren des Milchzahngebisses und 16, 26, 36, 46 z: – Es liegt ein **erhöhtes Kariesrisiko** vor.		
10.07.	16–26	Kofferdam angelegt		
	16, 55, 45, 26	Zweiflächige plastische Restaurationen unter Verwendung von Kompositmaterialien in Adhäsivtechnik		
	54, 44	Einflächige plastische Restaurationen unter Verwendung von Kompositmaterialien in Adhäsivtechnik		
15.07.	36–46	Kofferdam angelegt		
	36, 75, 85, 46	Zweiflächige plastische Restaurationen unter Verwendung von Kompositmaterialien in Adhäsivtechnik		
	74, 84	Einflächige plastische Restaurationen unter Verwendung von Kompositmaterialien in Adhäsivtechnik		

→ Lösungen zu diesem Praxisfall ab S. 472

17.07.		Mundhygienestatus, API (10 min)		
		Mundhygieneberatung (10 min)		
		Zahnputzanleitung demonstriert (5 min)		
	OK, UK	Entfernen weicher Zahnbeläge an allen Frontzähnen		
		Beratung über Fissurenversiegelung an allen Molaren und Prämolaren		
	OK, UK	Lokale Fluoridierung		
20.10.		Mundhygienestatus, API (10 min)		
		Mundhygieneberatung und erneute Zahnputzanleitung demonstriert (10 min)		
	OK, UK	Lokale Fluoridierung		
27.10.	16–53, 46–83	Kofferdam angelegt und		
	16, 55, 54, 46, 85, 84	Fissurenversiegelung okklusal		
	16	Glattflächenversiegelung vestibulär		
03.11.	26–63, 36–73	Kofferdam angelegt und		
	26, 65, 64, 36, 35, 34	Fissurenversiegelung okklusal		

7. Tommys Mutter hatte es versäumt mit ihrem Sohn an den regelmäßigen Früherkennungsuntersuchungen (FU) teilzunehmen. Erläutern sie die wesentlichen Abrechnungsregeln und Inhalte zur FU 2.

8. Der Zahnarzt möchte einen neuen Sterilisator bestellen. Dazu hat er zwei Angebote eingeholt und bittet Sie, einen Angebotsvergleich durchzuführen. Der Sterilisator der Firma Bogen soll laut Liste 1 950,00 € kosten, der Sterilisator der Firma Lange soll 1 890,00 € kosten. Firma Bogen gewährt die folgenden Konditionen: Rabatt: 10 %, Lieferkosten 80,00 €, Skonto 2 % bei Zahlung innerhalb von 10 Tagen nach Rechnungsdatum. Firma Lange hat folgende Konditionen: Rabatt 5 %, Lieferkosten 40,00 €, Skonto 3 % bei Zahlung innerhalb von 10 Tagen nach Rechnungsdatum. Der Zahnarzt möchte eine genaue Aufstellung, wie Sie den Endpreis ermittelt haben. Sonst sind alle Bedingungen genau gleich.

→ *Lösungen zu diesem Praxisfall ab S. 472*

11. Cp Amalgam

Herr Nordmann ist ein 57-jähriger Patient. Er leidet seit einigen Jahren an einer leichten, bisher konstant verlaufenden Demenz. Herr Nordmann war schon seit 2 Jahren nicht mehr in der Praxis Dr. Siebert gewesen. Nun kommt er mit Zahnschmerzen am Zahn 27. Frau Dr. Siebert stellt eine bis nahe an die Pulpa reichende Karies fest. Die Auszubildende Corinna hat sonst immer beim Assistenten Moller assistiert. Von ihren Kolleginnen hat sie erfahren, dass Frau Dr. Siebert sehr großen Wert auf eine gründliche Aufklärung legt, „deshalb kommen die Patienten immer wieder in unsere Praxis", sagt sie.

1. Geben Sie das Fachwort für die bei Herrn Nordmann diagnostizierte Karies an und erklären Sie, warum diese nun umgehend behandelt werden muss.
2. Karies kann mit unterschiedlichen Methoden diagnostiziert werden, geben Sie vier Methoden an und beschreiben Sie diese kurz.
3. Benennen und beschreiben Sie welche Behandlung bei der fortgeschrittenen Karies des Herrn Nordmann sinnvoll erscheint.
4. Es ist ein heißer Tag, erklären Sie warum der Zement für die Unterfüllung auf einer dicken Glasplatte angemischt werden sollte.
5. Herr Nordmann muss für die Wahl des endgültigen Füllungsmaterials entsprechend aufgeklärt werden. Geben Sie drei Vor- und Nachteile des Füllungsmaterials Amalgam an.
6. Beschreiben Sie den fachgerechten Umgang mit Amalgamabfällen
7. Corinna soll die an Herrn Nordmann erbrachten Leistungen von der Karteikarte auf den PC für die Abrechnung übertragen. Bestimmen Sie hierzu die entsprechenden Bema-Nummern. Nehmen Sie zur Übung auch eine Abrechnung nach der GOZ/GOÄ vor:

Datum	Zahn	Leistung	Bema-Nr. ggf. Anzahl	GOZ/GOÄ ggf. Anzahl
25.07.		Herr Nordmann kommt am Donnerstagnachmittag mit Zahnschmerzen in die Praxis. Untersuchung an 27		
		Beratung des Patienten		
	27	Vitalitätsprüfung, <u>Befund</u> (+)		
		Röntgen		
		Infiltrationsanästhesie		
		Kofferdam		
		Caries profunda palatinal und mesial		
		Einlegen eines Calciumhydroxid-haltigen Medikamentes in beide Kavitäten		
		Amalgamfüllung palatinal und mesial		
01.08.	27	Polieren der beiden Füllungen		
		Eingehende Untersuchung, <u>Befund:</u> [...]		

⟶ Lösungen zu diesem Praxisfall ab S. 474

8. Erläutern Sie die Abrechnungsbestimmungen zu CP und P nach dem Bema.

9. Erklären Sie die Abrechenbarkeit von Bissflügelaufnahmen in der Röntgendiagnostik nach dem Bema. Wie viele Bilder sind anzufertigen, um die Kronen aller Seitenzähne abzubilden?

Eine Mitarbeiterin des Zahnarztes teilt ihm mit, dass sie schwanger ist.

10. Welche Regelungen gelten jetzt für den Kündigungsschutz der schwangeren Mitarbeiterin?

11. Welche Arbeiten sind der schwangeren Mitarbeiterin verboten?

12. Welche Mutterschutzfristen gelten, wie sind die Mutterschutzfristen bei Mehrlingsgeburten?

→ *Lösungen zu diesem Praxisfall ab S. 474*

12. Chirurgie

Herr Gerdes ist ein 28 Jahre alter Student. Er kommt in die Praxis, da er in den letzten Tagen zunehmend Schmerzen im Bereich der hinteren Molaren sowie einen ungewöhnlichen, üblen Mundgeruch bemerkte, der durch Zähneputzen, -spülen oder Zungereinigen nicht zu beseitigen war. Als er heute Morgen aufwachte, konnte er seinen Mund nur noch eingeschränkt öffnen. Er ruft direkt nach Öffnung in der Zahnarztpraxis an und fragt, ob er notfallmäßig in die Praxis kommen könne.

1. Um welche Erkrankung könnte es sich bei dem vorliegenden Fall handeln; begründen Sie?
2. Eigentlich ist derTagesplan heute schon sehr voll, was sagen Sie Herrn Gerdes, ob er kommen kann.
3. Bei der intraoralen Untersuchung wird eine intensive Rötung und Schwellung der Schleimhaut hinter dem Zahn 37 festgestellt. Geben Sie genau an, welche weiteren Röntgenuntersuchungen nun angebracht sind.
4. Auf dem konservativ hergestellten Röntgenfilm finden sich weiße kreisrunde Flecken, geben Sie zwei mögliche Ursachen an.
5. Wie sieht die Ersttherapie für den folgenden Fall aus?
6. Wie sieht die definitiveTherapie für Herrn Gerdes aus?
7. Beschreiben Sie die einzelnen Schritte (mit den entsprechenden Instrumenten) der definitivenTherapie.
8. Auf der Karteikarte von Herrn Gerdes wurden die folgenden Leistungen dokumentiert. Bestimmen Sie, welche Leistungen nach dem Bema abrechenbar sind. Nehmen Sie zur Übung auch eine Abrechnung nach der GOZ/GOÄ vor:

Datum	Zahn	Leistung	Bema-Nr. ggf. Anzahl	GOZ/GOÄ ggf. Anzahl
31.05. (10:00)		Herr Gerdes kommt am Montagvormittag erstmalig in diesem Jahr mit Zahnschmerzen im hinteren Bereich in die Zahnarztpraxis		
		OPG, Befund: 38 verlagert und retiniert		
		Untersuchung, Befund: Dentitio difficilis		
		Beratung des Patienten über den weiteren Behandlungsverlauf		
	38	Leitungsanästhesie		
	38	Entfernen der Zahnfleischkapuze mit einem Skalpell		
		Spülung und Einlegen eines Drains		
02.06.	38	Nachbehandlung der Wunde, Wechsel des Drains mit daran haftender wundheilungsfördernder Salbe		

Praxisfälle

→ Lösungen zu diesem Praxisfall ab S. 476

04.06.	38	Drain entfernt		
		Eingehende Untersuchung, Befund: alle 8er fehlend, 12, 23 kariös, Zahnstein vorhanden		
	38	Leitungsanästhesie,		
		bukkale Infiltration damit eine ausreichende Anästhesietiefe erzielt wird		
		Entfernung nach Aufklappung		
		Glättung von scharfen Knochenrändern		
		Stillung einer übermäßigen Blutung mit erheblichem Zeitaufwand		
		Nähte gelegt		
		Ohnmacht des Patienten, Hilfeleistung durch den Zahnarzt (15 min)		
		Rezept ausgestellt		
		Arbeitsunfähigkeitsbescheinigung ausgestellt		
10.06.	38	Wundkontrolle o. B.		
	17–27 37–47	Entfernen harter und weicher Zahnbeläge		
15.06.	38	Nähte entfernt		
	12, 23	Kofferdam gelegt		
		Infiltrationsanästhesien		
	12	mesialer Eckenaufbau mit Kompositmaterialien in Adhäsivtechnik		
		unter Verwendung von einem parapulpären Stift		
		zu 1,50 €		
	23	Füllung mit Kompositmaterialien in Adhäsivtechnik m–p		
	34–44	Nachreinigung einschließlich Polieren		

9. Wie würde eine rein medikamentöse Behandlung der Dentitio difficilis am 31.05. abgerechnet werden?

Der Zahnarzt sieht sich gezwungen einer Mitarbeiterin zu kündigen, weil die Patientenzahl zurückgegangen ist.

10. Wann gilt für eine Mitarbeiterin in einer Zahnarztpraxis das Kündigungsschutzgesetz?

11. Wann ist eine Kündigung nach Kündigungsschutzgesetz nur sozial gerechtfertigt?

12. Was gilt, wenn sie in einer Zahnarztpraxis arbeitet, die zehn oder weniger Mitarbeiter hat.

13. Nennen Sie die reguläre gesetzliche Kündigungsfrist.

14. Wann kann ein Arbeitsverhältnis fristlos gekündigt werden? Was ist zu beachten?

⟶ *Lösungen zu diesem Praxisfall ab S. 476*

13. Herausnehmbarer Apparat

Frau Struck kommt mit ihrer 10 Jahre alten Tochter Ella in die kieferorthopädische Praxis. Ella hatte bis zu ihrem 4. Lebensjahr noch regelmäßig Daumen und Schnuller gelutscht. Da alle Maßnahmen ab dem 3. Lebensjahr, wie schlecht schmeckende Lösungen aufbringen, wegnehmen des Schnullers, Strafen und auch Geschenke, nicht gefruchtet hatten, suchte Frau Struck mit Ella eine Kinderpsychologin auf, mit deren Hilfe das Problem dann tatsächlich gelöst werden konnte. Nun hat Ella einen leichten frontalen offenen Biss.
Die Zahndurchbruchszeiten waren normal, Schwangerschaftskomplikationen hatten nicht vorgelegen.
Eine frühkieferorthopädische Behandlung wurde nicht durchgeführt.
Ella hat ein gepflegtes Gebiss, keine Füllungen, die Molaren sind versiegelt.

1. Das Daumenlutschen gehört in die Gruppe der „schlechten Angewohnheiten".
   Geben Sie dafür das Fachwort und zwei weitere Beispiele an.
2. Was versteht man unter einem „offenen Biss"?
3. Neben dem extraoralen und intraoralen klinischen Befund wird auch der Funktionsbefund erhoben. Was versteht man darunter, warum ist dieser für die kieferorthopädische Behandlung unerlässlich?
4. Welche Röntgenbilder sind im oben genannten Fall angebracht? Nennen Sie die Aufnahmearten mit deren jeweiligen Funktion.
5. Der offene Biss soll zunächst mit einer aktiven Platte versorgt werden.
   Welche Bestandteile hat eine aktive Platte.
6. Ein herausnehmbarer Apparat hat gegenüber festsitzenden Apparaten Vorteile, nennen Sie 4 Stück.
7. Die Plattenapparatur hat allerdings auch Nachteile, die mit den Patienten ausführlich erörtert werden müssen, damit eine Behandlung erfolgreich verlaufen kann. Was muss besprochen werden?
8. Mit welcher Bema-Nr. ist die kieferorthopädische Untersuchung zur Klärung und Indikation und Zeitpunkt kieferorthopädisch-therapeutischer Maßnahmen abrechenbar? Nennen sie zwei Abrechnungsvorschriften.
9. Erklären Sie, wie die Röntgenaufnahme der Hand abgerechnet wird.
10. Erläutern Sie die Aufbewahrungsfristen von Röntgenbildern und der dazugehörigen Aufzeichnungen.
11. Wie sind Porto- und Versandkosten von Röntgenbildern an Gutachter im Zusammenhang mit KFO-Behandlungen abzurechnen?

→ *Lösungen zu diesem Praxisfall ab S. 478*

Der Zahnarzt sieht sich gezwungen einer Mitarbeiterin zu kündigen, weil die Patientenzahl zurückgegangen ist.

12. Wann erhält man Arbeitslosengeld?

13. Wie lange ist die Bezugsdauer von Arbeitslosengeld?

14. Wie hoch ist das Arbeitslosengeld allgemein und in diesem Fall?

15. Wann erhält man Bürgergeld?

→ *Lösungen zu diesem Praxisfall ab S. 478*

14. Schlotterkamm

Frau Besel (gesetzlich krankenversichert) ist eine 76-jährige Patientin, die noch zu Hause lebt. Sie hat jetzt schon seit fünf Jahren OK und UK Vollprothesen. Allerdings sitzen diese zunehmend schlechter. Frau Besel kann seit einiger Zeit nichts Festes mehr beißen und hat häufiger Druckstellen. Sie weicht zunehmend auf weiche Nahrungsmittel aus, die sie auch ohne Prothesen essen kann, wie z. B. Suppen. Dadurch hat Frau Besel im letzten halben Jahr 4 kg abgenommen. Sie kommt in die Praxis und fragt, ob man mit den Vollprothesen „noch was machen kann“ oder ob sie die ganze Prozedur der Herstellung noch einmal über sich ergehen lassen muss.

1. Bei Frau Besel wird ein Schlotterkamm und ein Lappenfibrom am Oberkiefer festgestellt. Was versteht man unter diesen Befunden, wie können diese entstehen?

2. Der Zahnarzt ordnet eine Panoramaschichtaufnahme an. Die Auszubildende Petra fragt: „Warum denn das, Frau Besel hat doch gar keine Zähne mehr“? Erklären Sie.

3. Der Schlotterkamm soll entfernt werden. Beschreiben Sie die Schritte mit den entsprechenden Instrumenten.

4. Wie wird das Lappenfibrom therapiert?

5. Die Prothesenfunktion soll mittels einer Unterfütterung wieder hergestellt werden. Nennen und beschreiben Sie die beiden Verfahren.

6. Begründen Sie, welche Art der Unterfütterung im oben genannten Fall eher angebracht wäre.

7. Man unterscheidet bei den Unterfütterungen die Bema-Nrn. 100 c, 100 d und 100 e bzw. 100 f. Erläutern Sie, deren Abrechenbarkeit im Hinblick auf das angewendete Verfahren (direkt bzw. indirekt), auf den Umfang der Unterfütterung (Teilunterfütterung oder vollständige Unterfütterung) und auf eine „funktionelle Randgestaltung“

8. Auf der Karteikarte von Frau Besel wurden die folgenden Leistungen dokumentiert. Bestimmen Sie, welche Leistungen nach dem Bema abrechenbar sind:

→ *Lösungen zu diesem Praxisfall ab S. 480*

Datum	Zahn	Leistung	Bema-Nr. ggf. Anzahl
29.06.		Frau Besel kommt am Dienstagvormittag in die Praxis	
		Eingehende Untersuchung, Befund: Die beiden 5 Jahre alten Vollprothesen müssen unterfüttert werden, Lappenfibrom regio 23–24	
		Beratung HKP für die Wiederherstellung	
02.07.	regio 14–24	Infiltrationsanästhesien Entfernung des Schlotterkamms und	
	regio 23–24	des Lappenfibromes Nähte gelegt	
05.07.	regio 14–24	Wundkontrolle o. B.	
09.07.	regio 14–24	Nähte entfernt	
	regio 33–43	Leitungsanästhesien	
		Mundbodenplastik, Nähte gelegt	
15.07.	regio 33–43	Nähte entfernt	
		Terminvereinbarung zur Fortsetzung der Behandlung zur Unterfütterung der Vollprothesen	

9. Neben den im Abrechnungsfall von Nr. 8 bereits abgerechneten chirurgischen Leistungen, gibt es weitere präprothetische Leistungen für das Entfernen störender Knochenanteile. Erläutern Sie die wichtigsten Abrechnungsvorschriften zu den Bema-Nrn. 58 (KnR), 62 (Alv) und 60 (Pla3).

10. Der Zahnarzt möchte eine neue Computeranlage mit 4 Computern einschließlich Monitoren kaufen. Die Firma Blue-Computer hat ihm folgendes Angebot unterbreitet: Computeranlage mit 4 Computern einschließlich Monitoren 4500,00 € mit 20 % Rabatt. Die Lieferung erfolgt frei Haus. Der Skonto beträgt 2 % bei Zahlung innerhalb von einer Woche. Die Lieferzeit beträgt eine Woche, die Garantiezeit 3 Jahre ab Lieferdatum.
Die Firma Green-Computer bietet die gleiche Computeranlage zu folgenden Bedingungen an: Computeranlage mit 4 Computern einschließlich Monitoren 4900,00 € mit 30 % Rabatt. Die Lieferkosten betragen 120,00 €. Der Skonto beträgt 3 % bei Zahlung innerhalb von 14 Tagen. Die Lieferzeit beträgt zwei Monate, die Garantiezeit 2 Jahre ab Lieferdatum.
Erstellen Sie einen Angebotsvergleich.

11. Warum sollte es sich der Zahnarzt genau überlegen, bei welcher der beiden Firmen er kauft?

→ *Lösungen zu diesem Praxisfall ab S. 480*

15. Prothetik: Vollprothese

Frau Wassermann (gesetzlich krankenversichert) ist eine 87 Jahre alte Patientin, die bis vor 3 Monaten noch zu Hause gelebt hat, allerdings mit zunehmenden Einschränkungen, so dass sie nun im Altenheim „Bergsonne" wohnt. Frau Wassermann leidet nach einem leichten Schlaganfall unter einer leichten Demenz, so kam es, dass sie zu Hause häufig vergessen hatte, wo ihre Vollprothesen lagen, und ernährte sich dann von Haferschleim. Im Altenheim haben die Pfleger festgestellt, dass die Prothesen Frau Wassermann nicht mehr passen.
Die Prothesen waren bereits zweimal unterfüttert worden, außerdem ließen sich die Prothesen aufgrund des längeren Nicht-Tragens nicht mehr komplett einsetzen.
Der Zahnarzt bespricht daher mit Frau Wassermann die Neuanfertigung der Prothesen, zu dem Gespräch ist auch die Tochter mitgekommen. Implantat getragene Prothesen kommen aufgrund der Zuzahlung nicht infrage, daher sollen neue Vollprothesen hergestellt werden.

1. Beschreiben Sie die Herstellung der OK- und UK-Vollprothesen in sechs Sitzungen.
2. Die Herstellung der Röntgenbilder gestaltet sich mit Frau Wassermann sehr schwierig. Sie kann sich, wenn sie allein im Kontrollbereich ist nicht ruhig verhalten. Jemand müsste bei ihr im Kontrollbereich bleiben denkt Petra, die Zahnmedizinische Fachangestellte. Wie wird in einer solchen Situation gemäß der Strahlenschutzverordnung vorgegangen?
3. Frau Wassermanns Tochter ist nicht erfreut, dass ihre Mutter so häufig zur Herstellung der Vollprothesen in die Praxis kommen muss. „In der zweiten Sitzung passiert doch nicht viel, kann man das nicht in einer anderen Sitzung mit erledigen? Sie wissen, ich muss mir dafür immer frei nehmen, um meine Mutter herfahren zu können." Erklären Sie Frau Wassermanns Tochter die Notwendigkeit der 2. Sitzung.
4. Erklären Sie wie eine Funktionsabformung durchgeführt wird und beschreiben sie kurz gängige Verfahren zur Funktionsabformung.
5. Am Tag nach dem Einsetzen der Vollprothesen ruft Frau Wassermanns Tochter entsetzt in der Praxis an. Die Prothesen würden überhaupt nicht richtig sitzen, der Ober- und der Unterkiefer schmerze. Frau Wassermanns Tochter wünscht unverzüglich einen Termin, damit die Prothese nachgearbeitet wird. Klären Sie Frau Wassermanns Tochter mit Hinweis auf den Prothesenhalt auf.
6. Erläutern Sie, welche Bema-Nrn. auf dem HKP berechnet werden, wenn Frau Wassermann neue Vollprothesen erhält.
7. Wie viele Zähne dürfen höchstens in einem Kiefer vorhanden sein, damit eine Funktionsabformung abrechenbar ist?
8. Angenommen Frau Wassermann verfügte noch über gesunde Eckzähne. Deshalb soll sie jeweils eine Cover-denture-Prothese im OK und UK erhalten, die mit Teleskopkronen verankert werden sollen. Wie werden die Cover-denture-Prothesen abgerechnet?
9. Für die Herstellung der Primärteleskope (vgl. Frage 8) kann es außerdem erforderlich sein, dass Abformungen mit einem individuellen Löffel vorgenommen werden. Sind diese zusätzlich zu den Funktionsabformungen abrechenbar?

→ Lösungen zu diesem Praxisfall ab S. 482

10. Bei der Versorgung mit totalen Prothesen können wahlweise noch zwei weitere Bema-Nrn. abgerechnet werden. Nennen Sie diese Bema-Nummern.

11. Unter welcher Voraussetzung ist eine Metallbasis bei der totalen Prothese abrechenbar?

Die Praxis hat neue Wartezimmermöbel bestellt, aber bisher wurde noch nicht geliefert, obwohl in der Auftragsbestätigung die folgende Formulierung steht: „Lieferung so schnell wie möglich."

12. Wann muss ein Käufer den Verkäufer mahnen, damit der Verkäufer in Lieferungsverzug kommt, wann ist eine Mahnung nicht notwendig?

13. Welche weitere Voraussetzung ist erforderlich, damit der Verkäufer in Lieferungsverzug gerät, welche Ausnahme gilt beim Gattungskauf?

14. Wenn der Verkäufer in Lieferungsverzug geraten ist, dann hat der Käufer das Recht, auf die Lieferung zu bestehen und eventuell Schadensersatz zu verlangen. Beschreiben Sie die beiden Rechte.

15. Der Käufer kann jedoch auch die Lieferung ablehnen. Dafür muss er jedoch dem Verkäufer in der Regel noch einmal eine angemessene Nachfrist setzen. Was versteht man unter einer angemessenen Nachfrist und wann entfällt diese?

16. Ein Recht des Käufers beim Lieferungsverzug ist der Ersatz vergeblicher Aufwendungen. Erklären Sie, was man darunter versteht und geben Sie ein Beispiel.

→ *Lösungen zu diesem Praxisfall ab S. 482*

16. Zystenoperation

Herr Kuhlmann ist ein 69 Jahre alter Patient. Er leidet seit 2 Jahren unter Diabetes mellitus Typ 2, der zur Zeit mit Medikamenten und Diät behandelt wird. Herr Kuhlmann kommt seit Jahren zum ersten Mal wieder zum Zahnarzt. Sein Leitspruch ist: „Wenn ich mir richtig die Zähne putze und keine Zahnschmerzen habe, sollt Ihr an mir kein Geld verdienen". Bei Herrn Kuhlmann sind 16, 17, 27 und 36 Amalgam gefüllt. Zahn 37 ist nach einer endodontischen Behandlung überkront. 46 fehlt, 45 und 47 sind beschliffen und Brückenpfeiler für die einspannige Brücke zur Versorgung des fehlenden 46.
Herr Kuhlmann gibt an, zur Zeit keine akuten Beschwerden zu haben.
Die zahnärztliche Untersuchung bestätigt den o. g. Befund und diagnostiziert ausgeprägten Zahnstein an den meisten Zähnen des Gebisses. Eine anschließende Panoramaschichtaufnahme zeigt eine große, scharf begrenzte Aufhellung apikal des Zahns 37, was durch den anschließenden Zahnfilm bestätigt wird.

1. Wie stellt sich eine „Aufhellung" auf dem Röntgennegativ dar?
2. Nennen Sie drei pathologische Veränderungen, die man zahnärztlicherseits als „Aufhellung" bezeichnet.
3. Worum könnte es sich bei der apikalen Veränderung von Herrn Kuhlmann handeln?
4. Geben Sie zwei Behandlungsarten für den Befund aus Frage 3 an und erklären Sie diese kurz.
5. Der Zahnarzt Herr Pfleig entscheidet sich, eine Zystektomie durchzuführen. Welche weitere Intervention wird in der Regel mit der Zystektomie verknüpft?
6. Was müsste am Ende einer Osteomie gewährleistet werden, damit die Zyste nicht erneut wächst?
7. Was ist ein Diabetes mellitus Typ 2? Welche Bedeutung hat dies für die zahnärztliche Arbeit?
8. Erläutern Sie die Abrechenbarkeit einer Zystenoperation durch eine Zystektomie.
9. Erläutern Sie die Abrechenbarkeit einer Zystenoperation durch eine Operation nach Partsch I.
10. Wie wird das Auskratzen kleiner Zysten durch eine Extraktions- oder Osteotomiewunde abgerechnet?
11. Auf der Karteikarte von Herrn Kuhlmann wurden die folgenden Leistungen dokumentiert. Bestimmen Sie, welche Leistungen nach dem Bema für die folgenden Sitzungen abrechenbar sind. Nehmen Sie zur Übung auch eine Abrechnung nach der GOZ/GOÄ vor:

→ Lösungen zu diesem Praxisfall ab S. 484

Datum	Zahn	Leistung	Bema-Nr. ggf. Anzahl	GOZ/GOÄ ggf. Anzahl
03.03.		Herr Kuhlmann kommt am Mittwochvormittag in die Praxis. Eingehende Untersuchung zur Feststellung von Zahn-, Mund- und Kieferkrankheiten, <u>Befund:</u> k: 37, 45, 47 b: 46; Zahnstein vorhanden, Diabetes mellitus Typ 2		
	OK, UK	Orthopantomogramm, <u>Befund:</u> 37 WF vorhanden, apikale Aufhellung		
	37	Röntgen, <u>Befund:</u> radiculäre Zyste		
	OK, UK	Zahnstein entfernt		
06.03.	37	Leitungsanästhesie		
		Resektion beider Wurzelspitzen, ein Zugang bukkal und ein zweiter Zugang lingual		
		Zystenoperation nach Partsch II		
		Stillung einer übermäßigen Blutung durch das Abbinden eines Gefäßes.		
		Wundverschluss durch primäre Naht		
08.03.	37	Wundkontrolle, Leitungsanästhesie Erneuern der Naht		
11.03.	37	Wundkontrolle o. B.		
16.03.	37	Nähte entfernt		

Die Praxis hat neue Wartezimmermöbel bekommen, doch bei mehreren Stühlen sind die Armlehnen locker.

12. Nennen und erklären Sie die sechs Sachmängelarten.

13. Bei fehlerhafter Ware wird noch nach der Erkennbarkeit unterschieden. Dies ist insbesondere für die Gewährleistungsfristen wichtig. Erklären Sie die unterschiedlichen Mängelarten hinsichtlich ihrer Erkennbarkeit und nennen Sie die jeweiligen Verjährungsfristen für den Verbrauchsgüterkauf.

14. Welche beiden vorrangigen Rechte hat der Käufer bei einer mangelhaften Lieferung?

15. Wie häufig muss eine Nachbesserung erfolgen, bevor der Käufer seine nachrangigen Rechte geltend machen kann?

16. Bei einer mangelhaften Lieferung hat der Käufer unter anderem das Recht auf Minderung. Erklären Sie, was man darunter versteht.

→ *Lösungen zu diesem Praxisfall ab S. 484*

17. Parodontologie 1

Herr Zacharias (gesetzlich krankenversichert) ist ein 47 Jahre alter Patient, der zunehmend über Schmerzen und Blutungen am Zahnfleisch klagt. Vor allem der Genuss von stark gewürzten und saueren Speisen ist für ihn unangenehm geworden. Manchmal kann er auf einer Seite kaum essen, da harte Nahrungsbestandteile das ohnehin sensible Zahnfleisch weiter verletzen. Er hat es bis jetzt mit mehreren unterschiedlichen Zahncremes versucht, die das Zahnfleisch schützen sollen, hat sich eine Mundduschen gekauft und auf Anraten eines Freundes aus dem Fußballclub, der „auch schon mal so was hatte" Chlorhexidin aus der Apotheke besorgt. Das Chlorhexidin habe eine Zeit lang geholfen, jetzt habe er aber unangenehme Geschmacksempfindungen auf der Zunge.

1. Nach eingehender Untersuchung wird bei Herrn Zacharias die Initialtherapie eingeleitet, geben Sie an welche Maßnahmen dazu gerechnet werden.

2. Nach der Untersuchung schlägt der Zahnarzt vor den Zahn 17 einzuschleifen. Herr Zacharias versteht überhaupt nicht was Einschleifen bei seiner doch von Bakterien verursachten Gingivitis bringen soll.

3. Am Zahn 15, 17, 24, 26, 35, 36 und 45, 47 wird eine Entfernung der weichen und harten Beläge durchgeführt. Erklären Sie die Fachbegriffe und geben Sie geeignete Instrumente zur Entfernung der Beläge an.

4. Bewerten Sie Herrn Zacharias' Einsatz der Munddusche.

5. Worauf ist auch hygienischer Sicht bei maschineller Aufarbeitung der harten Beläge besonders zu achten?

6. Für Patienten ist eine oberflächliche Parodontitis und eine Gingivitis schwer zu unterscheiden. Nennen Sie 4 gemeinsame Symptome.

7. Bei Herrn Zacharias wird ein Röntgenbild angefertigt. Welche Befunde sind typisch für eine Gingivitis, welche Veränderung würde für eine Parodontitis sprechen?

8. In welcher Technik sollten die Röntgenaufnahmen aufgenommen werden, begründen Sie.

9. Sind die Mitwirkung des Patienten (compliance) und das Fehlen von Zahnstein Voraussetzung für die Genehmigung einer systematischen PAR-Behandlung?

10. Wie werden Einschleifmaßnahmen bei der PAR-Therapie abgerechnet und welche Regeln sind dabei zu beachten?

11. Angenommen bei Herrn Zacharias wurde im laufenden Kalenderjahr bereits einmal das Entfernen von harten Belägen abgerechnet. Wie kann dann im vorliegenden Fall das Beseitigen der harten und weichen Beläge abgerechnet werden?

12. Wie werden Porto- und Versandkosten von Röntgenbildern an den Gutachter im Zusammenhang mit einer PAR-Behandlung abgerechnet?

→ *Lösungen zu diesem Praxisfall ab S. 486*

Der Privatpatient Rudolf Schärding hat seine Rechnung noch nicht bezahlt, obwohl bereits ein Monat seit Zusendung der Rechnung vergangen ist.

13. In welchen beiden Fällen muss ein Gläubiger den Schuldner mahnen, damit der Schuldner in Zahlungsverzug kommt?

14. In welchem Fall tritt der Zahlungsverzug auch ohne eine Mahnung ein?

15. Was muss ein Zahnarzt beachten, wenn er auf seiner Liquidation von § 286 Abs. 3 BGB Gebrauch macht, wonach der Schuldner innerhalb von 30 Tagen nach Fälligkeit und Zugang einer Rechnung automatisch in Zahlungsverzug gerät?

16. Ein Recht des Gläubigers bei Zahlungsverzug ist das Recht auf Erfüllung des Vertrages. Erklären Sie, was man darunter versteht. Erklären Sie dabei auch die gesetzlichen Regelungen zu den Verzugszinsen.

17. Ein weiteres Recht des Gläubigers ist der Rücktritt vom Vertrag. Erklären Sie, was man darunter versteht.

18. Warum ist ein Rücktritt vom Vertrag bei einer zahnärztlichen Leistung nicht sinnvoll?

→ *Lösungen zu diesem Praxisfall ab S. 486*

18. Parodontologie 2

Frau Ulrich ist 56 Jahre alt und bei der AOK gesetzlich versichert. Sie ist bereits seit einiger Zeit in der Praxis von Frau Dr. Sitka wegen „Zahnfleischproblemen" in Behandlung. Bei ihr wurden 2 kariöse Stellen mit einer Füllung behandelt und in mehreren Sitzungen wurde der „Zahnstein weggekratzt". Außerdem hat sie eine neue Zahnputztechnik lernen müssen, die sie nun sorgfältig anwendet. An einigen Stellen sind die Zahnfleischprobleme schon besser geworden, aber vor allem an den Molaren im Oberkiefer rechts und auf beiden Seiten des Unterkiefers hat sie noch starke Probleme. Sie möchte nun, dass „endlich etwas passiert" damit die Beschwerden an den o. g. Zähnen nachlassen.

1. Welche Maßnahme ist nun allgemein angezeigt und welche Voraussetzungen müssen dafür erfüllt werden?

2. Nennen Sie die die 6 obligaten Befunde, die im PAR-Status Blatt 2 eingetragen werden müssen.

3. Bei Frau Ulrich soll

   a) an 17 eine offene Kürettage mit interner Gingivektomie,

   b) am Zahn 35 eine geschlossene Kürettage und

   c) am Zahn 46 eine externe Gingivektomie erhalten.

   Beschreiben Sie die Durchführung der Maßnahmen a), b) und c) mit den entsprechenden Instrumenten.

4. Welche Verhaltenshinweise muss Frau Ulrich nach der Operation erhalten?

5. Was muss sich an die systematische Parodontaltherapie anschließen, damit diese Maßnahmen erfolgreich sein können?

6. Mit welcher Bema-Nr. wird die Befunderhebung und Erstellen eines Parodontalstatus abgerechnet? Wie oft ist sie abrechenbar?

7. Welche Voraussetzungen müssen für die systematische Parodontitistherapie bezüglich Sondiertiefe und Diagnose vorliegen?

8. Mit welchen Bema-Nrn. wird das geschlossene Vorgehen abgerechnet?

9. Nennen und beschreiben Sie alle Bema-Nrn., die nach genehmigten Antrag, innerhalb der PAR-Behandlungsstrecke (ohne offenes Vorgehen) abrechenbar sind!

10. Nennen und beschreiben Sie die Bema-Nrn., die im Rahmen eines notwendigen offenen Vorgehens zusätzlich abrechenbar sind.

11. Innerhalb von welchem Zeitraum hat die gesamte AIT (antiinfektiöse Therapie) zu erfolgen und wann muss spätestens die Befundevaluation erfolgen?

→ *Lösungen zu diesem Praxisfall ab S. 487*

Die Privatpatientin Ulrike Schluderich hat nun schon ihre dritte Rechnung nicht bezahlt.

12. Beschreiben Sie, welche Schritte ein außergerichtliches Mahnverfahrenen haben könnte.

13. Beschreiben Sie ausführlich die Schritte eines gerichtlichen Mahnverfahrens.

14. Beschreiben Sie ausführlich, wie eine Pfändung abläuft.

15. Was passiert, wenn der Schuldner kein pfändbares Vermögen hat?

→ *Lösungen zu diesem Praxisfall ab S. 487*

19. Kronenversorgung

Herr Bernhard (gesetzlich krankenversichert) ist ein 72 Jahre alter Herr. Er ist zusammen mit seiner Frau schon seit vielen Jahren Patient in der Praxis von Dr. Seitz. Herr Bernhard hatte nach einem Herzinfarkt große Probleme wieder Tritt zu fassen. Nach einer Kur „hat er jetzt auch wieder Sinn für andere Sachen als seine Zähne", sagt er. Herr Bernhard hatte lange Zeit bohrende Schmerzen am Zahn 13. Nach der entsprechenden Diagnostik wurde bei Herrn Bernhard am Zahn 13 eine Vitalexstirpation durchgeführt. Durch den kariösen Befall des Zahns 13 ist die Krone weitgehend zerstört.
Weiterhin hat Herr Bernhard eine große insuffiziente 3-flächige Füllung am Zahn 35 nach erneutem Kariesbefall um die Füllung herum.

1. Wie kann eine zahnerhaltende Maßnahme für den Zahn 13 aussehen, begründen Sie?
2. Beschreiben Sie die beiden Verfahren zum Stiftaufbau.
3. Beschreiben Sie die beiden Fachwörter für das erneute Auftreten von Karies und begründen Sie worum es sich in diesem Fall handelt.
4. Der Zahn 35 kann vital erhalten werden und soll gesamt überkront werden. Geben Sie die drei Kronenarten die für diesen Zahn infrage kommen mit einer kurzen Beschreibung an.
5. Geben Sie die unterschiedlichen Präparationsarten an und ordnen Sie diese der jeweiligen Kronenart zu:
   a) Tangentialpräparation
   b) Hohlkehlpräparation
   c) Stufenpräparation
6. Beschreiben Sie die Schritte einer Kronenversorgung.

Sie werden von Dr. Seitz beauftragt vor dem Behandlungsbeginn von Herrn Bernhard einen HKP zu erstellen.

7. Ergänzen Sie im Teil I. des HKP die Regelversorgung. Beachten Sie, dass Zahn 13 einen konfektionierten Stift erhält.

R																
B																
	18	17	16	15	14	13	12	11	21	22	23	24	25	26	27	28
	48	47	46	45	44	43	42	41	31	32	33	34	35	36	37	38
B																
R																

Praxisfälle

→ Lösungen zu diesem Praxisfall ab S. 489

8. Wie wird der konfektionierte Stift im Behandlungsplan des HKP eingetragen?

9. Erläutern Sie, wie die Befunde im HKP eingetragen werden und welche Befunde im konkreten Fall anfallen.

10. Welche Bema-Nrn. werden in der Kostenplanung III. vom Zahnarzt eingetragen?

11. Erläutern Sie am Beispiel der Bema-Nr. 20 b, wie das Zahnärztliche Honorar in der 2. Zeile von III. Kostenplanung berechnet wird.

12. Erläutern Sie, welchen Einfluss die Präparationsart der Kronen auf die Abrechnung mit einer Bema-Nr. hat.

Die Praxis will neue Bilder für das Wartezimmer über das Internet bestellen. Vor dem Absenden der Bestellung muss auf der Webseite ein Häkchen bei folgender Formulierung gesetzt werden. „Ich habe die AGB gelesen und akzeptiert."

13. Was versteht man unter AGBs?

14. Unter welchen drei Voraussetzungen werden AGBs nur Bestandteil eines Vertrages?

15. Was gilt, wenn zusätzlich zu den AGBs noch persönliche Vertragsvereinbarungen getroffen worden sind?

16. Nennen Sie zwei Arten von Klauseln in AGBs, die unwirksam sind.

17. Wie ist zu verfahren, wenn unklar ist, wie eine AGB-Klausel gemeint ist?

→ *Lösungen zu diesem Praxisfall ab S. 489*

20. Brücke

Herr Kantig (gesetzlich krankenversichert) ist ein 62 Jahre alter Mann, der „einiges mitgemacht hat". Herr Kantig leidet an einer koronaren Herzkrankheit und hat seit 3 Jahren eine behandlungspflichtigen Diabetes mellitus Typ 2, der ausschließlich durch Diät und orale Antidiabetika behandelt wird. Herr Kantig ist Witwer und hat kürzlich eine neue Bekanntschaft gemacht, er wünscht sich deshalb, dass „sein Gebiss wieder etwas auf Vordermann gebracht wird".
Herr Kantig hatte bei einem Sturz die Zähne 31, 32, 41 und 42 verloren. Im Oberkiefer musste der Zahn 24 nach einer apikalen Parodontitis extrahiert werden. Der Zahn 25 war bereits wegen massiver kariöser Zerstörung überkront und letztlich extrahiert worden.

1. Welche ästhetisch ansprechende Versorgung ist bei der Vorgeschichte im UK Frontzahnbereich denkbar?
2. Was versteht man unter einer primären und sekundären Verblockung?
3. Welche ästhetisch ansprechende Versorgung ist bei der Vorgeschichte im OK Seitenzahnbereich denkbar?
4. Beschreiben Sie die Schritte des Arbeitsablaufes der Brückenherstellung.
5. Herr Kantig „hat etwas gegen Strahlen" und fragt, ob das Röntgen denn tatsächlich notwendig ist.
6. Welche Pflegehinweise hinsichtlich der Oralhygiene sollten Herrn Kantig gegeben werden?
7. Tragen Sie den Befund (siehe Beginn des Praxisfalls) des gesamten Gebisses und den Behandlungsplan im Abschnitt I. des HKP ein.

R																
B																
	18	17	16	15	14	13	12	11	21	22	23	24	25	26	27	28
	48	47	46	45	44	43	42	41	31	32	33	34	35	36	37	38
B																
R																

8. Bestimmen Sie die entsprechende Regelversorgung und tragen Sie diese mit den zutreffenden Abkürzungen in den Behandlungsplan zur Nr. 7 ein.
9. Mit welchem Befundkürzel wird eine Eintragung bei den Zähnen 44 und 34 vorgenommen, wenn diese als weitere Anker der Frontzahnbrücke benötigt werden?
10. Bestimmen Sie die abrechenbaren Festzuschüsse für die Brückenversorgung im OK und UK unter der Voraussetzung, dass die Zähne 44 und 34 mit in die Versorgung einbezogen werden.
11. Bestimmen Sie bitte die abrechenbaren Bema-Nrn., die im HKP im Teil III. Kostenplanung einzutragen sind.

→ *Lösungen zu diesem Praxisfall ab S. 491*

Der Zahnarzt erhält eine Mahnung von einem seiner Lieferanten, dass eine Rechnung schon über ein Jahr nicht bezahlt ist.

12. Was versteht man unter Verjährung?

13. Nennen und beschreiben Sie die drei Verjährungsfristen von Forderungen kurz.
    Geben Sie auch jeweils ein Beispiel.

14. Was versteht man unter dem Neubeginn einer Verjährung?

15. Was versteht man unter der Hemmung einer Verjährung?

→ *Lösungen zu diesem Praxisfall ab S. 491*

Teil 3: Lösungen

3.1 Lösungen zur schriftlichen Prüfung

3.1.1 Lösungen zur Behandlungsassistenz

Lösung 1.1.1 Gesundheitssystem

1.	2, 5	3.	1, 4	5.	4, 5	7.	4
2.	4, 5	4.	2, 3	6.	2, 5		

8. Dr. med. dent. ist ein wissenschaftlicher Titel nach erfolgreicher Promotion. Parodontologie ist eine Gebietsbezeichnung in der Zahnmedizin.
9. Der Parodontologe ist ein weitergebildeter Zahnarzt, d. h. der nach seiner zahnärztlichen Approbation eine in der Regel dreijährige Weiterbildung mit erfolgreicher Prüfung abgeschlossen hat und dann die Gebietsbezeichnung zuerkannt bekam. Als approbierter Zahnarzt darf er selbstverständlich alle zahnärztlichen Tätigkeiten durchführen.
10. Voraussetzung für die zahnärztliche Tätigkeit an Patienten ist die Mitgliedschaft in der Zahnärztekammer. Dieser Zahnarzt darf nur privatrechtlich abrechnen.
11. Zahnärztekammer: Aus-, Fort-, Weiterbildung, Qualitätssicherung, zahnärztliche Standesorganisation.
    Kassenzahnärztliche Vereinigung: Bezahlung, Sicherung und Kontrolle der Versorgung der sozialversicherten Patienten.
12. Jeder (Zahn)-Arzt ist zur kontinuierlichen Fortbildung verpflichtet, um auf dem Stand der Wissenschaft behandeln zu können. Die Weiterbildung ist freiwillig und führt nach bestandener Prüfung zur entsprechenden Gebietsbezeichnung.
13. allgemeine Anamnese (bezüglich Allgemeinerkrankungen), spezielle Anamnese (bezüglich Erkrankungen im Zahn-, Mund- und Kieferbereich)
14. 1. Kieferorthopädie
    2. Oralchirurgie
    3. Parodontologie
    4. Öffentliches Gesundheitswesen

Lösung 1.1.2 Zahnarztpraxis als Arbeitsplatz

1.	3, 5	3.	4	4.	1, 2, 2, 1, 1	5.	4, 1, 5, 3, 2
2.	5						

6. Nein, auch die Auskunft über den Aufenthalt eines Patienten unterliegt der Schweigepflicht.
7. – vom behandelnden (Zahn)-Arzt zu behandelndem (Zahn)-Arzt
   – nach Entbindung der Schweigepflicht seitens des Patienten
   – Meldung einer meldepflichtigen Krankheit

8. Die Schweigepflicht wurde mehrfach gebrochen. Ein Austausch von an der Behandlung des Patienten Beteiligten (z.B. Hausarzt und Zahnarzt) muss dem konkreten Erfolg der Behandlung dienen; Lästern tut dies definitiv nicht und ist daher immer ein Bruch der Schweigepflicht. Auch wenn sich an der Behandlung Beteiligte über einen Patienten hinsichtlich der Behandlung austauschen, müssen sie sicherstellen, dass keine Dritten davon Kenntnis erlangen können.

Lösung 1.1.3 Arbeitsschutz

1.	1, 6	3.	4	5.	4, 5	7.	2, 4, 1, 3	9.	1
2.	1	4.	3, 4	6.	2, 1, 2, 1, 2	8.	1, 3	10.	3

11. für Medizinprodukte der Anlagen 1 und 2 der MP BetriebV
12. Tätigkeiten, die auf einen bestimmten, bekannten Erreger abzielen
13. 1. Angaben zur Identifikation des Medizinproduktes, 2. Belege über die Funktion und Einweisung, 3. Name der zur Einweisung befugten Person und der eingewiesenen Personen mit Datumsvermerken, 4. Dokumentation der sicherheits- und messtechnischen Kontrollen, 5. soweit vorhanden der Instand setzenden Institutionen, 6. Funktionsstörungen, 7. Meldungen an Behörden und den Hersteller
14. Das Medizinproduktebuch ist noch 5 Jahre nach der Außerbetriebnahme aufzubewahren.
15. Gemäß dem Mutterschutzgesetz (MuSchG) dürfen schwangere Beschäftige nicht mit Tätigkeiten betraut werden, bei denen Verletzungs- oder Infektionsgefahren bestehen. Da beides bei der Assistenz am Stuhl möglich ist, kann der Arbeitgeber die Schwangere nicht am Stuhl assistieren lassen.

Lösung 1.1.4 Zähne und Zahnbezeichnungen

1.	4	6.	3, 6	11.	4	16.	4
2.	5	7.	5	12.	3	17.	4, 5
3.	4	8.	1, 5	13.	2	18.	2
4.	1	9.	1, 2	14.	2, 3	19.	2, 5
5.	1, 6	10.	2, 5	15.	1, 2	20.	1, 2

21. 36 (Erster Molar unten links)
    Begründungen:
    Kreuzfissur: Molar im Unterkiefer, Molar mit Bifurkation: Unterkieferzahn, 5 Höcker erster Molar im Unterkiefer
22. linguale Neigung der Krone im Vergleich zu den Wurzeln im Unterkiefer
23. Erwachsene haben zusätzlich 2 Prämolare und einen zusätzlichen Molar pro Kieferhälfte. Damit ergeben sich für Erwachsene (maximal) 16 Zähne pro Kiefer und im Milchgebiss bei Kindern 10.
24. Zahnschemata dienen der kurzen und exakten Bezeichnungen von Zähnen im Mund. Für die Erstellung eines Zahnschemas wird der Mund in 4 Quadranten eingeteilt. Die Aufschrift erfolgt der Einfachheithalber aus der Sicht des Behandlers.
25. – Internationales Zahnschema (FDI)
    – Winkelhaken-Zahnschema
    – Zahnschema nach Haderup

Lösung 1.1.5 Anatomie der Mundhöhle und des Rachens

1.	1, 5	4.	2, 5	7.	1, 4	10.	2, 4
2.	3, 4	5.	5, 6	8.	2, 6	11.	3, 4
3.	1, 2	6.	1, 6	9.	2, 3		

12. Die Geschmackswahrnehmung der Zunge ist lokalisiert. Die Geschmackswahrnehmung für Süß befindet sich an der Zungenspitze, die Geschmackswahrnehmung der Schülerin Sarah ist also vollkommen normal.

13. Der Speichel enthält unter anderem das Kohlenhydrat spaltende Enzym alpha Amylase. Die Enzym spaltet die langen Ketten der Kohlenhydrate der im Weißbrot enthaltenen Stärke in kleinere Einheiten bis süß schmeckende Zucker entstehen.

14. Die Ah-Linie ist die Grenze zwischen dem harten Gaumen (palatum durum) und dem weichen Gaumen (palatum molle). Die Ah Linie ist erkennbar, wenn der Patient „Ah" sagt; dabei ist zu beobachten wie der weiche Gaumen nach oben klappt.
Eine Vollprothese sollte auf dem unbeweglichen Teil des palatum durum aufliegen.

Lösung 1.1.6 Praxishygiene organisieren

1.	3	3.	1, 2	5.	3, 4	7.	5, 6
2.	2	4.	5, 6	6.	2, 4	8.	2, 3

9. Man geht in der Regel von einem Impfschutz von etwa 10 Jahren nach einer vollständigen Grundimmunisierung aus. Das heißt, bei Petra ist anzunehmen, dass bei ihr kein Impfschutz mehr besteht, sie muss also neu immunisiert werden. Nach den neuen Bestimmungen des RKI würde eine Tetanusauffrischung ausreichen. Wenn Petra sich direkt impfen lässt, kann sie von einem ausreichenden Impfschutz ausgehen.

10. Diese Gesundheitsuntersuchung wird bei gesunden Versicherten ab dem 36. Lebensjahr angeboten. Diese Gesundheitsuntersuchung umfasst eine gründliche Anamneseerhebung, körperliche Untersuchung, Laboruntersuchungen, Gesundheitsberatung und bei Vorliegen von Verdachtsmomenten die Einleitung einer weitergehenden Diagnostik.

11. PH neutral bedeutet, dass eine Lösung einen pH-Wert von 7,0 aufweist. Normale Seifen haben einen pH-Wert von über 7,0, d. h. diese sind basisch. Unter anderem stören diese Seifen den leicht sauren pH-Wert der Haut, den sogenannten Säureschutzmantel, dieser stellt einen Schutz gegen Krankheitserreger dar.

Lösung 1.1.7 Medizinische Mikrobiologie

1.	1, 2	5.	2, 1, 3, 2, 3	9.	4, 5	13.	1, 6
2.	5, 6	6.	3, 4	10.	2, 5	14.	2, 3
3.	4	7.	3	11.	1, 5		
4.	4, 5	8.	3	12.	5, 6		

15. Es handelt sich um Haufenkokken (Staphylokokken).

16. HIV-positiv bezeichnet den Zustand einer stattgehabten Infektion (d. h. HI-Viren sind im Körper nachweisbar), ohne dass typische Symptome von Aids vorliegen.
    Aids bezeichnet das Krankheitsbild, das z.T. erst viele Jahre nach der HIV-Infektion auftritt, dabei finden sich typischerweise Infektionskrankheiten.

17. fungizid = pilzabtötend
    viruzid = Viren inaktivierend

18. *Der Ablauf einer Infektionskrankheit wird in vier Phasen eingeteilt: Inkubationszeit, Prodromalstadium, Infektionskrankheit, Rekonvaleszenz.* Der Chef befindet sich also im Vorstadium, mit in der Regel unspezifischen Symptomen, das dem eigentlichen Ausbruch der Infektionskrankheit vorausgeht.

Lösung 1.1.8 Praktische Infektionsvorbeugung

1.	2, 1, 2, 1, 2	4.	4, 5	7.	2, 4	10.	1, 6
2.	4, 5	5.	1, 6	8.	5, 6	11.	3, 6
3.	2, 3	6.	3, 5	9.	2, 3		

12. 1) Desinfektionsmittel sind hinsichtlich der vom Hersteller angegebenen Konzentration optimiert, eine Erhöhung der Konzentration kann die Desinfektionswirkung vermindern.
    2) Die zu hohe Konzentration des Desinfektionsmittels kann die Instrumente schädigen und zu Korrosion führen.
    3) Die zu hohe Konzentration des Desinfektionsmittels führt zu unnötiger Umweltverschmutzung bei der anschließenden Entsorgung.

13. Einlegen der Instrumente über das Wochenende schädigt die Instrumente durch Korrosion. Daher kann nicht so vorgegangen werden.

14. Aus Gründen des Infektionsschutzes muss die Desinfektion grundsätzlich vor der Reinigung erfolgen. D.h. auch wenn es lästig ist, muss Frederike anschließend eine neue Desinfektionsmittellösung ansetzen.

15. Nach Patientenkontakt ist Tina möglicherweise mit Krankheitserregern kontaminiert. Diese müssen durch die zuerst durchzuführende Desinfektion abgetötet werden erst dann können die Hände bei Bedarf gewaschen werden. Kommt Tina von zuhause in die Praxis, ist nicht anzunehmen, dass sie mit entsprechenden Krankheitserregern kontaminiert ist. Daher kann sie zunächst die Hände durch Waschen von Verunreinigungen reinigen, um sie anschließend wie vor jedem Patientenkontakt zu desinfizieren.

16. Ein Thermodesinfektor dient der gleichzeitigen Desinfektion und Reinigung von Instrumenten. Obwohl dieser mit Hitze (93 °C) arbeitet, ist die Temperatur und die Kontaktzeit zu kurz um Instrumente sterilisieren zu können. D. h. zur Sterilisation müssen Instrumente nach der Desinfektion und Reinigung im Thermodesinfektor nach wie vor im Autoklaven sterilisiert werden.

Lösung 1.1.9 Zahnaufbau und Gebissentwicklung

1.	2, 3	5.	5, 6	9.	2, 5	13.	5, 6
2.	1, 6	6.	6	10.	2, 6	14.	1, 3
3.	2, 3	7.	2, 3	11.	2, 3	15.	3, 4
4.	4, 5	8.	4, 5	12.	1, 4		

16. Im sechsten Schwangerschaftsmonat sind bereits die Zähne des Ungeborenen angelegt und die Zahnhartsubstanzen und die Pulpa vorhanden. Bestimmte Medikamente z. B. bestimmte Antibiotika können sich sonst in die Zahnhartsubstanz einlagern und z. B. zu einer dauerhaften Verfärbung der Zähne des Ungeborenen führen.

17. Die durchschnittlichen Zahndurchbruchszeiten im Milchgebiss sind mit ca. 6. Monaten die mittleren Schneidezähne mit ca. 12 Monaten, die seitlichen und mit ca. 12–16 Monaten die ersten Molaren. D. h. die Molaren sind im Vergleich zum Durchschnitt etwas früher gekommen. Zahndurchbruchszeiten geben aber auch nur Richtwerte an, d.h. sie muss sich bei ihrem Kind keine Sorgen machen.

18. Karies schreitet im Dentin schneller fort, da der Anteil der organischen Substanz mit 18 % höher ist als im Schmelz mit 1,7 %. Da die organische Substanz den Bakterien als Substrat dienen kann, schreitet die Karies im Dentin schneller fort.

19. Die am Übergang zur Pulpa im Dentin liegenden Odontoblasten können lebenslang Dentin bilden, das bei älteren Menschen zur Verengung der Pulpa führt.

20. Dentin ist von den Odontoblastenfortsätzen, den Tomes-Fasern, durchzogen. Über diese Fortsätze können über den Dentinliquor und vereinzelte Nervenfasern z. B. Temperaturreize beim Bohren zur Pulpa fortgeleitet werden.

Lösung 1.1.10 Kariologie und Kariestherapie

1.	2, 3	8.	2, 4	15.	2, 4	22.	1, 6
2.	1, 6	9.	1, 6	16.	1, 6	23.	3, 5
3.	5, 6	10.	4, 5	17.	3	24.	2, 6
4.	1, 6	11.	5, 6	18.	4	25.	4, 5
5.	2, 4	12.	4, 5	19.	3, 5	26.	2, 4
6.	2, 6	13.	5	20.	1, 4	27.	4, 5
7.	6	14.	4, 5, 1, 2, 3	21.	3, 5		

28. Bei dem Schokoriegel ist die Zeit während dessen dieser als Substrat am Zahn verbleibt aufgrund der klebrigen Füllung (z. B. Karamell) länger, daher ist der Schokoriegel aus kariologischen Gesichtspunkten ungünstiger als der Schokokuchen.

29. Amalgamfüllung: Amalgam ist ein guter Wärmeleiter. Bei einer Karies media ist die Karies bis weit ins Dentin vorgedrungen. Damit Herrn Müller anschließend keine Wärme- und Kälteempfindlichkeit verspürt, ist eine Unterfüllung notwendig.

30. Kompositfüllung: Komposite haben nach wie vor eine Polymerisationsschrumpfungstendenz, da bei Herrn Müller eine größere Füllung notwendig ist, kann durch die Unterfüllung mit weniger Komposit gearbeitet werden und so die Polymerisationsschrumpfung vermindert und Komposit-Material gespart werden. Weiterhin ist der Ätzvorgang ohne Unterfüllung pulpanah für viele Patienten unangenehm.

31. Vorteile: Zahnfarbene Füllung, minimal invasive Präparation
Nachteile: teurer, im kautragenden Bereich weniger lang haltbar als eine Amalgamfüllung

32. Bei dem gesunden Patienten besteht keine Ausschlussindikation gegen Amalgam. Amalgam ist nach wie vor eine gute Füllungsoption, ist preiswert, hält gut den Kaudrücken im Seitenzahnbereich stand und ist bei einer Füllung des Zahns 17 auch nur bedingt sichtbar. Nachteil ist der höhere Zahnhartsubstanzverlust.

33. Für Amalgam muss eine Retentionsform hergestellt werden, wofür mehr Zahnhartsubstanz geopfert werden muss. Aufgrund der Ätztechnik ist für die Kunststofffüllung keine Retentionsform notwendig, so dass Zahnhartsubstanz sparender gearbeitet werden kann.

Lösung 1.1.11 Haltungs- und Bewegungsapparat

1.	2	9.	3, 4	17.	4, 6	25.	1, 4
2.	1	10.	4	18.	1, 2	26.	1, 5
3.	4	11.	5	19.	5, 6	27.	4, 6
4.	2	12.	1, 5	20.	2, 3	28.	1, 4, 2, 3, 5
5.	4	13.	4, 5	21.	1, 4	29.	1
6.	4	14.	1, 5	22.	3	30.	2
7.	6	15.	2, 6	23.	3, 6	31.	5, 3, 1, 4, 6, 2
8.	3, 4	16.	5, 6	24.	1, 3	32.	3

33. Die betroffene Nasennebenhöhle ist die Kieferhöhle.

34. Die Eröffnung der Kieferhöhle erfolgt mit abnehmender Häufigkeit bei der Extraktion der 6er, 7er und 5er der jeweiligen Oberkieferhälfte.

35. Den Gelenkkopf des Kiefergelenks bildet der Gelenkkopf (caput mandibulae) des Unterkiefers, die Gelenkpfanne (fossa articularis) liegt im Schläfenbein (Os temporalis).

36. Im Kiefergelenk ist eine Dreh-, Gleit-, und Rotationsbewegung möglich. Die tastbare Bewegung des caput mandibulae ist die pyhsiologische Gleitbewegung bei vollständiger Mundöffnung.

37. Die knorpeligen Strukturen sind der Gelenkknorpel auf dem caput mandibulae, die knorpelige Auskleidung der fossa articularis und die dazwischen liegende Knorpelscheibe (discus articularis).

38. Bei der häufiger auftretenden Kiefersperre (habituelle Kiefergelenksluxation) verlässt der Gelenkkopf (caput mandibulae) die Gelenkpfanne vollständig.

39. Aufgrund einer Kapselüberdehnung ist das caput mandibulae weniger in der Gelenkpfanne fixiert und kommt vor dem tuberculum articulare zu liegen.

40. Auf der Röntgenaufnahme findet man eine leere Gelenkpfanne.

41. Siebbein, Tränenbein, Jochbein, Stirnbein, Keilbein, Oberkiefer, Nasenbein, Pflugscharbein

42. Hinsichtlich der Abrasion sind vor allem die Muskeln von Bedeutung, die den Mund schließen. Einer einfachen Untersuchung hinsichtlich der Ausprägung sind vor allem der M. masseter und der M. temporalis zugänglich.

Lösung 1.1.12 Nervensystem

1.	3, 5, 6, 2, 1, 4	5.	4	9.	3, 5	13.	1, 2
2.	4, 6	6.	3	10.	1, 4	14.	2, 4
3.	3, 6	7.	2, 3	11.	1, 5		
4.	2, 4	8.	5	12.	5		

15. Ja, sowohl der N. ophtalmicus als auch Teile des N. maxillaris ziehen zur Augenhöhle
16. Durch diese Parese sind Ausfälle der mimischen Muskulatur zu erwarten.
17. zum Beispiel Pupillenerweiterung, Pulsbeschleunigung, Bronchienerweiterung, Hemmung der Verdauungstätigkeit
18. Die Gefäßweite wird durch das autonome Nervensystem gesteuert, das nicht dem Willen unterliegt.

Lösung 1.1.13 Anästhesie

1.	3, 4	3.	3	5.	1, 5	7.	1
2.	1, 3	4.	2, 3	6.	1, 3		

8. Aspiration bedeutet ansaugen, d. h. der Spritzenkolben wird etwas zurückgezogen und so ein Vakuum erzeugt.
9. Mittels der Aspirationsprobe wird überprüft, dass nicht ein Blutgefäß getroffen und das Lokalanästhetikum fälschlicherweise in die Blutbahn gespritzt wird.
10. Wurde Blut aspiriert, wird die Spritze samt Inhalt verworfen und anschließend mit einer neuen Spritze eine erneute Aspiration und dann die Injektion durchgeführt.
11. Die Injektion erfolgt in den Parodontalspalt.
12. Bei einer intraligamentären Injektion werden (so nicht mit gesonderten Apparaten zur besonders langsamen intraligamentären Injektion gearbeitet wird) besondere Zylinderampullenspritzen verwendet, mit denen mit entsprechend hohen Druck injiziert werden kann. Weiterhin sind besonders dünne Kanülen notwendig.
13. 1. Vorteile:
    Geringere Menge Lokalanästhetikum notwendig und daher vor allem für Risikopatienten (z. B. Herzkranke und Schwangere) eine Therapieoption.
    Gute Wirksamkeit, da das Anästhetikum gut zum Nerven diffundieren kann.
    2. Nachteile:
    Schädigung des Desmodonts, daher vor allem bei Extraktionen geeignet. (Neuere Systeme zur intraligamentären Anästhesie, die das Anästhetikum langsam und kontrolliert applizieren, schädigen das Parodontium nur noch geringfügig.)
    Für die intraligamentäre Anästhesie sind spezielle Spritzensysteme notwendig.
14. Damit eine Anästhesierung eintritt, muss das Lokalanästhetikum durch den Knochen bis zum Zahnnerven diffundieren. Die Zurücklegung dieses Weges mittels Diffusion benötigt Zeit.
15. Bei der Infiltrationsanästhesie muss das Lokalanästhetikum durch den Knochen zum Zahnnerven diffundieren. Im kindlichen Kiefer (bis etwa 6 Jahren) ist der Kieferkamm filigraner und das Anästhetikum kann hindurch diffundieren.

16. 1. Leitungsanästhesie des N. alveolaris inferior
    2. Intraligementäre Anästhesie

17. Durch den Vasokonstringentiazusatz verengen sich die umliegenden Gefäße, so kann das Lokalanästhetikum weniger schnell abtransportiert werden und wirkt länger. Weiterhin kommt es dadurch zu einer verminderten Blutung im Interventionsgebiet..

Lösung 1.1.14 Endodontie

1.	4, 5	4.	3, 4	7.	4, 6	10.	1, 6
2.	1, 5	5.	2, 3	8.	3, 6		
3.	1, 3	6.	1, 5	9.	5		

11. Auf die Caries profunda folgt die Hyperämie der Pulpa, dann die Pulpitis serosa, dann die Pulpitis purulenta, die Pulpanekrose und schließlich die Pulpagangrän.

12. Nach der Beschreibung des Patienten hatte dieser eine Pulpitis purulenta. Das Abklingen der Schmerzen könnte dafür sprechen, dass die Pulpa nun nekrotisch geworden ist. Bei weiterem Zuwarten könnte es zur Pulpagangrän und Pulpitis apicalis acuta kommen.

13. Übliches Verfahren ist die Arbeit mit Kofferdam, Sicherheitskettchen oder Fadensicherung. Wird ohne Sicherung gearbeitet besteht die Gefahr der Aspiration der Instrumente in die Lunge.

14. Für die Entfernung der Pulpa wird die Exstirpationsnadel (Abbildung a) genutzt. Diese besitzt feine Widerhaken, mittels derer das Pulpaweichgewebe aus dem Pulpenkanal gezogen werden kann.

15. 1) Röntgenmessaufnahme: Die Röntgenmessaufnahme wird mit einem endodontischen Instrument mit Stopper im Wurzelkanal durchgeführt und anschließend die Wurzelkanallänge am endodontischen Instrument bestimmt.
    2) Elektrometrische Längenbestimmung: Das Gerät wird an das im Wurzelkanal befindliche endodontische Instrument angeschlossen. Durch Messung des elektrischen Widerstands kann die Wurzelkanallänge bestimmt werden.

Lösung 1.1.15 Blut

1.	2, 3	4.	1, 5	7.	3, 5	10.	2, 3
2.	1, 4	5.	1, 6	8.	3, 5		
3.	1, 2	6.	3, 6	9.	1, 2		

11. Kann Fibrin nicht in ausreichenden Mengen gebildet werden, wird der Thrombozytenpfropf nicht vernetzt und hat dadurch nur eine geringere Festigkeit. Eine Wunde kann deshalb nach der Blutstillung (Thrombusbildung) erneut bluten.

12. Im Speichel sind Abwehrstoffe des unspezifischen humoralen Abwehrsystems, z. B. das Lysozym, enthalten, dieses kann Bakterien, die vom Boden aufgenommen wurden, abtöten.

13. Die Thrombozytenzahl bei diesem Patienten ist deutlich erniedrigt, was die Blutgerinnung beeinträchtigt. Aufgrund der dadurch bedingten höheren Blutungsneigung würde man einen Regeleingriff nicht durchführen.

14. Die T-Helferzellen sind wichtiger Teil des humoralen und zellulären Arms der spezifischen Abwehr. Ist ihre Konzentration deutlich erniedrigt, kann die spezifische Abwehr nur begrenzt arbeiten und häufige Infektionen sind die Folge.

Lösung 1.1.16 Herz-Kreislauf und Atmung

1.	1, 6	7.	6	13.	2, 5	19.	1
2.	2, 3	8.	4, 5	14.	3	20.	3
3.	1, 4	9.	3, 4	15.	3, 4	21.	4
4.	1	10.	6	16.	1, 2		
5.	4	11.	1, 4	17.	2, 6		
6.	5, 6	12.	3	18.	1, 2		

22. Die „dicken Beine" entstehen, weil das Blut nicht ausreichend aus den Venen der Beine zurück zum Herzen transportiert wird. Da Sina auf der Arbeit nicht „die Beine hochlegen" kann, könnte diese stattdessen die Muskelpumpe aktivieren und sich häufiger auf die Zehenspitzen und die Fersen stellen.

23. In der Regel wird der Blutdruckwert in der Akte mit RR (für den Beschreiber der Maßnahme Riva Rocci) angegeben. Die Maßeinheit ist Millimeter Quecksilbersäule (mm Hg). Das heißt, in der Akte könnte man schreiben: RR 100/60 mm Hg.

24. Der höhere Wert gibt den systolischen Wert bei der Kontraktion des Herzens an, der niedrigere den diastolischen bei der Erschlaffung des Herzens, d. h. die Angabe mit zwei Werten ist normal.

25. Die Trikuspidalklappe ist die Segelklappe zwischen dem rechten Vorhof und der rechten Kammer des Herzens. Beim Klappenfehler schließt diese nicht richtig oder ist verengt.

26. Die Klappen sorgen dafür, dass das Blut nur in eine Richtung fließen kann, d. h. aus den Vorhöfen in die Kammern und aus den Kammern in die Lungenarterie bzw. in die Aorta.

27. Bei der Bauchatmung wird durch Senken des Zwerchfellmuskels Luft eingesogen.

28. Bei der Pleura handelt es sich um das Brustfell, das aus dem Lungenfell und dem Rippenfell besteht.

29. Die Nasenschleimhaut erwärmt die Luft, reinigt sie und feuchtet diese an. Weiterhin handelt es sich bei ständiger Mundatmung um einen „bad habit" und die Kariesbildung wird begünstigt.

Lösung 1.1.17 Notfall

1.	4	4.	5	7.	5, 6	10.	4, 5
2.	1, 2	5.	2	8.	1, 3	11.	1, 1, 2, 1, 2, 2
3.	1	6.	4	9.	1, 1, 2, 2, 1, 2		

12. Grundsätzlich gelten für Herrn P. die gleichen Verhaltensmaßnahmen nach einer Extraktion wie für andere Patienten auch. Da bei Diabetikern allerdings die Wundheilung schlechter ist, sollte Herr P. besonders die Mundhygiene und die zugelassenen Speisen beachten sowie nicht Rauchen.

13. ABCD Regel: A Atmung kontrollieren, B (falls notwendig beatmen) C (falls notwendig Herzmassage, D (falls notwendig durch den Arzt) Medikamente verabreichen

14. In stärker geneigten Positionen besteht die Gefahr, dass durch das Ungeborene die untere Hohlvene komprimiert wird.

15. Schwangere im ersten Drittel der Schwangerschaft leiden häufig unter morgendlicher Übelkeit, daher ist es sinnvoller diese am Nachmittag einzubestellen.

16. Falls gegen das Lokalanästhetikum, das gespritzt wird eine Allergie besteht, besteht die Gefahr, dass es zum anaphylaktischen Schock, also einer lebensbedrohlichen allergischen Sofortreaktion, kommt.

Lösung 1.1.18 Chirurgische Eingriffe

1.	2, 6	6.	4, 5	11.	1, 2	16.	3, 4
2.	3, 4	7.	6	12.	4, 6	17.	5, 6
3.	3	8.	2, 4, 6, 1, 5, 3	13.	4	18.	1, 2
4.	5, 4, 1, 3, 2	9.	2, 3	14.	4, 5	19.	4, 6
5.	6	10.	4, 6	15.	3, 5		

20. Nach einer Extraktion kann es zu Nachblutungen kommen. Verschiedene Verhaltensweisen können die Nachblutungsgefahr erhöhen. Dazu zählen z. B. der Genuss von koffeinhaltigen Heißgetränken, Sport und der Saunabesuch. Rauchen vermindert die Durchblutung im Operationsgebiet und vermindert lokal die Abwehrbereitschaft des Immunsystems. Beides erhöht das Infektionsrisiko. Das Kühlen mit Eis, das direkt auf die Haut aufgebracht wird, vermindert die Durchblutung, was die Wundheilung beeinträchtigen kann. Durch kräftiges Umspülen und Putzen der Extraktionsstelle kann der Blutkoagel entfernt werden, was zur leeren Alveole (dolor post extractionem) führen kann.

21. erfolglose endodontische Behandlung, Parodontitis apicalis, abgebrochene Wurzelzahninstrumente

22. Der Zahn soll nicht gesäubert werden, am besten in einer speziellen Lösung der Zahnrettungsbox, sonst aber in kalter Milch oder ggf. auch Wasser aufbewahrt werden. Thomas soll umgehend (am besten weniger als 2 Stunden) die Praxis aufsuchen, damit ein Reimplantationsversuch gemacht werden kann.

Lösung 1.1.19 Pharmakologie

1.	4, 1, 3, 2, 2	5.	3, 5, 1, 2, 4	9.	5	13.	2, 4
2.	2, 5	6.	3	10.	1, 2	14.	1
3.	4, 1, 5, 2, 3	7.	4	11.	2, 5	15.	4, 6
4.	3, 6	8.	3, 6	12.	6	16.	4, 6

17. Eine eitrige Mandelentzündung ist in der Regel bakteriell bedingt. Antibiotika vermindern bzw. töten Bakterien ab.
Antiseptika vermindern bzw. töten Erreger lokal an der aufgetragenen Stelle.
Antipyretika: Fieber senkende Medikamente.

18.

Arzneimittelzugang	Medikamentenbeispiel
frei verkäuflich	Hustenbonbons
apothekenpflichtig	(leicht) Schmerzmittel
rezeptpflichtig	Antibiotikum

19.

Name und Anschrift des verschreibenden Arztes	Bezeichnung des Arzneimittels
Unterschrift des Arztes	Darreichungsform
Name und Anschrift des Patienten	Menge

20. Behandlung einer akuten Krankheit von kurzer Dauer
Testen der Verträglichkeit des Medikaments

21. Fachwort: Kontraindikation. Definition: Gründe warum ein bestimmtes Medikament nicht eingenommen werden darf

Lösung 1.1.20 Erkrankungen des Zahnhalteapparates

1.	4	6.	2	11.	4, 1, 6, 2, 3, 5	16.	2
2.	3, 1, 2, 5, 4	7.	3, 4, 1, 1, 1, 2	12.	2, 6	17.	3, 6
3.	1	8.	1	13.	2, 1, 1, 2, 1, 2	18.	1, 2
4.	4, 5	9.	6	14.	1, 3		
5.	3, 6	10.	5	15.	1		

19. Entzündliche Veränderungen des marginalen Parodontiums werden durch die Hormonumstellung in der Schwangerschaft begünstigt und treten in unterschiedlich ausgeprägter Form bei vielen Schwangeren auf, deshalb ist eine besonders gründliche Zahnpflege und die regelmäßige Untersuchung durch den Zahnarzt anzuraten, um einen Zahnverlust zu verhindern.

20. Wahrscheinlich handelt es sich bei Herrn C um eine nicht entzündliche marginale Parodontopathie wie z. B. hyperplastische Formen, traumatogene Formen, involutive Formen bzw. bei Vorliegen von Allgemeinerkrankungen.

21. Pizza an sich ist natürlich nicht schädlich, zur Schädigung (traumatogene nicht entzündliche marginale Parodontopathie) kann es kommen, wenn die Pizza und der Belag (insbesondere die Tomaten) zu heiß sind, diese Art der Schädigung ist so häufig, dass im englischsprachen Raum sogar der Fachbegriff „pizza burn" dafür geprägt wurde.

22. Die nicht entzündliche Form der Alveolaratrophie wird Parodontose genannt. Wie der Name bereits sagt, können entzündungshemmende Wirkstoffe einer Zahncreme hier nichts ausrichten, diese können allerdings bei einer Gingivitis und einer Parodontitis hilfreich sein.
23. Im Gegensatz zur Gingivitis findet sich bei der Parodontitis Knochenabbau, diesen kann man auf dem Röntgenbild feststellen.
24. Das Arbeitsende eines Skalers ist im Querschnitt dreieckig, das einer Kürette halbrund.

Lösung 1.1.21 Erkrankungen der Mundhöhle

1.	2	4.	4	7.	4, 6	10.	3
2.	5	5.	1, 2	8.	2	11.	1
3.	2, 4	6.	5	9.	3		

12. Bei der Veränderungen des Kindes handelt es sich wahrscheinlich um Aphten. Aphten sind nicht infektiöse Erosionen der Haut, die folgenlos abheilen. Sicherlich ist es sinnvoll, dass ein Arzt oder Zahnarzt das Kind im Laufe des Tages untersucht eine notfallmäßige Vorstellung scheint aber nicht notwendig.
13. Im Gegensatz zu bösartigen Tumoren bestehen gutartige (benigne) Tumoren aus normalen Zellen, wachsen langsam, verdrängen anderes Gewebe und können keine Metastasen bilden. Im Prinzip hat Tante Vera also Recht.
14. Bei Aphten handelt es sich um oberflächliche Schleimhautdefekte (Erosion). Bei lang andauernder Druckbelastung kann der Gewebedefekt über die Schleimhaut hinausgehen (Ulkus), dies kann Narben verursachen.
15. Eine ausgeprägte Candida albicans Mykose bei Immungesunden ist selten, häufig liegt der Mykose eine Abwehrschwäche z. B. Aids-Erkrankung, Leukämie oder eine Stoffwechselerkrankung wie z. B. ein Diabetes mellitus zugrunde.

Lösung 1.1.22 Zahn- und Kieferanomalien

1.	5, 6	5.	1	9.	3	13.	1
2.	4	6.	1, 2	10.	6	14.	1
3.	2	7.	3	11.	2, 4	15.	5, 6
4.	2	8.	2	12.	5	16.	4

17. Beim Mesialbiss haben die Zähne des Unterkiefers weiter mesial Kontakt zu den Oberkieferzähnen. Das heißt, die Zahnkontakte zwischen Oberkiefer und Unterkiefer (mesiobukkale Höcker des ersten Molaren des Oberkiefers trifft nicht mehr auf die mesiobukkale Fissur des ersten Unterkiefermolaren).
18. Beim seitlichen Kreuzbiss findet man keine „schiefen Zähne" sondern die bukkalen Höcker der Seitenzähne des Unterkiefers stehen in Okklusion weiter bukkal als die des Oberkiefers.
19. Bei einer chronischen Mundatmung ist das Gleichgewicht zwischen Zungen- und Wangenmuskulatur gestört, dadurch kann es unter anderem zu einer Hebung des Gaumendachs und einer Kieferkompression kommen.

Lösung 1.1.23 Kieferorthopädie

1.	5, 6	3.	3, 5	4.	1, 5, 2, 3, 4	5.	2, 1, 1, 2, 1
2.	1, 4						

Lösung 1.1.24 Radiologie und Strahlenschutz

1.	1, 6	8.	3, 4	15.	2, 1, 2, 1, 2, 1	22.	3
2.	2, 1, 2, 1, 1, 2	9.	4, 5	16.	1, 2	23.	6
3.	4	10.	3	17.	2, 2, 2, 1, 1, 1	24.	3
4.	2, 4	11.	2, 4	18.	2	25.	2, 5
5.	4, 5	12.	4	19.	3	26.	1, 5
6.	3	13.	3, 2, 1, 1, 2	20.	4	27.	2
7.	1, 4	14.	2, 5	21.	6	28.	2, 4

Lösung 1.1.25 Grundlagen der Ernährung und Verdauung

1.	3	6.	1, 4	11.	1, 5	16.	2, 5
2.	3	7.	1, 4	12.	4, 5, 1, 3, 3, 2	17.	5
3.	6	8.	3	13.	1, 4	18.	2, 3
4.	2, 3	9.	1, 3	14.	2, 4		
5.	2, 6	10.	2, 5	15.	1, 2		

19. 1. Mund, 2. Rachen, 3. Speiseröhre, 4. Magen, 5. Bauchspeicheldrüse, 6. Leerdarm, 7. Sigmaschleife, 8. Mastdarm, 9. Bilddarm, 10. Krummdarm, 11. Gallenblase, 12. Zwölffingerdarm, 13. Leber

20.

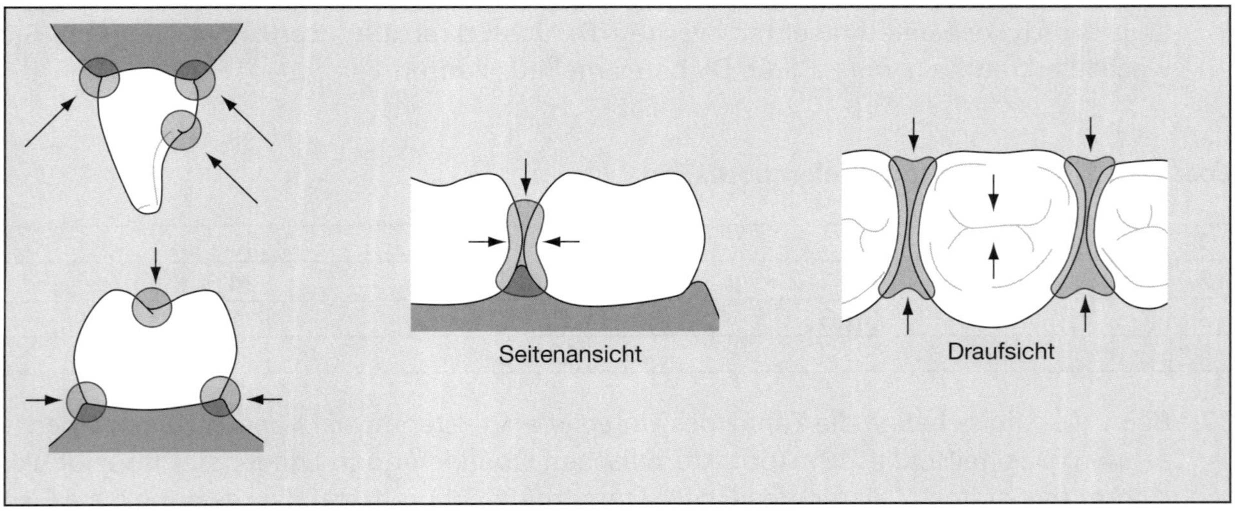

21. Für beide Kurven gilt: Nach Kohlenhydrataufnahme sinkt der pH-Wert unter den kritischen Wert von pH 5,7 (Säurestoß). Bei Patienten mit einer erhöhten Kariesaktivität (z. B. aufgrund einer stärkeren Besiedlung der Mundhöhle mit kariespathogenen Bakterien, geringerer Speichelfließrate und -pufferkapazität) ist der pH-Abfall aber tiefer und länger andauernder. Im Vergleich zu Patienten mit einer geringen Kariesaktivität kann es daher schneller zum weiteren Auftreten von Karies kommen.

22. Wichtigstes Mittel der systemischen Fluoridzufuhr ist die Verwendung von fluoridiertem Speisesalz, das, da Deutschland ein Jodmangelland ist, sinnvollerweise auch mit Jod versetzt ist. Ab dem Schuleintritt können Erwachsenenzahncremes mit dem höheren Fluoridgehalt von 1000 bis 1500 ppm gewählt werden. Auch das Trinkwasser kann je nach Ort der Wassergewinnung Fluorid enthalten. *Falls der Zahnarzt Peter für gefährdet einschätzt, kann er gegebenenfalls auch anraten einen Fluoridlack aufzutragen.*

23. In der Tat können hohe Fluoriddosen (> 5 mg/kg KG) giftig (> 32 mg/kg KG) sogar tödlich sein (dabei ist allerdings zu beachten, dass dies mehr als 500 g Erwachsenenzahncreme entsprechen würde).
    Bei chronischer Fluoridzufuhr > 0,1 mg/kg KG kann es zu einer Dentalfluorose (mit weißlichen Schmelzflecken) kommen. Dazu kann der unsachgemäße Gebrauch von Fluoridgelen oder eine gesteigerte Fluoridzufuhr in Gegenden mit fluoridreichem Trinkwasser führen.

24. Kleinkinder sollen an das selbstständige Zähneputzen herangeführt werden, d. h. bei diesen ist die horizontale Schrubbmethode angebracht. Petra kann die sogenannte zirkuläre Fones Technik erlernen.

25. Zuckersatzstoffe sind Stoffe die süß schmecken ohne die Plaquebildung signifikant zu fördern. Zuckerersatzstoffe sind der Überbegriff für Süßstoffe und Zuckeraustauschstoffe. Zuckereraustauschstoffe haben ähnliche Eigenschaften wie Haushaltszucker, haben im Vergleich aber eine sehr viel geringere kariogene Wirkung. Zu den Zuckeraustauschstoffen zählen Xylit, Sorbit, Mannit und Palatinit.

26. Die Säuren im Grapefruitsaft können zur Zahnerosion, d. h. einem Abbau von Zahnhartsubstanz aufgrund von Säuren führen. Besonders gefährlich ist dabei die kontinuierliche Zufuhr über viele Stunden. *Falls Frau F. gerne Grapefruitsaft trinkt, wäre ihr daher zu raten ein ganzes Glas davon zu trinken und eine Pause einzulegen und Mineralwasser zu trinken. Nach Grapefruitsaftgenuss sollte sie etwa eine halbe Stunde warten, bevor sie die Zähne putzt.*

Lösung 1.1.26 Grundlagen der Mundhygiene und Prophylaxe

1.	1, 2	4.	1, 5	7.	2, 3	10.	6
2.	3, 6	5.	1, 4	8.	1, 5		
3.	4, 5	6.	3, 4	9.	4, 5		

11. Sogenannte „Zahnschutzkaugummis“ enthalten meist den Zuckeraustauschstoff Xylit. Xylit beeinträchtigt den Bakterienstoffwechsel, außerdem wird durch das Kaugummikauen der Speichelfluss angeregt und somit die Remineralisation der Zähne gefördert und schließlich durch die Zungenbewegung die Selbstreinigung des Gebisses gefördert. Besteht tatsächlich keine Möglichkeit die Zähne zu putzten ist dieser Kaugummi also sinnvoll, da im Vergleich zum Zähneputzen aber keine Plaque entfernt werden kann und auch kein Fluor zugeführt wird ist Zähneputzen allerdings die bessere Alternative.

12. Eine gute Zahnbürste hat einen rutschsicheren Griff, ist multitufted (Borsten sind zu Büscheln zusammengefasst) und hat einen Kurzkopf mit abgerundeten, mittelharten Kunststoffborsten

13. Aus zahnärztlicher Sicht ist Fluorid eine Säule der Kariesprophylaxe, es erhöht die Widerstandsfähigkeit des Schmelzes gegenüber Säuren, führt zu einer schnelleren Remineralisation der Zähne und hemmt den Stoffwechsel der Bakterien in der Plaque. Aus zahnärztlicher Sicht ist daher das Weglassen des Fluorids nicht ratsam.

14. Aus zahnärztlicher Sicht sollte er natürlich am besten versuchen mit dem Rauchen aufzuhören und so u. a. die Zahnverfärbungen zu vermeiden. Das Problem von „Raucherzahncremes" ist, dass diese mehr Abrasivkörper (Putzkörper) enthalten können, die die Verfärbungen zwar entfernen aber gleichzeitig auch Zahnhartsubstanz abradieren.

15. Blutungsindizes: z. B. Papillenblutungsindex PBI, Sulkus-Blutungsindex (SBI)
    Plaqueindizes: z. B. Approximalraumindex (API), Plaqueindex nach Quickley Hein, Visible-Plaque-Index (VPI, sichtbarer Plaqueindex)

16. 1) Zahnseide: Entfernung von weichen Belägen in den Zahnzwischenräumen
    2) Interdentalbürsten: Reinigung von Zahnzwischenräumen und Zahnersatz sowie KFO-Geräten
    3) Einbüschelzahnbürsten: unregelmäßigen Zahnständen oder -lücken, Zahnersatz, KFO-Geräten
    4) Sulkus-Zahnbürsten: nur 2 Borstenreihen: Reinigung und Massage Zahnfleischtaschen, Zahnersatz, KFO-Apparate

Lösung 1.1.27 Prothetik

1.	3, 6	8.	1, 6	15.	1	22.	3
2.	6, 2, 4, 1, 3, 5	9.	1, 4	16.	4, 6	23.	1
3.	5, 6, 2, 3, 1, 4	10.	4, 5	17.	2, 3	24.	1, 4
4.	4, 2, 1, 3, 4, 4	11.	1, 2	18.	1	25.	4
5.	1, 4	12.	4, 6	19.	1, 4	26.	4, 6
6.	6	13.	4	20.	5, 6		
7.	4, 6	14.	4	21.	4, 5		

27. Definition: Die Mantelkrone umgibt den gesamten Zahn mit einer Krone aus Kunststoff oder Keramik.
    Indikation: Mantelkronen werden vor allem im Frontzahnbereich eingesetzt.
    Präparation: Für Mantelkronen verwendet man typisch die Stufenpräparation.

28. Für die Befestigung von Kronen ist ein Phosphatzement geeignet. Dieser muss dünn angemischt werden, da sonst der Halt der Krone auf dem Zahnstumpf vermindert wird.

29. Für Frau Z. käme eine teilverblendete Krone in Betracht.

30. Peter sollte den Abdruck in einer feuchten Kammer (verschließbare Dose mit einem feuchten Tuch) im Kühlschrank aufbewahren. So kann der Abdruck ohne Formverlust in den kommenden Stunden ausgegossen werden.

31. Elastische Abformaterialien gehen vom plastischen (verformbaren) in den elastischen Zustand über. Bei irreversiblen (z. B. Alginaten und Elastomer) ist der Übergang vom plastischen in den elastischen Zustand unumkehrbar, bei den reversiblen (z. B. Hydrokolloid) ist der Übergang durch erneutes Erwärmen rückgängig machbar.

32. Klammer getragen: Vorteil: preiswert, Nachteil: Klammer sichtbar, Halt der Klammern muss von Zeit zu Zeit korrigiert werden.
    Teleskop getragen: Vorteil: guter Halt, besseres optisches Ergebnis, Nachteil: teurer.

33. 1) Anatomische Abformung des Kiefers und des Gegenkiefers
    2) Präparation der Zähne
    3) Legen der Retraktionsfäden um die beschliffenen Zähne
    4) Abformung der beschliffenen Zähne (Korrektur-, Sandwich- oder Doppelmischabformung)
    5) Bissnahme
    6) Auswahl der Zahnfarbe
    7) Anfertigung und Einsetzen der provisorischen Brücke.

34. 1) Anamnese
    2) Intra- und extraoraler Befund
    3) Röntgenbilder
    4) Anatomische Abformung
    5) Behandlungsplan

35. 1) Modellgussprothese: Edelmetalllegierung (Kobalt-Chromlegierung mit Zusätzen von Molybdän.
    2) Prothesenkunststoffe: z. B. Methakrylat

36. Der individuelle Löffel wird aufgrund des anatomischen Abdrucks im Labor aus Kunststoff hergestellt und ist somit für jeden Patienten wie der Name schon sagt individuell.

37. Um den Halt des Abdruckmaterials am Löffel zu erhöhen, verwendet die Zahnmedizinische Fachangestellte ein Adhäsiv, bzw. Kreppband. Bei perforierten Löffeln erhöht die Perforierung den Halt, indem Abdruckmaterial durch die Perforationen heraustreten kann.

3.1.2 Lösungen zum Abrechnungswesen

Lösung 1.2.1 Im Beruf und Gesundheitswesen orientieren

1.	3, 1, 2, 1, 1, 3	5.	6	9.	3	13.	6
2.	4, 5, 1, 3, 2, 1	6.	1, 6	10.	6, 1, 1, 1, 6	14.	3
3.	3	7.	2, 3	11.	3, 4	15.	1, 2, 1, 1, 2, 2
4.	4	8.	2, 5	12.	2, 6	16.	1, 6

Lösung 1.2.2 Patienten empfangen und begleiten

Bema: **GOZ/GOÄ:**

1.	1, 5	12.	1, 1, 6, 6, 6, 1	23.	2, 3	34.	6, 5, 2, 1, 3, 4
2.	6, 6, 6, 6, 1, 6	13.	1, 4	24.	2, 4	35.	2, 1, 1, 1, 2, 2
3.	2, 1, 1, 2, 2, 1	14.	1, 3	25.	3, 6	36.	2, 4
4.	5, 6	15.	3, 5	26.	1, 1, 6, 1, 6, 6	37.	1, 6, 6, 1, 1, 6
5.	2, 3	16.	1, 5	27.	2, 6	38.	6, 1, 6, 6, 1, 1
6.	6, 1, 6, 6, 1, 1	17.	4	28.	1, 3	39.	4, 3, 2, 1, 5, 3
7.	1	18.	6	29.	1, 6, 6, 1, 1, 6	40.	1, 6, 6, 1, 1, 6
8.	2, 6	19.	6, 1, 1, 6, 1, 6	30.	2, 2, 2, 1, 1, 1	41.	1, 5
9.	6, 3, 3, 3, 1, 2	20.	2, 5	31.	5		
10.	2	21.	6	32.	3		
11.	4	22.	2, 6, 5, 2, 2, 3	33.	1, 6, 6, 6, 1, 1		

GOZ/GOÄ:

42. Nach der GOÄ beginnt ein Behandlungsfall mit der ersten Inanspruchnahme des Zahnarztes zur Behandlung einer Erkrankung. Er gilt für die Behandlung dieser Erkrankung höchstens für den Zeitraum eines Monats. Tritt in diesem Zeitraum eine weitere neue Erkrankung auf, so beginnt ein neuer selbständiger, vom ersten unabhängiger Behandlungsfall.
Im Bema bezieht sich der Behandlungsfall auf den Zeitraum eines Quartals, wobei es keine Rolle spielt, ob hier nur eine oder mehrere Erkrankungen behandelt werden.

43. Die genannten GOÄ Zuschläge sind nur zu den in der GOÄ aufgeführten Beratungen und Untersuchungen abrechenbar. Der Zuschlag 03 ist dagegen auch für alle anderen zahnärztlichen Leistungen, die außerhalb der Sprechstunde erbracht werden abrechenbar. Ein weiterer Unterschied ist, dass mehrere GOÄ Zuschläge parallel abgerechnet werden können.

44. 1. Beispiel: Beratung um 21:00 außerhalb der Sprechstunde an einem Sonntag (B, D, Ä1)
2. Beispiel: Beratung um 23:00 außerhalb der Sprechstunde an einem Feiertag (C, D, Ä1)
Allgemeiner Hinweis: Kombinierbar sind nur die Zuschläge B oder C mit D

45. Allg. Hinweis: K1 ist nur abrechenbar bei Kindern, die noch keine 4 Jahre alt sind und eine Untersuchung nach der GOÄ (Ä5, Ä6) erhalten.
Beispiel: Symptombezogene Untersuchung eines 3 Jahre alten Kindes um 21:00 außerhalb der Sprechstunde an einem Sonntag (Ä5, K1, B, D)

46. Die GOÄ enthält zwei Gebührennummern für Beratungen, die sich nach der zeitlichen Dauer der Beratung unterscheiden. Bei einer Beratung über 10 Minuten Dauer ist beim Privatpatient die Ä3 abrechenbar. Im Bema gibt es nur eine Gebührennummer für eine Beratung.

47. Bei Privatpatienten ist es möglich in einer Sitzung zusammen eine Untersuchung und eine Beratung mit zwei Gebührennummern abzurechnen (GOZ-Nr. 0010 und GOÄ-Nr. Ä1). Bei einem Kassenpatient kann nur eine eingehende Untersuchung abgerechnet werden. Diese enthält bereits die Beratung.

48. Ä5 symptombezogene Untersuchung, Ä1 für die Beratung, Zuschlag und die zahnärztlichen Leistungen, die im Rahmen der Füllungstherapie abrechenbar sind (2080 u. a.)

49. Damit eine Ä1 erneut abrechenbar ist, muss ein neuer Behandlungsfall vorliegen. Ein neuer Behandlungsfall erfordert entweder den Ablauf von 30 Tagen nach der letzten Inanspruchnahme, wenn dieselbe Erkrankung vorliegt oder einen neuen Befund. Da hier noch keine 30 Tage vergangen sind müsste eine neue Erkrankung festgestellt werden.

50. Mit Untersuchungen, d. h. der GOZ-Nr. 0010 und den GOÄ-Nrn. Ä5 und Ä6.

51. Zweimal GOZ-Nr. 2010. Diese Leistung ist je Kiefer einmal abrechenbar.

52. Die Bema-Nr. 105 Mu ist vergleichbar mit der GOZ-Nr. 4020 und die Nr. 106 sK mit der GOZ-Nr. 4030. Die 3-Monatsregel gilt in der GOZ nicht.

53. Mit der GOZ-Nr. 4030 ist die Bema-Nr. 106 vergleichbar und mit der GOZ-Nr. 4040 die Bema-Nr. 89.

54. Beide GOZ-Nummern sind im Vergleich zu den Bema-Nummern häufiger abrechenbar. Die GOZ-Nr. 4030 ist je Kieferhälfte oder Frontzahnbereich abrechenbar, die Bema-Nr. 106 nur je Sitzung. Die GOZ-Nr. 4040 ist je Sitzung abrechenbar, die Bema-Nr. 89 nur einmal je Heil- und Kostenplan.

55. Die erste Hauptkategorie sind die natürlichen Zähne an denen Maßnahmen nach der GOZ-Nr. 4030 erfolgen, die zweite Kategorie sind festsitzende und abnehmbare Geräte.

56. Beide Ziffern sind innerhalb von 30 Tagen einmal berechenbar.

57. Unter der Voraussetzung, dass innerhalb der letzten 30 Tage keine Abrechnung der GOZ-Nrn. 4050 und 4055 erfolgte, ist die Nr. 4050 zehnmal und die Nr. 4055 viermal abrechenbar.

58. 14-mal die GOZ-Nr. 4060. Die Nr. 4060 ist je Zahn (bzw. überkronten Zahn), Brückenglied oder Implantat abrechenbar.

Lösung 1.2.3 Kariestherapie

Bema:

1.	2, 5	6.	2, 4	11.	3, 6	16.	3
2.	4	7.	5	12.	1, 4	17.	1, 3, 2, 2, 3, 3
3.	3, 1, 1, 5, 4, 2	8.	2, 5, 4, 1, 4, 2	13.	3, 3, 5, 4, 2, 3	18.	1, 2, 2, 2, 1, 1
4.	3, 6	9.	1, 6, 1, 1, 6, 6	14.	1	19.	2, 5
5.	5	10.	2, 4	15.	2, 4	20.	5, 6

21. Infiltrationsanästhesie und Leitungsanästhesie

22. Oberkiefer: Bema-Nr. 40 und Unterkiefer: Bema-Nr. 41 a

23. Bei einem entzündlichen Prozess (der eine Infiltrationsanästhesie nicht möglich macht) und bei einem größeren chirurgischen Eingriff.

24. Bei chirurgischen und parodontal-chirurgischen Leistungen.
Erstens: Wenn nur so eine ausreichende Anästhesietiefe erreicht werden kann.
Zweitens: Zum Ausschalten von Anastomosen.

25. Ja, das ist im Ausnahmefall zulässig. Voraussetzung ist aber, dass eine Leitungsanästhesie nicht erforderlich ist.

26. mit der Bema-Nr. 40

27. Die Bema-Nr. 40 ist zweimal abrechenbar, da eine Abrechnung je Zahn zulässig ist.

28. Die Bema-Nr. 40 ist insgesamt viermal abrechenbar. Für die Zähne 16 und 15, für 13 und 12, für 11 und für 21. Bedenken Sie, dass die „Kiefermitte trennt".

29. Bei einem „lang dauernden Eingriff". Dies muss nicht nur ein chirurgischer Eingriff sein, sondern das kann auch eine konservierende, prothetische oder parodontologische Maßnahme sein.

30. Der Austausch einer intakten Füllung gegen ein Inlay ist eine reine Privatleistung. Anästhesien sind deshalb auch nur privat abrechenbar.

31. Hier greift die Mehrkostenregelung. Deshalb ist die Bema-Nr. 40 grundsätzlich abrechenbar. Voraussetzung ist aber, dass die Anästhesie auch bei der plastischen Füllung notwendig gewesen wäre. Zum Beispiel beim Entfernen von Karies.
Fällt die Anästhesie aber nur deshalb an, weil die besondere Versorgung durch eine Gussfüllung dies erforderlich macht, z. B. bei der Eingliederung des Inlays, dann ist sie nicht über den Erfassungsschein abrechenbar.

32. Die Bema-Nr. 40 ist nur einmal abrechenbar. Da beide Anästhesien bereits vor dem Eingriff erfolgten ist es hier auch nicht möglich die Nr. 40 ein zweites Mal abzurechnen, wie es bei einem „lang dauernden Eingriff" zulässig ist.

GOZ/GOÄ:

33.	4, 5	38.	3, 5	43.	1, 6	48.	3, 5
34.	2, 3	39.	2	44.	4	49.	1, 2, 1, 2, 2, 1
35.	6	40.	4, 6	45.	2, 4		
36.	2, 1, 3, 4, 1, 4	41.	1, 2, 2, 1, 2, 1	46.	1, 5		
37.	6, 1, 1, 1, 1, 6	42.	6, 6, 1, 1, 6, 1	47.	3, 6		

50. mit den GOZ-Nrn. 2050, 2070, 2090 und 2110

51. mit den GOZ-Nrn. 2060, 2080, 2100 und 2120

52. Bei Füllungen aus Kompositmaterialien in Adhäsivtechnik (2060, 2080, 2100 und 2120) und Aufbaufüllungen (2180).

53. Parapulpäre Stifte. Sie sind nicht zu verwechseln mit Stiften, die im Wurzelkanal sitzen.

54. Parapulpäre Stifte werden analog abgerechnet. In der GOZ gibt es keine Gebührennummer, die mit der Bema-Nr. 16 vergleichbar ist.

55. Mit der GOZ-Nr. 2180. Diese ist einmal je Zahn abrechenbar. Die Anzahl der Füllungsflächen ist unerheblich. Sie kann auch nicht zweimal an einem Zahn (je Aufbaufüllung) abgerechnet werden.

56. Dies ist möglich, weil man die Nr. 2030 zunächst je Kieferhälfte oder Frontzahnbereich abrechnen kann. Hinzu kommt, dass man unterscheidet, ob die Maßnahmen beim Präparieren oder Füllen erbracht werden. Wird also in jeder Kieferhälfte präpariert und gefüllt und bei jedem Arbeitsschritt fallen besondere Maßnahmen an, dann ist die Nr. 2030 8-mal abrechenbar.

57. Präparieren: Darunter versteht man die mechanische Bearbeitung von Zahnhartsubstanz bzw. von Implantataufbauteilen.
Füllen von Kavitäten: Darunter versteht man die Versorgung von Zahndefekten in der Zahnkrone, am Zahnhals oder in der Zahnwurzel.

58. Die GOZ-Nr. 2030. Die Leistungsbeschreibung ist nicht abschließend, sondern sie führt nur Beispiele („z.B. Separieren, ...") auf, die man als besondere Maßnahmen abrechnen darf. Die Leistungsbeschreibung der Bema-Nr.12 enthält dagegen eine vollständige Aufzählung aller Maßnahmen.

59. Das ist das Anlegen von Spanngummi bzw. Kofferdam zur absoluten Trockenlegung nach der GOZ-Nr. 2340.

60. Die Kontrolle bzw. Politur einer Füllung nach der GOZ-Nr. 2130 ist nur in einer gesonderten Sitzung abrechenbar.

61. Zweimal GOZ- Nr. 2130. Die Abrechnung erfolgt an einem Zahn je Restauration. Das gilt auch für eine Nachpolitur von älteren Füllungen.

62. Adhäsive Befestigung von: 1. Aufbaumaterial; 2. Stiften (konfektioniert oder gegossen); 3. Kronen oder Teilkronen; 4. Inlays u.v.m.

63. Laut Erläuterungen des Verordnungsgebers soll die GOZ-Nr. 2197 in einer Sitzung nur einmal je Zahn abgerechnet werden können.

64. Zu den Nrn. 0090 (I) und 0100 (L). Das verwendete Medikament bei der Oberflächenanästhesie kann nicht extra berechnet werden.

65. Nach dem Bema ist eine Oberflächenanästhesie nicht abrechenbar. In der GOZ ist die GOZ-Nr. 0080 je Kieferhälfte oder Frontzahnbereich abrechenbar.

66. Für die Oberflächenanästhesie: 4x Nr. 0080 (je Kieferhälfte oder Frontzahnbereich).
Für die Belagsentfernung:18x Nr. 4050 und 6x Nr. 4055

67. In der GOZ gibt es keine festen Regeln zur Nebeneinanderberechnung von Infiltrations- mit Leitungsanästhesien.

68. Sie ist grundsätzlich einmal je Zahn abrechenbar, hier also viermal.

69. Sie ist einmal je Zahn und Sitzung abrechenbar, hier also zweimal.

70. Sie ist zweimal abrechenbar. Der Rechnung sind kurze nachvollziehbare Begründungen beizufügen.

71. Die intraligamentäre Anästhesie mit der GOZ-Nr. 0090 Intraorale Infiltrationsanästhesie. Die extraorale Leitungsanästhesie kann nur analog berechnet werden.

72. mit der Begründung „wegen langer Dauer"

73. 1. Fall: Wenn die Extraktion lange dauert und eine Nachinjektion erforderlich ist.
2. Fall: Wenn ein Einstich zur vollständigen Schmerzausschaltung nicht ausreicht (mit Begründung in der Rechnung).

Lösung 1.2.4 Röntgendiagnostik

Bema:

1.	5, 4, 2, 6, 1, 3	4.	5, 6	7.	5, 1, 3, 4, 3, 2	10.	3
2.	1, 3, 4, 5, 2, 1	5.	1, 3, 5, 4, 3, 2	8.	2, 4	11.	4
3.	2, 6	6.	6	9.	1, 6, 4, 1, 3, 1	12.	4, 6, 2, 5, 1, 3

13. Abrechnungstechnisch wird unterstellt, dass auf jeder Aufnahme 3 nebeneinanderstehende Zähne passen.

14. Ä925a: ein bis zwei Aufnahmen
Ä925b: drei bis fünf Aufnahmen
Ä925c: sechs bis acht Aufnahmen
Ä925d: mindestens neun Aufnahmen

15. in unterschiedlichen klinischen Situationen bei endodontischen oder chirurgischen Behandlungen

16. Hier werden nur die Zahnkronen abgebildet. Jeweils drei Zahnkronen vom Oberkiefer und die genau darunter liegenden Zahnkronen vom Unterkiefer. Insgesamt sind auf einer Aufnahme also sechs Zahnkronen.

17. Je nach Anzahl der Bissflügelaufnahmen werden sie entweder nach der Nr. Ä925a (1–2 Aufnahmen) oder Ä925b (3–5 Aufnahmen) abgerechnet.

18. Voraussetzung ist, dass nur so eine ausreichende Diagnose möglich ist. Das kann z. B. der Fall sein, wenn eine starke Wurzelkrümmung vorliegt. Maßgebend sind die individuellen anatomischen Verhältnisse.

19. Röntgenaufnahme der Hand, Bema-Nr. Ä928

20. mit den Bema-Nummern Ä934a, Ä934b und Ä934c

21. mit den Bema-Nummern Ä935a–d

22. mit der Bema-Nummer Ä935d

GOZ/GOÄ:

23.	1, 2	24.	4, 6	25.	5

Lösung 1.2.5 Endodontische Behandlungen

Bema:

1.	2	5.	4	9.	6	13.	1, 2, 1, 2, 1, 2
2.	3, 6	6.	3	10.	2, 3	14.	6
3.	5, 1, 3, 2, 3, 6	7.	2	11.	3, 6	15.	4
4.	1, 5	8.	4	12.	1, 4		

GOZ/GOÄ:

16.	4, 2, 1, 5, 6, 4, 3, 4	18.	2, 1, 2, 1, 2, 2	20.	2
17.	2, 1, 2, 1, 1, 2	19.	2, 5		

21. In beiden Fällen (Bema-Nr. 25 und GOZ-Nr. 2330) wird die indirekte Überkappung je Kavität abgerechnet. Der temporäre Verschluss ist allerdings nur in der GOZ mit der Nr. 2020 zusätzlich abrechenbar.

22. => Die Nr. 2340 ist je Kavität abrechenbar, die Bema-Nr. 26 je Zahn.
=> Die Nr. 2340 ist auch an Milchzähnen abrechenbar, die Nr. 26 nicht.
=> Die Nr. 2340 ist neben der Nr. 2020 temporärer Verschluss zusätzlich abrechenbar.

23. Eine Mortalamputation ist nur am Milchzahn nach der GOZ-Nr. 2380 abrechenbar. Es gibt hierzu keine entsprechende Bema-Nummer. An bleibenden Zähnen kann eine Mortalamputation nur nach der GOZ analog abgerechnet werden.

24. Die Devitalisation ist in der GOZ nicht berücksichtigt. Sie kann nur analog abgerechnet werden. Im Bema ist die Nr. 29 je Zahn abrechenbar.

25. Sie ist nur abrechenbar im Rahmen einer Notfallbehandlung, wenn der Zahn ausnahmsweise offen bleiben soll und eine weitere Aufbereitung in einer anderen Sitzung erfolgt. Achtung: Hierzu gibt es unterschiedliche Rechtsauffassungen zwischen der BZK und dem BMG.

26. => Elektrometrische Längenbestimmung (GOZ-Nr. 2400)
=> Zusätzliche Anwendung elektrophysikalisch-chemischer Methoden (GOZ-Nr. 2420)

27. höchstens zweimal je Kanal und Sitzung

28. 1. wegen anatomischer Besonderheiten (z.B. stark gekrümmter Wurzelkanal)
2. bei der erneuten Aufbereitung eines bereits gefüllten Kanals (Revision)

29. Es gibt keine Begrenzung. In einer Sitzung ist sie je Kanal abrechenbar.

30. Sie ist wiederholt in weiteren Sitzungen abrechenbar, wenn das notwendig ist.
Eine Beschränkung gibt es nicht.

Lösung 1.2.6 Chirurgische Behandlungen

Bema:

1.	3, 6	13.	3, 4	25.	4	37.	4, 6
2.	2	14.	2	26.	4, 6	38.	2, 6
3.	3	15.	2, 1, 2, 1, 1, 1	27.	1, 3	39.	5, 3, 4, 5, 1, 2
4.	1, 2	16.	1, 4	28.	2, 5, 1, 6, 3, 4	40.	2, 5
5.	1, 5	17.	3, 4	29.	1, 6, 1, 6, 1, 1	41.	1, 2, 1, 1, 1, 2
6.	2, 4, 2, 2, 4, 2	18.	6	30.	1, 4	42.	6
7.	3	19.	4, 6	31.	3, 4, 1, 5, 3, 2	43.	5, 5, 1, 6, 4, 6
8.	5	20.	3	32.	3, 4, 6, 1, 2, 5	44.	2, 5, 6, 4, 1, 3
9.	6, 1, 6, 1, 6, 1	21.	4, 6	33.	4	45.	5, 4, 4, 3, 1, 3
10.	1, 6	22.	1	34.	2		
11.	4	23.	4	35.	1, 4		
12.	1, 1, 1, 1, 2, 2	24.	2, 3	36.	6		

GOZ/GOÄ:

46.	4	53.	6, 6, 1, 1, 6, 1	60.	1, 6, 6, 1, 6, 1	67.	2, 1, 2, 3, 2, 2, 1
47.	4	54.	2, 6	61.	6, 2, 4, 5, 1, 3	68.	1, 6, 6, 1, 1, 6
48.	1, 6, 1, 1, 1, 6	55.	6, 1, 6, 1, 1, 6	62.	1, 4, 3, 2, 5, 1	69.	4, 6
49.	1, 1, 6, 6, 6, 1	56.	5	63.	1, 5	70.	5
50.	3, 5	57.	6, 6, 1, 1, 6, 1	64.	1R: v.l.n.r. 2,1, 7, 7 2R: v.l.n.r. 3, 4, 5, 6	71.	6
51.	1, 6, 1, 1, 6, 6	58.	5, 6	65.	2, 5		
52.	6, 6, 1, 1, 6, 1	59.	4	66.	3, 2, 1, 1, 3, 1, 1		

72. Die GOZ-Nr. 3000 *Entfernung eines einwurzeligen Zahnes.* Im Gegensatz zum Bema ist die tatsächliche Wurzelanzahl entscheidend.

73. Die GOZ-Nr. 3300 *Nachbehandlung nach chirurgischem Eingriff.*

74. Unter der Voraussetzung, dass es sich um getrennte Operationsgebiete handelt mit einer nicht zusammenhängenden Schnittführung.
Z. B. Tamponieren der Wunde im Bereich 48 und Tamponieren der Wunde im Bereich 44.

75. Ja. Sie ist <u>zweimal</u> je Kieferhälfte oder Frontzahnbereich abrechenbar, wenn die Wundgebiete getrennt sind (ohne zusammenhängende Schnittführung).

76. Der Bema-Nr. 38 entspricht eher die GOZ-Nr. 3300. Die GOZ-Nr. 3290 steht für die Kontrolle nach einem chirurgischen Eingriff ohne Behandlungsmaßnahme. Das Ergebnis dieser Kontrolle ist die Grundlage für die nachfolgende Therapie, z. B. eine Nachbehandlung mit der GOZ-Nr. 3300 (Sitzungsgleich an der gleichen Wunde).

77. An der gleichen Wunde kann die GOZ-Nr. 3300 nur zusammen mit der GOZ-Nr. 3290 abgerechnet werden. Eine Abrechenbarkeit von GOZ-Nr. 3310 und GOZ-Nr. 3300 ist nur in verschiedenen Kieferbereichen möglich, nicht aber im gleichen Gebiet.

78. Ja. Es darf sich aber nicht um einer operationsspezifische Blutung handeln, die durch einfache unterstützende Maßnahmen gestillt werden kann. Die Blutung muss das typische Maß deutlich übersteigen und ihre Stillung muss zu einer Unterbrechung der eigentlichen chirurgischen Tätigkeit führen oder sie tritt nach der chirurgischen Leistung auf.

Lösung 1.2.7 Behandlungen des Zahnapparates – PAR-Behandlung

Bema:

1.	2, 6	5.	2, 3	9.	3, 6	13.	6, 1, 1, 1, 6, 1
2.	5	6.	3	10.	2, 6		
3.	2, 6	7.	1, 5	11.	2, 1, 2, 1, 1, 1		
4.	5	8.	3, 6	12.	6, 1, 1, 6, 1, 6		

14. Der PSI nach Bema-Nr. 04 bietet nur einen orientierenden Überblick über das mögliche Vorliegen einer parodontalen Erkrankung. Die Sondierungstiefe muss bei entsprechender Diagnose mindestens 4 mm oder mehr betragen.
15. Die Röntgenaufnahmen sollen aktuell, auswertbar und in der Regel nicht älter als 12 Monate sein.
16. Die beiden Risikofaktoren sind Diabetes mellitus und Tabakkonsum.
17. 1. Sondierungstiefen und Sondierungsbluten an mindestens 2 Stellen pro Zahn, 2. Zahnlockerung, 3. Furkationsbefall und 4. Zahnverlust aufgrund von Parodontitis.
18. 1. Parodontitis, 2. Parodontitis als Manifestation systemischer Erkrankungen und 3. generalisierte gingivale Vergrößerungen.
19. Man unterscheidet 4 Stadien (Stadium I, II, III und IV) und 3 verschiedene Grade (A, B, C).
20. AITa (Antiinfektiöse Therapie je behandeltem einwurzeligen Zahn) und AITb (Antiinfektiöse Therapie je behandeltem mehrwurzeligen Zahn). Einmal je Parodontium abrechenbar.
21. CPTa und CPTb.
22. Nach der AIT ist zunächst die BEVa durchzuführen. Die Sondierungstiefe muss ≥ 6 mm betragen.
23. 3–6 Monate nach der AIT bzw. CPT erfolgt die BEV.
24. Nein. Es gibt kein Genehmigungsverfahren. Der Zahnarzt muss aber der Krankenkasse eine Mitteilung per Formular (5c der Anlage 14a BMV-Z) machen.

GOZ/GOÄ:

25.	1, 2	27.	4, 5	29.	3, 4
26.	5, 6	28.	1, 6		

Lösung 1.2.8 Prophylaxe

Bema:

1.	6	4.	1, 2	7.	1, 5	10.	4, 5
2.	1, 1, 1, 6, 6, 6	5.	1, 3	8.	5,6	11.	6, 1, 1, 6, 1, 6
3.	3	6.	4, 6	9.	1, 4		

GOZ/GOÄ:

12.	1, 2, 3, 4, 5	14.	1, 5	16.	6, 1, 6, 1, 6, 1
13.	2, 4	15.	3	17.	1, 6

Lösung 1.2.9 Prothetische Behandlungen

Bema:

1.	2	15.	4, 6	29.	4	43.	4
2.	6	16.	3	30.	2, 6	44.	3
3.	5	17.	2, 4	31.	4, 5	45.	1, 1, 1, 2, 2, 2
4.	2, 1, 1, 2, 1, 2	18.	4	32.	3, 6	46.	2, 2, 1, 1, 1, 2
5.	6	19.	6	33.	5	47.	4, 2, 4, 1, 3, 1
6.	2, 6	20.	1, 4	34.	2, 3, 1, 4, 5, 2	48.	5
7.	2	21.	5	35.	2, 6	49.	6, 1, 6, 1, 1, 1
8.	3, 5, 4, 6, 2, 1	22.	2, 5, 6, 1, 3, 6	36.	2, 4	50.	3, 6
9.	4, 5, 2, 1, 6, 3	23.	1, 6	37.	4	51.	2, 5
10.	3	24.	4, 5	38.	1, 6, 6, 6, 1, 1	52.	3, 4
11.	6	25.	4, 5	39.	3, 6	53.	4, 5
12.	4	26.	4	40.	2, 5	54.	3, 5
13.	2, 4	27.	4, 3, 1, 3, 4, 3	41.	1, 4	55.	3, 5, 1, 2, 4, 1
14.	3, 5	28.	5	42.	5	56.	1, 2

57. Die Regelversorgung bezieht sich auf bestimmte Befunde für die laut SGB V Festzuschüsse gewährt werden.
Sie orientiert sich an zahnmedizinisch notwendigen zahnärztlichen und zahntechnischen Leistungen.
Diese müssen zu einer ausreichenden, zweckmäßigen und wirtschaftlichen Versorgung mit Zahnersatz führen.

58. Gleichartiger Zahnersatz beinhaltet die Regelleistung und zusätzliche Leistungen, wie z. B. eine vollständige Verblendung, kommen hinzu.

59. Andersartiger Zahnersatz liegt vor, wenn eine andere Versorgungsform gewählt wird, als die, welche in den Regelleistungen für den jeweiligen Befund beschrieben ist.
Z. B. Versorgung eines Lückengebisses mit mehreren Brücken in einem Kiefer statt mit einer Teilprothese.

60. Das sind Fälle, bei denen neben einer Regelleistung oder neben einer gleichartigen Leistung eine andersartige Leistung erbracht wird. Ein Mischfall enthält also immer eine andersartige Leistung.

61. Der Zahnarzt erteilt dem Patienten eine Rechnung über seinen Eigenanteil.
Diese Rechnung weist die Gesamtkosten für die einzelnen zahnärztlichen und zahntechnischen Leistungen abzüglich der festgesetzten Festzuschussbeträge aus.
Die Festzuschussbeträge rechnet der Zahnarzt über die KZV ab.

62. Als Härtefall werden Versicherte eingestuft, die ansonsten unzumutbar belastet würden.
Das sind u. a. Versicherte,
    1) deren monatliche Bruttoeinnahmen zum Lebensunterhalt bestimmte Grenzen nicht überschreiten (z. B. Alleinstehende 2023 1.358,00 €),
    2) die Hilfe zum Lebensunterhalt nach SGB XII bekommen,
    3) die Leistungen nach dem Recht der bedarfsorientierten Grundsicherung erhalten,
    4) die Ausbildungsförderung erhalten,
    5) die im Heim untergebracht sind und deren Kosten von einem Träger der Sozialhilfe getragen werden.

63. Das ist notwendig, wenn neben der Regelversorgung oder anstelle einer Regelversorgung eine gleichartige oder andersartige Versorgung geplant ist.

64. bei Wiederherstellungsmaßnahmen

65. Konfektionierte Stifte bzw. gegossene Stifte nach 1.4 bzw. 1.5 sind nachträgliche Befunde.
66. Nein der ZA muss den HKP nicht erneut vorlegen. Er trägt die nachträglichen Befunde in den dafür vorgesehenen Feldern im HKP ein.
67. Die Bewertungszahlen der Bema-Nr. 19 und 20a werden mit dem aktuell gültigen bundeseinheitlichen Punktwert multipliziert. Das heißt ab 2023:
19P x 1,0389 € + 148P x 1,0389 € = 167P x 1,0389 € = 173,50 €
68. Bei einer gleich- oder andersartigen Versorgung
69. Diese Begleitleistungen sind nach dem BEMA ebenfalls vom Zahnarzt über die KZV abzurechnen.
70. a) Regelversorgung: Abrechnung der über die Festzuschüsse hinausgehenden Kosten der Regelversorgung (Eigen- bzw. Versichertenanteil).
    b) Gleichartige Versorgung: Auch hier erfolgt eine Abrechnung der über die Festzuschüsse hinausgehenden Kosten mit dem Patienten.
    c) Gleichartige Versorgung: Begleitleistungen im Zusammenhang mit einer gleichartigen Versorgung, wenn diese ausschließlich wegen der gleichartigen Versorgung notwendig sind, werden privat abgerechnet.
71. Der Zahnarzt darf erst dann mit der Versorgung durch eine Brücke beginnen, wenn der HKP der Krankenkasse zur Zuschussfestsetzung bzw. Genehmigung vorgelegt wurde. Fehlt diese Bewilligung, dann erhält der Patient keinen Festzuschuss. Wünscht der Patient eine sofortige Behandlung, dann muss er die Kosten vollständig privat tragen.
72. Bei einer andersartigen Versorgung oder überwiegend andersartigen Versorgung erfolgt der Eintrag „D". Er steht für Direktabrechnung. Der Zahnarzt überlässt dem Patienten den HKP, der diesen mit seiner Privatrechnung bei seiner Krankenkasse im Rahmen der Kostenerstattung einreicht.
73. Da der HKP eine Urkunde ist, müssen die falschen Eintragungen erkennbar bleiben. Die Korrektur hat durch Streichung bzw. Nachtrag (hier „K" und 20 a) zu erfolgen. Ein vollständiges Überstreichen bzw. überkleben ist nicht zulässig.
74. In einem stark reduzierten Restgebiss dürfen maximal drei Zähne (je Kiefer) vorhanden sein.
75. Die beiden Bema-Nummern werden um ein „i" erweitert. Also 98bi und 98ci.
76. Die Bema-Nr. 7b und Bema-Nr. 89 sind in der Regel nicht neben der alleinigen prothetischen Versorgung mit Einzelkronen nach der Bema-Nr. 20 abrechenbar. Die 98a wäre abrechenbar, da es sich um mehr als eine Einzelkrone handelt.

GOZ/GOÄ:

77.	6, 6, 1, 1, 6, 1	83.	2, 6	89.	3, 6	95.	5
78.	1, 2	84.	3, 2, 1, 3, 2, 1	90.	6	96.	1, 2, 3, 2, 1, 3
79.	3, 6	85.	3, 5	91.	6, 1, 6, 6, 1, 1	97.	1, 1, 1, 6, 6, 6
80.	1, 5	86.	3, 6	92.	6, 1, 1, 6, 6, 1	98.	1, 2, 1, 2, 1, 2
81.	1	87.	2, 1, 4, 3, 1, 3	93.	4, 6		
82.	3, 2, 1, 3, 3, 2	88.	2, 1, 2, 1, 2, 1	94.	4, 6		

99. 1) Wenn die Modelle nicht ausgewertet werden und damit auch nicht zur Diagnose und Planung dienen.
    2) Arbeitsmodelle des Zahntechnikers oder Modelle, die nur der Dokumentation – ohne Auswertung – dienen, sind nicht abrechenbar.

100. Nein. Der HKP muss schriftlich erstellt und dem Patienten ausgehändigt werden. Eine Aufforderung dazu durch den Patienten ist allerdings keine Voraussetzung.

101. Die Nr. 5170 kann dreimal abgerechnet werden. Sie ist je notwendiger Abformung abrechenbar.

102. Die Nr. 2260 ist abrechenbar für Provisorien ohne Abformung (konfektionierte Hülse oder z. B. provisorische Versorgung von Inlaykavitäten). Die Nr. 2270 ist abrechenbar, wenn es sich um Provisorien handelt, die im direkten Verfahren mittels Abformung hergestellt werden. Hier wird die Situation vor der Präparation z. B. mithilfe einer Silikonabformung festgehalten.

103. Provisorien, die auf einem Modell hergestellt worden sind können, wenn die Tragezeit mehr als 3 Monate beträgt, nach der GOZ-Nr. 7080 abgerechnet werden.

104. Dafür gibt es keine eigene GOZ oder GOÄ-Nummer. Die Abrechnung erfolgt analog.

105. Sie unterscheiden sich nach der Präparationsart.

106. mit den GOZ-Nrn. 2200–2220

107. Die Brückenpfeiler 33 und 43, die mit einem Brückenglied verbunden sind, werden mit den GOZ-Nrn. 5000 bis 5020 abgerechnet, die Pfeiler 34 und 44 werden mit den Nummern 2200-2220 wie eine Einzelkrone abgerechnet.

108. Brückenglieder werden gar nicht einzeln abgerechnet. Abrechenbar ist nur die Spanne einer Brücke. Man nimmt für jede Spanne die GOZ-Nr. 5070.

3.1.3 Lösungen zur Praxisorganisation und -verwaltung

Lösung 1.3.1 Aufbauorganisation, Betriebsabläufe und Arbeitsabläufe

1.	4, 6	4.	5	6.	3, 4	8.	3, 5
2.	2, 4	5.	3, 6	7.	1, 1, 6, 1,1, 1	9.	5, 6
3.	2, 3						

10. a) harmonische Ziele: Das Erreichen des einen Ziels fördert das Erreichen des anderen Ziels. Beispiel: Einhaltung der Termine – Pünktlicher Feierabend der Zahnmedizinischen Fachangestellten.
   b) neutrale Ziele: Die Ziele beeinflussen sich gegenseitig nicht. Beispiel: Große Freundlichkeit des Praxispersonals – gute Erreichbarkeit der Praxis mit Bus und Bahn.
   c) konkurrierende Ziele: Das Erreichen des einen Ziels beeinträchtigt das Erreichen des anderen Ziels. Beispiel: Täglich frische Blumen im Wartezimmer – Senkung der Praxiskosten.

11. a) Verfügungsbefugnisse: Die Zahnmedizinische Fachangestellte darf im Rahmen ihrer Aufgaben über Teile der Praxisausstattung verfügen, diese benutzen (z. B. Computer) bzw. verbrauchen (z. B. Desinfektionsmittel).
   b) Entscheidungsbefugnisse: Die Zahnmedizinische Fachangestellte darf im Rahmen ihrer Aufgaben selbständig Entscheidungen treffen (z. B. Terminvergabe).
   c) Anordnungsbefugnisse: Die Zahnmedizinische Fachangestellte darf anderen Zahnmedizinischen Fachangestellten Anordnungen geben (z. B. die Erstkraft).

Lösung 1.3.2 Gesetzliche und vertragliche Bestimmungen der zahnmedizinischen Versorgung

1.	3, 5	5.	4, 6	9.	1	13.	1, 6, 6, 1, 1, 6
2.	4	6.	1, 6, 1, 1, 1, 1	10.	4	14.	5
3.	1, 6, 1, 1, 1, 1	7.	4, 5	11.	5	15.	1
4.	6, 1, 1, 1, 6	8.	4	12.	1, 1, 1, 1, 1, 6		

16. Zahnarzt 1: 120 000,00 € — 6 Teile
Zahnarzt 2: 160 000,00 € — 8 Teile
Zahnarzt 3: 140 000,00 € — 7 Teile
21 Teile

315 000,00 € : 21 = 15 000,00 € 15 000,00 x 7 = 105 000,00 €

17. Für sich selbst: 1/3 = 4/12 = 4 Teile
Für Kind 1: 1/4 = 3/12 = 3 Teile
Für Kind 2: 1/4 = 3/12 = 3 Teile
Für das Kinderhilfswerk: ? = 2/12 = 2 Teile

240 000,00 € : 12 = 20 000,00 € 2 x 20 000,00 € = 40 000,00 €

18. Zahnarzt: Untersuchung und Behandlung nach den anerkannten Regeln der zahnärztlichen Wissenschaft und Beachtung der zahnärztlichen Pflichten.
Patient: Vorlegen der Gesundheitskarte bzw. Bezahlen der Privatliquidation und Befolgung der zahnärztlichen Anweisungen.

Lösung 1.3.3 Arbeiten im Team

1.	1, 6, 1, 6, 1, 1	3.	1	5.	5, 6	7.	5
2.	4	4.	1	6.	3, 5	8.	3, 4

9. Sachinhalt: Worüber ich informiere.
Selbstoffenbarung: Was ich von mir selbst kundgebe.
Beziehung: Was ich von dir halte oder wie wir zueinander stehen.
Appell: Wozu ich dich veranlassen möchte.

10. Ich-Botschaften sind Äußerungen, durch die jemand seine eigenen Gefühle in Verbindung mit einem Sachverhalt oder einer Tatsache mitteilt.

Lösung 1.3.4 Kommunikation und Information (Marketing)

1.	2, 5	4.	1, 2	7.	3, 5	10.	2, 5
2.	4, 6	5.	5	8.	1, 6		
3.	3, 4	6.	3, 6	9.	3		

11. Adresse der Praxis, Fachgebiet des Arztes, besondere medizinische Leistungen der Praxis, Anfahrtsskizze zur Praxis mit Haltestellen des Personennahverkehrs, Vorstellung der Mitarbeiter.

12. Fragen zu: Wartezeit auf Termin, Wartezeit in Praxis, Freundlichkeit des Praxisteams, Verständlichkeit der gegebenen Informationen, Beratung durch den Zahnarzt, Wahrung der Diskretion/des Datenschutzes.

Lösung 1.3.5 Datenverwaltung in der Zahnarztpraxis

1.	5	5.	3, 5	9.	2, 4	13.	3
2.	3	6.	4, 6	10.	1, 3	14.	4, 6
3.	1, 3	7.	1, 6	11.	1, 6	15.	3, 5
4.	2, 6	8.	1, 4	12.	2		

16. bedruckbare Papierformate, Geräuschentwicklung, Auflösung, Seitenpreis, Gerätepreis, Druckgeschwindigkeit, Garantiedauer, Stromverbrauch, Fähigkeit Durchschläge zu drucken

17. Bildwiederholfrequenz, Bildschirmgröße, Garantie, Entspiegelung, Kontrast, Bildauflösung, Strahlungsabschirmung, Preis, Stromverbrauch

Lösung 1.3.6 Maßnahmen der Qualitätssicherung

1.	4	4.	2, 6	7.	4	10.	2
2.	1, 5	5.	1, 6, 1, 1, 1, 1	8.	5		
3.	2, 6	6.	2	9.	3		

11. PDCA steht für Plan-Do-Check-Act und bedeutet planen, ausführen, überprüfen und handeln (im Sinne von verbessern).

12. Die Ergebnisqualität gibt Auskunft über den Erfolg der durchgeführten Maßnahmen. Durch die Kampagne zum Zähneputzen wird z. B. die Anzahl der Kinder, die sich regelmäßig mindestens zweimal am Tag die Zähne putzen von 80 % auf 95 % erhöht.

Lösung 1.3.7 Verwaltungsarbeiten/Zahlungsverkehr

1.	1, 5	8.	5	15.	4	22.	3, 5	29.	2, 3
2.	5	9.	2, 4	16.	3, 4	23.	1, 1, 1, 6, 6, 6	30.	4, 5
3.	4, 6	10.	1, 3	17.	1, 5	24.	2, 4	31.	3, 6
4.	6	11.	2, 4	18.	6, 1, 6, 1, 1, 6	25.	3	32.	4, 6
5.	2	12.	2	19.	1, 4	26.	1, 6, 1, 1, 1, 6	33.	4, 5
6.	4	13.	5	20.	1, 6	27.	2, 6	34.	3, 5
7.	3, 5	14.	1, 4	21.	1, 3	28.	3, 5		

35. Chronologische Ordnung, nummerische Ordnung, alphabetische Ordnung, alphanummerische Ordnung, sachlogische Ordnung

36. Kosten für das Ablagesystem selbst, Kosten für die Miete des Raumes, in dem das Ablagesystem steht, Kosten für die Zahnmedizinische Fachangestellte, die das Ablagesystem benutzt.

Lösung 1.3.8 Zeitmanagement

1.	3	3.	1	5.	2, 6	7.	3, 4
2.	1, 6, 6, 1, 6, 6	4.	5	6.	1, 4	8.	5, 6

9. Die zu leistenden Arbeitsstunden sind innerhalb eines gewissen Zeitraumes fest vorgegeben, der Arbeitnehmer darf an seinem Arbeitstag aber innerhalb bestimmter Grenzen selbst bestimmen, um wie viel Uhr er seine Arbeit beginnen und wann er sie beenden möchte.

10. Auf die EDV-gestützte Terminplanung kann von allen Räumen aus, in denen sich ein PC befindet, zugegriffen werden. Man kann sich problemlos die freien Termine anzeigen lassen. Durch die Eingabe des Patientennamens ist es einfach möglich, Termine wiederzufinden. Man kann die Terminplanung einfach statistisch auswerten.

Lösung 1.3.9 Datenschutz und Datensicherheit

1.	1, 3	4.	1, 5	7.	2, 5	10.	4, 6
2.	4, 5	5.	2, 4	8.	4, 6	11.	3, 5
3.	3, 6	6.	3, 5	9.	1, 2	12.	5

13. Trojanische Pferde sind Programme, die auf fremde Computer eingeschleust werden. Fast immer sollen sie die auf dem Computer gespeicherten Daten heimlich ausspähen.

14. Durch eine Plausibilitätsprüfung wird von Anfang an sicher gestellt, dass keine unlogischen Daten in den Computer eingegeben werden können.

Lösung 1.3.10 Materialbeschaffung und -verwaltung

1.	1, 4	11.	2, 6	21.	2
2.	1, 6, 6, 1, 1, 6	12.	3	22.	5
3.	2, 4	13.	1	23.	4, 6
4.	3, 4	14.	4	24.	1, 1, 1, 1, 1, 6
5.	2, 6	15.	2, 4	25.	6
6.	4, 5	16.	3, 5	26.	4
7.	3, 5	17.	1	27.	2, 5
8.	4	18.	2	28.	1, 4
9.	1, 3	19.	2, 6		
10.	3, 4	20.	3, 5		

29. Anzeigen in Fachzeitschriften, Kollegen fragen, Vertreterbesuche, Prospekte, Kataloge, Besuche von Messen, Gelbe Seiten, Internet

30. Beschreibung der Ware, Menge, Preis pro Einheit, Lieferungsbedingungen, Zahlungsbedingungen, Erfüllungsort und Gerichtsstand

31. Lieferung verlangen, Schadensersatz verlangen, Rücktritt vom Vertrag, Ersatz vergeblicher Aufwendungen

32. Ware ungleich Werbung, Fehlerhafte Ware, Montagemangel, Zuweniglieferung, Falschlieferung, Mangelhafte Montageanleitung

33. auf Zahlung bestehen (Erfüllung des Vertrages), Rücktritt vom Vertrag, Schadensersatz

3.1.4 Lösungen zur Wirtschafts- und Sozialkunde

Lösung 1.4.1 Rechtliche Grundlagen

1.	1, 1, 1, 6, 1, 6	9.	1, 6	17.	1, 4	25.	1
2.	6, 1, 1, 6, 1, 6	10.	1	18.	2, 3	26.	3
3.	4	11.	1, 1, 6, 6, 1, 6	19.	1, 1, 1, 6, 1, 1	27.	4, 6
4.	3, 6	12.	2, 3	20.	1, 6	28.	1, 2
5.	2, 5	13.	1, 6, 1, 6, 6, 1	21.	4	29.	3
6.	5	14.	4	22.	4, 5	30.	3, 5
7.	1, 4	15.	2, 5	23.	2	31.	3, 4
8.	2, 5	16.	2, 6	24.	5		

32. Der Verzugszins beträgt 5,5 %, die Fälligkeit ist am 06.08.

$$z = \frac{2700{,}00\text{ €} \times 5{,}5 \times 25}{100 \times 360} \qquad z = \underline{\underline{10{,}31\text{ €}}}$$

33. $$z = \frac{120000{,}00\text{ €} \times 1{,}8 \times 27}{100 \times 360} \qquad z = \underline{\underline{162{,}00\text{ €}}}$$

34. $$z1 = \frac{200{,}00\text{ €} \times 1{,}2 \times 89}{100 \times 360} \qquad z1 = 0{,}59$$

$$z2 = \frac{140{,}00\text{ €} \times 1{,}2 \times 59}{100 \times 360} \qquad z2 = 0{,}28$$

$$z3 = \frac{220{,}00\text{ €} \times 1{,}2 \times 29}{100 \times 360} \qquad z3 = 0{,}21$$

$$200{,}00\text{ €} + 140{,}00\text{ €} + 220{,}00\text{ €} + 0{,}59 + 0{,}28 + 0{,}21 = \underline{\underline{561{,}08\text{ €}}}$$

35. $$\frac{450{,}00\text{ €} \times 14{,}8 \times 29}{100 \times 360} = \underline{\underline{5{,}37\text{ €}}}$$

36. Sie beginnt mit der Vollendung der Geburt und endet mit dem Tod.

37. geschäftsunfähig: von der Geburt bis Ende des 7. Lebensjahres;
beschränkt geschäftsfähig: vom 7. Geburtstag bis Ende des 18. Lebensjahres;
voll geschäftsfähig: ab dem 18. Geburtstag

38. durch konkludentes Handeln, schriftlich, durch notarielle Beglaubigung, durch notarielle Beurkundung

39. Bei einer notariellen Beurkundung wird der Vertragstext in Anwesenheit der beiden vertragsschließenden Personen von einem Notar vorgelesen und anschließend unterschrieben.

40. Bei einem empfangsbedürftigen Rechtsgeschäft muss die Willenserklärung dem Empfänger zugehen, bei einem nicht empfangsbedürftigen Rechtsgeschäft muss sie nur abgegeben werden.

41. Ein nichtiges Rechtsgeschäft ist von Anfang an ungültig, ein anfechtbares Rechtsgeschäft wird erst durch die Anfechtung ungültig, sonst ist es gültig.

42. Der Schuldner leistet eine Teilzahlung, der Schuldner zahlt die Verzugszinsen, der Schuldner bittet um Stundung, der Schuldner führt bei einem Mangel eine Nachbesserung durch.

43. Die Verjährung ist für den Zeitraum der Hemmung angehalten, dieser Zeitraum wird an das Ende der Verjährungsfrist angehängt. Die Verjährungsfrist verlängert sich also um den Zeitraum der Hemmung.

Lösung 1.4.2 Schulische und betriebliche Ausbildung

1.	1, 3	11.	2	21.	4	31.	6
2.	1, 6, 1, 1, 1, 1	12.	1, 1, 1, 1, 6, 6	22.	2, 6	32.	1, 1, 1, 6, 1, 1
3.	2, 6	13.	1, 6, 1, 1, 1, 1	23.	1, 6, 1, 1, 1, 6	33.	3
4.	4, 5	14.	2, 5	24.	1, 4	34.	5
5.	1, 6	15.	4	25.	6, 1, 1, 1, 6, 1	35.	1, 1, 6, 1, 1, 1
6.	3	16.	1, 3	26.	6, 6, 1, 6, 6, 1	36.	2, 4
7.	2, 5	17.	3, 6	27.	3, 5	37.	3, 6
8.	1	18.	1	28.	5, 6	38.	2, 5
9.	3, 4	19.	3	29.	3, 4	39.	1, 3
10.	1, 4	20.	5	30.	1		

40. 3 x 1 + 5 x 2 + 8 x 3 + 7 x 4 + 4 x 5 + 1 x 6 = 91 91 : 28 = 3,25

41. 30 222,10 € + 32 438,60 € + 31 845,30 € + 35 857,80 € = 130 363,80 €
130 363,80 € : 12 = 10 863,65 €

42. 2000 x 0,65 € + 4000 x 0,59 € + 2000 x 0,61 € = 4 880,00 €
2000 + 4000 + 2000 = 8000
4 880,00 € : 8000 = 0,61 €

43. 22,8 x 32,40 € + 28,4 x 38,20 € + 42,6 x 34,60 € + 21,2 x 42,80 € = 4 204,92 €
22,8 + 28,4 + 42,6 + 21,2 = 115
4 204,92 € : 115 = 36,56 €

44. – Bezeichnung des Ausbildungsberufs
– sachliche und zeitliche Gliederung der Berufsausbildung
– Beginn und Dauer der Berufsausbildung
– Ausbildungsmaßnahmen außerhalb der Ausbildungsstätte
– Dauer der regelmäßigen täglichen Ausbildungszeit
– Dauer der Probezeit
– Zahlung und Höhe der Vergütung
– Dauer des Urlaubs

- Voraussetzungen, unter denen der Berufsausbildungsvertrag gekündigt werden kann
- ein in allgemeiner Form gehaltener Hinweis auf die Tarifverträge, die auf das Berufsausbildungsverhältnis anzuwenden sind

45. Sie sind verpflichtet ...
    - die ihnen im Rahmen ihrer Berufsausbildung aufgetragenen Aufgaben sorgfältig auszuführen,
    - an Ausbildungsmaßnahmen teilzunehmen, für die sie freigestellt werden,
    - den Weisungen zu folgen, die ihnen im Rahmen der Berufsausbildung von weisungsberechtigten Personen erteilt werden,
    - die für die Ausbildungsstätte geltende Ordnung zu beachten,
    - Werkzeug, Maschinen und sonstige Einrichtungen pfleglich zu behandeln,
    - über Betriebs- und Geschäftsgeheimnisse Stillschweigen zu wahren.

46. Ausbildende haben ...
    - dafür zu sorgen, dass den Auszubildenden die berufliche Handlungsfähigkeit vermittelt wird, die zum Erreichen des Ausbildungsziels erforderlich ist,
    - dafür zu sorgen, dass die Berufsausbildung in der Praxis so durch geführt wird, dass das Ausbildungsziel in der vorgesehenen Zeit erreicht werden kann,
    - selbst auszubilden oder einen Ausbilder ausdrücklich damit zu beauftragen,
    - Auszubildenden kostenlos die Ausbildungsmittel zur Verfügung zu stellen, die zur Berufsausbildung und zum Ablegen von Zwischen- und Abschlussprüfungen erforderlich sind,
    - Auszubildende zum Besuch der Berufsschule sowie zum Führen von schriftlichen Ausbildungsnachweisen anzuhalten und diese durchzusehen,
    - dafür zu sorgen, dass Auszubildende charakterlich gefördert sowie sittlich und körperlich nicht gefährdet werden.

47. Eine Kündigung ist eine einseitige Willenserklärung. Der andere Vertragspartner muss nicht zustimmen. Eventuell ist eine Kündigungsfrist einzuhalten.
    Ein Aufhebungsvertrag ist ein zweiseitiges Rechtsgeschäft. Beide Vertragsparteien müssen zustimmen. Das Arbeitverhältnis kann mit sofortiger Wirkung beendet werden, es ist aber auch eine beliebige Frist möglich.

48. Als Pause zählt nur eine Arbeitsunterbrechung von mindestens 15 Minuten. Bei einer Arbeitzeit von viereinhalb bis zu sechs Stunden müssen die Pausen insgesamt mindestens 30 Minuten betragen, bei einer Arbeitszeit von mehr als sechs Stunden insgesamt mindestens 60 Minuten. Länger als viereinhalb Stunden dürfen Jugendliche nicht ohne Pause beschäftigt werden.

49. Einmal pro Woche zählt ein Berufsschultag mit mehr als fünf Unterrichtsstunden von mindestens je 45 Minuten als ein voller Arbeitstag von 8 Stunden. Nach diesem Unterricht darf der Arbeitgeber den Jugendlichen nicht mehr beschäftigen. Im Übrigen wird die Unterrichtszeit einschließlich der Pausen auf die Arbeitzeit angerechnet.

50. Der Urlaub beträgt jährlich:
    - mindestens 30 Werktage, wenn der Jugendliche zu Beginn des Kalenderjahrs noch nicht 16 Jahre alt ist;
    - mindestens 27 Werktage, wenn der Jugendliche zu Beginn des Kalenderjahrs noch nicht 17 Jahre alt ist
    - mindestens 25 Werktage, wenn der Jugendliche zu Beginn des Kalenderjahrs noch nicht 18 Jahre alt ist.

    Da von Werktagen die Rede ist, besteht eine Urlaubswoche aus 6 Tagen, von Montag bis einschließlich Samstag.

51. Die Bezeichnung des Ausbildungsberufes, also Zahnmedizinische Fachangestellte, die Ausbildungsdauer, das Ausbildungsberufsbild, Vorschriften für den Ausbildungsplan und den Ausbildungsrahmenplan, Vorschriften zum Berichtsheft und Vorschriften zur Zwischen- und Abschlussprüfung.

52. Der Ausbildungsrahmenplan listet die Fertigkeiten und Kenntnisse auf, die eine Zahnmedizinische Fachangestellte in der Ausbildung erwerben soll. Er enthält eine sachliche und eine zeitliche Gliederung der Ausbildung.
Auf der Grundlage des Ausbildungsrahmenplanes muss der ausbildende Zahnarzt für seine Auszubildende einen individuellen Ausbildungsplan erstellen.

53. Sie darf ihre Ausbildung erst beginnen, wenn bei ihr innerhalb der letzten vierzehn Monate bei einem Arzt die Jugendarbeitsschutzuntersuchung durchgeführt worden ist und dem Arbeitgeber eine von diesem Arzt ausgestellte Bescheinigung vorgelegt worden ist.
Ein Jahr nach Aufnahme der ersten Beschäftigung muss die die erste Nachuntersuchung durchführen lassen und auch hierüber dem Arbeitgeber eine Bescheinigung vorlegen.

Lösung 1.4.3 Die Arbeitswelt der Zahnmedizinischen Fachangestellten

1.	2, 5	9.	1	17.	2, 4	25.	3, 5
2.	6	10.	5, 6	18.	1, 6	26.	6, 6, 1, 1, 1, 1
3.	1, 6, 1, 1, 1, 1	11.	5	19.	5, 6	27.	5, 6
4.	3, 5	12.	4, 5	20.	1, 2	28.	2, 5
5.	1, 4	13.	1, 5	21.	2, 3	29.	1, 4
6.	5, 6	14.	5	22.	2, 4		
7.	4, 6	15.	1, 3	23.	1, 5		
8.	2, 4	16.	2, 6	24.	1		

30. – Zahnmedizinische Fachassistentin
– Zahnmedizinische Prophylaxehelferin
– Zahnmedizinische Verwaltungsassistentin
– Dentalhygienikerin

31. Bei einer Kapitallebensversicherung zahlt man Beiträge, die angespart werden. Wenn man das festgelegte Alter erreicht, wird die Versicherungssumme ausgezahlt. Wenn man vorher stirbt, dann erhalten die Erben ebenfalls die Versicherungssumme ausgezahlt. Bei einer Risikolebensversicherung spart man nichts an, die Erben erhalten die Versicherungssumme, wenn man während der Laufzeit der Versicherung verstirbt.

32. Der Versicherte erhält von der Berufsunfähigkeitsversicherung eine vereinbarte Berufsunfähigkeitsrente, wenn er nicht mehr in der Lage ist, seinen zuletzt ausgeübten Beruf weiterhin auszuüben. Die Berufsunfähigkeit muss ärztlich nachgewiesen werden.

33. Eine Bürgschaft dient der Absicherung eines Kredits. Der Bürge verpflichtet sich für den Schuldner einzuspringen, wenn dieser nicht mehr zahlt. Eine Bürgschaft muss schriftlich abgeschlossen werden, wenn der Bürge eine Privatperson ist.

34. Zu den Gewinneinkünften zählen die Einkünfte aus Land- und Forstwirtschaft, die Einkünfte aus Gewerbebetrieb und die Einkünfte aus selbständiger Arbeit. Der Gewinn wird durch Betriebsvermögensvergleich (Vermögen am Anfang des Jahres abzüglich Vermögen am Ende des Jahres) oder durch die Einnahmeüberschussrechnung (Einnahmen abzüglich Ausgaben im Jahr) errechnet.

35. Zu den Überschusseinkünften zählen die Einkünfte aus nichtselbständiger Tätigkeit, die Einkünfte aus Kapitalvermögen, die Einkünfte aus Vermietung und Verpachtung und die sonstigen Einkünfte. Der Gewinn wird ermittelt, indem die Werbungskosten von den Einnahmen abgezogen werden.

Lösung 1.4.4 Sozialversicherung

1.	1, 1, 6, 6, 1, 6	7.	1, 1, 1, 6, 6, 1	13.	2, 4	19.	4, 5
2.	5, 6	8.	2	14.	3, 5	20.	2, 3
3.	3, 4	9.	2, 3	15.	4	21.	5, 6
4.	5	10.	6	16.	1, 3	22.	1, 3
5.	1, 6	11.	4, 5	17.	1, 1, 1, 1, 6, 1	23.	1
6.	1	12.	1, 6, 1, 6, 1, 6	18.	2, 5	24.	4, 6

25. Sie können entweder freiwillig Mitglied einer gesetzlichen Krankenversicherung bleiben oder aber in eine private Krankenversicherung wechseln.

26. Pflegegeld: Das Pflegegeld wird an den Pflegebedürftigen selbst gezahlt. Er besorgt sich seine Pflegepersonen selbst und bezahlt diese von seinem Pflegegeld. Die Pflege des Pflegebedürftigen erfolgt oftmals durch Angehörige.
Pflegesachleistung: Der Pflegebedürftige erhält selbst kein Geld, sondern schaltet einen Pflegedienst ein, der ihn pflegt. Die Kosten dafür trägt die Pflegeversicherung.

27. Die Kinder zahlen die Beiträge für die Renten ihrer Eltern und haben selbst wieder Kinder. Diese Kinder zahlen wiederum die Beiträge für die Renten ihrer Eltern und haben selbst wieder Kinder. Auf diese Weise sorgt jede nachfolgende Generation für die vorhergehende.

28. – Man muss mindestens 15 Jahre alt sein, darf aber nicht älter als 65 Jahre sein.
– Man muss arbeitslos sein.
– Man muss erwerbsfähig sein.
– Man muss bedürftig sein.
– Man muss in Deutschland wohnen.

29. – Arbeiter und Angestellte
– Kinder in Kindertagesstätten
– Schüler während des Besuchs einer Schule (auch Berufsschule)
– Studierende an Hochschulen
– Lebensretter
– Blutspender

3.2 Lösungen zur praktischen Prüfung/ zu den Praxisfällen

Information zum Lösungsteil:
Bei offenen Fragen der schriftlichen und praktischen Prüfung im Fach Behandlungsassistenz sind die Teile der Antworten *kursiv* gedruckt, die über das normale Anspruchsniveau hinausgehen, die häufig aber für gute und bessere Leistungen gefordert werden.

1. Endodontie (Kind)

1. Bei eröffneter Pulpa ist eine direkte Überkappung und beim Kind die Vitalamputation möglich. Bezüglich der Vitalamputation ist vorher zu klären, ob bereits eine Wurzelresorption von mehr als 50 % vorliegt, dann wäre eine Extraktion besser.

2. Normalerweise ist zur Kariesdiagnostik eine Bissflügelaufnahme sinnvoll. Im vorliegenden Fall muss zusätzlich der Ausschluss einer apikalen Zyste oder Wurzelresorption erfolgen. Daher ist eine Zahnfilmaufnahme (mit Halter) angezeigt.

3. Da die Zahnmedizinische Fachangestellte kein Dosimeter trägt, darf sie sich nicht im Kontrollbereich aufhalten, d. h. sie kann keine Hilfestellung geben.

   Falls die Mutter sich anbietet, Thomas zu halten, muss diese darüber aufgeklärt werden, dass sie Röntgenstrahlen ausgesetzt wird.

   Weiterhin muss eine Schwangerschaft der Mutter ausgeschlossen werden. (Eventuell muss errechnet werden, ob sie innerhalb des letzten Jahres einer Dosis von 1 mSv oder mehr ausgesetzt wurde, siehe Röntgenpass.)

   Die Aufklärung der Mutter wird in der Patientenakte festgehalten und von Thomas' Mutter unterschrieben.

   Für die Aufnahme selbst wird die Strahlendosis für die Mutter auf ein Minimum reduziert. *D. h. Verwendung von hoch empfindlichen Filmen, falls möglich Verwendung digitaler Röntgentechnik, weiterhin wird der Mutter eine Bleischürze angeboten. In diesem Zusammenhang ist es sinnvoll, auf die geringe Strahlendosis bei einem konventionellen Röntgenfilm von etwa 0,01 mSv hinzuweisen.*

4. Im vorliegenden Fall ist eine Infiltrationsanästhesie (bzw. eine langsam injizierte intraligamentäre Anästhesie zur Schonung des Parodontiums) angezeigt.

   Die kariöse Läsion wird entweder mit Handinstrumenten (Schmelzmeißel, Exkavator) bzw. mittels rotierenden Instrumenten (diamantierte Birne [rotes Winkelstück, Turbine]) und Rosenbohrer (grünes Winkelstück) behandelt. Eröffnen des Kammerdachs (z. B. Battbohrer), Amputation der Kronenpulpa (steriler kugelförmiger Diamantbohrer), Blutstillung (Eisensulfatlösung), Einbringen einer medikamentösen Einlage (Kalziumhydroxid), Unterfüllung, definitive Füllung.

5. Bei Thomas ist eine professionelle Zahnreinigung, eine Versiegelung der Fissuren mit einem dünn fließenden Kunststoff, eine Fluoridierung sowie eine Prophylaxeaufklärung (Ernährungsgewohnheiten und Zahnputztechnik) sinnvoll. Um den Behandlungs- und Prophylaxeerfolg zu sichern, ist diesbezüglich ein Recall nach etwa 3–6 Monaten sinnvoll.

6.

Datum	Zahn	Leistungen	Bema-Nr. ggf. Anzahl	GOZ/GOÄ ggf. Anzahl
03.10. (9:00)		Thomas kommt mit starken Schmerzen in die Notdienstsprechstunde.	03	D
		Untersuchung an 55 Beratung der Mutter des Patienten	 Ä1	Ä5 Ä1
	55	Vitalitätsprobe, Befund: positiv	8	0070
		Röntgen (Befund: keine Wurzelresorption)	Ä925a	Ä5000
		Infiltrationsanästhesie	40	0090
		Beseitigen störenden Zahnfleisches beim Präparieren	12	2030
		Exkavieren, Pulpenkavum mehr als punktförmig eröffnet	–	–
		Amputation der Kronenpulpa, Spülung und Blutstillung, Wundverband mit calciumhydroxidhaltigem Medikament	27	2350
		Anlegen einer Matrize	–	2030
		Füllung mesial-okklusal-bukkal in Adhäsivtechnik	13g	2100
		Beratung der Mutter wegen zukünftiger Prophylaxemaßnahmen	–	–
		Terminvereinbarung mit der Zahnmedizinischen Fachangestellten	–	–

7. Bei vorzeitigem Durchbruch der „6-Jahresmolaren" kann zur Zahnschmelzhärtung die FLA einmal je Kalenderhalbjahr (zweimal ab dem 34. Lebensmonat nur bei erhöhtem Kariesrisiko!) abgerechnet werden. Auch die IP5 kann dann schon an den bleibenden 6ern abgerechnet werden.

8. Da die IP5 nur an den bleibenden 6ern und 7ern abrechenbar ist, muss eine Versiegelung der Milchzahnmolaren privat nach der GOZ 2000 abgerechnet werden. Die GOZ 2000 ist je Zahn abrechenbar.

9. Der provisorische Verschluss ist nicht abrechenbar. Da die Pulpotomie an einem Milchzahn durchgeführt wurde ist die Bema-Nr. 27 auch nicht mehr abrechenbar. Die Pulpotomie an einem Milchzahn muss noch in derselben Sitzung mit einer Füllung nach der Bema-Nr. 13 oder einer Krone nach der Bema-Nr. 14 versorgt werden.

10. Dann kann die FLA (Fluoridlackanwendung zur Zahnschmelzhärtung) zweimal je Kalenderhalbjahr abgerechnet werden. Dazu muss bei Thomas ein dmf-t von >4 vorliegen.

11. IP1: Erhebung des Mundhygienestatus anhand eines geeigneten Indexes. Ist einmal je Kalenderhalbjahr abrechenbar.

    IP2: Mundgesundheitsaufklärung des Versicherten bzw. Erziehungsberechtigten, ist auch einmal je Kalenderhalbjahr abrechenbar.

    IP4: Lokale Fluoridierung, je Kalenderhalbjahr einmal, bzw. zweimal bei erhöhtem Kariesrisiko.

12. Unter Ergonomie versteht man die menschengerechte Gestaltung der Arbeitbedingungen.

13. Es muss berücksichtigt werden, dass die ZFA ein optimales Blickfeld hat, dass der Monitor entspiegelt ist, dass die Sitzfläche des Bürostuhls in der Neigung verstellbar ist, dass die Rückenlehne des Bürostuhls in der Neigung verstellbar ist.

14. a) Sie gibt an, wie oft das Bild pro Sekunde neu aufgebaut wird, wenn sie hoch genug ist, dann ist die Betrachtung des Monitorbildes für die Augen nicht so anstrengend.

    b) Sie wird diagonal in Zoll gemessen.

    c) Den Helligkeitsunterschied zwischen der Wiedergabe einer dunklen und einer hellen Fläche. Wenn der Kontrast optimal ist, dann kann das Monitorbild durch das menschliche Auge besonders scharf wahrgenommen werden.

2. Modellgussprothese: Klammer

1. a) Die Aufnahmen sind notwendig, um vor Beginn der Maßnahme die Erhaltungswürdigkeit der übrigen Zähne und der Belastbarkeit Pfeilerzähne beurteilen zu können.

   b) Bei Herrn H. sind weniger als 10 Zahnfilme notwendig, die Strahlendosis liegt damit unter 0,2 mSv (bei konventionellen Röntgensystem). Dies entspricht der Strahlenbelastung einer etwa 12-stündigen Flugreise oder einer Aufnahme der Lunge (Röntgenthorax).

   c) Die geringste vertretbare Strahlendosis würde durch Verwendung eines digitalen Panoramaschichtgerätes (OPG) erreicht. Allerdings kann mittels derer der Einzelzahn schlechter beurteilt werden.

2. 1. Sitzung: Anamnese, extra- und intraoraler Befund, Erstellung des Behandlungsplans, anatomische Abformung OK und UK

   2. Sitzung: Einschleifen der Klammerauflagen, Abformung der Kiefer und Gegenkiefer, Bissnahme

   3. Sitzung: Gerüsteinprobe, Bissnahme, Bestimmen der Zahnfarbe und -form

   4. Sitzung: Wachseinprobe mit aufgestellten Zähnen, Überprüfung der Okklusion, Artikulation, Ästhetik und Sprache

   5. Sitzung: Einsetzen der fertigen Prothese, Überprüfung der Okklusion, Artikulation, Anweisung Zahn- und Zahnersatzpflege

   6. Sitzung: Überprüfung von Druckstellen, Okklusion, Artikulation ggf. Einschleifen

3. Anordnung im Lückengebiss: Kombination aus Schaltsattel und Freiendsattel, Abstützung: Parodontal-gingival getragen

4. Die Prothese sollte nach jedem Essen unter fließendem Wasser abgespült werden und einmal täglich gereinigt werden. Dafür kommt vor allem die Reinigung mit der Prothesenbürste und Kernseife bzw. Geschirrspülmittel oder speziellen Prothesenreinigungsmitteln infrage. Ungeeignet ist die Verwendung von Zahnpasta, da die darin enthaltenden Putzköper den Prothesenkunststoff schädigen.

   Bei älteren Patienten ist darauf zu achten, dass die Prothese nicht durch Herunterfallen beim Säubern beschädigt wird, daher sollte in das Waschbecken ein Tuch gelegt werden bzw. dieses mit Wasser gefüllt werden.

   Die Lagerung der Prothese außerhalb des Mundes sollte feucht sein, da sich sonst der Prothesenkunststoff verändern kann.

5.

R			**H**	**E**	**E**	**H**							**H**	**E**	**E**	**E**
B				**f**	**f**									**f**	**f**	**f**
	18	17	16	15	14	13	12	11	21	22	23	24	25	26	27	28
	48	47	46	45	44	43	42	41	31	32	33	34	35	36	37	38
B																
R																

6. 96 b; 98 g und 98 h/2. Außerdem möglich: 7 b; 89; 98 a.

7. Nur 1x Bef.-Nr. 3.1 im OK (Es gibt keine gesonderten Festzuschüsse für die Metallbasis und die gegossenen komplizierten Halte- und Stützvorrichtungen).

8. Statt 60 % (ohne Bonus) erhöht sich dann der Festzuschuss auf 75 % (Bonus 2)

9. Auf jeden Fall die Bema-Nr. 96 b. Bei der Verwendung entsprechender Klammern auch noch einmal die Bema-Nr. 98 f. Eine Metallbasis ist nicht abrechenbar.

10. Immediatprothesen werden, wie unter Nr. 6 angegeben abgerechnet. Die spätere Unterfütterung wird nach Bema-Nr. 100 c bzw. 100 d abgerechnet.

11. alle Verfahren gegen den Verlust oder die Verfälschung von Daten durch menschliches Versagen, durch technische Ursachen oder durch Katastrophen

12. Es sollten täglich Sicherungskopien angefertigt werden, die Datenträger sollten unter Verschluss aufbewahrt werden.

13. Computerviren sind kleine Programme, die unbeabsichtigt auf dem Computer abgespeichert werden. Sie sollen gegen den Willen des Computeranwenders Daten löschen oder geheime Daten im Computer ausspionieren und über das Internet versenden.

14. Das es immer auf dem aktuellen Stand ist.

15. Der Patient hat die folgenden Rechte: Recht auf Auskunft über gespeicherte Daten, Recht auf Berichtigung falscher Daten, Anspruch auf Sperrung strittiger Daten.

16. Der Patient hat folgenden Nutzen: Er kann geeignete Ärzte suchen, Information über Krankheiten finden oder sich mit anderen Mitgliedern einer Selbsthilfegruppe austauschen.

3. Modellgussprothese: Doppelkronen

1. Einzelzahnaufnahmen Rö5 (15, 13, 11, 23, 25). Notwendig zur genauen Beurteilung des zu extrahierenden Zahns, der Erhaltungswürdigkeit der übrigen Zähne und der Belastbarkeit der Pfeilerzähne.

2. Das Anästhetikum Lidocain ist bei Patienten mit Herzrhythmusstörungen mit besonderer Vorsicht zu verwenden (da es auf die Schrittmacherzentren des Herzens wirkt). Daher wäre bei Frau Kiesel (insbesondere, da 15 extrahiert wird) eine intraligamentäre Anästhesie (mit z. B. Artikain mit keinem oder geringem Anteil von Adrenalin) zu verwenden.
Bei Herzrhytmusstörungen muss beim Hausarzt nachgefragt werden, ob eine Endocarditis Prophylaxe vor der Extraktion durchgeführt werden sollte.

3. Bei Frau Kiesel werden voraussichtlich 6 Sitzungen notwendig sein.
   1. Sitzung: Anamnese, extra- und intraoraler Befund, Erstellung des Behandlungsplans, anatomische Abformung OK und UK
   2. Sitzung: Beschleifen der Pfeilerzähne, Abformung Kiefer und Gegenkiefer, Bissnahme, provisorische Versorgung der Pfeiler
   3. Sitzung: Einprobe der Innenkronen, Gerüsteinprobe, Bissnahme, Bestimmen der Zahnfarbe und -form
   4. Sitzung: Wachseinprobe mit aufgestellten Zähnen, Überprüfung der Okklusion, Artikulation, Ästhetik und Sprache
   5. Sitzung: Gesamteinprobe (Außenkronen, Gerüst), Überprüfung der Okklusion, Artikulation, Anweisung Zahn- und Zahnersatzpflege
   6. Sitzung: Überprüfung von Druckstellen, Okklusion, Artikulation ggf. Einschleifen

4. Anordnung im Lückengebiss: Freiendsattel, Abstützung: Parodontal-gingival getragen.

5.

R	**E**	**E**	**E**	**E**	**TV**						**TV**	**E**	**E**	**E**	**E**	**E**
B	**f**	**f**	**f**	**x**								**f**	**f**	**f**	**f**	**f**
	18	17	16	15	14	13	12	11	21	22	23	24	25	26	27	28
	48	47	46	45	44	43	42	41	31	32	33	34	35	36	37	38
B																
R																

6. 2x 19; 2x 91 d; 96c (die 8er zählen mit!); 98g. Außerdem möglich: 7b; 89; 2x 98a.

7. 1x Bef.-Nr. 3.1 im OK; 2x Bef.-Nr. 3.2 für die Zähne 14, 23 und 2x Bef.-Nr. 4.7 für die Zähne 14, 23. Keine Bef.-Nr. 4.6. Diese fällt nur bei einem Restzahnbestand bis zu 3 Zähnen je Kiefer an. Keine Befundgruppe 2 (Brücken), da mehr als 4 Zähne im Kiefer fehlen.

8. Statt 60 % (ohne Bonus) erhöht sich dann der Festzuschuss auf 70 % (Bonus 1).

9. Frau Kiesel würde dann unter die Härtefallklausel fallen. Die Krankenkasse gewährt ihr dann zu der o. a. Regelversorgung den Festzuschuss von 100 % (Härtefall).

10. Diese „Begleitleistungen" werden über die Gesundheitskarte mit der KZV abgerechnet. Eintragung der Ziffer „5" für den Zahnersatz als Begründung.

11. Die Speicherkapazität gibt an, wie viele Bytes man auf dem Speicher maximal abspeichern kann.

12. Die mittlere Zugriffsgeschwindigkeit gibt an, wie schnell eine Information auf einem Datenträger gefunden wird.
13. Die Datenübertragungsrate gibt an, wie viele Bytes pro Sekunde von einem Speicher gelesen bzw. mit welcher Geschwindigkeit er beschrieben werden kann.
14. Per Funk miteinander Daten austauschende Computer nennt man ein WLAN-Netzwerk.
15. Der Server ist in einem Netzwerk der Computer, auf dem die Daten von Programmen, die im Netzwerk laufen, abgespeichert und gelesen werden.
16. regelmäßig auf den Computern Anti-Viren-Programme laufen lassen, Sicherungskopien aller wichtigen Daten anlegen

4. Wurzelkanalbehandlung

1. Filmebene: zu lange oder nicht ordnungsgemäße Filmlagerung, Filmempfindlichkeit zu hoch

   Belichtungsebene: zu lange Belichtungszeit, Röhrenspannung bzw. Stromstärke zu hoch

   Entwicklungsebene: Entwickler zu konzentriert oder Temperatur zu hoch, Entwicklungszeit zu lang
2. Bei der Schröder-Lüftung handelt es sich um eine Knochentrepanation zur Abszesseröffnung im Knochen.

   Durchführung: Schleimhaut- und Periostschnitt, ablösen des Periosts, eröffnen des Knochens mittels eines chirurgischen Fräsers, desinfizierende Spülung, Drainage mittels Gummilasche oder Kunststoffröhrchen.
3. Bei der Wurzelspitzenresektion handelt es sich um eine chirurgische Entfernung der Wurzelspitze, auch Apektomie genannt. Unter einer retrograden Wurzelfüllung versteht man eine Füllung von der Wurzel her.
4. Zunächst werden die Instrumente gemäß den Herstellerangaben im Desinfektionsbad desinfiziert, dann erfolgt die Reinigung und anschließend falls notwendig die Pflege der Instrumente und die Sterilisation.

   Die Desinfektion muss vor der Reinigung durchgeführt werden, damit anschließend keine Infektionsgefahr mehr von den Instrumenten ausgehen kann.
5. Desinfektionslösungen sollten immer nach Herstellerangaben angesetzt werden. Eine Höherkonzentrierung bewirkt keine bessere Desinfektion, sondern kann im Gegenteil die Desinfektionsleistung beeinträchtigen. Weiterhin führt die Höherkonzentrierung zu einer unnötigen Umweltbelastung.

   Ebenso sollten die Herstellerangaben hinsichtlich der Einwirkzeit eingehalten werden; eine zu lange Einwirkzeit führt zu Materialschäden an den Instrumenten.

6.

Datum	Zahn	Leistung	Bema-Nr. ggf. Anzahl	GOZ/GOÄ ggf. Anzahl
14.03. (17:30)		Notdienst am Samstag (keine Sprechstunde). Herr Schreiber hat Beschwerden an 14. Untersuchung und Beratung durch die Zahnärztin.	03 Ä1	D, Ä5, Ä1
	14	Vitalitätsprüfung (–)	8	0070
		Röntgenaufnahme, <u>Befund:</u> apikale Aufhellung, zwei Kanäle	Ä925 a	Ä5000
		Kofferdam	12	2340
		Trepanation des Zahnes	31	2390*
		Wurzelkanalaufbereitungen	2 x 32	2 x 2410
		Röntgenaufnahme, <u>Befund:</u> Nadelmessaufnahme	Ä925 a	Ä5000
		Medikamentöse Einlage	34	2430
		Provisorischer speicheldichter Verschluss	–	2020
14.03. (20:01)		Nach telefonischem Anruf und einer kurzen Beratung durch den ZA wegen erneuter Beschwerden, kommt der Patient wieder in die Praxis	Ä1 03	Ä1, D, B
14.03. (20:30)	14	Erneute Kanalaufbereitungen wegen eines besonders stark gekrümmten Wurzelkanals (schwierige anatomischen Situation)	– (nicht abr.)	2 x 2410
		Anwendung einer anerkannten physikalisch-chemischen Methode	–	2 x 2420
		Erneute medikamentöse Einlage	34, 03	2430
		Provisorischer speicheldichter Verschluss	–	2020
		Rezept über ein Antibiotikum	–	–
20.03.	15–13	Drei Infiltrationsanästhesien	2 x 40	3 x 0090
	14	Wurzelkanalfüllungen	2 x 35	2 x 2440
		Röntgenaufnahme, <u>Befund:</u> 14 Kontrolle der Wurzelfüllungen	Ä925 a	Ä5000
		Arbeitsunfähigkeitsbescheinigung für 2 Tage,	Ä70	Ä70
		Provisorischer speicheldichter Verschluss mit Phosphatzement (mesial- okklusal)	–	2020
24.03.	14	Nähte entfernt	38	3300
		Eingehende Untersuchung und Beratung, <u>Befund:</u> f: 18, 28, 38, 48	01	0010 –
15.04.	14	Patient kommt erneut mit starken Schmerzen an 14 in die Praxis. Röntgen und	Ä925 a	Ä5000
		anschließende Beratung über die weitere Vorgehensweise	Ä1	Ä1
	14	Infiltrations- und Leitungsanästhesie zur Schmerzausschaltung	40, 41 a	0090 0100
		Trepanation des Kieferknochens	52	analog §6 Abs. 1 GOZ
		Legen eines Drains	–	–
16.04.	14	Wundkontrolle und Wechsel der Drainage	38	3300
17.04.	14	Wurzelspitzenresektionen durch einen Zugang	54 b, 54 c	2 x 3120
		und retrograde Verschlüsse	–	analog

* Abrechnung der GOZ 2390 in derselben Sitzung mit weiteren endodontischen Leistungen ist nach der Begründung des BMG zum Leistungstext der GOZ nicht möglich, sondern nur im Rahmen einer Notfallbehandlung angezeigt. LZÄK vertreten hierzu teilweise unterschiedliche Auffassungen. Es empfiehlt sich die Auffassungen der jeweils zuständigen LZÄK abzufragen.

7. Eine WR an einem Frontzahn wird mit der Bema-Nr. 54a abgerechnet.
   Eine WR an einem Seitenzahn wird mit der Bema-Nr. 54b abgerechnet. Jede weitere Wurzelspitze an demselben Zahn durch denselben Zugang wird mit der Bema-Nr. 54c abgerechnet.
   Wird eine weitere Wurzelspitze an demselben Seitenzahn durch einen anderen Zugang reseziert, dann wird dieser Eingriff nach der Bema-Nr. 54b abgerechnet.

8. Sie enthält die bisher erfolgten Behandlungen.
   Sie ist die Grundlage der Abrechnung der erbrachten Leistungen.
   Sie dient als Beweismittel über die bisher erfolgten Behandlungen im Fall eines Auskunftswunsches des Patienten oder bei einem Rechtsstreit.

9. Sie besteht aus Karteikartenleiste für die Ordnungsmittel, Karteikartenkopf für die Stammdaten, Karteikartenrumpf für die Bewegungsdaten und Karteikartenfuß für die Angaben zum Hersteller

10. Es werden Tabe, Kerben, Klebepunkte, Leitkarten eingesetzt.

11. Nach der alphabetischen Ordnung sind Karteikarten fast immer sortiert, weitere Ordnungssysteme sind die nummerische Ordnung, die alphanummerische Ordnung, die chronologische Ordnung und die sachlogische Ordnung

5. Gangrän

1. Der Sensibilitätstest wird mittels eines Kälte- oder Elektroreizes durchgeführt.
   Ist der Zahn sensibel, d. h. der Reiz wird wahrgenommen, spricht dies für die Vitalität des Zahnes.

2. Herr Ludwig hat wahrscheinlich eine Pulpagangrän. Dafür spricht der Krankheitsverlauf, *nämlich die typischen Pulpitisschmerzen v. a. auf Warmes und das anschließende Abklingen der Schmerzen im Laufe der Nekrotisierung der Pulpa.*
   Der faulige Geruch spricht dafür, dass eine bakterielle Zersetzung der Pulpa stattgefunden hat und spricht mit der oben nachvollzogenen Schmerzanamnese für eine Pulpagangrän.

3. Nein, eine Pulpagangrän muss mit desinfizierenden Medikamenten (z. B. H_2O_2, NaOCl ggf. auch als „Wechselspülung) gespült und einer medikamentösen Einlage (z. B. Kalziumhydroxid) versehen werden, die so lange gewechselt wird, bis keine Entzündungszeichen mehr feststellbar sind, erst dann kann eine definitive Versorgung durchgeführt werden.

4. Nach der Eröffnung der Pulpa wird eine Wurzelkanalbehandlung mit Bohrern (z. B. Kerr-Bohrer, Gates-Bohrer) und Feilen (z. B. Kerr-Feile Hedström-Feile) durchgeführt. Anschließende mehrfache Spülung (s. o.), medikamentöse Einlage und provisorischer Verschluss (z. B. Phosphatzement). Die Spülung, medikamentöse Einlage und provisorischer Verschluss werden so lange wiederholt, bis keine Entzündungszeichen mehr feststellbar sind. Anschließend erfolgt eine Wurzelkanalfüllung (z. B. Wurzelpaste, Guttapercha) und eine endgültige Füllung.

5. Guttapercha stellt sich wie andere Füllungsmaterialien als „Verschattung" dar. Guttapercha ist röntgendichter als die Zahnhartsubstanz. Entsprechend sieht man Guttapercha weiß auf dem Röntgenbild, die Zahnhartsubstanz grau. *Der Ausdruck Verschattung stammt noch aus der Zeit, in der von den Röntgennegativen Röntgenpositive hergestellt wurden. Auf den Röntgenpositiven stellt sich Guttapercha tatsächlich als Schatten (also schwarz) da.*

6. Damit der Zahnarzt sein Honorar erhalten kann, müssen vom Patienten Daten über seine Mitgliedschaft bei einer Krankenkasse vorliegen. Diese werden mit der eGK eingelesen. Der Zahnarzt muss Mitglied in der KZV sein. Zum Ende des Quartals werden die abgerechneten Leistungen online bei der KZV eingereicht. Diese leitet die Abrechnungsunterlagen nach Prüfung auf Richtigkeit an die Krankenkassen weiter. Von den Krankenkassen wird das Honorar an die KZV überwiesen. Der Zahnarzt erhält seinen Honoraranteil dann von der KZV.

7.

Datum	Zahn	Leistung	Bema-Nr. ggf. Anzahl	GOZ/GOÄ ggf. Anzahl
25.05. (18:30)		Herr Ludwig kommt am Dienstag außerhalb der Sprechstunde in die Praxis. Kurze Untersuchung und Beratung wegen Schmerzen	03 Ä1	A Ä5, Ä1
	36	Sensibilitätsprüfung (–)	8	0070
		Röntgenaufnahme, <u>Befund:</u> apikale Aufhellung	Ä925a	Ä5000
		Leitungsanästhesie	41a	0100
		Trepanation	31	2390*
		Wurzelkanalaufbereitungen	3x 32	3x 2410
		Medikamentöse Einlage	34	2430
01.06. (18:00)		Patient hat Termin für 16:30 Uhr. Er erscheint erst um 18:00 Uhr außerhalb der Sprechstunde, da er auf dem Weg in die Praxis in einen Verkehrsunfall verwickelt war.	03	–
	36	Chemische Reinigung und Desinfektion des Wurzelkanalsystems mit NaOCl ultraschallaktiviert	–	3x 2420
		Medikamentöse Einlage	34	2430
		Provisorischer speicheldichter Verschluss	–	2020
08.06.	36	Medikamentöse Einlage	34	2430
		Provisorischer speicheldichter Verschluss	–	2020
11.06.		Beratung	–	–
	36	Elektrometrische Längenbestimmungen der Wurzelkanäle	–	3x 2400
		Wurzelkanalfüllungen	3x 35	3x 2440
		Stillung einer übermäßigen Papillenblutung beim Präparieren,	12	2030
		Anlegen einer Matrize,	–	2030
		Dreiflächige Kompositfüllung in Adhäsivtechnik mod	13c + Mkv	2100
		Röntgenkontrollaufnahmen, zwei Projektionen wegen individueller anatomischer Verhältnisse	Ä925a	2x Ä5000

* Abrechnung der GOZ 2390 in derselben Sitzung mit weiteren endodontischen Leistungen ist strittig. Siehe Fußnote S. 460

8. Die Bema-Nummer 34 ist einmal je Sitzung und Zahn abrechenbar. Sie ist grundsätzlich auf drei Sitzungen beschränkt.

   Die Bema-Nummer 34 ist nur dann im Zusammenhang mit der Bema-Nr. 31 abrechenbar, wenn eine Aufbereitung des Wurzelkanalsystems nach der Bema-Nr. 32 erfolgt ist. Nach der Leistungsbeschreibung ist die Bema-Nr. 34 nur im Anschluss an die Bema-Nummern 28, 29 und 32 abrechenbar.

9. Grundsätzlich ist die Abrechenbarkeit nur einmal je Kanal gegeben. Das ist hier bereits am 25.5. erfolgt. Eine erneute Abrechnung ist nur dann möglich, wenn eine Revision der Wurzelkanalbehandlung zahnmedizinisch notwendig ist. Der Zahn muss vorher aber definitiv versorgt worden sein. Letzteres ist im Fall von Herrn L. nicht gegeben. Deshalb ist die Bema-Nr. 32 nicht erneut abrechenbar.

10. Der Weg der ausgehenden Post: überprüfen, ob die Anschrift des Empfängers auf dem Briefumschlag steht; überprüfen, ob der Doktor den Brief unterschrieben hat; prüfen, ob alle im Brief erwähnten Anlagen beigefügt und in der richtigen Reihenfolge sind; Brief falzen; Brief kuvertieren; Briefe nach Sendungsarten und Versendungsformen sortieren, Briefe wiegen; Briefe frankieren; Briefe in einen Postbriefkasten werfen oder zum Postamt bringen.

11. Der Einschreibe-Brief wird vom Absender am Postschalter abgegeben. Der Absender erhält einen Einlieferungsbeleg. Der Empfänger des Einschreibens muss den Erhalt des Einschreibebriefs quittieren. So kann jederzeit nachgewiesen werden, dass der Einschreibebrief vom Absender auch tatsächlich beim Empfänger angekommen ist.

12. Das Einschreiben Einwurf gleicht dem normalen Einschreiben mit der Besonderheit, dass hier das Einschreiben nicht persönlich an den Empfänger übergeben wird, sondern in den Briefkasten des Empfängers geworfen wird. Dies wird vom Briefträger schriftlich festgehalten.

13. Die Zusatzleistung eigenhändig ist nur in Verbindung mit der Zusatzleistung Einschreiben möglich. Der Einschreibebrief wird nur an den Empfänger persönlich ausgehändigt.

6. MAV

1. Bei Patienten mit Diabetes mellitus kann die Wundheilung gestört sein. Weiterhin ist die Infektionsgefahr der Operationswunde größer. Daher ist ein sehr sorgfältiges Wundmanagement und eine strikte Wundkontrolle notwendig.

2. Panoramaschichtaufnahme: extraorale Aufnahme
   Zahnfilm: intraorale Aufnahme

3. Bei der direkten digitalen Röntgentechnik wird mit einem elektronischen Sensor gearbeitet, der mit einem Kabel mit dem Rechner verbunden ist.

   Vorteile der digitalen Röntgentechnik: Reduzierte Strahlenexposition, schnellere Verfügbarkeit des Bildes, Möglichkeit der Nachbearbeitung am Rechner.

   Nachteile der digitalen Röntgentechnik: (Noch) geringere Auflösung als konventionelle Filme, Notwendigkeit der regelmäßigen Erstellung von Backups zur Sicherstellung der Verfügbarkeit der Daten über den Aufbewahrungszeitraum, schwierigere Handhabung intraoral als konventionelle Filme. Bei Prüfungen muss ein Bild ausgedruckt werden.

4. Schleimhaut und Periostschnitt, Abheben des Periosts vom Knochen, Freilegen und Entfernen des Zahns aus dem Knochen, Wundsäuberung und Glätten von scharfen Knochenrändern, Zurückklappen des Mucoperiostlapps, Naht

5. Mundantrumverbindung: Verbindung zwischen Mund und Kieferhöhle, Diagnostik der Mundantrumverbindung (MAV): Nasen-Blas-Versuch, Sondierung mit der stumpfen Knopfsonde. Die Therapie besteht in einer luftdichten plastischen Deckung mittels eines gestielten Schleimhaut-Periost-Lappens.

6. Grundsätzlich gelten für Diabetiker die gleichen Verhaltensregeln wie für alle Patienten nach Extraktion (Aufbisstupfer ca. 30 min aufbeißen, dann entfernen, kein Essen während die Anästhesie wirkt (ca. 2 Stunden), kühlen mit kalter Kompresse, *nicht mit Eis,* nicht rauchen, kein Alkohol, Kaffee, schwarzer Tee, kein Sport, keine Sauna, keine Mundhygiene an der Wunde am Behandlungstag).
   Bei Diabetikern spielt das Rauchverbot eine besonders wichtige Rolle, da dies im Wundgebiet ebenfalls die Immunabwehr schwächt. Diabetiker müssen in der Zeit der Wundheilung weiterhin besonders auf die Nahrung achten und möglicherweise infektiöse Nahrung wie Rohmilch konsequent meiden. Ggf. würde Lena zusätzlich eine prophylaktische antibiotische Therapie erhalten.

7. a) Ä1 nicht abrechenbar, da der Austausch intakter Füllungen eine Privatleistung ist.

   b) Ä1 nicht abrechenbar, da die Beratung zum Leistungsinhalt der FU 2 gehört.

   c) Ä1 nicht abrechenbar, da die IP von 19-jährigen Patienten keine Kassenleistung mehr ist.

8.

Datum	Zahn	Leistung	Bema-Nr. ggf. Anzahl	GOZ/GOÄ ggf. Anzahl
01.03.		Lena kommt am Montag in die Praxis. Eingehende Untersuchung der Patientin zur Feststellung von Zahn-, Mund- und Kieferkrankheiten	01	0010
	OK und UK	Panoramaschichtaufnahme	Ä935d	Ä5004
	17	Röntgenaufnahme, Befund: 17 impaktiert	A925a	Ä5000
		Beratung der Mutter durch den Zahnarzt	–	Ä1
	17	Infiltrationsanästhesie	40	0090
		Entfernung nach Aufklappung	48	3040
		Kieferhöhle eröffnet, Knopfsondentest positiv	–	–
	17	Leitungsanästhesie	41a	0100
		Plastischer Verschluss der eröffneten Kieferhöhle	51b	3090
		Nähte gelegt	–	–
03.03.	17	Wundkontrolle. Entzündung, es muss ein Streifen mit einem Antibiotikum gelegt werden	38	3290 3300*
		und Beratung der Patientin zur Hygiene	–	–
05.03.	17	Streifen entfernen	38	3300
11.03.	17	Oberflächenanästhesie und Entfernung der Nähte	38	0080 3300
		Beratung wegen Überweisung an den Kieferorthopäden	–	–

* GOZ BZÄK Kommentar GOZ-Nr. 3290.

9. Grundsätzlich gilt im OK die Infiltrationsanästhesie als Regelanästhesie. Die Bema-Nr. 41a ist nur dann im OK abrechenbar, wenn es sich um einen großen chirurgischen Eingriff handelt (hier Ost2) bzw. PlaO.
Außerdem darf man auch bei einem entzündlichen Prozess, der die Anwendung einer Infiltrationsanästhesie nicht zulässt, die Leitungsanästhesie im Oberkiefer abrechnen.

10. Die Bema-Nr. 51a ist nur als selbstständige Leistung abrechenbar, wenn z. B. die MAV nach abgeheilter Extraktionswunde festgestellt wird oder wenn im zeitlichen Zusammenhang mit einer Extraktion eines Oberkieferseitenzahnes eine MAV festgestellt wird.

11. Briefkasten leeren; Irrläufer aussortieren; Privatpost aussortieren; Praxispost öffnen; überprüfen, ob alle Schriftstücke aus dem Umschlag geholt wurden; kontrollieren, ob alle Anlagen mitgeschickt wurden; Schriftstücke nach ihrer sachlichen Zusammengehörigkeit sortieren; bei wichtigen Schriftstücken Eingangsstempel anbringen; Post verteilen.

12. Der Empfänger erhält die Postsendung erst gegen Zahlung des in der Sendung genannten Nachnahmebetrags an den Postboten. Der Postbote nimmt das geforderte Geld entgegen und die Post leitet dieses Geld dann per Überweisung an den Absender der Nachnahmesendung weiter. Nachnahme kostet eine Extra-Gebühr.

13. Schriftgute mit Tageswert: Es dient der einmaligen Information und kann nachdem man es gelesen oder nur überfolgen hat vernichtet werden. In der Regel wurde es unverlangt zugesandt.
Schriftgut mit Prüfwert: Dieses Schriftgut muss gründlich gelesen werden, um die enthaltene Information genau prüfen zu können. Danach wird es vernichtet oder eine gewisse Zeit aufbewahrt, bis der Vorgang zu Ende bearbeitet worden ist.
Schriftgut mit Gesetzeswert: Dieses Schriftgut muss aufgrund gesetzlicher oder vertraglicher Bestimmungen eine genau vorgeschriebene Zeit aufbewahrt werden.
Schriftgut mit Dauerwert: Dieses Schriftgut ist von höchster Wichtigkeit und muss dauerhaft aufbewahrt werden.

7. Alveolitis

1. Wahrscheinlich hat sich die Alveole des Zahns 23 entzündet, d.h. es liegt eine Alveolitis bzw. dolor post extractionem vor.
2. Nach der o.g. Anamnese ist wahrscheinlich, dass Herr Verdoridis den Hinweisen zum Verhalten nach einer Extraktion nicht nachgekommen ist.

   Weitere Gründe können z.B. sein: starke Traumatisierung der Alveole bei der Extraktion, Anästhesie mit hohem Vasokonstringens (Adrenalin) Zusatz, Extraktion von entzündeten Zähnen
3. Unter Lokalanästhesie wird die Wunde mit H_2O_2 gereinigt und die Wundränder aufgefrischt und ein Salbenstreifen zur Drainage eingelegt.
4. erneute Reinigung und Spülung mit H_2O_2 und erneute Salbenstreifeneinlage zur Drainage bis zur Besserung, weiterhin Gabe eines Antibiotikums
5. Acetylsalicylsäure hemmt die Thrombozytenaggregation (Aneinanderheften der Blutplättchen), das verdünnt das Blut und es kommt zu Nachblutungen.
6. 1) Aufbisstupfer, ca. 30 min bis 60 min aufbeißen, dann entfernen

   2) kein Essen während die Anästhesie wirkt (ca. 2 Stunden)

   3) Kühlen mit kalter Kompresse, nicht mit Eis

   4) nicht rauchen, kein Alkohol, Kaffee, schwarzer Tee und keine Milch, kein Sport, keine Sauna, keine Mundhygiene an der Wunde am Behandlungstag

   5) Aufgrund der Anästhesie sollte das Auto stehen gelassen werden.

7.

Datum	Zahn	Leistung	Bema-Nr. ggf. Anzahl	GOZ/GOÄ ggf. Anzahl
29.10.		Herr Verdoridis erscheint am Mittwoch um 12:30 Uhr in der Mittagspause außerhalb der Sprechstunde mit Beschwerden an 23, Untersuchung, <u>Befund:</u> 23 zerstört	03 –	A Ä5
		Beratung	Ä1	Ä1
	23	Vitalitätsprüfung, <u>Befund</u> (+)	8	0070
		Röntgenaufnahme <u>Befund:</u> beherdet, vertikaler Knochenabbau	Ä925a	Ä5000
		Intraligamentäre Anästhesie	40	0090
		Entfernung des einwurzeligen Zahnes	43	3000
		Zwei Nähte zur Stillung einer übermäßigen Blutung als selbstständige Leistung	–	3050
31.10.	23	Chirurgische Wundrevision	46 / oder –	3310 / oder –
		Stillung einer übermäßigen Blutung	– / o. 36	– / o. 3050
		Rezept über ein Schmerzmittel. Anwendungsberatung und Hinweise auf Nebenwirkungen durch den Zahnarzt	–	–

01.11. (20:30)		Patient kommt erneut mit Schmerzen in die Praxis (Bereitschaftsdienst)	03	D B
		Eingehende Untersuchung, <u>Befund:</u> f: 18, 23, 28, 38, 48; c: 13, 24; Zahnstein und Gingivitis vorhanden	01	0010
		Ausführliche Beratung über Zahnpflegemaßnahmen	–	Ä1 (erneute Erkrankung)
	35–45	Oberflächenanästhesie und	–	2x 0080
		Entfernen harter Zahnbeläge	107	10 x 4050
	14–22, 24	Entfernen weicher Zahnbeläge	–	5x 4050 2x 4055
	35–45	Mundschleimhaut mit Salbe versorgt	105	4020
	13, 24	Vitalitätsprüfungen, <u>Befund:</u> beide Zähne (+)	8	0070
	13	Infiltrationsanästhesie	40	0090
		Beseitigen von störendem Zahnfleisch mesial durch Kauterisation	12	2030
		Kompositfüllung mesial-labial in Adhäsivtechnik	13b	2080
	24	Leitungsanästhesie	–	0100
		Papillektomie	49	3070
		Separieren beim Präparieren	12	2030
		Matrize zur Formung der Füllung angelegt	–	2030
		Freiliegende Pulpa mit Kalziumhydroxidpräparat abgedeckt	26	2340
		Kompositfüllung mesial-okklusal-distal in Adhäsivtechnik	13c + Mkv	2100

8. Leistungen nach der Bema-Nr. 38: Legen, Wechseln, Entfernen einer Tamponade oder eines Drains, entfernen einer Naht, desinfizierende Spülungen, Aufbringen von Salben zur Förderung der Wundheilung

   Leistungen nach der Bema-Nr. 46: Wundanfrischung (Auskratzen mit scharfem Löffel), Erneuern einer Naht, Glättung von scharfen Knochenkanten nach einer Extraktion

9. Beide sind nur in besonderer Sitzung, also nicht in unmittelbaren zeitlichen Zusammenhang mit der Operation, abrechenbar.
   Beide werden je Kieferhälfte oder Frontzahnbereich abgerechnet.
   Dabei dürfen an derselben Stelle beide Bema-Nummern nicht zusammen in einer Sitzung abgerechnet werden.

10. – für das Stillen einer übermäßigen Papillenblutung
    – für das Verdrängen von störendem Zahnfleisch zur Darstellung der Präparationsgrenze, z. B. mit Retraktionsringen oder -fäden

11. Raumkosten (z. B. Miete, Heizung, Stromkosten), Kosten für Material bei dem das Haltbarkeitsdatum abgelaufen ist, Kosten für die Lagerverwaltung, Kosten für besondere Geräte (z. B. Kühlschrank), Zinskosten für das im Material gebundene Geld, denn dieses Geld hätte man z. B. sonst auf einem Konto verzinslich anlegen können

12. Ausnutzung von Mengenrabatten und weniger Verwaltungsarbeit durch größere Bestellmengen, Ausnutzung von Skonti durch schnelle Bezahlung

13. Höchstbestand ist die maximale Menge, die im Lager eingelagert sein sollte.
    Meldebestand ist die Menge, bei der neu bestellt werden muss.
    Mindestbestand die die Menge, die auch bei geringen Lagerbestand in Reserve gehalten wird, um für unvorhergesehene Notfälle genügend Material zu haben.

8. Endodontie (Erwachsener)

1. Hochschwangere sollten nicht mehr horizontal liegend behandelt werden, da so das Ungeborene auf die untere Hohlvene drücken und den Blutrückfluss zum Herzen vermindern kann (Vena-cava-Syndrom).

2. Die Anfertigung von Röntgenbildern bei Schwangeren bedarf der besonderen Indikation und Aufklärung durch den Zahnarzt sowie der Zustimmung der Patientin. Die Röntgenaufnahme ist unter Aufwendung aller Maßnahmen zur Reduzierung der Strahlenexposition durchzuführen d. h. Verwendung digitalter Technik bzw. hoch empfindlicher Filme und Verwendung einer Bleischürze.

   Die Strahlenexposition bei einem konventionellen Zahnaufnahme ist etwa 0,02 mSv und entspricht damit der einer kurzen Flugreise.

3. *Prinzip der Behandlung von Frauen in der fortgeschrittenen Schwangerschaft ist, eine adäquate Therapie durchzuführen und gleichzeitig den Stress und die Schmerzen für die Patientin zu minimieren, da diese Wehen auslösend sein können.*

   Da Frau Peterson als ängstlich und schmerzempfindlich beschrieben wird, kann zusätzlich eine Oberflächenanästhesie zur Verminderung des Einstichschmerzes angeboten werden. Bei Schwangeren sollte mit möglichst geringer Dosis des Anästhetikums gearbeitet werden. Im Oberkiefer würde entweder mit einer Infiltrationsanästhesie gearbeitet *oder mit einer modifizierten intraligamentären Anästhesie [computergestützte Einzelzahnanästhesie (STA)].*

4. Aspiration bedeutet Eindringen eines Fremdkörpers (in diesem Fall Wurzelkanalinstrumente) in die Atemwege.

   Maßnahmen zur Vermeidung: 1. Verwendung eines Kofferdams, 2. Sicherung der Instrumente mittels Sicherheitskettchen oder Zahnseide

5. Aufbereitung des Wurzelkanals: K-Feile, Reamer bis apikale Konstriktur

   Röntgenmessaufnahme: Grundsätze der radiologischen Untersuchung einer Schwangeren s. o., (Daher kann die zusätzliche Verwendung eines Geräts zur elektrischen Kanallängenbestimmung hier sinnvoll sein.)

   Prinzip der Röntgenmessaufnahme: Aufnahme mit einem im Wurzelkanal befindlichen Aufbereitungsinstrument, das bis zum Apex vorgeschoben wurde. Koronal wird am Instrument ein Silikonstopp angebracht.

   Spülung des Wurzelkanals (NaOCl 3 % und EDTA)

   Wurzelkanalfüllung: Trocknen des Wurzelkanals mit Papierspitzen (Masterpointtechnik), eingepassten Guttaperchastift mit Wurzelfüllpaste (Sealer) beschichten und einbringen, einbringen des nächsten Guttaperchastifts, laterale Kondensation mittels Spreader und vertikale Kondensation mit Plugger

   Guttaspercha-Presstechnik: Mit in einer Spezialpistole erhitztes Guttapercha wird in den trockenen Kanal gepresst.

6.

Datum	Zahn	Leistung	Bema-Nr. ggf. Anzahl	GOZ/GOÄ ggf. Anzahl
31.03. (14:00)		Frau Peterson kommt Mittwochmittag außerhalb der Sprechstunde in die Praxis.	03	A
		Untersuchung an 16	–	Ä5
	16	Vitalitätsprüfung, Befund (+)	8	0070
		Digitale Röntgenaufnahme, Befund: apikal o. B.	Ä925a	Ä5000
		Aufklärung und Beratung der Patientin. Patientin willigt in die Behandlung ein.	Ä1	Ä1
	16	Infiltrationsanästhesie	40	0090
		Anlegen von Kofferdam,	12	2040
		Eröffnung des Zahnes und Schaffung eines Zugangs zum Kanalsystem,	–	3290*
		Vitalexstirpation	3x 28	3x 2360
		Beratung der Patientin hinsichtlich der Vorteile einer elektrometrischen Längenbestimmung anstelle einer Röntgenaufnahme	–	–
		Elektrometrische Längenbestimmung der Wurzelkanäle	privat	3x 2400
		Wurzelkanalerweiterungen	3x 32	3x 2410
		Medikamentöse Einlage	34	2430
		Provisorischer, speicheldichter Verschluss	–	2020
06.04.	16	Entfernung des provisorischen Verschlusses	–	–
		Wurzelkanalfüllungen	3x 35	3x 2440
		Röntgenkontrollaufnahme	Ä925a	Ä5000
		Kompositfüllung mesial-okklusal-distal in Adhäsivtechnik	13c + Mkv	2100

* Abrechnung der GOZ 2390 in derselben Sitzung mit weiteren endodontischen Leistungen ist strittig. Siehe Fußnote S. 460

7. Ein Quartalswechsel berechtigt nicht automatisch dazu, dass immer in der ersten Sitzung eine Ä1 abrechenbar ist.

   Unter Berücksichtigung des vorangegangenen Quartals müssen zwei Bedingungen geprüft werden, um festzustellen, ob eine Ä1 in der ersten Sitzung im neuen Quartal abrechenbar ist.

   Erste Bedingung ist, dass 18 Kalendertage seit der letzten Ä1 verstrichen sein müssen. Das ist hier nicht der Fall.

   Sind weniger Tage vergangen, dann müsste ein neuer Krankheitsfall vorliegen, damit die Ä1 in der ersten Sitzung im neuen Quartal abrechenbar ist. Das ist hier auch nicht der Fall, da immer noch der Zahn 16 behandelt wird.

8. In diesem Fall sind die Röntgenaufnahmen je Aufnahme nach der Bema-Nr. Ä925a abrechenbar. Z. B. ist je eine Aufnahme vor Beginn der Wurzelkanalaufbereitung und nach der Wurzelkanalaufbereitung abrechenbar. Also insgesamt 2x Ä925a in einer Sitzung.

9. – damit eine geschlossene Zahnreihe erhalten werden kann
   – damit eine einseitige Freiendsituation vermieden wird
   – damit der Erhalt von funktionstüchtigen Zahnersatz möglich wird.

10. Die Ä1 ist dann nur noch als „alleinige Leistung" abrechenbar. Dazu zählt auch eine telefonische Beratung durch den Zahnarzt. Die ergänzende Abrechnung eines Zuschlags nach der Bema-Nr. 03 ist möglich.

11. Der Auftraggeber füllt das Überweisungsformular mit den Daten des Empfängers (Name des Empfängers, IBAN) aus, trägt den Überweisungsbetrag ein, ergänzt seinen Namen und die eigene IBAN und unterschreibt die Überweisung. Dann gibt er das Formular bei seiner Bank ab.

12. Die Zahlung läuft genauso ab, wie bei einer Überweisung, nur dass ein Dauerauftrag in regelmäßigen Abständen ausgeführt wird. Er eignet sich besonders für wiederkehrende Zahlen in gleicher Höhe.

13. Der Zahlungspflichtige, also derjenige, der zahlen muss, gibt dem Zahlungsempfänger eine schriftliche Einverständniserklärung, dass der Zahlungsempfänger Geld vom Konto des Zahlungspflichtigen einziehen darf. Der Zahlungsempfänger wird also vom Zahlungspflichtigen beauftragt, nicht die Bank. Das Lastschriftverfahren eignet sich für regelmäßige oder unregelmäßige Zahlungen in gleicher oder unterschiedlicher Höhe.

14. Die Zahlung läuft genauso ab wie bei einer Überweisung, nur dass der Auftraggeber den Geldbetrag nicht von seinem Konto abbuchen lässt, sondern in bar bei einer Bank seiner Wahl einzahlt.

9. Niereninsuffizienz

1. absolute Trockenlegung

2. Bei der Arbeit mit feuchtigkeitsempfindlichen Füllungsmaterialien wie z. B. Komposite. In der Endodontologie zur Prophylaxe der Aspiration von Endodontiegeräten.

3. Autopolymerisation: Selbstständiges Aushärten durch Zusammenbringen der Komponenten, Lichtpolymerisation: Aushärten durch Zugabe von kurzwelligem Licht

4. Durch die Ätzung (Konditionierung) der Zahnhartsubstanz entsteht ein typisches Ätzmuster und die Haftung der Füllung wird verbessert. Mittels eines dünn fließenden Kunststoffs (Bonding) wird so eine Haftvermittlung zwischen geätztem Schmelz oder Dentin und der Kompositfüllung erreicht.

5. Im Seitenzahnbereich ist die Füllung hohen Kaudrücken ausgesetzt, daher sollte sie optimal ausgehärtet sein. Wie der Name bereits sagt, ist sowohl die Matrize als auch der Keil lichtdurchlässig. Dadurch kann erreicht werden, dass auch am Kavitätenrand im Approximalraum optimal durchgehärtet und gemäß dem Praxismotto gearbeitet wird.

6. Aus der Anamnese geht hervor, dass Frau Riemann unter einer Niereninsuffizienz leidet. Das im Amalgam befindliche Quecksilber wird über die Nieren ausgeschieden und schädigt diese; daher ist Amalgam bei Patienten mit Niereninsuffizienz kontraindiziert.

7.

Datum	Zahn	Leistung	Bema-Nr. ggf. Anzahl	GOZ/GOÄ ggf. Anzahl
28.04. (11:00)		Eingehende Untersuchung von Frau Riemann	01	0010
		und Beratung <u>Befund:</u> 11, 21 Schmelz-Dentin-Frakturen 16, 15 Karies Gingivitis vorhanden **Niereninsuffizienz**	–	Ä1
		Sensibilitätsprüfung aller Zähne (+)	8	0070

	11, 21 16, 15	2 Röntgenaufnahmen <u>Befund:</u> alle Zähne apikal o.B. 16 pulpennahe Karies 15 Karies, 11, 21 Dentinfraktur	Ä925a	2x Ä5000
	16	Infiltrationsanästhesie	40	0090
	15, 16	Kofferdam legen, Säubern und Reinigen des Zahnes	12	2040
	16	Präparation der Kavitäten und Entfernen der Karies	–	–
		Anlegen einer durchsichtigen Matrize, Lichtkeile	–	2030 /o. –
		Direkte Überkappung in der distalen Kavität	26	2340
		Restauration okklusal-distal mit Kompositmaterialien, in Adhäsivtechnik	13f	2080
		Direkte Überkappung in der mesialen Kavität	–	2340
		Restauration mesial-okklusal mit Kompositmaterialien, in Adhäsivtechnik	13f	2080
		Ausarbeitung mit Finierdiamant und Politur der Füllungen	–	–
	15	Infiltrationsanästhesie	–	0090
		Stillung einer übermäßigen Papillenblutung beim Präparieren	–	2030
		Anlegen einer durchsichtigen Matrize, Lichtkeile	–	– o./2030
		Stiftverankerung mit einem parapulpären Stift	6001	analog
		Stiftkosten 2,60 € pro Stift	2,60 €	–
		Restauration okklusal-distal mit Kompositmaterialien, in Adhäsivtechnik	13f	2080
	OK, UK	Behandlung der Gingivitis	105	4020
	13, 23 33, 43	Behandlung freiliegender Zahnhälse mittels Fluoridierungslack	10	2x 2010
05.05.	11,21	2 Infiltrationsanästhesien	2x 40	2x 0090
		Kofferdam legen, Säubern und Reinigen der Zähne	12	2040
	11	Restaurationen mesial-palatinal und distal-palatinal mit Kompositmaterialien, in Adhäsivtechnik	2x 13b	2x 2080
	21	Indirekte Überkappung mesial	25	2330
		Eckenaufbau mesial mit Kompositmaterialien in Adhäsivtechnik	13d	2120
		Indirekte Überkappung distal	25	2330
		Stiftverankerung mit 1 parapulpären Sift distal	16	analog
		Stillung einer übermäßigen Papillenblutung bei der Präparation	–	2030
		Verwendung einer Kunststoffhülse zur Füllungsformung	–	2030
		Eckenaufbau distal mit Kompositmaterialien in Adhäsivtechnik	13d	2120
		Stiftkosten 2,50 € je Stift	–	analog
	OK, UK	Behandlung der Gingivitis	105	4020
30.05.	16	Kontrolle der Restaurationen, Nachpolitur	–	2x 2130
	36, 46	Jeweils, entfernen einer scharfen Kante an zwei älteren Füllungen	106	2x 4030
		Kurze Beratung zur Zahnpflege	–	Ä1

8. Bei Kindern bis zur Vollendung des 15. Lebensjahres, Schwangeren, stillenden Patientinnen und bei Patienten mit einer nachgewiesenen Amalgamallergie oder Niereninsuffizienz ist eine Amalgamfüllung kontraindiziert. Deshalb werden hier einflächige Kompositfüllungen mit der Bema-Nr. 13e, zweiflächige mit der Bema-Nr. 13f, dreiflächige mit der Bema-Nr. 13g und mehr als dreiflächige Kompositfüllungen mit der Bema-Nr. 13h abgerechnet.

   Patienten ohne eine Gegenanzeige, die eine Kompositfüllung wünschen, müssen die Mehrkosten für diese Füllungen selbst tragen. Die Krankenkasse erstattet nur den Wert der preisgünstigeren plastischen Füllung nach den Bema-Nrn. 13a–d.
9. Die Bankkarte/EC-Karte des Patienten wird in ein Lesegerät gesteckt und die Kontodaten des Patienten werden auf einen Ausdruck übertragen. Der Patient unterschreibt auf dem Ausdruck und bestätigt damit, dass er mit der Abbuchung des Betrages von seinem Konto einverstanden ist. Die Einlösung der Lastschrift ist aber nicht garantiert, weil das Konto nicht gedeckt sein kann oder der Patient die Lastschrift zurückgibt. In diesen Fällen erhält die Bank die genauen Kontodaten des Patienten/Kontoinhabers und der Anspruch auf Zahlung muss notfalls gerichtlich durchsetzt werden.
10. Die Bankkarte/EC-Karte des Patienten wird in ein Lesegerät gesteckt und die Daten auf dem Chip werden über einen Datenleitung (Internet/Telefon) an ein Rechenzentrum geschickt. Nach Eingabe der Geheimzahl (PIN) wird geprüft, ob die Karte gültig ist und ob genügend Geld für die Zahlung auf dem Konto ist. Der Zahnarzt ist sich also sicher, dass er bei diesem Verfahren auch tatsächlich sein Geld erhält.
11. Auf der Bankkarte/EC-Karte des Kunden befindet sich ein Chip. Dieser kann mit bis zu 200,00 € an einem Geldautomaten unter Eingabe der PIN aufgeladen werden. Anschließend kann die Karte zur Bezahlung beim Zahnarzt in ein Lesegerät gesteckt werden. Der Zahlungsbetrag wird von der Karte abgebucht, eine Unterschrift oder die Eingabe der PIN ist nicht notwendig.
12. Der Patient hat von einem Kreditkartenunternehmen eine Kreditkarte erhalten. Diese wird in das Lesegerät gesteckt und ein Beleg wird ausgedruckt. Zur Bestätigung muss der Patient den Beleg unterschreiben oder eine PIN eingeben. Der Zahnarzt erhält nach einiger Zeit das Geld vom Kreditkartenunternehmen überwiesen. Dem Patient wird der Rechnungsbetrag nach einer gewissen Zeit von seinem Konto abgebucht.

10. Prophylaxe

1. Mit sieben Jahren ist davon auszugehen, dass Tommy ein Wechselgebiss hat, in dem sowohl bleibende als auch Milchzähne vorliegen. Die ersten Zähne, die durchbrechen ist der 1. bleibende Molar (6 Jahresmolar). Bei diesen Molaren handelt es sich um Zuwachszähnen, das heißt diese werden hinter den bestehenden Milchmolaren angelegt.
   Daraus ergeben sich folgende kariöse Zähne nach dem FDI Schema:
   54, 55 16, 64, 65, 26, 74, 75, 36, 84, 85, 46.

2. Zu 2a, b, c: Die Stellen, an denen gehäuft Karies auftritt nennt man Prädilektionsstellen. Dabei unterscheidet man zwischen natürlichen Prädilektionsstellen (Fissuren, Zahnhals, Zahnwurzel, Approximalraum, Interdentalraum), die in jedem Gebiss vorhanden sind und den iatrogenen (z.B. überstehende Füllungsränder, prothetische Versorgungen und festsitzende kieferorthopädische Apparate), die durch zahnärztliches Tun entstehen. Beim Kind tritt Karies am häufigsten in den Fissuren auf.

3. In Tommys Gebiss sind sowohl bleibende als auch Milchzähne betroffen. Dies hat Auswirkungen auf die Ansprüche hinsichtlich der Haltbarkeit der Füllungsmaterialien. Für die Milchzähne käme z. B. eine Füllungstherapie mit einem Glasionomerzement infrage, was den Vorteil hat, das dieser Zement auch als Unterfüllungszement dienten kann und zusätzlich Fluorid abgibt. Auch eine Versorgung mit einer Kunststofffüllung wäre in diesem Fall sinnvoll.

   Hinsichtlich der Versorgung der bleibenden Molaren mit Amalgam sind viele Zahnärzte bei Kindern zurückhaltend, eine Versorgung mit Kompositmaterial ist möglich, allerdings in Mehrschichtfüllungstechnik mit Mehrkostenvereinbarung.

4. Durch die Versiegelung werden schlecht oder gar nicht zugängliche Fissuren (z. B. ampullenförmige Fissuren) verschlossen und so Kariesprophylaxe betrieben.

   Schritte: 1. Zahnreinigung z. B. mit Bürstchen, 2. Absprayen, 3. Trocknen, 4. Trockenlegung, 5. Anätzen, 6. Absprayen, 7. Trocknen, 8. Bonding, 9. Lichtpolymerisation, 10. Aufpinseln des Versieglers, 11. Lichtpolymerisation

5. Zuckerfrei bedeutet lediglich, dass in dem Produkt keine Saccharose und Glukose enthalten sind, andere Zucker z. B. Fruktose können jedoch in unbegrenzter Höhe enthalten sein.

   Frau Ehnert sollte auf Produkte mit dem Zahnmännchen achten, bzw. Produkte mit Zuckeraustauschstoffen bzw. Zuckerersatzstoffen zurückgreifen.

6.

Datum	Zahn	Leistung	Bema-Nr. ggf. Anzahl	GOZ/GOÄ ggf. Anzahl
08.07.		Eingehende Untersuchung des **sieben** Jahre alten Tommy Ehnert, Befund: Wechselgebiss	01	0010
	54, 55, 16, 64, 65, 26 74, 75, 36, 84, 85, 46	Bissflügelaufnahmen, Befund: c: alle Molaren des Milchzahngebisses und 16, 26, 36, 46 z: – Es liegt ein **erhöhtes Kariesrisiko** vor.	Ä 925a	2x Ä5000
10.07.	16–26	Kofferdam angelegt	2x 12	2x 2040
	16, 55, 45, 26	Zweiflächige plastische Restaurationen unter Verwendung von Kompositmaterialien in Adhäsivtechnik	4x 13f	4x 2080
	54, 44	Einflächige plastische Restaurationen unter Verwendung von Kompositmaterialien in Adhäsivtechnik	2x 13e	2x 2060
15.07.	36–46	Kofferdam angelegt	2x 12	2x 2040
	36, 75, 85, 46	Zweiflächige plastische Restaurationen unter Verwendung von Kompositmaterialien in Adhäsivtechnik	4x 13f	4x 2080
	74, 84	Einflächige plastische Restaurationen unter Verwendung von Kompositmaterialien in Adhäsivtechnik	2x 13e	2x 2060
17.07.		Mundhygienestatus, API (10 min)	IP1	–
		Mundhygieneberatung (10 min)	IP2	–
		Zahnputzanleitung demonstriert (5 min)	–	} 1000
	OK, UK	Entfernen weicher Zahnbeläge an allen Frontzähnen	–	12x 4050
		Beratung über Fissurenversiegelung an allen Molaren und Prämolaren	–	Ä1 (anderer Zweck)
	OK, UK	Lokale Fluoridierung	IP4	1020

20.10.		Mundhygienestatus, API (10 min)	–	–
		Mundhygieneberatung und erneute Zahnputzanleitung demonstriert (10 min)	–	1010
	OK, UK	Lokale Fluoridierung	IP4	1020
27.10.	16–53, 46–83	Kofferdam angelegt und	2x 12	2x 2040
	16, 55, 54, 46, 85, 84	Fissurenversiegelung okklusal	2x IP5	6x 2000
	16	Glattflächenversiegelung vestibulär	–	2000
03.11.	26–63, 36–73	Kofferdam angelegt und	2x 12	2x 2040
	26, 65, 64, 36, 35, 34	Fissurenversiegelung okklusal	2x IP5	6x 2000

7. Die FU 2 knüpft an die FU 1, die bei Kindern vom 6. Lebensmonat bis zum vollendeten 33. Lebensmonat abgerechnet wird, an. Die FU 2 ist bei einem Kind vom 34. bis zum vollendeten 72. Lebensmonat abrechenbar. In diesem Zeitraum darf man die FU 2 höchstens dreimal abrechnen, wobei der Abstand zwischen den Früherkennungsuntersuchungen mindestens 12 Monate betragen muss.

   Eine FU 2 darf man im selben Kalenderhalbjahr nicht neben einer 01 abrechnen. Folgt eine 01 in einem neuen Kalenderhalbjahr auf eine FU (im vorangegangenen Halbjahr), dann muss ein Mindestabstand von 4 Monaten eingehalten werden. Eine Ä1 kann im Zusammenhang mit einer FU 2 nicht abgerechnet werden, die Abrechnung setzt eine Einzeluntersuchung bzw. -unterweisung voraus und der Abstand zwischen der ersten FU 2 und der letzten FU 1 c muss mindestens 4 Monate betragen.

   Leistungsbestandteile der FU sind eine eingehende Untersuchung einschließlich Beratung, eine Ernährungs- und Mundhygieneberatung, die Einschätzung des Kariesrisikos und ggf. eine Verordnung von Floridierungsmitteln.

8.

	Bogen	Lange
Listenpreis	1 950,00 €	1 890,00 €
abzgl. Rabatt	195,00 €	94,50 €
zuzügl. Lieferkosten	80,00 €	40,00 €
Verkaufspreis netto	1 835,00 €	1 835,50 €
zuzügl. Umsatzsteuer	348,65 €	348,75 €
Verkaufspreis brutto	2 183,65 €	2 184,25 €
abzügl. Skonto	43,67 €	65,53 €
Endpreis	2 139,98 €	2 118,72 €

Die Firma Lange bietet den besseren Endpreis.

11. Cp Amalgam

1. Bei Herrn Nordmann handelt es sich um eine Karies profunda. Diese muss unmittelbar behandelt werden, da eine Denitinkaries aufgrund des relativ hohen Anteils an organischen Substanzen schnell fortschreiten kann und dann eine Pulpitis verursachen kann. Eine schnelle Behandlung zum jetzigen Zeitpunkt kann den Zahn wahrscheinlich vital erhalten.
2. 1) Inspektion: Eine Initialkaries zeigt sich durch einen Verlust der Transparenz und des Glanzes des Zahns; fortgeschrittene Karies durch die bräunliche Verfärbung.

2) Sondierung: Bei vorsichtigem Tasten kann die veränderte Oberfläche (hängen bleiben der Sonde, bzw. verändertes Sondierungsgeräusch [kein Klirren der Sonde] festgestellt werden.
3) Röntgenuntersuchung: Mittels der Röntgenuntersuchung kann die Zahnhartsubstanzveränderung durch Karies als Aufhellung diagnostiziert werden. Besonders häufig wird zur Kariesdiagnostik die Bissflügelaufnahme genutzt. Diese ist insbesondere angezeigt um Karies im Approximalraum zu diagnostizieren.
4) Weitere Methoden: z. B. Durchleuchtung (Diaphanoskopie/Transilumination) mit Licht, Impedadanzmessung des elektrischen Widerstands, Kariesdetektoren (flüssige Farbstoffe), die kariöse Stellen anfärben können, Laserfluoreszenzmessungen, bei denen bei Bestrahlung mittels eines Lasers, Karies mit anderer Farbe und stärker aufleuchtet.

3. Bei Herrn Nordmann wird eine indirekte Überkappung (da die Pulpa noch nicht erreicht ist) durchgeführt. Bei großflächiger Karies in der Nähe der Pulpa bzw. punktförmige Eröffnung der Pulpa wäre eine direkte Überkappung angezeigt. Bei der Überkappung werden die pulpennahen Bezirke mit Kalziumhydroxid überschichtet; und anschließend eine Unter- und eine definitive Füllung gelegt.

4. Die Abbindezeit der Zemente ist bei hohen Temperaturen kürzer. Durch die kalte Glasplatte wird erreicht, dass der Zement länger verarbeitungsfähig ist.

5.

Vorteile des Amalgams	Nachteile des Amalgams
hohe Randdichte	insbesondere der Inhaltsstoff Quecksilber ist an sich giftig
hält gut dem Kaudruck (besonders im Seitenzahnbereich) stand	höherer Zahnhartsubstanzverlust aufgrund der Notwendigkeit von Retentionsformen
preiswertes Füllungsmaterial	Ästhetik (deutlich sichtbares Füllungsmaterial)

6. Amalgamabfälle müssen unter Luftabschluss aufbewahrt werden (Verdampfungsgefahr). Um eine Belastung des Abwassers durch Amalgam zu vermindern, muss ein Amalgamabscheider am Behandlungsplatz installiert sein.

Amalgamabfälle sind Sondermüll und müssen durch zertifizierte Unternehmen entsorgt werden, die entsprechenden Belege der Entsorgungsunternehmen sind aufzubewahren.

7.

Datum	Zahn	Leistung	Bema-Nr. ggf. Anzahl	GOZ/GOÄ ggf. Anzahl
25.07.		Herr Nordmann kommt am Donnerstagnachmittag mit Zahnschmerzen in die Praxis. Untersuchung an 27	–	Ä5
		Beratung des Patienten	Ä1	Ä1
	27	Vitalitätsprüfung, Befund (+)	8	0070
		Röntgen	Ä925a	Ä5000
		Infiltrationsanästhesie	40	0090
		Kofferdam	12	2040
		Caries profunda palatinal und mesial	2x 25	2x 2330
		Einlegen eines Calciumhydroxid-haltigen Medikamentes in beide Kavitäten	–	–
		Amalgamfüllung palatinal und mesial	2x 13a	2x 2050
01.08.	27	Polieren der beiden Füllungen	–	2x 2130
		Eingehende Untersuchung, Befund: [...]	01	0010

8. Die indirekte Überkappung ist je Kavität abrechenbar, die direkte nur je Zahn

   Die direkte Überkappung ist nur an bleibenden Zähnen abrechenbar, die indirekte auch an Milchzähnen.

   An einem Zahn kann die CP neben der P abgerechnet werden, wenn es sich um verschiedene Kavitäten handelt.

   Erfolgt die definitive Füllung nicht in der gleichen Sitzung, dann ist der provisorische Verschluss Bestandteil der CP bzw. P.

9. Bissflügelaufnahmen erfassen die oberen und unteren Zahnkronen gleichzeitig auf einem Zahnfilm. Diese Methode dient zur Aufnahme von Approximalkaries und ist für den Frontzahnbereich nicht geeignet. Daher reichen vier Bilder, um alle Molaren und Prämolaren abzubilden.

   Sie werden je nach Anzahl der Bilder entweder nach der Bema-Nr. Ä925a (bis 2 Bilder) oder nach der Bema-Nr. Ä925b (3–5) Bilder abgerechnet.

   Sie erhalten als Bemerkung die Ziffer 0.

10. Die Kündigung der Mitarbeiterin während der Schwangerschaft und vier Monate nach der Entbindung ist unzulässig. Eine Kündigung ist auch rückwirkend noch unzulässig, wenn die Schwangerschaft innerhalb von zwei Wochen nach Zugang der Kündigung mitgeteilt wird.

11. Schwangere dürfen nicht beschäftigt werden, wenn nach ärztlichem Zeugnis Leben oder Gesundheit der Mutter oder des Kindes gefährdet sind. Werdende Mütter dürfen keinen gesundheitsgefährdeten Stoffen (Desinfektionsmittel) oder Strahlen (z. B. Röntgenstrahlen) ausgesetzt werden. Sie dürfen keine Lasten von mehr als 5 Kilogramm regelmäßig heben und keine Arbeiten verrichten, bei denen sie in besonderem Maße der Gefahr ausgesetzt sind an einer Berufskrankheit zu erkranken.

12. Die Mutterschutzfrist vor der Geburt beträgt sechs Wochen vor dem errechneten Geburtstermin und acht Wochen nach dem tatsächlichen Geburtstermin. Bei Mehrlingsgeburten 12 Wochen nach dem tatsächlichen Geburtstermin.

12. Chirurgie

1. Nach dem anamnestischen Angaben zu folgen, scheint es sich um eine Schlupfwinkelinfektion (Dentito difficilis) zu handeln. Bei der Dentito difficilis handelt es sich um eine Infektion der Schleimhautkapuze über einem teilretinierten Zahn.

2. Bei akuten Zahnschmerzen ist der Zahnarzt verpflichtet für Linderung zu sorgen.
   Im vorliegenden Fall könnte sich die Infektion im Weichteilgewebe ausbreiten und das Krankheitsbild erheblich verschlimmern. Schließlich können die Schmerzen des Herrn C. durch einen kurzen Eingriff in der Praxis erheblich gemildert werden.

3. Da die Schlupfwinkelinfektion durch einen teilretinierten Zahn verursacht wird, sollte dieser mittels Röntgenbild dargestellt werden. Gegebenenfalls kann zunächst eine Panoramaschichtaufnahme erstellt werden, auf jeden Fall ist allerdings ein Zahnfilm ggf. Aufbissaufnahme zur Lokalisation des teilretinierten Zahns erforderlich.

4. Luftblasen oder Fixiertropfen, die während der Entwicklung auf den Film gekommen sind

5. Der Schlupfwinkel wird freigelegt (ggf. mit der Kappenstanze), gründlich gespült und es wird eine Drainage gelegt. Da Herr Gerdes keine Allgemeinsymptome zeigt, wird auf eine zusätzliche antibiotische orale Therapie verzichtet.
6. In der Regel wird nach Abklingen der Infektion der teilretinierte Zahn 38 durch eine Osteotomie entfernt.
7. Anästhesie, Bildung eines Mukoperiostlappens (Skalpell, Raspatoriom), Freilegung des Zahns (gekühlter Bohrer/Lindemannfräse), Entfernung der Zahnteile (Hebel, Wurzelzange), Entfernung von Granulationsgewebe (Luer Zange, scharfer Löffel), Glättung von scharfen Knochenrändern (Luer Zange, Lindemannfräse, Rosenbohrer), Naht (Nadelhalter, Nadel, Faden, Schere).

8.

Datum	Zahn	Leistung	Bema-Nr. ggf. Anzahl	GOZ/GOÄ ggf. Anzahl
31.05. (10:00)		Herr Gerdes kommt am Montagvormittag erstmalig in diesem Jahr mit Zahnschmerzen im hinteren Bereich in die Zahnarztpraxis	–	–
		OPG, <u>Befund:</u> 38 verlagert und teilretiniert	Ä935d	Ä5004
		Untersuchung, <u>Befund:</u> Dentitio difficilis	–	Ä5
		Beratung des Patienten über den weiteren Behandlungsverlauf	Ä1	Ä1
	38	Leitungsanästhesie	41a	0100
	38	Entfernen der Zahnfleischkapuze mit einem Skalpell	49	3070
		Spülung und Einlegen eines Drains	–	–
02.06.	38	Wundkontrolle und Nachbehandlung der Wunde, Wechsel des Drains mit daran haftender wundheilungsfördernder Salbe	38	3290 3300
04.06.	38	Drain entfernt	38	3300
		Eingehende Untersuchung, <u>Befund:</u> alle 8er fehlend, 12, 23 kariös, Zahnstein vorhanden	01	0010
	38	Leitungsanästhesie,	41a	0100
		bukkale Infiltration damit eine ausreichende Anästhesietiefe erzielt wird	40	0090
		Entfernung nach Aufklappung	48	3040
		Glättung von scharfen Knochenrändern	–	–
		Stillung einer übermäßigen Blutung mit erheblichem Zeitaufwand	36	3050
		Nähte gelegt,	–	–
		Ohnmacht des Patienten, Hilfeleistung durch den Zahnarzt (15 min)	02	–
		Rezept ausgestellt	–	–
		Arbeitsunfähigkeitsbescheinigung ausgestellt	Ä70	Ä70

10.06.	38	Wundkontrolle o. B.	–	3290
	17–27 37–47	Entfernen harter und weicher Zahnbeläge	107	18x 4050 10x 4055
15.06.	38	Nähte entfernt	38	3300
	12, 23	Kofferdam gelegt	12	2040
		Infiltrationsanästhesien	2x 40	2x 0090
	12	mesialer Eckenaufbau mit Kompositmaterialien in Adhäsivtechnik	13d	2120
		unter Verwendung von einem parapulpären Stift	16	analog
		zu 1,50 €	–	–
	23	Füllung mit Kompositmaterialien in Adhäsivtechnik m-p	13b	2080
	34–44	Nachreinigung einschließlich Polieren	–	8x 4060

9. Erfolgen keine chirurgischen Maßnahmen, dann wird die Bema-Nr. 105 abgerechnet.
10. Wenn sie in einer Praxis arbeitet, die mehr als 10 Mitarbeiter hat. Auszubildende werden nicht mitgerechnet, Teilzeitkräfte nur anteilig. Außerdem muss sie dort seit mindestens 6 Monaten beschäftig sein.
11. Der Kündigungsgrund muss in der Person der Arbeitnehmerin oder in ihrem Verhalten liegen oder durch dringende betriebliche Erfordernisse bedingt sein.
12. Dann kann der Zahnarzt ihr im Prinzip jederzeit unter Beachtung der Kündigungsfristen kündigen.
13. Sie beträgt vier Wochen zum Fünfzehnten oder zum Ende eines Kalendermonats.
14. Es kann fristlos gekündigt werden, wenn die Fortsetzung der Arbeit bis zum Ablauf der Kündigungsfrist der Arbeitnehmerin oder dem Zahnarzt nicht mehr zugemutet werden kann.

    Die Kündigung kann nur innerhalb von zwei Wochen nach dem Ereignis erfolgen, das die Kündigung auslöst.

13. Herausnehmbarer Apparat

1. Fachwort für „schlechte Angewohnheiten" ist bad habits. Andere typische sind Mundatmung, Zungenpressen, viszeraler Schluckakt.
2. Ein offener Biss ist ein Spalt beim Schlussbiss.
3. Funktionsbefund: Funktion der Lippen, Wangen, Zunge, Atmung, Schluckakt, Artikulation. Der Funktionsbefund ist notwendig, da pathologische Veränderungen in den oben genannten Punkten zu kieferorthopädischen Dysfunktionen führen. Daher müssen pathologische Veränderungen vor oder während einer kieferorthopädischen Behandlung in Zusammenarbeit z. B. mit HNO Ärzten und Logopäden behandelt werden.

4. Panoramaschichtaufnahme (ggf. auch Einzelbilder): Röntgenstatus.
   Fernröntgenseitenbild: Lage der Zähne des Ober- und Unterkiefers zum Schädel, ggf.
   Handröntgenaufnahme: Zur Bestimmung der Entwicklungsphase und des zu erwartenden Wachstums.

5. Plattenkörper, Halteelemente (Pfeil-, Kugel-, Adamsklammern), Bewegungselemente (Labialbogen, Drahtfeder, aktive Schrauben)

6. 1) einfache, preisgünstige Herstellung
   2) keine Beeinträchtigung der Mundhygiene
   3) Schonung des Parodontiums
   4) abwandlungsfähig, leicht zu reparieren

7. Der Erfolg der Behandlung mit einem herausnehmbaren Apparat ist Abhängig von der Patientenmitarbeit (Compliance). Außerdem führt ein herausnehmbarer Apparat zur Behinderung der Aussprache Die alleinige Behandlung mit herausnehmbaren Apparaten erfordert eine lange Behandlungszeit. D. h. im vorliegenden Fall müsste konkret mit Ella besprochen werden, ob sie sich vorstellen kann, dass sie den herausnehmbaren Apparat tatsächlich regelmäßig trägt. *Diesbezüglich muss ein rechtlich wirksamer Vertrag geschlossen werden, der bei Nichteinhaltung der Patientencomplience die Behandlungskosten komplett auf die Eltern fallen (Krankenkassenregelung).*

8. Mit der Bema-Nr. 01k. Sie ist nur von dem Zahnarzt abrechenbar, der auch die kieferorthopädische Behandlungsplanung durchführt. Sie darf frühestens nach 6 Monaten erneut abgerechnet werden. Die Bema-Nr. 01 kann nicht im Zusammenhang mit einer kieferothopädischen Behandlung abgerechnet werden und ist nicht neben der 01 k abrechenbar.

9. Mit der Bema-Nr. Ä928 je Aufnahme. Die Abrechnung je Aufnahme erfolgt über den KFO-Behandlungsplan.

10. Die Röntgenbilder und die dazugehörenden Aufzeichnungen sind 10 Jahre nach Abschluss der letzten Röntgenuntersuchung aufzubewahren. Ist die untersuchte Person noch nicht 18 Jahre alt, so sind die Röntgenbilder und die dazugehörenden Aufzeichnungen bis zur Vollendung des 28. Lebensjahres aufzubewahren.

11. Sie sind mit der Ordnungsnummer 6002 bzw. EDV-Nr. 602 in voller Höhe abrechenbar.

12. Man muss arbeitslos sein, sich bei der Agentur für Arbeit arbeitslos gemeldet haben und die Anwartschaftszeit erfüllt haben. Die Anwartschaftszeit ist erfüllt, wenn man in den letzten zwei Jahren vor Beantragung des Arbeitslosengeldes mindestens 12 Monate gearbeitet hat.

13. Sie beträgt zwischen 6 und 12 Monaten, jeweils abhängig von der Zeit, die man gearbeitet hat. Ist man älter als 50, dann erhöht sich die Bezugsdauer auf bis zu zwei Jahre.

14. Das Arbeitslosengeld beträgt 60 % des sogenannten Leistungsentgelts, das weitgehend dem Nettolohn entspricht. Bei Arbeitslosen mit mindestens einem Kind beträgt es 67 %.

15. Man muss mindestens 15 Jahre alt und arbeitsfähig ist sein. Man muss in Deutschland leben und einen Antrag stellen. Das eigene Vermögen muss gering sein (unter bestimmten Grenzen liegen) und man muss hilfsbedürftig sein. Hilfsbedürftig bedeutet, dass man niemanden hat (z. B. Ehepartner, Lebenspartner) der einen sonst in ausreichenden Umfang finanziell unterstützen kann.

14. Schlotterkamm

1. Schlotterkamm: Resorption von Alveolarknochen im zahnlosen Kiefer infolge ungünstiger Belastungen mit resultierendem Überschuss des weichgewebigen Kieferkamms

   Lappenfibrom: narbengewebige Veränderung durch chronische Reizung beim schlechtem Prothesensitz

2. Mit der Panoramaschichtaufnahme wird der Vollprothesen tragende Aleveolarkamm beurteilt. Ist dieser in der Substanz zu gering ist eine Alveolarkammerhöhung notwendig. Diese könnte im gegebenen Fall z. B. im Rahmen der Schlotterkammoperation erfolgen.

3. Vestibulärer Schnitt auf dem Alveolarkamm (Skalpell), Keilexzision der gelösten Schleimhaut (Skalpell, Präparierschere), vestibuläre Naht (Nadelhalter, Nadel, nicht resorbierbarer Faden, Schere)

4. Entfernung durch Exzision an der Lappenbasis und anschließender Naht

5. Direkte Unterfütterung: Trimmen und erneute Ausformung des Funktionsrandes mit Prothesenkunststoff im Mund des Patienten

   Indirekte Unterfütterung: Trimmen und Funktionsabdruck (Prothese dient als individueller Löffel), Abdruckmasse wird anschließend von einem Zahntechniker durch Kunststoff ersetzt

6. Da Frau Besel über längere Zeiträume ihre Vollprothese anscheinend nicht getragen hat, sind größere Abweichungen zu erwarten, daher ist eine indirekte Unterfütterung sinnvoller.

7. Bema-Nr. 100c ist als einzige Position auch für das direkte Verfahren abrechenbar.
   Alle weiteren Nummern sind nur für das indirekte Verfahren abrechenbar.

   Hinsichtlich des Umfangs der Unterfütterung (Teilunterfütterung oder vollständige Unterfütterung):
   Bema-Nr. 100c für die Teilunterfütterung, die anderen Positionen nur für die vollständige Unterfütterung

   Hinsichtlich einer „funktionellen Randgestaltung":
   Die Bema-Nrn. 100e und f werden abgerechnet, wenn neben der vollständigen Unterfütterung eine funktionelle Randgestaltung erfolgt. Ohne funktionelle Randgestaltung ist nur die 100d abrechenbar.

8.

Datum	Zahn	Leistung	Bema-Nr. ggf. Anzahl
29.06.		Frau Besel kommt am Dienstagvormittag in die Praxis	–
		Eingehende Untersuchung, <u>Befund:</u> Die beiden 5 Jahre alten Vollprothesen müssen unterfüttert werden, Lappenfibrom regio 23–24	01
		Beratung HKP für die Wiederherstellung	–
02.07.	regio 14–24	Infiltrationsanästhesien Entfernung des Schlotterkamms und	4x 40 2x 57
	regio 23–24	des Lappenfibromes Nähte gelegt	– (dasselbe Gebiet, wie Bema-Nr. 57)
05.07.	regio 14–24	Wundkontrolle o. B.	–
09.07.	regio 14–24	Nähte entfernt	2x 38
	regio 33–43	Leitungsanästhesien	2x 41a
		Mundbodenplastik, Nähte gelegt	59
15.07.	regio 33–43	Nähte entfernt	38
		Terminvereinbarung zur Fortsetzung der Behandlung zur Unterfütterung der Vollprothesen	–

9. 58 (KnR): abrechenbar für Knochenresektion am ausgeheilten Kiefer (nicht im zeitlichen Zusammenhang mit Extraktionen und Osteotomien), je Kieferhälfte oder Frontzahnbereich, je Sitzung

   62 (Alv): abrechenbar für Knochenresektion am nicht ausgeheilten Kiefer. In derselben Sitzung wie die Extraktion in einem Gebiet von mindestens 4 fehlenden Zähnen je Kiefer einmal und in einem Gebiet von mehr als acht Zähnen je Kiefer zweimal. In besonderer Sitzung bereits in einem Gebiet ab einem fehlenden Zahn je Kiefer abrechenbar. Das Gebiet muss nicht zusammenhängend sein.

   60 (Pla3): Die Tuberplastik ist je Tuber einmal abrechenbar.

10.

	Blue-Computer	**Green-Computer**
Listenpreis	4500,00 €	4900,00 €
abzgl. Rabatt	900,00 €	1470,00 €
zuzügl. Lieferkosten	0,00 €	120,00 €
Verkaufspreis netto	3600,00 €	3550,00 €
zuzügl. Umsatzsteuer	684,00 €	674,50 €
Verkaufspreis brutto	4284,00 €	4224,50 €
abzügl. Skonto	85,68 €	126,74 €
Endpreis	4198,32 €	4097,77 €

Die Firma Green-Computer hat den besseren Preis

11. Die Firma Green-Computer ist zwar preiswerter, bietet aber nur eine viel kürzere Garantie. Auch sollte der Zahnarzt weitere Überlegungen in seine Entscheidung einfließen lassen, wie Service, Erreichbarkeit, Ruf der Firma usw.

15. Prothetik: Vollprothese

1. 1. Sitzung: Anamnese, extra- und intraoraler Befund
   Erstellung eines Behandlungsplans
   Durchführung der anatomischen Abformungen für den Ober- und Unterkiefer

   2. Sitzung: Durchführung der Funktionsabformungen für Ober- und Unterkiefer

   3. Sitzung: Kieferrelationsbestimmung (Bissnahme) mit Bissschablonen mit Wachswällen
   Bestimmung der Zahnform und Farbe

   4. Sitzung: Wachseinprobe (Überprüfung der Okklusion und Artikulation und ggf. Korrektur)

   5. Sitzung: Einsetzen der Vollprothesen, Überprüfen Okklusion, Artikulation, Hinweise zur Pflege und Eingewöhnung

   6. Sitzung: Kontrolle auf Druckstellen

2. Wenn Petra kein Strahlendosimeter trägt (was der Normalfall ist), darf sie sich nicht im Kontrollbereich aufhalten. Auch wenn die Strahlendosis einer Aufnahme gering ist (0,01 mSv), würde Petra sonst im Laufe des Jahres eine erhebliche Strahlendosis akkumulieren.

   Eine Möglichkeit wäre Frau Wassermanns Tochter zu bitten bei ihrer Mutter zu bleiben. Dafür muss sie über die mögliche Gefährdung aufgeklärt werden, eine mögliche Schwangerschaft ausgeschlossen und die eventuell während des letzten Jahres akkumulierte Strahlendosis von Frau Wassermanns Tochter berechnet werden. Diese Informationen und das Einverständnis von Frau Wassermanns Tochter müssen schriftlich fixiert werden. Die Aufnahme wird bei minimal möglicher Strahlenbelastung durchgeführt und eine Bleischürze und ggf. ein Bleischutzschild zur Verfügung gestellt.

3. In der zweiten Sitzung wird die Funktionsabformung durchgeführt. Die Funktionsabformung wird mit einem individuellen Löffel, der mittels der anatomischen Abformung hergestellt wurde, durchgeführt. Die Funktionsabformung bildet zusätzlich zur anatomischen Abformung die Bewegung der Schleimhaut und der Bänder aktiv und passiv ab. Diese zusätzlichen Informationen sind notwendig, um den Funktionsrand der Prothese herstellen zu können. Da der Funktionsrand für den Halt der Prothese unerlässlich ist, ist damit auch die zweite Sitzung unerlässlich.

4. Eine Funktionsabformung wird zuerst durch eine Randgestaltung des Funktionslöffels mit Kerr Grün oder einem hochviskösen Silikon durchgeführt. Das plastische (ca. 45 °C warme) Kerr Grün oder das Silikon wird auf den Löffelrand gegeben und im Mund des Patienten mit aktiven Bewegungen der Lippen der Fornix ausgeformt. Anschließend wird mit einem niedrig viskösem Abformmaterial z. B. Impregum die Feinabformung ebenfalls mit aktiven Bewegungen durchgeführt.

5. *Am oben stehenden Beispiel sieht man wie wichtig die ausführliche Aufklärung hinsichtlich der Eingewöhnung in der fünften Sitzung ist. Allerdings wird dies häufiger von den Patienten aufgrund der Aufregung beim Einsetzen der neuen Prothesen gar nicht recht wahrgenommen.* In der Regel ist es nicht sinnvoll nach einem sorgfältigen Einsetzen der Prothese am nächsten Tag die Prothese einzuschleifen. Meist wird der Funktionsrand als unangenehm empfunden, dieser muss allerdings stramm sitzen, da nur so der Unterdruck die Prothese am Kiefer halten kann, man spricht daher auch vom Ventilrand. Auch der Halt durch die Muskulatur ist abhängig vom ausgearbeiteten Funktionsrand. Wird zu schnell eingeschliffen, ist die Prothese anschließend in Bewegung, so dass auch der dritte Haltemechanismus, die Kapillarkraft, nicht zum Tragen kommen kann.

6. Abrechenbar sind grundsätzlich jeweils eine Funktionsabformung im OK und UK mit den Bema-Nrn. 98b und 98c, sowie die Bema-Nrn 97a für eine totale Prothese im OK und 97b für eine totale Prothese im UK.

7. In der Regel 3 Zähne je Kiefer. Nur im Ausnahmefall auch bei mehr als 3 Zähnen (Begründung!).

8. Auch diese werden wie die totale Prothese mit den Bema-Nrn. 97a bzw. 97b abgerechnet. Für die Teleskopkronen jeweils die Bema-Nr. 91d.

9. Ja, diese werden nach der Bema-Nr. 98a einmal je Kiefer abgerechnet.

10. Das sind die Bema-Nr. 98e für eine Metallbasis (abrechenbar einmal) je totale Prothese und die 98d für die intraorale Stützstiftregistrierung (abrechenbar einmal je HKP).

11. Es muss ein begründeter Ausnahmefall vorliegen (z. B. Torus palatinus oder Exostosen). Verstärkungs- und Beschwerungseinlagen sind nicht unter der Bema-Nr. 98e abrechenbar.

12. Ein Käufer muss den Verkäufer mahnen, wenn der Liefertermin kalendermäßig nicht bestimmt oder bestimmbar ist. Der Verkäufer kommt ohne Mahnung in Lieferungsverzug, wenn ein Fixkauf oder ein Terminkauf vorliegt oder der Verkäufer die Leistung verweigert.

13. Grundsätzlich muss ein Verschulden des Verkäufers vorliegen. Dies liegt vor, wenn der Verkäufer fahrlässig oder vorsätzlich (= absichtlich) den Lieferungsverzug zu verantworten hat. Bei einem Gattungskauf muss allerdings kein Verschulden des Verkäufers vorliegen, damit der Verkäufer in Lieferungsverzug gerät.

14. Der Käufer kann weiterhin die Lieferung der Ware verlangen und zusätzlich Schadensersatz dafür, dass die Ware zu spät geliefert wurde, z. B. kann er den durch die verspätete Lieferung entgangenen Gewinn als Schadensersatz verlangen.

15. Eine angemessene Nachfrist ist eine letzte Frist, die der Käufer dem Verkäufer setzen muss, erst dann darf er die Lieferung der Ware ablehnen. (Die angemessene Nachfrist hat mit der Mahnung nichts zu tun, nicht verwechseln!) Die Nachfrist entfällt, wenn es sich um einen Fixkauf oder Terminkauf handelt oder der Verkäufer die Lieferung der Ware verweigert.

16. Wenn man als Käufer Aufwendungen hatte, die aber nutzlos geworden sind, weil die gekaufte Ware nicht geliefert wurde. Beispiel: Man hat einen neues Ultraschallgerät bestellt und dafür schon einen Spezialtisch gekauft, der nur zu diesem Ultraschallgerät passt. Aber das Ultraschallgerät wird nicht geliefert, weil es nicht mehr verfügbar ist. Statt dessen wird ein neues Modell geliefert, das aber nicht zum Spezialtisch passt. In diesem Fall darf man die Kosten des Spezialtisches dem Verkäufer des Ultraschallgerätes in Rechnung stellen.

16. Zystenoperation

1. Eine Aufhellung ist eine dunkel erscheinende Veränderung auf dem Röntgennegativ.

2. Karies, chronische apikale Parodontitis, Zysten

3. Aufgrund der Anamnese und der beschriebenen scharfen Abgrenzung der apikalen Verschattung ist am ehesten eine radiculäre Zyste zu vermuten.

   (Differentialdiagnostisch ist immer ein osteolytischer Tumor auszuschließen, indem die exzidierte Zyste histologisch untersucht werden sollte).

4. Zystostomie (Partsch I): Eröffnung der Zyste und Herstellung einer Nebenbucht zur Mundhöhle

   Zystektomie (Partsch II): vollständige Entfernung des Zystenbalgs und dichter Verschluss

5. Da die radiculäre Zyste von entzündetem Gewebe ausgeht, wird dieses entweder durch eine Wurzelkanalbehandlung bzw. Extraktion des Zahns entfernt.

6. Die Öffnung zur Mundhöhle muss offen gehalten werden; häufig durch einen Obturator.

7. Diabetes mellitus Typ 2 ist ein relativer Insulinmangel infolge verminderter Insulinwirkung im Gewebe. Diabetes mellitus Typ 2 ist bei übergewichtigen Menschen häufiger. Diabetes mellitus Typ 2 tritt in der Regel bei alten Menschen auf und macht etwa 90 % der Fälle aus. Diabetes mellitus Typ 2 wird mit Diät, Medikamenten und im fortgeschrittenen Stadium auch mit Insulin behandelt.

   Bei Patienten mit Diabetes mellitus ist die Wundheilung häufig schlechter und es besteht eine höhere Infektionsgefahr.

8. Wird eine Zyste als selbstständige Leistung operativ durch eine Zystektomie (Operation nach Partsch II) entfernt oder erfolgt diese Operation nach einer vorangegangenen Extraktion, dann wird die Bema-Nr. 56a abgerechnet.

   Die Zystektomie in Verbindung mit einer Wurzelspitzenresektion oder einer Osteotomie wird als Bema-Nr. 56c abgerechnet.

9. In diesem Fall handelt es sich um eine Zystostomie. Als selbstständige Leistung wird diese Operation nach der Bema-Nr. 56b abgerechnet. Erfolgt der Eingriff in Verbindung mit einer Wurzelspitzenresektion oder einer Osteotomie, dann wird die Bema-Nr. 56d abgerechnet.

10. Dieser Eingriff ist nicht abrechenbar.

11.

Datum	Zahn	Leistung	Bema-Nr. ggf. Anzahl	GOZ/GOÄ ggf. Anzahl
03.03.		Herr Kuhlmann kommt am Mittwochvormittag in die Praxis. Eingehende Untersuchung zur Feststellung von Zahn-, Mund- und Kieferkrankheiten, Befund: k: 37, 45, 47 b: 46; Zahnstein vorhanden, Diabetes mellitus Typ 2	01	0010
	OK, UK	Orthopantomogramm, Befund: 37 WF vorhanden, apikale Aufhellung	Ä935d	Ä5004
	37	Röntgen, Befund: radiculäre Zyste	Ä925a	Ä5000
	OK, UK	Zahnstein entfernt	107	19x 4050 13x 4055
06.03.	37	Leitungsanästhesie	41a	0100
		Resektion beider Wurzelspitzen, ein Zugang bukkal und ein zweiter Zugang lingual	2x 54b	2x 3120
		Zystenoperation nach Partsch II	56c	3190
		Stillung einer übermäßigen Blutung durch das Abbinden eines Gefäßes.	37	3060
		Wundverschluss durch primäre Naht	–	–
8.03.	37	Wundkontrolle, Leitungsanästhesie Erneuern der Naht	41a 46	3290, 0100 3310
11.03.	37	Wundkontrolle o. B.	–	3290
16.03.	37	Nähte entfernt	38	3300

12. Fehlerhafte Ware: Es wurde eine Ware geliefert, an der irgendetwas nicht so ist, wie es laut Kaufvertrag sein soll.

    Ware ungleich Werbung: Die Ware stimmt nicht mit den in der Werbung für die Ware gemachten Angaben überein.

    Montagemangel: Bei einem Kaufvertrag wurde die Aufstellung der Ware mit vereinbart. Allerdings erfolgt die Aufstellung der Ware fehlerhaft, sodass die Ware nicht ordnungsgemäß in Gebrauch genommen werden kann.

    Mangelhafte Montageanleitung: Die mitgelieferte Montageanleitung für eine Ware, die noch zusammengesetzt werden muss, ist unverständlich oder falsch.

    Falschlieferung: Es wurde eine andere Ware geliefert als bestellt war.

    Zuweniglieferung: Es wurde zu wenig von der bestellten Ware geliefert.

13. Offener Mangel, er ist sofort erkennbar. Die Verjährungsfrist beträgt zwei Jahre.

    Versteckter Mangel, er kann auch bei einer ordnungsgemäßen Untersuchung der Ware auf Mängel nicht entdeckt werden. Man erkennt ihn erst beim Gebrauch der Ware. Die Verjährungsfrist beträgt 2 Jahre.

    Arglistig verschwiegener Mangel, es liegt ein Mangel vor, der dem Verkäufer bekannt ist. Er verschweigt ihn aber absichtlich, denn das bringt ihm einen Vorteil, z. B. einen höheren Preis.

14. Der Käufer kann grundsätzlich zwischen Nachbesserung (= Reparatur) und Neulieferung wählen. Bei nur geringen Mängeln kann der Verkäufer jedoch auf eine Reparatur bestehen.

15. Die Nachbesserung muss zweimal erfolglos stattgefunden haben, dann kann der Käufer seine nachrangigen Rechte geltend machen.

16. Minderung bedeutet, dass der Kaufpreis der Ware als Ausgleich für den Mangel um einen bestimmten Betrag heruntergesetzt wird.

17. Parodontologie 1

1. Instruktion und Motivation zur Zahnhygiene, Zahnsteinentfernung, falls notwendig Sanierung kariöser oder endodontischer Veränderungen

2. Neben der Schädigung der Gingiva durch die Plaque besiedelnden Bakterien können diese lokalen Ursachen durch funktionelle Störungen wie Frühkontakte verstärkt werden.

3. Weiche Beläge: Plaque: z. B. Zahnbürste, rotierende Bürsten im Winkelstück

   Harte Beläge: supragingival Zahnstein: Entfernung mit Handscalern, Ultraschallskalern, Airscaler, subgingival Konkrement: Küretten, Haken-Scaler, Ultraschallskaler (bei Gewährleistung von ausreichender Kühlung bis max. 4 mm)

4. Mundduschen können keine fest anhaftenden Beläge (also Plaque sowie die harten Beläge) entfernen. Lediglich unstrukturierte Beläge (Materia Alba), bzw. Essensreste (food debris) können so entfernt werden. Im Fall des Herrn Z bringt die Munddusche therapeutisch also keine wirklichen Vorteile

5. Bei der maschinellen Aufarbeitung entstehen keimhaltige Aersole, entsprechend ist ein Mundschutz und Schutzbrille zu tragen.

6. Die typischen Entzündungssymptome: Dolor, Rubor, Tumor, (Functio laesa, Calor), Blutung, und Flüssigkeitsabsonderungen.

7. Knochenabbau ist nur bei einer Paradontitis zu finden.

8. In Rechtwinkel- oder Paralleltechnik. Mit diesen Techniken können reproduzierbare Aufnahmen hergestellt werden, die den Behandlungsverlauf dokumentieren können, weiterhin können Knochentaschen sicherer ausgemessen werden.

9. Nein, weder eine fehlende Mitwirkung des Patienten noch das Fehlen von Zahnstein sind Voraussetzung für die Genehmigung bzw. Aufnahme einer systematischen PAR-Behandlung.

10. Die Abrechnung erfolgt über das Abrechnungsformular zur PAR-Therapie oder online (soweit im PVS integriert). Die Bema-Nr. 108 ist je Sitzung innerhalb der gesamten PAR-Therapiestrecke (ATG-UPT) abrechenbar und nach Bema-Nr. 4 bzw. genehmigten PAR-Status. Im Rahmen der Therapieergänzung ist die Bema-Nr. 108 nicht abrechenbar.

11. Durch eine professionelle Zahnreinigung, die allerdings nicht von der gesetzlichen Krankenkasse erstattet wird. Das Recht eine systematische-PAR-Behandlung zu beanspruchen ist aber unabhängig von einer durchgeführten PZR.

12. Die Portokosten werden über die Ordnungsnummer 6002 bzw. EDV-Nr. 602 abgerechnet.

13. Der Gläubiger muss den Schuldner mahnen, wenn kein Zahlungszeitpunkt vereinbart wurde oder wenn der Zahlungszeitpunkt nicht kalendermäßig bestimmbar ist.

14. Der Zahlungsverzug tritt ohne Mahnung ein, wenn der Zahlungszeitpunkt kalendermäßig bestimmbar ist.

15. Er muss auf diese Regelung in der Rechnung besonders hinweisen.

16. Der Gläubiger besteht weiterhin darauf, dass der Schuldner zahlt. Er darf jedoch ab dem Zeitpunkt des Zahlungsverzuges vom Schuldner Verzugszinsen verlagen in Höhe von 5% über dem sogenannten Basiszinssatz. Der Basiszinssatz wird von der Deutschen Bundesbank bekannt gegeben und in der Regel in Tageszeitungen veröffentlicht.

17. Der Gläubiger verlangt die von ihm erbrachten Leistungen z. B. den Kaufgegenstand zurück, dafür braucht der Schuldner nicht zu bezahlen. Der bestehende Vertrag wird aufgelöst.

18. Zahnärztliche Leistungen sind in der Regel Dienstleistungen. Es ist dann von Natur aus nicht möglich sie zurück zu verlangen. Der Zahnarzt hat also in diesem Fall keinen Vorteil von einem Rücktritt vom Vertrag.

18. Parodontologie 2

1. Bei Frau Ulrich wäre nun die weiterführende (systematische) Parodontalbehandlung angezeigt. Den ersten Punkte dafür hat Frau Ulrich anscheinend schon erfüllt, nämlich die aktive Patientenmitarbeit durch Verbesserung der Zahnhygiene, die bereits erste Erfolge gezeigt hat. Bevor die systematische Parodontaltherapie eingeleitet werden kann, ist eine Genehmigung der Krankenkasse einzuholen. Für die Genehmigung ist der Parodontalstatus (Blatt 1 und 2 mit den geplanten Maßnahmen, der Befund der Röntgenaufnahmen sowie der ggf. notwendigen Situationsmodellen einzureichen.

2. Fehlende Zähne, freiliegende Bi- oder Trifurkationen, Zahnlockerungen (Grad I–III), Sondiertiefen der Zahnfleischtaschen (in mm), Rezessionen (in mm) und außerdem ist einzutragen, ob ein geschlossenes oder offenes Vorgehen geplant ist.

3. a) Bei der offenen Kürettage (parodonale Lappenoperation) wird zunächst mit dem Skalpell ein Schleimhaut-Periost-Lappen gebildet und anschließend unter Sicht ein Scaling (Kürette) und eine Weichteilküretage (Kürette, Skalpell) und Spülung durchgeführt. Bei der internen Gingivektomie wird durch einen Marginalschnitt die entzündete Gingiva reduziert und ausgedünnt (Skalpell) und eine spannungsfreie Naht (z. B. Einzelknopfnähte mit Nadelhalter, nicht resorbierbares Nahtmaterial), gelegt und ggf. ein Zahnfleischverband aufgetragen.

   b) Bei der geschlossenen Kürettage wird ohne Aufklappung gearbeitet, es wird ein Scaling (Scaler, Kürette) Rootplaning (Kürette) und eine Weichteilkürettage (Kürette) durchgeführt

   c) Bei der externen Gingivektomie wird zunächst die Taschentiefe durch einen Blutungspunkt mit der Taschenmarkierungspinziette festgelegt. Anschließend wird die Gingiva mit Gingivektomiemessern abgetragen und anatomisch z. B. mit Elektroschlingen ausgeformt (auch Gingivoplastik genannt).

4. In den operierten Gebieten darf etwa während 7 Tagen keine Zahnreinigung mit der Zahnbürste erfolgen, entsprechend wird täglich eine Minute mit Chlorhexidin gespült.

5. Die Erhaltungstherapie (Recall) in 3 bis 6 Monaten Abstand. Teil des Recalls ist die sorgfältige Untersuchung der Gingiva, Kontrolle der Zahnputztechnik und ggf. Motivation, professionelle Zahnreinigung und je nach Ergebnis der Untersuchung weitere Maßnahmen, die aufgrund der frühzeitigen Diagnose im Rahmen des Recalls in der Regel eine bessere Heilungschance haben.

6. Mit der Bema-Nr. 4. Sie ist einmal je Behandlungsfall abrechenbar. Eine erneute Abrechnung ist erst nach abgeschlossener PAR-Therapiestrecke und einer neuen Indikation möglich.

7. Sondiertiefen von 4 mm oder mehr und eine der drei folgenden Diagnosen:
1. Parodontitis, 2. Parodontitis als Manifestation systemischer Erkrankungen, 3. generalisierte gingivale Vergrößerungen

8. Mit der Bema-Nr. AIT (Antiinfektiöse Therapie). Bema-Nrn. AITa je behandeltem einwurzeligem Zahn und AITb je behandeltem mehrwurzeligem Zahn

9. Das sind folgende Bema-Nrn.: ATG, MHU, AITa bzw. AITb, BEVa und die UPT. ATG ist das Parodontologisches Aufklärungs- und Therapiegespräch, welches einmal innerhalb der PAR-Behandlungsstrecke abrechenbar ist. MHU ist die patientenindividuelle Mundhygieneunterweisung, welche nur im zeitlichen Zusammenhang mit der AIT abrechenbar ist. AIT für die antiinfektiöse Therapie, einmal je Parodontium abrechenbar. BEVa, die Befundevaluation, einmal abrechenbar innerhalb von 3–6 Monaten nach beendeter AIT. UPT ist die unterstützende Parodontitistherapie, deren Frequenz vom Grad abhängig ist und sich auf einen Zeitraum von 2 Jahren erstreckt.

10. Das sind zunächst die Bema-Nrn. CPTa (je behandeltem einwurzeligen Zahn) und die CPTb (je behandeltem mehrwurzeligen Zahn) für das offene chirurgische Vorgehen. Hinzu kommt die Bema-Nr. 111 für die unmittelbaren Nachbehandlungen. Die Nr. 111 ist einmal je Sitzung abrechenbar. Des Weiteren ist innerhalb von 3–6 Monaten nach Beendigung der CPT die BEVb einmal abrechenbar zur Befundevaluation.

11. innerhalb eines Zeitraums von 4 Wochen soll die AIT nach Möglichkeit abgeschlossen sein. Die BEVa muss spätestens 3–6 Monate nach deren Beendigung erfolgen.

12. – Zusendung einer ersten freundlichen Mahnung
– Zusendung einer zweiten Mahnung, die etwas deutlicher im Ton ist
– Zusendung einer dritten Mahnung mit der Androhung einer Postnachnahme
– Zustellung eines Postnachnamebriefes (Der Postbote versucht also an der Haustür des Schuldners die fällige Zahlung in bar zu erhalten).
– Zusendung einer Mahnung mit der Androhung gerichtlicher Schritte

13. Der Gläubiger kauft ein aktuelles Mahnbescheid-Formular im Schreibwarenhandel oder stellt einen Antrag auf den Mahnbescheid im Internet. Er füllt das Formular aus und sendet es an das zuständige Amtsgericht. Dies stellt den Mahnbescheid dem Schuldner zu. Der Schuldner hat nun drei Möglichkeiten. Er zahlt, dann ist das Verfahren beendet, er erhebt Widerspruch, dann kommt es zu einem Prozess vor Gericht oder er reagiert nicht, dann kann der Gläubiger einen sogenannten Vollstreckungsbescheid beantragen.
Auch hier gibt es wieder drei Möglichkeiten. Der Schuldner zahlt, dann ist das Verfahren beendet, er erhebt Einspruch, dann kommt es zu einem Prozess vor Gericht oder er reagiert nicht, dann kann der Gläubiger die Zwangsvollstreckung einleiten.

14. Ein Gerichtsvollzieher durchsucht die Wohnung des Schuldners nach pfändbaren Gegenständen. Wenn der Gerichtsvollzieher etwas Geeignetes findet, dann nimmt er die Gegenstände mit oder sie erhalten ein Siegel (Kuckuck). Lebensnotwendige Gegenstände darf der Gerichtsvollzieher nicht pfänden. Auch Geld, das sich auf einem Konto befindet darf gepfändet werden, die Bank erhält dann vom Gericht eine entsprechende Mitteilung.

15. Dann muss er ein Verzeichnis von seinem unpfändbaren Vermögen aufstellen und eine eidesstattliche Versicherung abgeben, dass dieses Verzeichnis der Wahrheit entspricht. Der Gläubiger geht dann leer aus, kann aber unter Umständen doch noch an sein Geld kommen, wenn der Schuldner wieder zu Geld kommt, sofern die Forderungen dann nicht verjährt sind.

19. Kronenversorgung

1. Da der Zahn 13 wurzelgefüllt und die Krone zerstört ist, kommt insbesondere ein Stiftaufbau infrage. Bei dem großen Hartsubstanzverlust der Krone kann diese sonst nur schwierig wieder aufgebaut werden, da der Zahn wurzelgefüllt ist, kann so der Wurzelkanal mit dem Stift zur Stabilisierung genutzt werden.

2. a) Direktes Verfahren: Ein konfektionierter Stift v. a. aus Metall (z. B. Titan), glasfaserverstärkte Stifte oder Zirkondioxidkeramik wird in den vorbereiteten Wurzelkanal verbracht anschließend der Stumpfaubau modelliert, der in der Regel zunächst mit einem Provisorium und dann einer Krone versehen wird.

   b) Indirektes Verfahren: Der vorbereitete Kanal und der Zahn wird abgeformt. Im zahntechnischen Labor wird dann ein Stiftaufbau modelliert und in Metall (Edelmetall, NEM) gegossen, der nachher als Stumpf für die Krone dient.
   In der Zwischenzeit wir der Zahn provisorisch versorgt.

3. a) Kariesrezidiv: Bezeichnet das Wiederauftreten der Karies bei unvollständiger Exkavation.

   b) Sekundärkaries: Wiederauftreten der Karies bei schlechter Mundhygiene, zu breitem Randspalt oder bei einer bestehenden Stufe aufgrund einer Über- oder Unterkonturierung der Füllung.
   Da die Karies um die Füllung herum aufgetreten ist, spricht dies am ehesten für eine Sekundärkaries.

4. a) Vollgusskrone: Krone, die vollständig aus Metall gegossen wird

   b) Verblendkrone: Krone, mit Metallgerüst, die teilweise oder vollständig mit Keramik oder Kunststoff verblendet wird

   c) Mantelkrone (Jacketkrone): Krone aus Keramik (oder Kunststoff), die den gesamten Zahnstumpf umgibt

5. a) Tangentialpräparation: bei Vollgusskronen

   b) Hohlkehlpräparation: bei Verblendkronen

   c) Stufenpräparation: bei Mantel- und Teilkronen

6. 1) Situationsabformung beider Kiefer, Bissnahme, Auswahl der Zahnfarbe

   2) Stumpfpräparation

   3) Abformung des beschliffenen Zahns (Doppelmisch-, Korrektur- oder Sandwichabformung)

4) Versorgung mit einem Provisorium

5) Entfernung des Provisoriums

6) Einprobe des Gerüstes, der Rohbrand-Krone, der fertigen Krone

7) definitives Einsetzen der Krone, Kontrolle der aproximalen Kontaktpunkte, Okklusion und Artikulation

8) Nachkontrolle Okklusion, Artikulation und Zustand des Parodontiums

7.

R						**KV**										
B	**f**					**ww**										**f**
	18	17	16	15	14	13	12	11	21	22	23	24	25	26	27	28
	48	47	46	45	44	43	42	41	31	32	33	34	35	36	37	38
B													**ww**			
R													**K**			

8. Da nach den Erläuterungen kein gesondertes Symbol für den Stift vorgesehen ist, erfolgt nur eine Eintragung dazu in der Zeile „Bemerkungen".

9. In der ersten Spalte wird die Befund Nr. eingetragen. In diesem Fall 1.1 für die Versorgung mit einer Krone. In der zweiten Spalte der Zahn, bzw. das Gebiet, in diesem Fall die beiden Zähne 13, 35. In der dritten Spalte die Anzahl, hier also 2. Gleichermaßen wird der Befund 1.3 für die Verblendung und der Befund 1.4 für den konfektionierten Stift am Zahn 13 jeweils einmal eingetragen. Fällt der Befund 1.4 erst nach Genehmigung des HKP an, so kann er in der Zeile „Nachträgliche Befunde:" eingetragen werden, ohne dass die Befunde erneut beantragt werden müssen.

10. 2x Bema Nr. 19; 1x Bema-Nr. 20b und Bema-Nr. 18a, sowie 1x Bema-Nr. 20a.

    Nach der Eingliederung des Stiftes wird noch eine weitere provisorische Krone benötigt und gegebenenfalls werden die beiden Provisorien zur Anprobe abgenommen und wiederbefestigt. Die dafür abzurechnende Bema-Nr. 19 bzw. 2x Bema-Nr. 24c werden in die Zeile 2 „ZA-Honorar zusätzl. Leistungen" unter V. Rechnungsbeträge eingetragen.

11. Hierzu muss zunächst die Punktzahl der Bema-Nr. 20b bestimmt werden. Nach der Bema-Liste sind das 158P. Diese Punkte werden mit dem aktuellen bundeseinheitlichen Punktwert für ZE multipliziert. Für das Jahr 2023 sind das 1,0389 €. D.h. die Krone wird nach BEMA mit 158 x 1,0389 € = 164,15 € abgerechnet.

12. Die Präparationsart ist unerheblich für die Abrechnung von Einzelkronen oder Ankerkronen von Brücken. Berücksichtigt wird nur, ob die Krone vestibulär verblendet ist (20b) oder ob es sich um eine Teilkrone (20c) handelt. Metallische Vollkronen werden nach der Bema-Nr. 20a abgerechnet. In allen Fällen spielt es keine Rolle, ob die Krone tangential, hohlkehl- oder stufenpräpariert ist.

13. AGBs sind für eine Vielzahl von Verträgen vorformulierte Vertragsbedingungen, die der eine Vertragspartner dem anderen Vertragspartner stellt.

14. – Derjenige, der die AGBs verwenden möchte, muss ausdrücklich auf sie hinweisen oder, wenn dies nur sehr schwer möglich ist, dann muss er sie deutlich sichtbar am Ort des Vertragsabschlusses aushängen.

- Der Vertragspartner muss die AGBs in zumutbarer Weise zur Kenntnis nehmen können.
- Der Vertragspartner muss mit der Geltung der AGBs ausdrücklich einverstanden sein.

15. Die persönlichen Vertragsvereinbarungen haben Vorrang vor den AGBs.
16. Unwirksam sind verbotene Klauseln und überraschende Klauseln.
17. In diesem Falle darf die AGB-Klausel so ausgelegt werden, dass sie den, der die AGBs stellt, benachteiligt.

20. Brücke

1. Aufgrund des bestehenden Diabetes mellitus Typ 2 und der anscheinend nicht immer optimalen Mundhygiene kommt eine Versorgung mit Implantaten eher nicht infrage. Um die Belastung auf den Pfeilerzähnen 33 und 43 zu begrenzen, wäre insbesondere eine kombinierte Prothese mit einer Stegkonstruktion ins Auge zu fassen.
2. Bei einer Stegkonstruktion besteht eine starre Verbindung zwischen den Kronen, man spricht von einer primären Verblockung.

   Bei einer sekundären Verblockung werden die mit Doppelkronen versehenen Zähne nur durch den abnehmbaren Zahnersatz verblockt.
3. Die durch die fehlenden Zähne 24 und 25 entstandene Lücke würde, entsprechende Pfeilerqualität vorausgesetzt, am sinnvollsten mit einer Brücke versorgt.
4. 1. Sitzung gründliche Anamnese, intra- und extraoraler Befund, radiologische Untersuchung und Erstellung des Behandlungsplans.
   2. Sitzung Lokalanästhesie, Abformung des Kiefers und des Gegenkiefers, Präparation der Zähne, Einlegen von Retraktionfäden, Abformung der beschliffenen Zähne (Doppelmisch-, Sandwich- oder Korrekturabdruck), Bissregistrierung, Auswahl der Zahnfarbe, Versorgung mit einem Provisorium.
   3. Sitzung: Nachdem im Labor die Brücke hergestellt worden ist wird das Provisorium entfernt und die Brücke einprobiert und die approximalen Kontaktpunkte sowie die Okklusion, die Artikulation und die Ästhetik überprüft und dann die Brücke schließlich einzementiert.
   4. Sitzung Kontrolle der Artikulation und Okklusion sowie des Zustands des Parodontiums.
5. Die radiologische Untersuchung ist notwendig um insbesondere die Qualität der Pfeilerzähne beurteilen zu können.

   Die hinsichtlich der Strahlenbelastung beste Lösung ist natürlich, wenn auf die bei den Extraktionen hergestellten, aktuellen Bilder zurückgegriffen werden kann.
6. Die Pfeilerzähne sind durch die prothetischen Versorgungen nun zusätzlichen Belastungen ausgesetzt und müssen besonders gepflegt werden. Dazu gehört eine entsprechende Zahnputztechnik (wenn möglich die modifizierte Basstechnik) und das Erlernen des Umgangs mit Zahnseide. Neben der regelmäßigen zahnärztlichen Kontrolle und professionellen Zahnreinigung sollte Herr Z. zusätzliche Hilfsmittel zur Zahnreinigung für seinen festsitzenden Zahnersatz wie Interdentalbürsten oder Einbüschel Zahnbürsten heranziehen.

7.

R											**KV**	**BV**	**BV**	**K**		
B												**f**	**f**			
	18	17	16	15	14	13	12	11	21	22	23	24	25	26	27	28
	48	47	46	45	44	43	42	41	31	32	33	34	35	36	37	38
B							**f**	**f**	**f**	**f**						
R						**KV**	**BV**	**BV**	**BV**	**BV**	**KV**					

8. siehe Eintrag in der Zeile R

9. Das Befundkürzel lautet „ur“ (unzureichende Retention).

10.

Befund Nr.	**Zahn/Gebiet**	**Anzahl**
1.1	34,44	2
1.3	34,44	2
2.2	24,25	1
2.4	32–42	1
2.7	23–25, 33–43	9

11. 12x Bema-Nr. 19, 2x Bema-Nr. 20b, 1x Bema-Nr. 91a (Z 26), 3x Bema-Nr. 91b und 2x Bema-Nr. 92 (Die Liste der Bema-Nrn. ist nicht abschließend. Nicht berücksichtigt wurden individuelle Abformungen nach 98a, und das Abnehmen und Wiederbefestigen der provisorischen Kronen bzw. Brücken).

12. Der Schuldner muss eine Forderung nicht mehr bezahlen, kann sie aber noch bezahlen.

13. Verjährungsfrist von 3 Jahren: Das ist die normale Verjährungsfrist, sie beginnt am Jahresende und gilt z. B. für Privatrechnungen oder Gehaltszahlungen.

    Verjährungsfrist von 10 Jahren: Sie beginnt mit der Entstehung des Anspruchs und gilt z. B. für Grundstückgeschäfte.

    Verjährungsfrist von 30 Jahren: Sie beginnt mit der Entstehung des Anspruchs und gilt z. B. für Gerichtsurteile.

14. Bestimmte Ereignisse bewirken, dass die Verjährungsfrist neu zu laufen beginnt, z. B. wenn der Schuldner eine Teilrate seiner Schuld zahlt oder wenn er Zinsen für seine Schuld zahlt.

15. Die Verjährung wird für einen bestimmten Zeitraum angehalten und läuft dann weiter, z. B. bei Stundungen oder der Beantragung eines Mahnbescheids.